国家卫生和计划生育委员会"十三五"规划教材

专科医师核心能力提升导引丛书

供放射诊断与治疗学专业临床型研究生及专科医师用

胸部放射诊断学

主　编　刘士远　高剑波

副主编　伍建林　陆普选

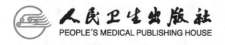

人民卫生出版社

PEOPLE'S MEDICAL PUBLISHING HOUSE

图书在版编目（CIP）数据

胸部放射诊断学/刘士远，高剑波主编. —北京：
人民卫生出版社，2018
ISBN 978-7-117-26842-4

Ⅰ.①胸… Ⅱ.①刘…②高… Ⅲ.①胸腔疾病-放
射诊断-高等学校-教材 Ⅳ.①R816.4

中国版本图书馆 CIP 数据核字（2018）第 129814 号

人卫智网	www.ipmph.com	医学教育、学术、考试、健康，购书智慧智能综合服务平台
人卫官网	www.pmph.com	人卫官方资讯发布平台

胸部放射诊断学

主　　编：刘士远　　高剑波
出版发行：人民卫生出版社（中继线 010-59780011）
地　　址：北京市朝阳区潘家园南里 19 号
邮　　编：100021
E - mail：pmph @ pmph. com
购书热线：010-59787592　　010-59787584　　010-65264830
印　　刷：天津安泰印刷有限公司
经　　销：新华书店
开　　本：850×1168　1/16　　印张：22　　插页：8
字　　数：665 千字
版　　次：2018 年 3 月第 1 版　2018 年 3 月第 1 版第 1 次印刷
标准书号：ISBN 978-7-117-26842-4
定　　价：118.00 元

打击盗版举报电话：010-59787491　E-mail：WQ @ pmph. com
（凡属印装质量问题请与本社市场营销中心联系退换）

编　者（以姓氏笔画为序）

于　晶（大连大学附属中山医院）

叶兆祥（天津医科大学肿瘤医院）

叶晓丹（上海交通大学附属胸科医院）

史河水（华中科技大学同济医学院附属协和医院）

成官迅（北京大学深圳医院）

伍建林（大连大学附属中山医院）

刘士远（海军军医大学长征医院）

李智勇（大连医科大学附属第一医院）

余建群（四川大学华西医院）

宋　伟（北京协和医院）

张立娜（中国医科大学附属第一医院）

陆普选（深圳市第三人民医院）

郑敏文（空军军医大学西京医院）

胡春红（苏州大学附属第一医院）

查云飞（武汉大学人民医院）

施裕新（复旦大学附属公共卫生临床中心）

高剑波（郑州大学第一附属医院）

郭　华（郑州大学第一附属医院）

郭顺林（兰州大学第一医院）

萧　毅（海军军医大学长征医院）

崔光彬（空军军医大学唐都医院）

鲁植艳（武汉大学中南医院）

曾洪武（深圳市儿童医院）

谭理连（广州医科大学附属第二医院）

编写秘书　钱　懿

主 编 简 介

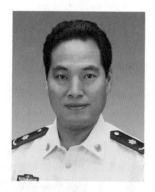

刘士远 教授,博士生导师。现任海军军医大学长征医院影像医学与核医学科主任。担任亚洲胸部放射学会候任主席,中华医学会放射学分会候任主任委员,中国医师协会放射医师分会副会长,中国医疗装备协会CT应用专业委员会主任委员,中国医疗保健国际交流促进会放射学分会副会长,中国医学影像AI产学研用创新联盟理事长,上海市医学会放射科专科分会主任委员,上海市生物医学工程学会放射医学工程专业委员会主任委员,上海市抗癌协会肿瘤影像专业委员会候任主任委员等。担任《肿瘤影像学杂志》主编,《中华放射学杂志》等7本核心期刊副总编等工作。

从事医学影像诊断工作30余年,擅长胸部疾病特别是肺癌的影像学诊断,作为课题第一负责人获国家自然科学基金重点项目、国家科技部重大国际合作项目、上海市重大攻关项目等23项3000余万元科研资助。在 *Radiology* 等国内、外专业杂志上以第一或通讯作者发表论著270余篇,SCI收录论文57篇。获得中华医学科技奖三等奖、军队科技进步二等奖和上海市科技进步二等奖各1项,军队医疗成果二等奖2项,解放军总后勤部优秀网络课程二等奖1项。获得4项国家发明专利授权。主译专著4部,主编专著5部,副主编专著及教材6部。入选上海市领军人才、优秀学科带头人计划及上海市21世纪优秀人才计划。

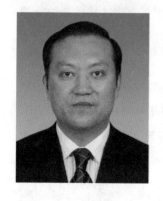

高剑波 教授,医学博士,博士生导师。现任郑州大学第一附属医院副院长,兼任影像学科学术带头人、医学影像专业负责人。担任中华医学会影像技术分会副主任委员,中华医学会放射学分会腹部放射学专业委员会副主任委员,中国医学装备协会普通放射装备专业委员会主任委员,河南省医学会影像技术分会主任委员,河南省医学会放射学分会副主任委员,河南省医师协会放射医师分会副会长等学术职务。曾在美国霍普金斯大学短期访问学习。《中华放射学杂志》等国内外10余种学术期刊的常务编委、编委或审稿人。

从事放射影像临床、教学、科研及管理工作32年。共发表学术论文300余篇,其中SCI收录30余篇。主编及参编医学影像学专著和高校教材10余部。承担和完成国家自然科学基金等科研项目20余项。获省部级科技进步二、三等奖9项。在消化系统肿瘤和肺部疾病的临床影像学及其新技术研究方面颇有造诣。获得国家卫生计生突出贡献中青年专家、河南省优秀专家、河南省优秀青年科技专家、河南省优秀中青年骨干教师、河南省卫生系统先进工作者、河南省师德标兵、河南省自主创新十大杰出青年等荣誉称号,以及"伦琴学者"奖章获得者和河南省"五一劳动奖章"获得者。

副主编简介

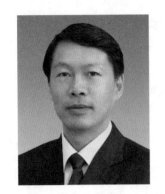

伍建林 主任医师,二级教授,博士生导师。享受国务院政府特殊津贴,辽宁省名师和辽宁省名医。大连大学附属中山医院副院长、大连大学国际医学影像研究所所长。中华医学会放射学分会心胸放射学专业委员会主任委员,国际DICOM标准中国委员会常务委员,国际心血管磁共振学会首届中国委员会委员,中国医疗保健国际交流促进会放射学分会常委及中国医学影像技术研究会理事等。

主持3项国家自然科学基金,参加"863""973"等多项国家级与省部级科研项目;获得中华医学科技奖、省市级科技进步奖与教学成果奖10余项。发表专业学术论文150余篇(SCI论文23篇),主编、主译与副主编和参编专著、译著及各级各类教材30余部。培养博、硕士研究生近百名。

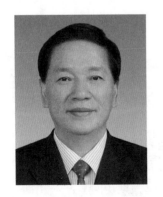

陆普选 二级教授,广东医科大学研究生导师。国家卫健委主管《新发传染病电子杂志》主编,深圳市慢性病防治中心医学影像科主任。中华医学会放射学分会传染病影像学专业委员会副主任委员,中国艾滋病性病防治协会感染(传染病)影像工作委员,广东省健康管理学会放射学专业委员会副主任委员等。

从事感染与传染病医学影像临床、教学和科研工作30余年,主编出版中英文专著十余部。其中《Diagnostic Imaging of Emerging Infectious Diseases》于2015年在世界排名第一的Springer出版社出版发行。2017年获国家新闻出版广电总局"图书版权输出奖励计划"重点奖励。获中华医学会、中华预防医学会、广东省和深圳市政府科技进步奖12项,获奖排名第一的5项。荣立广东省委省政府和深圳市委市政府二等功各1项。获深圳市十佳医务、十佳医技工作者称号各1项。

出 版 说 明

　　为了进一步贯彻《国务院办公厅关于深化医教协同进一步推进医学教育改革与发展的意见》(国办发〔2017〕63号)的文件精神,推动新时期创新型人才培养,人民卫生出版社在全面分析其他专业研究生教材、系统调研放射诊断与治疗学专业研究生及专科医师核心需求的基础上,及时组织编写全国第一套放射诊断与治疗学专业研究生规划教材暨专科医师核心能力提升导引丛书。

　　全套教材共包括14种,全面覆盖了放射诊断与治疗学专业各学科领域。来自全国知名院校的近300位放射诊断与治疗学的专家以"解决读者临床中实际遇到的问题"为立足点,以"回顾、现状、展望"为线索,以培养和启发读者创新思维为编写原则,对疾病放射诊断与治疗的历史变迁进行了点评,对当前诊疗中的困惑、局限与不足进行了剖析,对相应领域的研究热点及发展趋势进行了探讨。

　　该套教材适用于放射诊断与治疗学专业临床型研究生及专科医师。

全国高等学校放射诊断与治疗学专业研究生规划教材
评审委员会名单

主任委员

金征宇

副主任委员

龚启勇　王绿化

委　　员（以姓氏笔画为序）

王　滨　　王振常　　王霄英　　卢光明　　申宝忠　　冯晓源　　吕　滨

刘士远　　刘广月　　刘爱连　　许乙凯　　李　欣　　李真林　　杨建勇

余永强　　余建明　　宋　彬　　范占明　　周纯武　　徐海波　　高剑波

崔建岭　　梁长虹　　韩　萍　　程晓光　　雷子乔

全国高等学校放射诊断与治疗学专业研究生规划教材
目　　录

前　言

对于影像诊断专业的研究生来说,胸部影像是临床工作、科学研究中最常遇到且必不可少的一部分。随着学习的深入,往往会发现较本科理论学习阶段更多的问题,例如胸部疾病同病异影、异病同影现象十分常见,尤其是部分良恶性疾病征象重叠,鉴别有很大难度;又如一些常见疾病,如肺炎等根据其病原体不同也各自有其特点和诊断困惑。同时研究生还需要选择并完成科研课题,需要对整个胸部影像的涵盖内容、发展动向、技术革新、热点趋势等有一个全面的了解和认识,有助于从中发掘科研点进行课题设计和深入研究。

本书正是基于以上需求,针对影像诊断专业研究生这一特定群体而编写的教材。所有作者均为全国著名教学医院胸部影像方面权威的高级职称专家,理论知识扎实、临床经验丰富、科研思路创新,并经过充分沟通、通力合作、反复互审,希望能够全面、细致、深入地帮助读者更好地完成影像诊断专业研究生阶段的学习和深造。

本书介绍了除心脏大血管以外的胸部影像诊断问题,包括常用胸部放射诊疗技术、气管疾病、支气管及肺疾病、肺血管疾病、纵隔及横膈疾病、胸廓、胸壁及胸膜疾病以及胸部创伤等 7 章共 60 节内容。疾病种类涵盖了胸部常见病、多发病,并兼顾少见病和罕见病。每一章又包括了疾病概述、解剖生理、正常影像学表现、相关疾病影像学表现以及影像学技术诊疗价值等一系列组成部分,有助于影像诊断专业的研究生更加全面地认识整个疾病,并结合其机制加深对相关疾病影像学表现的理解。本书配备了大量包括 X 线平片、CT、MRI 等在内的图片,并对部分病变和相关的重要结构进行了标注,便于影像学专业的研究生全面掌握疾病的影像学特征。

编写格式上,书中每个疾病小节均采用条目式,重点明确、条理清晰,包括病理和临床、影像学表现、诊断要点、影像报告书写的注意事项、鉴别诊断、诊断价值、注意事项、诊断思维与点评、思考题等部分,系统地阐述了疾病的发病基础、病理改变、临床表现及其对应的影像学征象,并选取典型的病例进行展示,加之简要实用的鉴别诊断,最终应用到临床诊断工作中,总结归纳出诊断的关键点以及报告中需要注意的问题和事项,对整个诊断过程进行梳理,同时提出一些可供思考的问题,有助于培养影像诊断专业研究生的系统性思维,对胸部疾病影像诊断进行更为深入地理解和学习。

创新是研究生的核心诉求,本书所编写的内容均为临床较新而且实用的检查方法和影像诊断内容,已经淘汰的方法和内容不再叙述。本书创新性的突出了检查技术的革新,除了单独列出章节叙述常用的胸部放射诊疗技术之外,在每一章增加了影像学技术诊疗价值小节,从目前各种影像技术的优势、多种技术的综合应用以及热点、展望等进行介绍,希望帮助影像诊断专业研究生开拓思路,利用影像技术的发展和优势更好地设计和完成科研课题。本书更创新性地首次利用手机二维码技术,将一系列更为丰富的病例、动态三维重建技术、鉴别诊断等资料作为补充,在节省本书篇幅的同时,更为方便、快捷、立体地呈现胸部影像疾病诊断。

在本书策划、编写、审阅和修改过程中，许多专家、同行提出了富有建设性的意见和建议，在此表示衷心地感谢！由于时间有限，错误和不当之处在所难免，敬请各位前辈、专家和同行批评指正。

刘士远　高剑波

2018 年 1 月

目　录

第一章　常用胸部放射诊疗技术

第一节　X线检查

一、检查方法与要求

（一）摄片

能够显示呼吸系统的大部分疾病，且简单易行、价格便宜，常用于呼吸系统疾病的初查。正位（后前位）（postero-anterior view）、侧位（lateral view）是胸部摄片最常见的投照体位。

（二）CR、DR

胸部计算机X线摄影（computed radiography，CR）、直接数字化X线摄影（digital radiography，DR）在大多数医院已替代了传统X线胸片。

（三）X线胸部透视

操作简单，可进行胸部多方位观察及胸部器官运动的显示，但空间及时间分辨率低，不能保留影像资料，多数医院已淘汰。

（四）支气管造影

支气管造影既往用于观察支气管病变，目前CT完全可以取代，该方法已基本淘汰。

（五）容积DR体层摄影

可得到单张薄层图像，按照电影模式连续播放，快速观察整个胸部组织结构图像。

二、检查体位

（一）胸部后前位

胸部后前位成像示意图（图1-1-1），胸部后前位像结构示意图（图1-1-2）。

1. **体位**

（1）面向摄影架站立，前胸靠紧探测器，两足分开，使身体站稳。

（2）正中矢状面对探测器中线，头稍后仰，将下颌置于胸片架上方，探测器上缘超过两肩3cm。

（3）双手置于髋部，两肘弯曲，尽量向前。两肩内转，尽量放平，紧贴探测器。

（4）探测器置于滤线器托盘内，摄影距离

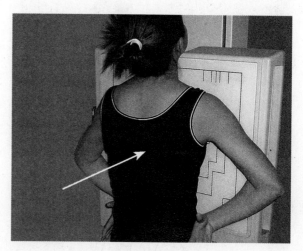

图1-1-1　胸部后前位成像示意图

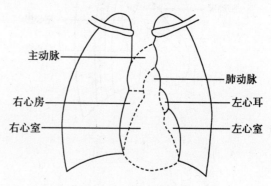

图1-1-2　胸部后前位像结构示意图

150～180cm。

（5）深吸气后屏气曝光。

2. **中心线**　水平方向，通过第6胸椎，垂直入探测器。

3. **标准影像显示**

（1）肺门阴影结构可辨。

（2）锁骨、乳房、左心影可分辨肺纹理。

（3）肺尖充分显示。

（4）肩胛骨投影肺野外。

（5）两侧胸锁关节对称。

（6）膈肌包括完全，且边缘锐利。

（7）心脏、纵隔边缘清晰锐利。

（二）胸部侧位

胸部侧位成像示意图（图 1-1-3），胸部侧位像结构示意图（图 1-1-4）。

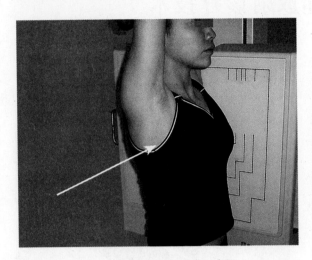

图 1-1-3 胸部侧位成像示意图

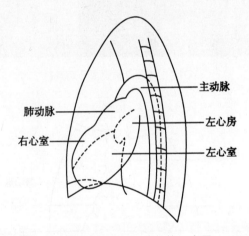

图 1-1-4 胸部侧位像结构示意图

主动脉
肺动脉
右心室
左心房
左心室

1. 体位

（1）侧立摄影架站立，受检胸部靠紧探测器，探测器上缘高于肩部。

（2）腋中线对探测器中线，前胸壁及后胸壁投影与探测器边缘等距。

（3）两足分开，身体站稳，双上肢上举，环抱头部，收腹，挺胸抬头。

（4）探测器置于滤线器托盘内，摄影距离150～180cm。

（5）深吸气后屏气曝光。

2. 中心线 水平方向，经腋中心通过第 6 胸椎，垂直入探测器。

3. 标准影像显示

（1）无组织遮盖处呈漆黑。

（2）第 4 胸椎以下椎体清晰可见，呈侧位投影。

（3）颈部至气管分叉可连续追踪气管影像。

（4）心脏、主动脉弓移行部、降主动脉边缘清晰锐利。

（5）胸骨两侧缘重叠良好

（三）胸部前弓位

胸部前弓位成像示意图（图 1-1-5）。

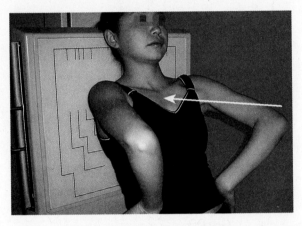

图 1-1-5 胸部前弓位成像示意图

1. 体位

（1）背靠摄影架站立，正中矢状面对探测器中线，探测器上缘超出肩部 7cm。

（2）两足分开，身体站稳，手背置于髋部，肘部弯曲并尽量向前。

（3）身体稍离开摄片架，上胸后仰，上背部紧贴摄影架面板，腹部向前挺出，胸部冠状面与探测器成 15°～20°角。

（4）探测器置于滤线器托盘内，摄影距离150～180cm。

（5）深吸气后屏气曝光。

2. 中心线 水平方向，经胸骨角与剑突连线中点，垂直入探测器。

（四）胸部右前斜位

胸部右前斜位成像示意图（图 1-1-6），胸部右前斜位像结构示意图（图 1-1-7）。

1. 体位

（1）直立摄影架站立，胸壁右前方靠紧摄影架面板，探测器上缘高于肩部 3cm，左右缘包括左前及右后胸壁。

（2）两足分开，身体站稳，右肘弯曲，右手置于髋部，左手上举环抱头部。

（3）左胸壁离开探测器，胸部冠状面与探测器成 45°～55°角。

（4）探测器置于滤线器托盘内，摄影距离

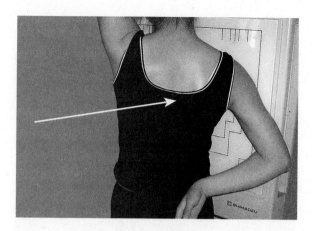

图 1-1-6 胸部右前斜位成像示意图

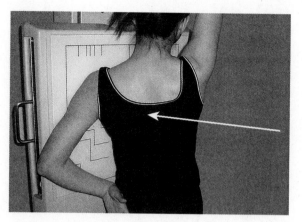

图 1-1-8 胸部左前斜位成像示意图

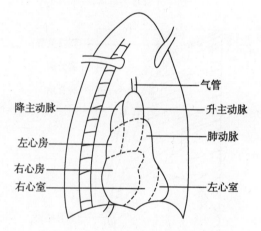

图 1-1-7 胸部右前斜位像结构示意图

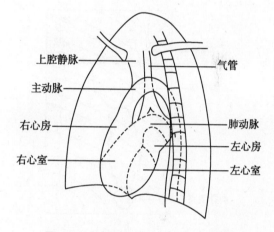

图 1-1-9 胸部左前斜位像结构示意图

150～180cm。

（5）服钡剂后，平静呼吸下屏气曝光。

2. 中心线 水平方向，经左侧腋后线通过第 7 胸椎，垂直入探测器。

3. 标准影像显示

（1）呈斜位投影，心脏大血管置于胸部左侧，不与胸椎重叠，胸椎投影于胸部右后 1/3 处。

（2）心脏、主动脉弓清晰锐利，胸部周边肺纹理可追踪。

（3）肺尖显示清楚，食管的胸段钡剂充盈良好。

（五）胸部左前斜位

胸部左前斜位成像示意图（图 1-1-8），胸部左前斜位像结构示意图（图 1-1-9）。

1. 体位

（1）直立摄影架站立，胸壁左前方靠紧摄影架面板，探测器上缘高于肩部 3cm，右前、左后胸壁与探测器边缘等距。

（2）两足分开，身体站稳，左肘弯曲内旋，左手置于髋部，右手上举环抱头部。

（3）胸部冠状面与探测器成 65°～75°角。

（4）探测器置于滤线器托盘内，摄影距离 150～180cm。

（5）平静呼吸下屏气曝光。

2. 中心线 水平方向，经右侧腋后线通过第 7 胸椎，垂直入探测器。

3. 标准影像显示

（1）呈斜位投影，心脏大血管置于胸部右侧，胸椎投影于胸部左后 1/3 处。

（2）下腔静脉基本位于心影底部中央显示。

（3）胸主动脉全部清晰锐利，胸部周边肺纹理可追踪。

（4）肺尖显示清楚。

（六）胸部后前斜位

胸部后前斜位成像示意图（图 1-1-10），胸部后前斜位像结构示意图（图 1-1-11）。

1. 体位

（1）仰卧于摄影台，长轴与摄影台长轴垂直，探测器上缘高于胸锁关节 1cm，下缘包括剑突。

（2）双上肢内旋置于身体两侧。

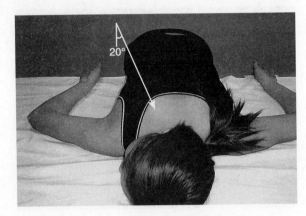

图 1-1-10　胸部后前斜位成像示意图

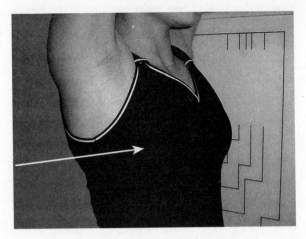

图 1-1-12　胸骨侧位成像示意图

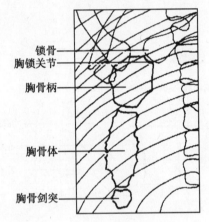

锁骨
胸锁关节
胸骨柄

胸骨体

胸骨剑突

图 1-1-11　胸部后前斜位像结构示意图

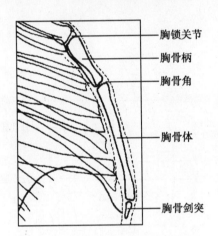

胸锁关节
胸骨柄
胸骨角

胸骨体

胸骨剑突

图 1-1-13　胸骨侧位像结构示意图

（3）两肩尽量内收，使胸骨紧贴台面，头转向右侧。

2. 中心线　自背部脊柱右后入左前方，经胸骨达探测器中心。中心线一般左侧倾斜 20°～25°角。曝光时胸骨贴紧探测器，嘱患者均匀呼吸，曝光时间应包括 1～2 个呼吸周期。摄影条件宜选用低千伏、低毫安、长时间、近焦皮距。

3. 标准影像显示

（1）胸骨正位全貌显示，胸骨柄、胸骨体及剑突边缘锐利、骨质、关节间隙清晰。

（2）胸锁关节、胸骨柄、胸骨体及剑突包括在照片内。

（3）胸骨与脊柱无重叠，骨纹理清晰，骨皮质边缘锐利。

（七）胸骨侧位

胸骨侧位成像示意图（图 1-1-12），胸骨侧位像结构示意图（图 1-1-13）。

1. 体位

（1）侧立摄影架站立，探测器上缘高于胸骨切迹，下缘包括剑突。

（2）胸骨长轴对探测器中线。

（3）两足分开，身体站稳，两臂背后交叉，胸部向前挺出，两肩尽量后倾，胸骨呈侧位。

（4）探测器置于滤线器托盘内，摄影距离100cm。

2. 中心线　水平方向，经胸骨中心，垂直入探测器。曝光时深吸气后屏气曝光。

3. 标准影像显示

（1）胸骨柄、胸骨体及剑突边缘锐利、骨质、关节间隙清晰，胸锁关节重叠，胸前壁软组织厚度及表皮轮廓可见。

（2）胸骨柄、胸骨体及剑突包括在照片内。

（3）骨纹理清晰，骨皮质边缘锐利。

（八）膈上肋骨前后位

膈上肋骨前后位成像示意图（图 1-1-14），膈上肋骨前后位像结构示意图（图 1-1-15）。

1. 体位

（1）站立摄影架前，背部靠紧摄影架面板，两足分开，使身体站稳。

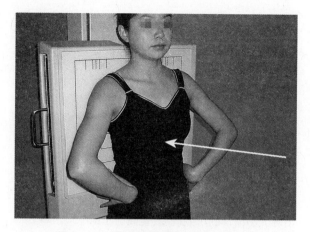

图 1-1-14　膈上肋骨前后位成像示意图

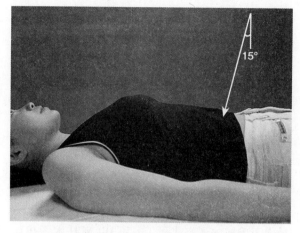

图 1-1-16　膈下肋骨前后位成像示意图

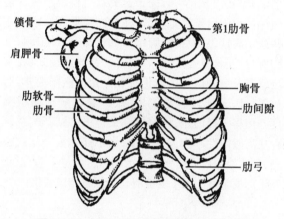

图 1-1-15　膈上肋骨前后位像结构示意图

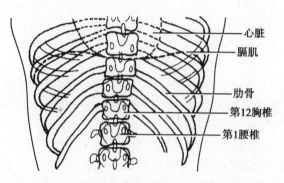

图 1-1-17　膈下肋骨前后位像结构示意图

（2）正中矢状面对探测器中线，下颌稍仰，探测器上缘超过两肩。

（3）手背置于臀部，两肘弯曲，尽量向前。

（4）探测器置于滤线器托盘内，摄影距离100cm。

（5）深吸气后屏气曝光。

2. 中心线　水平方向，通过第 7 胸椎，垂直入探测器。

3. 标准影像显示

（1）左右第 1～6 前肋及第 1～9 后肋包括在照片内，包括两侧肋膈角。

（2）第 7 颈椎显示，肩胛骨显示为侧位影像且不与后段肋骨重叠。

（3）骨纹理清晰，骨皮质边缘锐利。

（九）膈下肋骨前后位

膈下肋骨前后位成像示意图（图 1-1-16），膈下肋骨前后位像结构示意图（图 1-1-17）。

1. 体位

（1）仰卧于摄影台上。

（2）正中矢状面垂直台面，对探测器中线。探测器上缘包括第 5 胸椎，下缘包括第 3 腰椎，两侧包括腹侧壁外缘。

（3）双上肢置于身体两侧，稍外展。

（4）探测器置于滤线器托盘内，摄影距离100cm。

（5）呼气后屏气曝光。

2. 中心线　通过脐孔上，向头侧倾斜 10°～15°角，垂直入探测器。

3. 标准影像显示

（1）膈下肋骨正位、斜位包括在照片内。

（2）左右膈下肋骨对称显示，第 3 颈椎显示。

（3）骨纹理清晰，骨皮质边缘锐利。

三、相关疾病及诊断要求

X 线影像学可一定程度反映胸部病变的病理生理学改变，目前仍是临床诊断胸部疾病的常见检查技术。常规胸部 X 线检查项目包括摄片、CR、DR、胸部透视以及支气管造影。对于肺水肿、肺部感染性疾病、肺不张、肺结核以及肺肿瘤等，可以显示病变的位置、范围以及与周围结构的关系，有助于初步诊断或明确诊断，尤其可对气胸以及肋骨骨折等疾病明确诊断,能为评估病变的可切除性及预后判断提供依据。对于某些纵隔疾病(如胸内甲状腺肿、胸腺瘤、畸胎瘤和皮样囊肿、心包囊肿以及纵隔脂肪瘤等),可以初步观察纵隔形态,估计病灶大小及位置,有助于间接反映病变性质。

值得一提的是,胸部 X 线检查作为胸部结构的二维平面投影影像,由于组织重叠等因素干扰,部分隐蔽性病变多难以清晰显示。同时,胸部 X 线检查的密度分辨率低,仅能显示纵隔内积气或较大钙化,一般不用于纵隔疾病的诊断。随着医学设备的不断更新和新技术开发应用,X 线成像技术已不再局限于单纯的形态成像。容积 DR 新技术图像质量明显高于 X 线平片,相对 CT 而言,容积 DR 在满足诊断的同时可进一步减少辐射剂量,目前已应用于胸部疾病,尤其对于肺内小结节、空洞及气管等病变的显示有一定的临床价值。

(一)胸部血管性疾病

X 线检查在排除可疑肺动脉栓塞与及其他疾病的鉴别方面有一定价值。直接数字化 X 线摄影(direct digital radiography,DDR)是近年来发展起来的,早期肺栓塞患者的直接数字化 X 线摄影表现有一定的特征性。合理应用 DDR 后处理分析技术及高质量 DDR 胸片是影像诊断的关键。早期诊断肺栓塞应做到:①选择适当管电压,充分利用图像后处理功能,提高输出影像的信息量;②高质量 DDR 胸片应具备气管隆嵴显示清楚、心脏缘锐利、下位肋骨显示较好;③伴有栓子者,应根据临床实际处理图像提取有效信息。但是 DDR 仅能间接证实肺栓塞,尽管其空间分辨率有所提高,但尚有待于新的软件的开发和利用。其次,DDR 诊断的图像质量要求很高,合理应用后处理技术是关键。

(二)胸部肿瘤性疾病

迄今,X 线胸片仍是肺癌筛查的常用检查方法,但早期肺癌仅表现为密度不均的小结节影,甚至不能显示。正位胸片上约 43% 的肺面积和心脏、纵隔以及横膈等组织重叠。由于肺结节的空间体积比较小,常与肋骨及胸壁重叠,导致肺结节与背景影像的对比度较差,容易漏诊和误诊。容积 DR 检查获得的断层图像可观察肿瘤与支气管的关系。如肿块向腔内生长,表现为支气管腔内软组织影,可部分或完全占据支气管腔,表面欠光滑;若肿块大部位于腔外,邻近支气管可有受压改变,表现为支气管腔的狭窄,局部管壁可光滑或毛糙不光整。另外可发现阻塞性改变。尽管容积 DR 是连续多层面显示,但其不能分辨大血管周围的脂肪间隙,以及肺门肿块和肿大淋巴结,对纵隔内结构的显示也不理想。

影响读片质量的因素很多,包括图像质量、图像传输与调取过程、阅片室环境、显示器的性能指标、图像后处理技术等。有研究显示,5M 医用单色液晶显示器能更大程度地显示原图像的真实数据,提高信噪比,呈现出较多的细节,尤其对一些微小细节。IQQA-Chest 系统在接入 PACS 后能够与 PACS 系统协同工作,专门用于诊断 X 线平片所见肺内小结节,对于筛查肺内小结节具有低成本优势,其在一定程度上可以弥补人眼视觉观察影像的局限性,可提取出部分易漏诊的可疑病变,提高肺小结节检出率。

结合计算机辅助检测肺结节系统,能够发现解剖学死角区的结节,有助于避免放射科医师在大量阅片过程中由于视觉疲劳、注意力降低而忽略的一些微小病灶,从而提高肺结节的检出率。但其对于肺血管、肋骨重叠区、第一肋骨和锁骨连接处、乳头位置以及肩胛区等区域仍存在一定的假阳性率,而放射科医师比较容易鉴别,故不会影响检测敏感度。值得一提的是,计算机辅助检测肺结节的系统存在高假阳性率和假阴性率,尚不能作为一站式检查,其所检测可疑病变须由放射科医师进一步分析。基于深度学习的人工智能有望带来革命性变化。

(三)胸部炎性疾病

常规 DR 检查是胸部炎性疾病临床常用的检查方法,多用于体检、筛查及病变的定期复查。容积 DR 技术是传统断层摄影的延伸和发展,通过一次连续曝光即可获得胸部三维结构的部分容积信息,通过后处理重建出胸部某一层面的组织结构图像,较常规 DR 可发现更多的微小病灶,亦可通过多个层面的连续观察,得到关于病变形态及密度的更多的信息,从而做出更准确的诊断。如多层面连续观察病灶形态呈斑片状、楔形、条状等,多提示炎症可能;如病灶内出现空气支气管征、气液平面,同样提示炎性病变。对于肺结核,容积 DR 可较清晰地显示重叠于肋骨、心脏或椎体的小病灶,常规 DR 检查时发现干酪样病变内的小空洞,从而提示诊断。值得一提的是,容积 DR 检查对病灶内的钙化显示能力欠佳。对于肺结核的诊断首选常规 DR 检查,若出现不典型的病例,可结合容积 DR 检查进一步观察病灶内部结构及胸部其他改变做出诊断。

(四)胸部外伤性疾病

诊断肋骨骨折最常用的影像诊断方法为常规 DR 检查。但常规 DR 检查是二维成像,骨折部位的组织较厚,各组织结构影像重叠,相互干扰;如部分骨质形态不规则,或是不全性骨折、无明显移位的骨折显示不佳;有时患者伤势较重,无法摆出正确的体位,不能获得标准的体位影像。双能量成像显示肋骨结构,更容易发现骨折部位和形态。容积DR一次检查可获得靶区域解剖结构的多角度投影数据,通过像素位移、叠加等特定的重建算法,可消除邻近解剖结构重叠的影响,明显提高肋骨骨折的显示能力,降低漏诊率。

(郭华 高剑波)

第二节 CT 检查

一、检查方法与要求

(一)扫描技术与参数

1. 扫描范围 从肺尖至肋膈角。

2. 窗宽、窗位技术

(1)窗宽:肺窗采用 1000~2000HU,纵隔窗采用 300~500HU。

(2)窗位:肺窗采用 -800~-500HU,纵隔窗采用 30~50HU。

3. 常规扫描通常采用 5~10mm 层厚,螺距 1.5。高分辨率 CT 通常采用 1~2mm 层厚,螺距 1.5。

(二)CT 平扫(表 1-2-1)

1. 常规 CT 平扫 用于呼吸系统常见疾病的基本检查或体检。

(1)扫描体位:采用双手置于头部两侧的仰卧位,胸部正中矢状面垂直于扫描床并与床面长轴的中线重合。

(2)扫描范围:肺尖至膈下,一般为胸骨切迹平面至后肋膈角下界。

(3)扫描参数:层厚 5mm,层间隔 5mm。

表 1-2-1 常规胸部 CT 平扫参数

项 目	内 容
检查体位	仰卧、双上肢上举、身体置于检查床中心
扫描范围	胸廓入口至最低肋膈角下缘 2~3cm
KV	100~120
mA	自动管电流
探测器组合	0.75×16、0.625×64
扫描方向	平扫:足——头;增强扫描:足——头
层厚	5mm
层间距	5mm
重建算法	软组织:standard(B);肺:(ultra)sharp
螺距	1.375

2. 特殊 CT 检查

(1)高分辨率 CT(high resolution CT,HRCT):能够清晰地显示肺内细微结构,用于观察诊断弥漫性病变(间质病变、肺泡病变、结节病变)、支气管扩张及肺小结节等。

1)扫描体位:采用双手置于头部两侧的仰卧位。

2)扫描范围:肺尖至膈肌下 2~3cm。

3)扫描参数:采用高电压和高电流,如 140kV,140~210mAs。层厚 1mm,重建间隔 0.7~1mm。图像重建采用高空间分辨率算法。

(2)病灶的容积显示及多平面重建:层厚 0.5~2mm。能够多平面、多角度、立体显示肺内病灶的轮廓及与周围结构(如小血管和小支气管等)的关系,有利于计算病灶倍增时间及随诊观察,常用于观察诊断肺内结节或肿块。

(3)气管、支气管 CT 仿真内镜:层厚 0.5~2mm。能显示气管及较大支气管,特异性、敏感性均较低,显示的小支气管形态容易失真,目前一般不用于细支气管的检查。可用于观察诊断气管支气管病变、评价支气管内支架的疗效。

(4)CT 肺功能成像(CT pulmonary functional imaging):既能显示肺的形态学变化,又能定量测量肺功能。可用于诊断肺气肿,评估肺减容术的疗效等。

(5)低剂量 CT(low dose CT,LDCT):通过降低管电流或管电压的方式降低曝光剂量,其他扫描参数同常规扫描。目前主要用于肺癌筛查。

(三)CT 增强扫描

1. 普通 CT 增强扫描 用于鉴别肺门周围的血管断面与其周围肺内病灶、肺门或纵隔淋巴结断面,或判断胸部大血管受累情况。对比剂用量见表 1-2-2。

表 1-2-2 胸部 CT 增强扫描对比用量

项 目	内 容
浓度	300~370mgI/ml
总量	1.5~2.0ml/kg
流速	2.4~5.0ml/s
延迟扫描时间	动脉期:25~30 秒;静脉期:55~60 秒

2. 动态 CT 增强扫描(dynamic enhancement CT scan) 注射对比剂后在设定的时间范围内对某一选定层面进行动态连续扫描。常用于肺内孤立结节的定性诊断。

3. 肺血管 CT 成像 也称肺动脉 CTA,能够显示肺动脉及其大分支。可用于诊断肺血管病变(如肺栓塞等),判断胸部大血管受累情况。

(1) 常规肺动脉 CTA 检查技术

1) 扫描参数:如表 1-2-3。采用实时曝光剂量调节降低辐射剂量。扫描范围自膈肌水平至胸廓入口。

2) 对比剂参数:碘对比剂 40 ~ 60ml,经肘静脉注射。注射速率 4ml/s,以同样速率注射生理盐水 100ml。

3) 扫描方式:采用自动触发扫描方式。

表 1-2-3 常规肺动脉 CTA 扫描参数

项 目	内 容
管电压	120kVp
管电流	90 ~ 200mAs
旋转时间	0.5 秒/周
探测器准直器	64×0.6mm
扫描螺距	1.1 ~ 1.2
扫描方向	足——头
扫描方式	人工智能触发
监测层面	肺动脉主干
监测阈值	50HU
延迟时间	3s

(2) 双能量肺动脉 CTA 检查技术

1) 扫描参数:如表 1-2-4。采用实时曝光剂量调节降低辐射剂量。扫描范围自膈肌水平至胸廓入口。

表 1-2-4 双能量肺动脉 CTA 扫描参数

项 目	内 容
管电压	100kVp/140kVp
管电流	89mAs/76mAs
旋转时间	0.3 秒/周
探测器准直器	128×0.6mm
扫描螺距	1.1 ~ 1.2
扫描方向	足——头
扫描方式	人工智能触发
监测层面	肺动脉主干
监测阈值	100HU
延迟时间	3s

2) 对比剂参数:碘对比剂 60 ~ 80ml,经肘静脉注射。注射速率 4ml/s,以同样速率注射生理盐水 100ml。

3) 扫描方式:采用自动触发扫描方式。

4. CT 灌注成像 多用于肺结节的鉴别诊断,临床上尚未普及与推广。

5. 能量 CT 成像 目前已用于肺栓塞诊断、良恶性胸部肿块性质鉴别以及疗效评估等领域。

(四) CT 引导肺穿刺活组织检查

CT 引导肺穿刺活组织检查(CT guided needle biopsy in chest lesion)可用于肺内病变的定性诊断,但有假阴性出现。

二、相关疾病及诊断要求

胸部 CT 是呼吸系统疾病最常用且最有价值的影像检查方法。目前,胸部 CT 的常规检查项目包括平扫、增强扫描以及 CT 引导肺穿刺活组织检查。通过 CT 值测量对于分析肿块内部成分,如实性、液性、脂肪性和血管性等,以及边缘的细微变化有一定价值,有助于肿块性质的判定。

对于粟粒性病灶,如血行播散型肺结核、肺转移瘤等,可以显示病灶的分布和数目。对于肺大泡、局限性轻度肺气肿等轻微改变,以及支气管的扩张、气管和支气管腔内狭窄或梗阻、支气管阻塞征象的清晰显示也是其优势之一。对于肺间质性病变,如间质性肺炎、肺间质纤维化等,可以显示网状影、线状影、蜂窝状影,同时有助于病变活动度的判断、疗效监测以及预后评价等。对于鉴别纵隔、胸膜内外病变以及膈肌上下病变,显示肺内病变对纵隔或胸膜的侵犯也有明显优势,可为手术方案的制定提供重要依据。CT 对纵隔内及肺门部淋巴结肿大和钙化也有重要价值。

胸部 CT 检查影像更为清晰,对检出和诊断胸部疾病的优势高于常规 X 线检查,医师可根据临床实际情况而选用。但是,胸部 CT 检查仍有其一定的局限性,由于肺癌、肺结核以及肺炎可能有类似的影像学表现,弥漫性间质性病变的表现亦缺乏特异性,常难以明确诊断。需要指出的是,能谱 CT 成像技术作为 CT 发展史上的重大变革,将影像诊断从形态学范畴带入功能学范畴,不仅能提供 CT 值,尚能提供单能量成像、能谱曲线、物质密度图、有效原子序数等参数信息,已初步应用于包括肺栓塞等在内的胸部疾病的诊断,以及肺结节和肿块的定性诊断,对于纵隔淋巴结的定性诊断、肺血流及通气障碍的评估及尘肺的诊断亦有一定优势。

(一) 肺血管性疾病

1. CT 肺动脉成像技术 目前,CT 肺动脉成像（CTPA）是诊断肺血管性疾病的常用检查方法，其空间分辨率较高，一次注射对比剂可同时显示胸部各脉管系统，患者仅需一次屏气即可完成胸廓入口至肺底扫描，相对于肺动脉造影和放射性核素肺通气检查，更为安全、快速、经济。

肺动脉栓塞作为常见疾病，根据栓子发生的部位可分为：①中心型肺栓塞，指发生于主肺动脉、左右肺动脉干、肺叶动脉的栓塞；②周围型肺栓塞，指仅发生于肺段动脉、亚段动脉及更小动脉分支的动脉；③混合型肺栓塞，指中心型和周围型栓塞并发。

肺动脉栓塞的 CTPA 表现进一步分为直接征象和间接征象。其中直接征象是指肺动脉内完全或部分充盈缺损，间接征象主要包括①马赛克征，表现为局限血管纹理分布不均或稀疏，肺内灌注不均；②肺梗死，表现为以胸膜为基底的楔形实变，尖端与供血肺动脉相连，周围为磨玻璃样渗出，可见支气管充气征；③Westermark 征，表现为接近栓子近侧肺血管增粗，而远端肺纹理变细或缺如；④胸膜肥厚、胸腔积液以及肺动脉高压等。但 CTPA 较难评估周围动脉及肺段动脉等分支血管内栓子有无，亦不能显示因肺栓塞导致的肺灌注状态。需要指出的是，CTPA 可显示栓子不同程度自行破碎、溶解或机化的演变过程，可作为治疗前后观察肺动脉栓塞疗效的检查手段。

2. 能量 CT　能量 CT 可定量分析血管灌注状态，通过解剖和功能两个层面对肺栓塞的程度、范围、肺灌注状态进行评估。对于不易显示的较小肺动脉栓子，通过分析肺灌注缺失形态，包括楔形、局限性及不均匀斑片改变 3 种类型，可预测栓子的存在。如楔形灌注缺损多伴有肺栓塞，而局限性及不均匀斑片肺灌注缺损一般伴有肺实质病变。此外，能量 CT 尚可用于预测肺栓塞患者的预后，分析最初肺栓塞部位碘基图的血流灌注情况，可以量化肺实质血流灌注状态，有效评估疗效情况。

3. 图像扫描及后处理技术比较　肺动脉栓塞原则上以肺动脉期扫描（延迟时间 15～18 秒）为主，但单一的肺动脉期扫描对肺动脉 5、6 级分支特别是肺动脉主干栓塞后远端分支显示不佳，行双期扫描有利于在动脉晚期更好地观察肺动脉细小分支。后处理以横断面、矢状面及冠状面多平面重组（MPR）为主。肺动脉瘤延迟 15～18 秒，容积再现（VR）重组能直观显示其位置和形态。肺动静脉瘘以肺动脉期和实质期扫描为主，行 VR 和薄层最大密度投影（thin MIP）重组，通过三维旋转能以最佳角度显示供血动脉、引流静脉及瘤体间的关系。肺

隔离症扫描范围应从胸廓入口至肺底，MPR、VR 重组可显示异位供血动脉、引流静脉及病变全貌。部分性肺静脉畸形引流应双期扫描，对侧肘静脉注射对比剂可减少头臂静脉高密度对比剂对畸形引流静脉的干扰，VR 和 thin MIP 重组可显示肺静脉畸形引流全程。

此外，仿真成像技术可使用较薄层厚进行扫描，增加单位时间在 Z 轴方向上的分辨率，可显示更细的血管，且后处理速度快。因其具有无创性、可重复性高、安全且费用少等优点，已成为目前直观显示血管内腔的较好检查方法。

（二）胸部肿瘤

1. CT 对肺肿瘤的诊断价值　肺肿瘤的 CT 检查方法包括平扫+增强、灌注、能量成像。肺部良性肿瘤多呈圆形，边缘光滑，伴或不伴分叶，密度均匀；肺部恶性肿瘤边缘多不规则，伴毛刺、分叶，密度多不均匀，可伴肺门、纵隔内转移淋巴结。肺结节作为肺内常见病变，根据直径将≤8mm 的病灶定义为亚厘米结节，直径>3cm 的病灶定义为肿块；根据影像上病灶的成分，将肺结节分为非实性结节（纯磨玻璃结节）、部分实性结节（混合性磨玻璃结节）及实性结节。良性肺结节多表现为圆形或椭圆形，可有卫星灶，伴钙化，胸膜面呈带状或星状密度增高影，肺门引流呈"双轨状"，空洞一般呈裂隙状。恶性肺结节多不规则，边缘有细毛刺，可伴丛毛征、不规则小棘状突起或大小不等、深浅不一的分叶，内部可见空泡征或空洞，一般空洞为单发、厚壁，洞壁朝向胸膜面，洞内壁一般不规则，有壁结节，周边常出现血管集束征、胸膜凹陷征及肺门引流征等。常规 CT 成像作为肺结节性质判定的重要方法，多依据形态学征象，但因存在异病同影及同病异影表现，部分病变术前明确诊断有一定困难。

（1）常规 CT：对于部分肺结节和肿块病变缺乏诊断特异性，容易漏诊和误诊，且辐射剂量仍然较大。尽管近年来随着低剂量螺旋 CT 的应用，有效降低了胸部疾病普查的辐射剂量，但限于管电流降低的影响，图像质量有所降低，对微结节的分辨率有时较低。对于肺癌的疗效评估，常规 CT 多依据肿块的大小变化，即实体肿瘤的治疗反应评价标准来判断疗效，由于肿瘤形态学改变晚于组织代谢方面的改变，瘤体缩小与瘤细胞死亡间存在不同步性，其灵敏度和准确率有限。

（2）CT 灌注成像：CT 灌注成像可活体反映肿瘤血管生成的微血管变化，能更准确地对肺部肿瘤进行分期、分级、预后及疗效判断。但 CT 灌注成像

的准确性较差,与设备、扫描技术、操作者的主观偏倚及患者个体化差异均有关系。此外,亦与肿瘤血管的自身变异(即肿瘤存在空间和时间上的异质性)、肿瘤血管的功能状态在不同部位甚至相邻区域存在差异有关。同时,选择的感兴趣区大小、位置不同,其灌注参数值亦存在不同程度的差异。由于呼吸伪影的干扰,实际工作中有相当数量患者的数据无法分析,对设备单次扫描范围和数据采集速度的要求也较高。

(3)能量成像:能量 CT 低剂量扫描结合自适应迭代重建技术,在降低辐射剂量的同时,可得到较高的图像质量,对肺内微细结构显示清晰,尤其是对直径≤10mm 的结节检出率高于常规 CT,可作为高危人群筛查早期肺癌的影像学检查手段。能量 CT 在消除硬化效应的同时,可提供病变精确的CT 值,通过能谱曲线的斜率反映肺部占位病变的强化表现,同时分析碘基图、水基图、直方图等多个参数,可为鉴别肺结节和肿块病变性质提供更有价值的信息。

对于肺癌病理类型的鉴别,常规 CT 仅通过单一 CT 值鉴别,目前已有文献指出,能量 CT 定量指标在鉴别肺鳞癌和肺腺癌中有一定价值。但其报道尚少,有待进一步研究证实。此外,通过能量 CT 的虚拟平扫技术可在不增加辐射剂量的前提下,获得与常规平扫相当的图像质量。由于能量 CT 的碘基值可反映肿块血流灌注状态,而水基值和 CT 值一定程度与肿块通气量有关,有研究显示,随着恶性肿块的增大,平均碘基值减低,而磨玻璃样结节的水基值和 CT 值低于实性结节。

能量 CT 可通过物质分离技术定量分析病灶碘浓度变化从而评价肿瘤疗效。尤其是合并阻塞性肺不张、肺炎,或因胸腔积液导致病灶表现复杂,难以明确肿块边界等情况下,通过单能量成像可更好地勾画肿块边缘,从而利于对比治疗前后肿瘤大小的变化情况。

2. CT 对纵隔肿瘤的诊断价值　　CT 对诊断纵隔肿瘤有一定的技术优势,其较高的密度分辨率有助于区分脂肪性、实质性、囊性、钙化及出血等影像学特征。可明确肿瘤的部位、大小、形态和内部结构,亦可了解肿瘤与周围结构之间的关系。通过增强扫描尚可区分血管性及非血管性结构特点,对肿瘤的定性诊断有一定价值。如胸内甲状腺肿有明显强化,气道受压移位明显,且与甲状腺强化一致,发生恶变时轮廓多不清楚,常侵犯周围结构;神经源性肿瘤增强后神经鞘瘤有明显强化,神经纤维瘤

和交感神经节细胞神经瘤均匀强化,恶变者边缘模糊并侵犯邻近结构。

(三)纵隔及肺门淋巴结性质

肺癌淋巴结转移与否是判断术前分期、制定治疗方案及预后评价的重要因素,目前主要方法有纤维支气管镜、超声引导下穿刺活检及纵隔镜检查等,尽管具有较高的准确率,作为有创检查,容易合并气胸、出血以及瘤细胞种植转移等而受到限制。

1. 常规 CT　　判定纵隔及肺门淋巴结性质,多依据淋巴结的大小、形态、强化程度等形态学特征,缺乏特异性和准确性。转移淋巴结的病理类型与原发灶存在密切相关性,定性分析淋巴结可有助于鉴别肺内占位性病变的性质。

2. 能量成像　　能量 CT 可通过纵隔及肺门淋巴结的最佳单能量图像更好地显示淋巴结病变,通过分析原发病灶与淋巴结的能谱曲线以及碘基值等差异,有助于进一步明确淋巴结性质。但目前有关能量 CT 对纵隔及肺门淋巴结性质判定的文献报道尚少,且存在一定的争议,尚需要积累样本进一步证实其临床应用价值。

(四)肺血流和通气障碍

导致肺血流和通气障碍的病因较多,包括肺动脉栓塞、肺膨胀不全、肺实变和肺肿瘤等,以往多是通过肺核素通气和灌注显像评估肺血流和通气功能,但其特异度较低,且难以明确导致肺血流通气障碍的原因。

1. CT 灌注成像　　可定量评估肺动脉栓塞引起的肺组织灌注改变,目前常用的技术包括 CT 同层连续动态增强扫描和单球管 CT 全肺灌注扫描。其中 CT 同层连续动态增强扫描可综合评估肺栓塞的结构和功能改变,但不能实现全肺容积扫描,仅能做出诊断性结论,难以与其他疾病相鉴别,且注射速率较高,临床创伤性较大。值得一提的是,电影成像技术较为耗时,扫描过程复杂,肺栓塞患者在检查过程中难以保持屏气状态,进一步限制了其临床应用。单球管 CT 全肺灌注扫描解决了同层动态增强扫描技术的不足,采用 CT 密度测定法及剪影技术,实现了全肺灌注检查。采用 CT 密度测定法的优势是可实现全肺组织的灌注,便于鉴别诊断,但 CT 值变化较小,肉眼不易辨别,人工勾画的感兴趣区包括肺实质以及肺间质成分,所测量的CT 值不能完全反映肺实质的密度,且难以重复、准确性较低。剪影技术结合伪彩能直观显示肺灌注异常区域,但该方法的平扫和增强扫描数据独立采集,图像配准困难,且后处理过程复杂,难以保证图

像质量。

2. 能量成像　经后处理可得到单能肺血管图像、肺灌注图像以及最小密度投影（MinIP）图像等，可有效反映肺解剖结构信息以及肺组织的血流灌注状态。如部分肺磨玻璃样改变的患者常规 CTPA 显示多正常，但碘基图可呈斑片状血流灌注增高，而病变区域 MinIP 图像表现为斑片状充气减低；肺动脉高压患者可表现为灌注缺损而 CTPA 图像无异常发现，MinIP 图中灌注异常区域充气增加；对于弥漫性肺气肿患者，其碘基图和 MinIP 图像表现与肺动脉高压较为类似；间质性纤维化患者的碘基图呈血流灌注明显减低，而 MinIP 图像病灶区域呈高密度。

（五）肺炎性疾病

1. 常规 CT　多可明确诊断，慢性间质性炎症常规 10mm 层厚即可显示。高分辨率 CT（HRCT）表现为互相牵拉的清晰纤维索条影以及增厚的肺间质、小叶间隔，并见间质周围相应出现小叶性肺气肿，尚可见扩张的细支气管。尘肺病变在 HRCT 显示的敏感性优于胸片，但鉴于其是混合能量成像，可产生硬化效应，对定量分析的准确性有一定影响。HRCT 可精确显示肺组织形态学改变，可识别累及次级肺小叶尤其以小叶中心为特征的疾病，其横断面图像可反映大体病理学特点。对于尘肺常见的细支气管病变，HRCT 表现为小叶中心结节和致密分枝状影，这些在 X 线胸片上较难显示。

炎性包块在 10mm 层厚图像上显示为规则或不规则肿块，密度不均匀，边缘可见尖角或长毛刺，可伴钙化及空洞。HRCT 表现为密度均匀或不均匀肿块，边界清晰锐利，尖角和长毛刺显示更加清晰；实质部分为软组织密度，可强化，但强化幅度变化很大。周围可见血管增粗、纤维索条、卫星灶及胸膜增厚等。

尽管 HRCT 的层厚仅 1mm，但不能完全取代 10mm 层厚的图像，实际工作中，应综合两种检查技术，其中常规层厚用于检出和发现病变，HRCT 可提供肿块边界形态和间质形态信息，观察纤维索条等征象及有无小叶气肿等，以提供更多的诊断依据。

2. 能量成像　通过物质分析技术，以水和 SiO_2 作为基物质对，定量分析肺组织的 SiO_2 量，可为尘肺的早期准确诊断以及与其他肺疾病的鉴别诊断提供依据。同时，可通过定期监测易患尘肺人员肺组织的 SiO_2 含量，有效改善其工作环境以及预防尘肺的发生和发展。

（六）肺外伤性疾病

肋骨骨折是胸部外伤后的常见疾病，CT 具有扫描速度快的特点，可明显减少扫描过程中由于患者呼吸及疼痛等因素导致的运动伪影。并可进行薄层、多角度、任意平面成像，避免了 X 线检查中多次搬动患者可能引起的危险性，尤其适用于外伤中危重的患者。

图像后处理技术可进行多方位、多角度、多平面和旋转观察，能消除重叠和体位等因素的影响，提供更多、更完整的信息，弥补了传统影像的缺陷和不足，其中 SSD 技术可用于解剖较复杂区域的显示，清晰显示肋骨骨折情况，有利于病灶定位。

（郭华　高剑波）

第三节　MRI 检查

胸部疾病的影像诊断以常规 X 线检查为初筛，CT 检查为首选，MRI 为辅助手段。随着 MRI 技术的不断改进和成熟，其在胸部的临床应用也日益广泛。MRI 可任意层面成像，软组织分辨率高，对于肺、纵隔、膈肌病变的定位及起源判断具有重要价值；利用血管流空效应，对于鉴别血管性病变，尤其是血管管腔及管壁病变也具有优势；对于纵隔淋巴结的清晰显示也是其优势之一；对于纵隔肿瘤，可显示病变范围、与周围结构的关系，有助于病变可切除性判断及评估预后，尤其是对纵隔神经源性肿瘤的诊断和分期有重要价值；对于胸腔积液，可显示积液量及初步判断积液成分，对发现积液合并占位也有明显优势；对于胸部肿瘤的疗效评估也可提供可靠影像学资料。

一、MRI 成像技术

（一）肺、纵隔常规 MRI 技术

1. 线圈　体部、心脏相控阵线圈。

2. 体位　仰卧位，头先进或足先进。定位中心对准线圈中心及第 5 肋间水平连线。

3. 方位及平扫序列　冠状位单次激发 T_2WI、轴位快速自旋回波 $fs\text{-}T_2WI$ 呼吸门控（呼吸导航）、单次激发 T_2WI、梯度回波 T_1WI 屏气采集序列容积扫描，必要时加矢状位扫描。

4. 增强扫描序列　轴位、冠状位、矢状位梯度回波 $fs\text{-}T_1WI$ 屏气采集序列三期扫描，在设备性能支持的情况下，轴位可采用三维 T_1WI 梯度回波序列行动态多期扫描。

5. 技术参数　层厚 5.0～8.0mm，层间隔≤层厚×20%,FOV(360~400)mm×(360~400)mm,矩阵≥320×256。如采用三维梯度回波T1WI容积扫描,层厚2.0~4.0mm,呼吸触发采集。静脉注射钆对比剂,流率2~3ml/s,剂量0.1mmol/kg,然后注射等量生理盐水。

6. 图像要求

(1)显示完整肺及纵隔结构。

(2)呼吸运动伪影、血管搏动伪影及并行采集伪影不影响影像诊断。

(3)三维T_1WI容积扫描提供MPR像,必要时提供时间-信号强度曲线分析结果。

(二)胸部大血管对比增强MRA技术

1. 线圈 体部、心脏相控阵线圈。

2. 体位 仰卧位,头先进或足先进。定位中心对准第五肋间水平连线。

3. 方位及序列 冠状位扫描,采用快速或超快速三维梯度回波序列等。

4. 技术参数 TR、TE均为最短,反转角20°~45°,激励次数0.5或1.0次,层厚1~3mm,无间距扫描,FOV(400~480)mm×(400~480)mm,矩阵≥192×288,三维块厚及层数以覆盖心脏大血管为准,即包含心脏前缘及降主动脉后缘,脂肪抑制,扫描时间14~25秒/时相,至少扫描2个时相(动脉期和静脉期)。对比剂剂量0.2mmol/kg,注射流率为3ml/s(或前半剂量注射流率为3ml/s,后半剂量流率为1ml/s),再以等量生理盐水冲管。

5. 图像要求

(1)显示心脏大血管动脉像及静脉像。

(2)靶血管对比剂处于峰值浓度,图像清晰。

(3)无明显运动伪影。

(4)提供MIP重组多角度旋转三维血管图。

二、相关疾病及诊断要求

(一)肺血管性病变

评价肺动脉MRA图像质量的标准如下:可以完全显示中央肺动脉(主肺动脉/左右肺动脉和肺叶动脉);同时清楚的显示外周肺动脉(段和段以下动脉);而且还能够在不受肺静脉或主动脉及其分支重叠的影响下,选择性的显示某些肺动脉。当肺动脉与肺静脉或主动脉分支重叠时可以通过电影、连续旋转、MPR或MIP的方法来处理。

1. 肺动脉栓塞 肺动脉栓塞是一种常见病,严重危害人类健康。但其临床症状、病史、临床检查及胸部X线检查均没有特异性。传统的肺动脉造影是诊断肺动脉栓塞的金标准,但是一种有创的

检查方法。CTA的敏感性为83%,特异性为91%。肺动脉MRA的表现是血管腔内持续的充盈缺损或血管的突然截断,与血流缓慢或涡流引起的血管腔内信号不均匀是不同的。肺动脉MRA成像取得了令人满意的效果,MRA对比剂安全,且无离子辐射,所以当患者有碘过敏史或肾功能不全时,MRA是有效的CTA替代检查方法。

2. 慢性血栓栓塞性肺疾病 慢性血栓栓塞性肺疾病的发病率逐年增加,可以通过MRA对其进行诊断。诊断标准如下:中央肺动脉扩张;附壁血栓和血管壁增厚,周围没有血管分支或中断;血管远端的异常狭窄;肺段血管管径的异常。尽管空间分辨率有限,显示肺叶、肺段动脉的敏感性分别是83%、72%,特异性分别是95%和94%。MRA可以清晰地显示慢性血栓栓塞性肺动脉高压患者中央大动脉的栓子、血管突然截断征、血管远端逐渐变细。3D-MRA可以快速、精确的诊断肺静脉或体循环静脉的异常,是一种非侵入性的方法。

3. 肿瘤与肺动静脉的关系 MRA可以精确地评价肿瘤与肺动静脉的关系,敏感度约80%,特异性约95%。原始图像与MIP相结合可以显示血管壁的增厚或管腔的狭窄及外周血管的截断等征象。

4. 其他 MRA还可以用于诊断肺静脉的异常回流(如肺动静脉畸形)、肺段隔离症(显示供血动脉和引流静脉)等多个方面。

(二)肺通气障碍疾病

慢性阻塞性肺疾病(chronic obstructive pulmonary disease,COPD)是一种以气流受限为特征的可以预防和治疗的疾病,气流受限不完全可逆、呈进行性发展,与肺部对有害气体或有害颗粒的异常炎症反应有关。COPD主要累及肺,也可引起全身(或称肺外)的不良效应。

1. MRI肺灌注成像 MRI肺灌注成像可成功用于COPD患者局部肺灌注的视觉评估及术后肺功能的预测。MRI肺灌注成像的主要方法为首过对比剂技术。与放射性核素闪烁成像相比,MRI灌注成像无放射性辐射、具有较高的空间和时间分辨率,且在检测灌注异常方面具有较高的诊断准确度(90%~95%)。

首过对比剂技术是采用快速成像序列,静脉团注对比剂后将组织毛细血管水平的血液灌注情况显示出来。MRI技术已能完成具有更高空间分辨率和可进行多平面重组的3D容积灌注成像,能获得局部肺灌注缺损区准确的解剖学定位,从而可以在叶和段水平评估COPD,并与放射性核素闪烁灌

注成像有很好的相关性。

肺气肿患者肺实质破坏,肺泡毛细血管相对减少,导致肺动脉阻力的增加,肺动脉压随之上升。由于肺血流量减少,相应肺组织氧交换能力下降,血含氧量不足又会使肺动脉阻力进一步上升,形成恶性循环。总之,肺气肿患者肺血流量(pulmonary blood flow,PBF)减少,肺实质多种性质的破坏导致了肺血容量(pulmonary blood volume,PBV)也减少。平均通过时间(mean transit time,MTT)由 PBV/PB 的值决定,肺气肿患者的 MTT 显著下降,可间接推断出 PBV 有更大程度的减少,而局部的 PBV 可能有所增加。

2. MRI 肺通气成像　气体交换充足与否取决于灌注和通气是否匹配,肺局部通气的评估对肺疾病(包括 COPD)的诊断和严重度评估十分重要。目前,局部通气成像最常采用核医学成像,但其缺点是空间分辨率低和吸入放射性物质。MRI 肺通气成像主要采用超极化惰性气体(^{3}He、^{129}Xe)成像、氧增强质子成像、氟化气体成像等。由于其无辐射,空间分辨率较高,越来越受到重视。近十年,使用 ^{3}He 和 ^{129}Xe 超极化惰性气体的 MRI 肺通气成像已广泛用于动物及部分临床实验中,以 ^{3}He 应用较多。此成像方法对哮喘患者的气流受限和肺气肿患者的通气受损具有高度敏感性,也可进行定量分析。研究表明通气缺损与肺气肿的肺实质受损有很好的相关性。许多研究者已经成功尝试使用 ^{3}He-MRI 对 COPD 患者在肺形态、容积及通气缺损分布的基础上进行严重度分级和疾病特点描述。

当然,胸部 MRI 也有诸多不足之处,其对肺部解剖细节(肺纹理、远端支气管及叶间胸膜等)显示效果欠佳,对钙化显示也不敏感。MRI 对胸部外伤的应用价值也有限。

(查云飞　高剑波)

第四节　介入治疗技术

介入放射学作为临床医学的重要分支,集医学影像学和临床治疗于一体,开拓了新的治疗途径,简便、安全、创伤小、合并症少、见效快,目前已成为胸部疾病诊断和治疗的常用方法。胸部数字减影血管造影(DSA)检查分为选择性支气管动脉 DSA、选择性肺动脉 DSA 和选择性胸壁动脉 DSA 等。目前主要用于:①肺内血管性疾病的诊断或术前了解肺内血管状况,不作为呼吸系统疾病的主要诊断手段;②咯血患者术前确定出血部位或进行栓塞止血治疗;③支气管动脉灌注化疗。对于胸部血管性病变、肺癌等占位性病变,通过 DSA 可以动态观察肿瘤血管、细小血管病变和血流,并进行介入治疗;对于胸部一些管道狭窄性病变的开通,如食管、气管狭窄等疗效明显;对于肺、纵隔和胸壁病变,可通过经皮穿刺活检定性诊断,尤其是肺内球形病灶和纵隔肿块等,但气胸、出血是其常见的并发症。

一、造影技术

(一)手术操作

1. 肺动脉造影　经股静脉穿刺插管,将 5F 的猪尾导管随导丝经下腔静脉至右心房达右心室。或经肘静脉或颈内静脉穿刺插管,导管随导丝经上腔静脉至右心房达右心室。导管头端可置于肺动脉主干或左右肺动脉分支或右室流出道进行造影。

2. 支气管动脉造影　在常规局部消毒后,应用 Seldinger 技术行股动脉穿刺插管,将 5F 的 Cobra 导管插到第 5~6 胸椎水平,缓慢上下移动寻找支气管动脉开口。当有嵌顿或挂钩感时,可能已插入支气管动脉,即用手推对比剂 0.5~1.0ml,在透视下观察支气管动脉的显示,确认与脊髓动脉无共干后,注射对比剂进行显影。

3. 肋间动脉和胸廓内动脉造影　肋间动脉造影方法与支气管动脉造影大致相同。胸廓内动脉一般行股动脉穿刺,选用 4~5F 的单弯导管,进入主动脉弓,转动导管使导管头进入左或右锁骨下动脉,用导丝引导使导管头向前滑入胸廓内动脉,手推对比剂,在透视下观察胸廓内动脉的显示,确认后再把导管向前推进 2~3cm 后进行超选择性造影。

(二)造影参数选择

选择对比剂浓度为 50%~60% 离子型对比剂或相应浓度的非离子型对比剂。肺动脉主干造影时,对比剂用量为 15~20ml,流率 10~12ml/s,压限 600~900PSI;一侧肺动脉造影对比剂用量 10~20ml,流率 6~8ml/s;支气管动脉造影对比剂用量 4~6ml,流率 1~2ml/s,压限 250~300PSI,或手推对比剂;锁骨下动脉及腋动脉对比剂用量 8~10ml,流率 3~4ml/s,压限 300~400PSI;胸廓内动脉及肋间动脉对比剂用量 3~4ml,流率 1~2ml/s,压限 300~450PSI,或手推对比剂。

(三)造影体位

1. 肺动脉造影常规取正位成像,必要时加摄斜位或侧位。

2. 支气管动脉造影常取正位成像,必要时加摄斜位或侧位。

3. 肋间动脉和胸廓内动脉造影常取正位成像,必要时加摄斜位或侧位。

二、相关疾病的介入治疗

1. 支气管动脉灌注疗法 肺癌主要由支气管动脉供血,将导管插入支气管动脉内,将抗癌药物注入靶血管,达到在短时间内杀伤癌细胞的目的。经导管动脉内灌注药物可以提高靶血管的药物浓度,而不增加外周血的药物浓度。该方法常用于晚期不能手术且远处无转移的肺癌、肺部肿瘤的手术前局部化疗、手术后复发者,可同时与放射治疗结合。

方法:采用 Seldinger 技术进行股动脉穿刺,并置放 5F、6F 的动脉鞘,将 5F 的 Corbra 导管送入胸主动脉,当导管顶端达到第 4、5 胸椎水平,气管隆嵴处进行钩挂。当进入支气管动脉后,进行选择性支气管动脉造影,确定供血的支气管动脉后,固定导管。将抗癌药物用生理盐水稀释后缓慢注射至靶血管。注射结束后观察患者情况,在透视下拔出导管,包扎穿刺点。

2. 支气管动脉栓塞术 主要用于有反复咯血史但不宜手术者;咯血量>200ml/24h,内科治疗无效者;反复咯血原因不明者。

方法:采用 Seldinger 技术进行股动脉穿刺,并置放 5F、6F 的动脉鞘,将 5F 的 Corbra 导管送入胸主动脉,当导管顶端达到第 4、5 胸椎水平,气管隆嵴处进行钩挂。首先对病变侧血管进行探查,当进入支气管动脉后,注入少量对比剂,经证实后方可造影。一般需要进行双侧的支气管动脉造影,确认出血或病变血管,有时需要超选择性造影才能明确病变部位,防止支气管动脉与脊髓动脉相通,以免误栓导致截瘫。病变部位明确后注入栓塞剂,根据血管管径、病变的不同,选择相应的栓塞材料,如明胶海绵或弹簧圈。栓塞后 3~5 分钟进行造影,核实栓塞情况,若栓塞不满意,则加大栓塞剂再进行栓塞。当造影见血管断流时,显示栓塞成功。

(郭华 高剑波)

第五节 PET-CT 及 PET-MRI

PET-CT 及 PET-MRI 能从功能和解剖学层面全面显示胸部病变,作为 CT 及 MRI 检查的重要补充。对肺癌的诊断、鉴别诊断、分期以及疗效评估等均有较好的临床价值,尤其对不确定性肺病灶的鉴别诊断意义重大。对纵隔淋巴结可精确定位和定性,还可观察淋巴结的密度、直径、与周围组织的关系等。与 CT 检查单纯依据淋巴结大小判定其性质相比,PET-CT 尚可综合分析淋巴结的代谢变化,已成为肺癌临床分析最方便有效且无创的影像学诊断技术。磁共振弥散加权成像序列在淋巴结性质鉴别诊断中有重要价值,近年来,随着 PET-MRI 的推广及应用,评价淋巴结表观弥散系数与标准化摄取值(standard uptake value, SUV)的相关性已成为研究的热点,但其评估肺癌淋巴结转移的优势并不明显。利用细胞对葡萄糖的摄取和代谢的差异,可作为 CT 诊断肺间质纤维化等炎性病变的重要补充,有助于早期发现病变,并于疾病初期进行干预,亦可反映疾病活动程度,从而监测疗效,提示疾病的预后。

PET-CT 及 PET-MRI 的检查费用较为昂贵,但其作为一种新兴的影像检查技术,优势在于可以解决常规影像检查技术难以完成的诊断难题,同时尚可利用其反映细胞活性的特性评估疾病的治疗疗效。随着新的示踪剂逐渐开发并应用临床,以及药物介入与 PET-CT、PET-MRI 相结合,有望在未来临床应用中开拓新的思路。

一、PET-CT 显像

1. 适应证 肺原发灶的诊断;指导穿刺活检、肺癌分期、肺癌放疗计划;判断肺癌术后复发;监测肺癌放、化疗效果;指导肺癌治疗决策。

2. 优势与限度 优势:①综合 PET 的功能信息以及 CT 的解剖位置信息;②早期发现病变;③定量评价病变的生物学特性;④预后预测、肿瘤良恶性鉴别、分级分期、疗效判断和监测复发;⑤全身的整体状况评估,原发病灶的检出和转移与复发的诊断;⑥辐射量低,安全可靠。限度:呼吸动度对融合图像的影响仍然没有较好解决;对于脑内转移以及空腔脏器肿瘤如胃癌、膀胱癌等诊断价值,存在一定的局限性;对于直径小于 5mm 的病灶不敏感,容易造成假阴性的结果。

3. 显像剂 最常用的显像剂是 ^{18}F-FDG,使用量为 0.10~0.12mCi/kg,静脉注射。[11]C-蛋氨酸是另外一个常用的肿瘤显像剂,能灵敏反映肿瘤组织的氨基酸代谢及蛋白质合成的变化,是活性肿瘤组织细胞有效标记物之一。临床检查中 [11]C-蛋氨酸的常用剂量时 370~740MBq,静脉注射。此外还有 [11]C 标记的组氨酸、亮氨酸、胸腺嘧啶脱氧核苷等,以及 [18]F 标记的雌激素类药物,如 [18]F-16α-氟雌二醇等显像剂。

4. 显像方法

（1）^{18}F-FDG 显像

1）受检者准备：检查前至少禁食 4～6 小时。注射放射性药物前安静休息 30 分钟，以卧位或半卧位休息为宜，避免走动。

2）显像步骤：①透射显像：仰卧检查床，经体位固定后行脏器或全身检查，用于组织衰减校正。通过多束低能激光在体表标记，用于再次显像时体位的精确重复定位。②发射显像：显像前固定患者体位，发射显像的位置及视野应与透射显像完全相同。③动态显像：静脉弹丸注射后，立即启动连续动态采集程序，在影像采集的同时采集对比肘静脉血样本，用于计算肿瘤对^{18}F-FDG 的摄取率。④静态显像：静脉注射后 50～55 分钟行静态影像的采集，每一断面影像的计数应为 $1×10^8$ 左右。⑤全身显像：静脉注射后 50～55 分钟行全身显像。当一个视野的采集达到一定的计数后，经计算机调控，结合床位移动，依次进入第 2 个视野，直至达到预定采集范围。

（2）^{11}C-蛋氨酸显像

1）受检者准备：同^{18}F-FDG 显像，但患者在检查前 6 小时内可进食少量蛋白饮食。

2）显像步骤：①透射显像：同^{18}F-FDG 透射显像。②发射显像：显像前固定患者体位，发射显像的位置及视野应与透射显像完全相同。③动态显像：静脉弹丸注射后，立即启动连续动态采集程序，在影像采集的同时采集对比肘静脉血样本，用于计算肿瘤对^{11}C-蛋氨酸的摄取率。④静态显像：静脉注射后 40～45 分钟行静态影像的采集，每一断面影像的计数应为 $1×10^8$ 左右。⑤全身显像：静脉注射后 40 分钟行全身显像。当一个视野的采集达到一定的计数后，经计算机调控，结合床位移动，依次进入第 2 个视野，直至达到预定采集范围。

5. 影像处理　经放射性时间衰减校正及透射显影的组织衰减校正后，通过适当的滤波处理和重建断层影像，并制作矢状位和冠状位断层影像以及三维立体影像。常规使用图像融合软件对采集的 CT 图像和 PET 图像进行融合显像。临床常用的半定量指标有肿瘤标准摄取值，定量指标有肿瘤摄取率。

二、PET-MRI 显像

1. 适应证　判断肺肿瘤是否累及邻近结构（比如支气管、胸壁、横膈、纵隔等）；是否伴淋巴结转移；判断肺结节或肿块的特征，进行肿瘤分期，监测治疗反应及肿瘤复发等。

2. 优势与限度　优势：①安全性高，无电离辐射；②对早期病变、软组织病变、淋巴结病变检出率高，有利于肿瘤检出、分期及疗效评价；③MRI 多种技术、序列有助于完善 PET 的代谢和功能信息；④一次性成像可同时采集疾病的形态和功能信息。限度：扫描时间过长、金属禁忌、技术欠缺（比如 PET/MRI 设备的结构设计、PET 探头与 MRI 磁场兼容性等）、伪影繁杂等。

3. 存在的问题

（1）PET 探测模块：传统 PET 的探头采用的是光电倍增管（photomultiplier tube，PMT），由于磁场会使电子偏离原先的运动轨迹而导致 PMT 探测电子的损失，即使很微弱的磁场也足以改变 PMT 的增益，因此 PMT 在磁场中不能正常工作。目前研制的 PET/MRI 系统主要采用两种方法来解决这个问题：①保留传统的对磁场敏感的 PMT 而调整 PET 和 MRI 系统的其他特性，此法采用 3～5m 长的光纤将磁场内闪烁晶体产生的光子传输至放置在磁场外的 PMT 和电子元件，通过将闪烁体晶体放置磁场中而所有 PET 数据读取电子元件在磁场外，可将电磁场的互相干扰（electromagnetic interference，EMI）作用最小化；②采用对磁场不敏感的光子探测器，如雪崩光电二极管（avalanche photodiode，APD）代替传统的对磁场敏感的 PMT。

（2）孔径大小的影响：早期 PET/MRI 成像仅停留在 PET 与 MRI 图像软件融合层面。近期研制了一种 70cm 大孔径磁体和紧凑型、快速高性能 LSO 晶体 PET 探测器，同时还开发了特殊的屏蔽系统来有效消除磁场对于 PET 数据处理链的干扰。为了获得足够充分的 PET 信号，相关的组件（例如线圈和扫描床）使用了低衰减材料，并且在 MRI 扫描的同时进行 PET 信号的衰减校正，增加了诊断结果的可靠性。

（3）线圈及扫描范围的限制：由于线圈及扫描范围的限制，全身常规 MRI 检查需对多个部位重新摆位和放置线圈。全景成像矩阵（total imaging matrix，TIM）技术实现了从头顶到脚趾的全身 MRI 扫描，并能获得高分辨率的图像。TIM 技术的特点是革命性的矩阵线圈概念，它允许在 32 个射频信道中最多组合 102 个线圈元件，通过增长的并行接收链来形成全身成像矩阵、自动病床移动、自动线圈开关控制以及在线技术，无需患者或线圈重新摆位，数据一次采集完成，可提供极其准确和富含大量信息的全身 MRI 影像。

（郭华　高剑波）

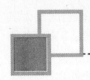

第二章 气管疾病

第一节 概　述

气管把喉与肺连接起来，可以净化吸入的气体。发生于气管的疾病很罕见，但由于它们所引起的症状呈现非特异性，误诊或延迟诊断也不罕见。因此，气管疾病的及时准确诊断，对于提升治疗效果、改善预后非常关键。气管镜及活检仍是确定病变性质的主要手段，但在明确肿瘤的范围、侵袭的深度以及了解肿瘤与邻近纵隔结构的关系方面，影像学检查方法有不可替代的优势。气管影像学检查方法主要有 X 线、CT、MRI 等，临床上在检查、诊断气管疾病时，影像学检查方法的合理选择十分重要。气管疾病的 X 线表现作为病理生理及病理解剖的体现，需紧密结合临床资料全面分析从而做出正确诊断。随着高千伏摄影技术的应用，通过仔细观察气管的形态、位置和轮廓可以发现气管本身和纵隔病变的重要信息。CT 检查具有较高的软组织分辨率，能检出微小肿瘤，判断瘤体内部有无钙化、坏死、囊变并发现颈部、纵隔淋巴结肿大等。多层螺旋 CT 轴位图像结合多种三维重建，互补长短，能提高诊断的准确性，并给诊断带来更多的信息，对临床具有一定的指导价值。CT 增强扫描可对瘤体造成的血管或气道等邻近组织结构的侵犯予以清晰显示，对于肿瘤的定性诊断及治疗方案的选择均有重要的价值。目前，MRI 对气管疾病的临床应用尚少，但在部分领域也可以起到对 CT 的互补作用，尤其由于其没有辐射，对气管疾病可以提供额外的信息，可应用到儿科气管疾病诊断上。

（叶兆祥　李洁兰　高剑波）

第二节　解剖、生理

气管始于环状软骨下缘，约相当于第 6 颈椎水平，向下至胸骨角平面、第 4～5 胸椎处分叉为左、右主支气管。气管管壁分为黏膜、黏膜下和外膜三层。黏膜表面覆盖纤毛柱状上皮，由纤毛细胞、杯状细胞、基细胞、刷细胞和弥散的神经内分泌细胞等组成；其中杯状细胞分泌的黏液可黏附吸入空气中的灰尘颗粒，纤毛细胞的纤毛不断向咽部摆动将黏液与灰尘排出，以净化吸入的气体；基细胞位于上皮深部，是一种未分化的细胞，有增殖和分化能力，可分化形成前述两种细胞；在其游离面具有许多带微绒毛的刷细胞，这些细胞在其基部具有传入神经末梢，被认为是感受体；神经内分泌细胞由于其胞质内有许多致密核心颗粒，故又称小颗粒细胞。黏膜下层为疏松结缔组织，与外膜无明显分界。外膜主要由 16～20 个马蹄形的透明软骨构成管壁支架，以保持呼吸道的通畅；软骨间有弹性纤维组成的筋膜相连，保持了持续张开状态，并有收缩能力；40 岁以后此软骨可发生钙化，马蹄形软骨的缺口位于气管后壁，缺口处有弹性纤维组成的韧带和平滑肌束。在气管腔内形成的一锐性隆起，称为隆嵴。

气管分为颈段或胸外段气管及胸内段气管两部分。颈段气管自环状软骨下缘至胸腔入口，其下方的外侧壁及前壁紧贴甲状腺的左、右叶及峡部；颈段气管的中、后 1/3 处毗邻颈总动脉及颈静脉；颈段气管的左后方为食管，其可随同后方的气管膜突入到气柱内。胸内段气管包括自胸腔入口至气管分叉前的一段气管，其后方稍偏左为食管，其余与纵隔内的大血管相毗邻；在胸腔入口处，左侧颈总动脉位于气管的左侧；气管的左侧后方为左锁骨下动脉，它向前外方左第一肋骨方向走行；气管的正前方或稍偏右为无名动脉，无名动脉的右外方为右侧无名静脉的横断面，前方为左侧无名静脉，自左侧越过中线向右呈横向走行，略呈弧形，凹面在后；右肺尖与气管右侧壁的后半部或后 1/3 相接，大多数人右肺亦与气管后壁的 1/3 到 2/3 相接触；稍下层面，气管的前壁及左侧壁与主动脉弓相邻，右侧则为奇静脉弓；在接近隆嵴的层面，气管的左侧组成主肺动脉窗的底部。气管与上述这些血管之间皆有纵隔脂肪组织分隔，分界清晰，可衬托出纤细的气管壁厚度，特别是较肥胖的患者；瘦小的患者，因无足够的纵隔脂肪，亦可能分界不清。

（叶兆祥　李洁兰　高剑波）

第三节 正常影像学表现

一、正常表现

1. **正常 X 线表现** 气管在平片上可以显示，表现为柱状低密度区域；其位于上纵隔中部，由于其左侧有主动脉，因此可轻度右偏；气管分叉部略偏右侧，其下壁形成隆嵴。断层摄影，尤其是数字断层摄影（DTS）能够更加清晰和直观地显示管腔内部有无狭窄及占位。

2. **正常 CT 表现** 气管管腔内空气呈明显低密度，管壁为等密度，气管在短轴断面表现为环状影，在长轴断面管壁呈两条平行线状影。

气管分为颈段气管及胸段气管两部分。颈段气管 CT 上呈马蹄形、椭圆形或圆形。约 50% 正常人后方的气管膜部轻度突入到气柱内，勿误认为是肿物。颈段气管下方紧贴的甲状腺密度高于邻近的肌肉组织，尤其是强化扫描时，密度更高。胸段气管在 CT 上基本位于中线位置，常呈圆形或轻度卵圆形，但亦可呈马蹄形甚或倒梨状，儿童呈圆形。由于气管前方及两侧通常有较低密度的纵隔脂肪包绕，在纵隔窗上气管与周围大血管结构分界多较清楚，但后壁为纤维膜，多呈均匀的线状影，与椎前软组织无法区分。气管壁的软骨 40 岁以后可发生钙化，表现为不连续的高密度影。在肺窗上，气管壁与周围结构难于区分，仅显示低密度的气管腔。在上腔静脉起始至奇静脉弓层面，气管的右侧后壁通常与右上肺相邻，此处气管壁厚度如超过 4mm，要注意有无气管壁或气管旁病变存在。

3. **正常 MRI 表现** 气管腔内为气体，其质子稀少，因而不产生 MRI 信号。气管管壁由软骨、平滑肌纤维和结缔组织构成，且较薄，通常在 MRI 图像上不易分辨，管腔由于周围脂肪的高信号所衬托而勾画出其大小和走行，气管的右侧壁及右主支气管与肺相邻的部位有时可见管壁呈中等强度信号。由于胸段气管自上而下的走行过程中向后倾斜，因此只有平行于气管长轴的倾斜冠状面或矢状面检查才能显示气管的全程。

二、气管正常值

气管全长 10~12cm。在正常的成年男性中，气管的横径为 1.3~2.5cm，前后径为 1.3~2.7cm；在正常的成年女性中，气管的横径为 1.0~2.1cm，前后径为 1.0~2.3cm。左、右主支气管的分叉角约为 90°。右主支气管较直而短粗，与气管中线成 30°角，长约 2.5cm，内径 1.5~2.3cm；左主支气管稍细长，与中线成 50°~60°角，长约 5cm，内径 1~1.5cm。气管的前壁和两侧壁用来保持呼吸道的通畅的马蹄形软骨宽 3~4mm，厚 1~1.5mm。气管分为颈段或胸外段气管及胸内段气管两部分。颈段气管全长 2~4cm，胸内段气管全长 6~9cm。

三、有价值的解剖标志

气管隆嵴：左右两侧主支气管交角处的气管环呈三角形突起，组成气管分叉，其内形成一边缘光滑锐利的矢状嵴突称气管隆嵴，为支气管镜检查的重要标志。气管分叉相当于第 4 胸椎下缘水平，胸骨角和第二肋软骨为其体表标志。该平面也为心房上缘和上下纵隔交界水平。

四、注意事项

1. 扫描范围自环状软骨至气管隆嵴。
2. 由于常规吸气相变为呼气相后，胸内气管的横断面积相应减小 23% 左右，故气管的扫描常规是仰卧位吸气末屏气扫描，以便气管能最大程度的扩张。

（叶兆祥 李洁兰 高剑波）

第四节 气管先天性异常

【病理与临床】

气管及主支气管先天性异常较少见。主要包括解剖变异及先天性异常。

解剖变异以上叶多见，主要表现为异常分叉，右肺上叶可见尖段支气管缺如，右侧可见中叶小舌。临床多无症状。

先天性异常主要包括副心支气管（accessory cardiac bronchus，ACB）和气管性支气管，少见的有节段性支气管发育不全。

副心支气管，指由右侧主支气管内侧壁或中间段支气管发出的向心脏走行的多余支气管。1946 年由 Brock 首次报道，具有正常支气管结构，区别于支气管憩室或支气管瘘。临床多无症状，但可继发感染或肿瘤。

气管性支气管，1785 年由 Sandifort 首次报道，原指由气管发出的右肺上叶支气管，现将所有上叶支气管异常来源于气管或主支气管者统称为气管性支气管。其中右侧气管性支气管发生率为 0.1%~2%；左侧气管性支气管发生率为 0.3%~1%。本病均无临床症状,常于 CT 检查时偶然发现。

【影像学表现】

1. X 线表现 多数患者 X 线无异常发现;继发感染后可出现肺内异常密度影。

2. CT 表现 CT 平扫及其后处理技术可重建支气管树,清晰显示气管解剖变异的部位、走行及相关并发症(图 2-4-1 ~ 图 2-4-5,图 2-4-3 见文末彩插)。

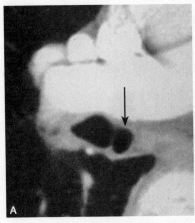
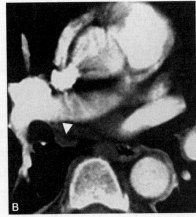
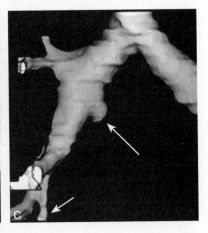

图 2-4-1 右侧盲端副心支气管的 CT 表现

A. CT 肺窗示右侧中间段支气管发出向心脏走行异常分支(长箭);B. CT 纵隔窗示该分支远端闭塞(箭头);
C. CT 三维重建示该盲端副心支气管(长箭)及右侧其他正常支气管(短箭)

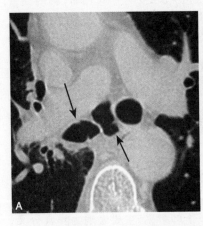
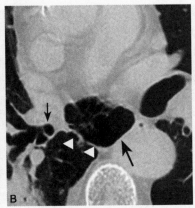
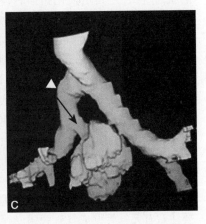

图 2-4-2 右侧副心支气管的 CT 表现

A. CT 肺窗示右侧副心支气管起自于中间段支气管(长箭),周围见肺小叶组织(短箭);B. CT 肺窗较低层面是该副心支气管(小箭),周围见肺小叶组织(箭头),其局部见肺大泡(大箭);C. CT 三维重建见起自于右侧中间段支气管(箭头)的副心支气管(长箭),其与通气肺小叶相连

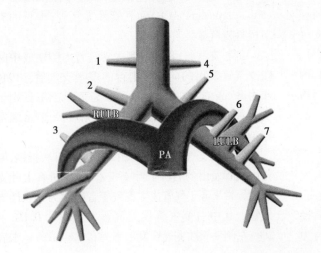

图 2-4-3 常见气管性支气管分布示意图

PA:肺动脉;LULB:左肺上叶支气管;RULB:右肺上叶支气管;1 ~ 7:气管性支气管常见位置

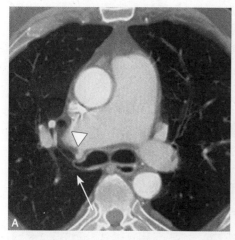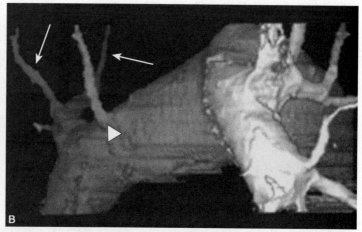

图 2-4-4　右侧气管性支气管合并右肺动脉异常分支的 CT 表现

A. CT 轴位示起自右主支气管的气管性支气管（长箭），并见一异常分支起自右肺动脉主干（箭头）；B. CT 肺动脉三维重建示正常右肺动脉分支（长箭）及一起自右肺动脉主干的异常分支（箭头）

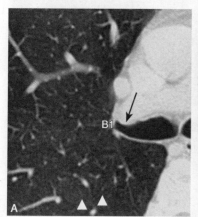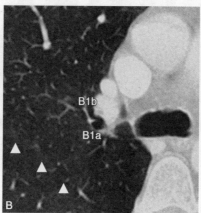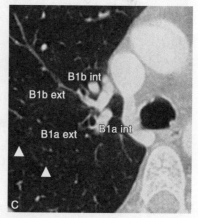

图 2-4-5　右肺上叶部分段支气管未发育的 CT 表现

A～C. CT 肺窗示右肺上叶节段性支气管发育不全，罕见，常见于肺发育不全患者。未见右肺上叶前段及后段支气管（黑箭），并见向前移位的右侧斜裂（箭头）。B1：右肺上叶尖段支气管；B1a：尖支；B1b：前支；B1a ext：尖支外侧分支；B1a int：尖支内侧分支；B1b ext：前支外侧分支；B1b int：前支内侧分支

【诊断要点】

本病诊断主要依靠 CT 平扫及后处理技术，在熟悉正常气道解剖基础上准确识别异常改变。

【影像报告书写的注意事项】

1. 准确描述气道异常改变的部位、类型及与邻近组织的关系。

2. 判断是否有并发症。

3. 判断是否合并有其他先天异常。

【鉴别诊断】

本病诊断基于特征性影像学表现，一般不需与其他疾病鉴别。

【诊断价值】

1. X 线诊断价值有限，仅能发现部分并发症。

2. CT 为诊断本病的重要检查手段，其后处理技术可直观显示病变部位、类型。

【注意事项】

诊断本病需掌握正常气道解剖知识，并能熟练应用 CT 后处理技术。

【诊断思维与点评】

认识和理解气管及支气管先天性异常对疾病诊断、支气管镜检查、放疗、手术及气管插管有重要价值。X 线诊断价值有限。CT 平扫及其后处理技术可重建支气管树，直观显示病变的部位、类型及相关并发症，是诊断本病的首选检查手段。放射科医生需掌握正常气道解剖知识，并能熟练应用 CT 后处理技术，方能作出准确诊断。

【思考题】

多排螺旋 CT 的多种后处理技术，包括多平面重组（MPR）、曲面重组（CPR）、仿真支气管镜（VB）、容积再现（VR）、最小密度投影（MinIP）等，

对显示气管先天性异常的优劣何在？何种技术最优？

（查云飞　高剑波）

第五节　气管弥漫性疾病

一、巨大气管支气管症

【病理与临床】

本病又称 Mounier-Kuhn 综合征，是由于气管或主支气管壁肌肉及弹力纤维萎缩导致的气管支气管异常扩张。非洲裔美国人多见，中年男性为主，家族性病例有隐性遗传倾向。分为三型①Ⅰ型：气管支气管对称性扩张；②Ⅱ型：偏心性憩室样扩张；③Ⅲ型：合并远端支气管憩室样扩张。

临床表现为反复发作的呼吸道感染。实验室检查血清 α1-抗胰蛋白酶和血清 IgE 水平正常。

【影像学表现】

影像学表现为男性气管直径大于 27mm，女性大于 23mm，显著的气管和肺段支气管扩张，气管支气管壁软化，出现变形及憩室，远端支气管可受累（图 2-5-1），可继发肺部感染。

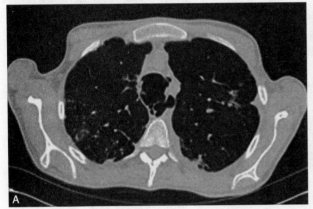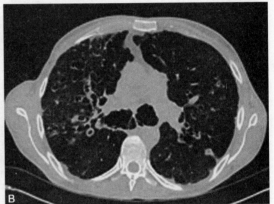

图 2-5-1　巨大气管支气管症Ⅲ型的 CT 表现
A、B. CT 肺窗示气管支气管广泛扩张，远端支气管受累

【诊断要点】

本病主要表现为气管及支气管广泛严重扩张，结合临床反复呼吸道感染，诊断不难。

【影像报告书写的注意事项】

1. 描述病变段气道累及的范围、病变形态。

2. 描述病变是否合并有肺部感染。

【鉴别诊断】

鉴别诊断包括 Ehlers-Danlos 综合征及 Marfan 综合征。Ehlers-Danlos 综合征又称先天性结缔组织发育不全综合征，指有皮肤和血管脆弱、皮肤弹性过强和关节活动过大三大主要症状的一组遗传性疾病。X 线检查可见皮下组织内有多个小结节状钙化阴影，可有牙齿异常和骨骼结构不良如尺桡骨的骨性结合、颅骨的骨化延迟等征象，遗传学检查可鉴别。Marfan 综合征为先天性中胚叶发育不良性疾病，系常染色体显性遗传性疾病，具体发病原因不明。主要累及骨骼、心血管系统和眼等器官组织，也可累及气道，表现与本病相似，但结合临床，与本病鉴别不难。

【诊断价值】

1. X 线诊断价值有限，对肺段支气管显示不佳。

2. CT 为诊断本病的重要检查手段，可显示病变累及范围，并可显示肺内并发症。

3. 支气管镜和活检仍是诊断本病的金标准。

【注意事项】

本病影像直接征象具有特征性，对于弥漫性气管及支气管显著扩张，或弥漫性憩室样改变，需考虑本病。但需注意排除肺实质病变导致的继发性支气管扩张。

【诊断思维与点评】

本病是一种罕见的先天性疾病。临床主要表现为反复发作的呼吸道感染。影像学表现具有特征性，主要为气管和肺段支气管显著扩张，气管支气管壁软化，出现变形及憩室。支气管镜和活检仍是诊断本病的金标准。

二、气管支气管淀粉样变性

【病理与临床】

本病是由气管支气管黏膜下蛋白异常沉积导致的罕见疾病，进展缓慢，需靠组织病理学确诊，40~50 岁多见。本病约占气管支气管疾病的 0.5%。

常见临床症状包括慢性咳嗽、呼吸困难、喘鸣、咯血、反复发作的肺炎等。

【影像学表现】

胸部 X 线可表现为正常；异常表现包括肺不张、支气管钙化、支气管扩张或肺门淋巴结肿大。CT 显示支气管壁增厚、气道管腔不规则狭窄和黏膜下钙化结节（图 2-5-2、图 2-5-3）。

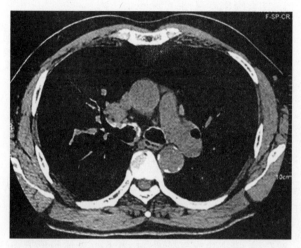

图 2-5-2　气管支气管淀粉样变性的 CT 表现
胸部 CT 轴位显示右主支气管和中间段支气管壁增厚伴结节样钙化，管腔狭窄

【诊断要点】

1. 直接征象　气管支气管壁局限性不规则增厚；壁结节样钙化；管腔狭窄。

2. 间接征象　气管支气管树管腔狭窄可导致肺不张、复发感染、支气管扩张等。

【影像报告书写注意事项】

1. 准确描述病变累及范围及病变特点。

2. 描述继发表现。

3. 通过多平面重组准确评估气道狭窄程度。

【鉴别诊断】

气管支气管淀粉样变需鉴别诊断的疾病主要为弥漫性气道病变，如气管支气管骨化症、复发性多发软骨炎、韦格纳肉芽肿、结节病、炎性肠病、气管支气管炎等。气管支气管骨化症和复发性多发软骨炎一般不累及气管膜部和支气管膜，但淀粉样变会累及。气管支气管骨化症是一种罕见疾病，往往表现为大气道骨性或软骨结构的形成，没有淀粉样沉积。与淀粉样变类似，肉芽肿性疾病、炎性肠病和气管支气管炎可出现黏膜结节状或不规则增厚，可通过相应临床症状进行鉴别诊断，组织活检有助于明确诊断。韦格纳肉芽肿可以导致支气管树溃疡形成，这在淀粉样变中很罕见。

【诊断价值】

HRCT 为诊断本病的主要手段。对于气管支气管淀粉样变，HRCT 可准确评估管腔狭窄程度。通过容积评估和多平面重组，能精确计算出气道管腔直径、面积和气道壁增厚的程度。HRCT 也可用于指导支气管镜采样和局部治疗。

【注意事项】

1. 流行病学　原发性淀粉样变患者除了血液系统疾病一般不合并其他疾病，平均发病年龄为55～60岁，肾功能衰竭和充血性心力衰竭是原发性淀粉样变患者最常见的死亡原因。继发性淀粉样变更常见，往往继发于克罗恩病、成人或青少年类风湿性关节炎、强直性脊柱炎、干燥综合征、皮肌炎、血管炎、慢性骨髓炎、结核、梅毒、肾盂肾炎、支

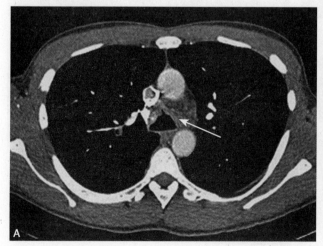
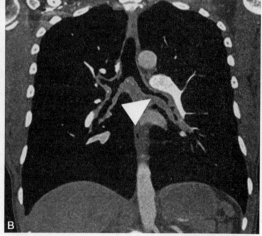

图 2-5-3　气管支气管淀粉样变性的 CT 表现
A、B. 胸部 CT 轴位（长箭）及 MPR 冠状位（箭头）显示气管支气管壁增厚伴结节样钙化，管腔狭窄

气管扩张、囊性纤维化、系统性红斑狼疮和寄生虫感染等。

2. CT表现无特异性,需结合临床综合考虑。诊断困难时需活检确诊。

【诊断思维与点评】

对患有可能并发淀粉样变的基础疾病,无明显诱因出现活动后气促、声嘶、咳嗽或咯血,纤维喉镜或支气管镜见气道斑片状肥厚或结节隆起,胸片示肺内孤立结节或网状结节状影或反复肺不张者,应考虑到本病,并积极做相关的病理组织学检查以明确诊断。

三、气管支气管软化症

【病理与临床】

本病为最常见的气道先天性畸形,主要见于先天性软骨发育异常患者。由于气管支气管壁的软骨支撑力下降,导致气道顺应性增加和过度通气。早产儿多见。

临床表现主要为呼气性喘鸣和咳嗽,声似刺耳犬吠。

【影像学表现】

本病影像诊断需要结合吸气相和呼气相对比。诊断标准为呼气末气道直径或面积较吸气末减少50%以上。减少50%~74%为轻度,75%~90%为中度,大于90%为重度(图2-5-4、图2-5-5)。

【诊断要点】

呼气末气道直径或面积较吸气末减少50%以上,结合临床表现,即可诊断。

【影像报告书写的注意事项】

报告需要明确病变部位,准确评估病变程度。

【鉴别诊断】

1. 支气管异物 多有异物吸入史,表现为剧烈咳嗽、呕吐、憋气、青紫等症状。肺部听诊呼气相延长,堵塞一侧或一叶的呼吸音减低,有明确吸入史,胸透下不难诊断。如病程长,否认吸入史或胸透正常者,可予纤支镜检查确诊。

2. 支气管哮喘 临床以反复发作的喘息、气促、胸闷或咳嗽为主,听诊肺部可闻及高调哮鸣音,呼气相延长,与感染、过敏原刺激有关,支气管舒张剂有效,需排除支气管异物、上下呼吸道畸形方可

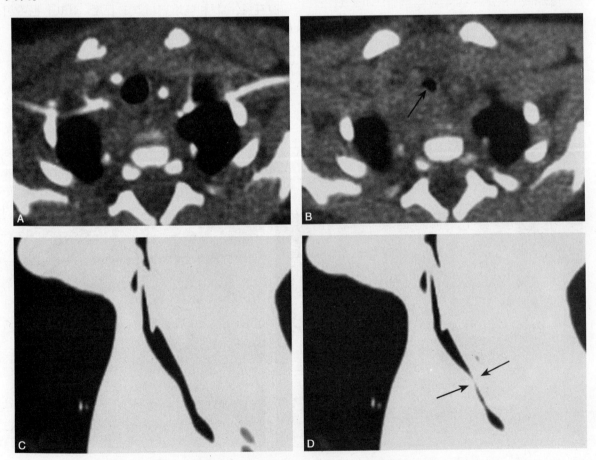

图2-5-4 先天性气管软化症的CT表现

A~D. 胸部CT扫描示吸气相(图A、C)和呼气相(图B、D)气管管径相差约75%以上(黑箭)

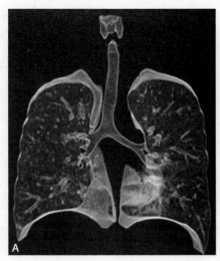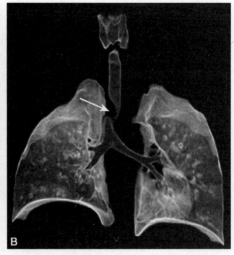

图 2-5-5 气管软化症的 CT 表现
A、B. 胸部 CT 冠状位气道三维重建显示呼吸末气管远端管径较吸气末显著狭窄(白箭)

诊断。

3. 先天性气管狭窄　本病可无早期发病情况,为明确诊断可行纤支镜检查确诊。

4. 支气管、淋巴结结核　PPD 阳性,有结核病接触史,主要症状有消瘦、盗汗、咳嗽、乏力、长期低热等。胸片和 CT 检查可明确,在疾病早期易误诊,可行纤支镜检查确诊。

【诊断价值】

胸部 X 线摄影或传统 X 线透视检查敏感度较高,但不能显示气道解剖细节,患者配合受限。多排螺旋 CT 及其后处理技术对确定诊断、判断病变程度、术前/术后评估具有重要价值。

【注意事项】

本病影像表现具有特征性,但须不同呼吸时相对比观察,同时结合临床表现。病变早期需要排除原发性肺结核。

【诊断思维与点评】

本病特点为生后不久出现喘鸣和反复咳嗽,常因感染而加重,对支气管舒张剂无效,听诊肺部可闻及高调、单音性哮鸣音。影像表现为气管和中央支气管在吸气时扩张,呼气时萎陷。纤支镜检查是目前诊断气管支气管软化症的金标准。

四、复发性多发软骨炎

【病理与临床】

复发性多发软骨炎是一种罕见的多系统疾病。其特点是外耳、鼻、外周小关节、喉、气管及支气管软骨结构的复发性炎症。目前本病全世界报道仅逾 600 例。50% 以上病例气道受累,是主要的致死原因。

本病临床表现为慢性咳嗽、咳痰。

【影像学表现】

胸部多排螺旋 CT 检查可清晰显示气道病变征象,包括管腔变窄,气道壁增厚,可伴或不伴管壁钙化。其特征性改变为气道前壁、侧壁增厚,气道后膜壁正常(图 2-5-6)。这些改变考虑为软骨破坏和纤维化的晚期继发表现。可合并感染、肺段不张等。

【诊断要点】

本病影像表现具有特征性,主要为气管、主支气管前壁及侧壁钙化增厚,而后壁正常。

【影像报告书写的注意事项】

1. 描述病变部位及累及范围。

2. 继发征象的识别。

【鉴别诊断】

本病需要与感染性肉芽肿病、结节病、肿瘤、淀粉样变性等疾病鉴别。主要鉴别点即本病主要累及气道前壁和侧壁,而后壁正常。

【诊断价值】

CT 为诊断本病的首选检查方法,方便、快捷。可发现气管和支气管树的狭窄程度及范围,可发现气管和支气管壁的增厚钙化、管腔狭窄变形及可能伴有的肿大的纵隔淋巴结。呼气末 CT 扫描可观察气道的塌陷程度。高分辨 CT 可显示亚段支气管和肺小叶的炎症。

【注意事项】

CT 检查常在呼气末进行图像采集,多数病例吸气末气道可无狭窄。因此,呼气末动态 CT 成像

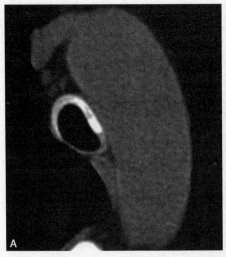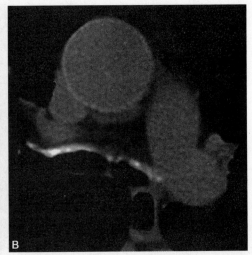

图2-5-6 复发性多发软骨炎的CT表现
A、B. CT轴位示气管、主支气管前壁及侧壁钙化增厚,后壁正常

是诊断气道复发性多发软骨炎的关键。

【诊断思维与点评】

本病诊断一般是基于临床特征,不一定要做活组织检查。符合下列三项以上即可诊断:①对称性耳软骨炎;②非破坏性、血清阴性多关节炎;③鼻软骨炎;④眼炎;⑤呼吸道软骨炎;⑥耳蜗或前庭功能障碍。累及气道时,CT表现具有特征性,主要为气管、主支气管前壁及侧壁钙化增厚,而后壁正常。如果临床表现不确定,必须除外其他原因引致的软骨炎,尤须除外感染性疾病。

五、剑鞘样气管

【病理与临床】

1. 病理改变 尸检表明,大多数的剑鞘样气管的软骨环发生了不同程度的钙化,其病理学基础是由于慢性咳嗽而导致气管的软骨环反复损伤,于是在外来压力的作用下引起气管的变形,使其横径逐渐变窄,最终形成了剑鞘样改变。原来多数学者认为剑鞘样气管是一种典型静态畸形,后有学者提出当患者在用力呼气或Valsalva动作时进行CT扫描气管腔将进一步变窄,故现普遍认为剑鞘样气管是一种动态改变。

2. 临床表现 绝大多数患者有上呼吸道梗阻症状,可伴反复的咳嗽、咳痰、咳喘、胸痛、胸闷、发热、呼吸困难等临床表现。

【影像学表现】

1. X线表现 剑鞘样气管的评定依据Greene叙述的X线诊断标准:①无纵隔肿块存在;②胸腔内的气管全长呈剑鞘样改变;③胸腔以上的气管形态正常,其横断面基本呈圆形;④气管壁可增厚并且气管软骨环状骨化(图2-5-7)。

2. CT表现 胸廓入口以下气管纵径正常,而横径变窄。在主动脉弓顶上方1cm处测量胸内气管的横径及纵径并计算气管指数(横径/纵径),气管指数小于2/3并伴有胸腔入口处以上胸外气管的横径突然增宽者可诊断。由于气管软骨软化导致气管侧壁向内弯曲,形如剑鞘。气管壁的厚度正常,内缘规则、光滑,部分轮廓不规则,可有小结节,壁可见弧形钙化(图2-5-8)。

【诊断要点】

1. 该病多发于50岁以上的老年人群,绝大多数患者有上呼吸道梗阻症状。

2. 剑鞘样气管与COPD密切相关,有学者统计约95%的患者有COPD的临床依据。

3. 气管指数小于2/3并伴有胸腔入口处以上胸外气管的横径突然增宽者可诊断。

4. 胸廓入口以下气管纵径正常,而横径变窄。由于气管软骨软化导致气管侧壁向内弯曲,形如剑鞘。气管壁的厚度正常,内缘规则、光滑,壁可见钙化。

【影像报告书写的注意事项】

1. 注意支气管有无狭窄或肿块,并与气管旁肿块鉴别。

2. 要紧密结合临床,症状、体征等都是重要的参考信息。

【鉴别诊断】

主要需鉴别的疾病为气管软化症。气管软化症气管内壁光滑,壁无钙化;而剑鞘样气管的气管

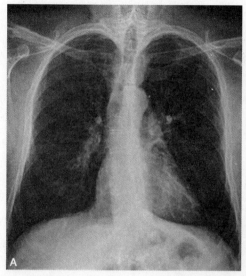
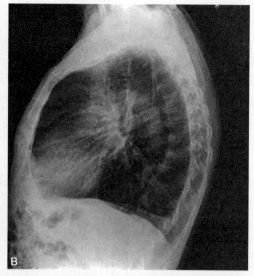

图 2-5-7　剑鞘样气管的 X 线表现
A. X 线正位片示气管横径狭窄,两侧缘凹陷,形如剑鞘;B. X 线左侧位片示气管纵径正常

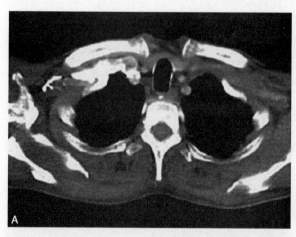
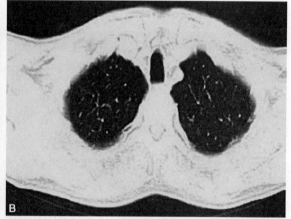

图 2-5-8　剑鞘样气管的 CT 表现
A. 气管纵径正常,横径狭窄,气管指数<2/3,气管两侧缘凹陷,形如剑鞘,内壁光滑,侧壁局部气管软骨钙化;
B. 剑鞘样气管患者常伴有慢支、肺气肿及肺大泡

内缘多光滑,部分轮廓不规则,可有小结节,壁可见弧形钙化,不同的呼吸时相管腔变化不如前者明显。

少见的疾病的鉴别主要有肉芽肿性和硬化性纵隔炎,可压迫形成局限性或普遍性支气管狭窄,但狭窄仅累及主支气管。

【诊断价值】

1. 胸部 X 线片

(1) 优势:快速简便,经济实惠,辐射小。

(2) 局限性:影像有重叠,可导致隐蔽部位病变漏诊,鉴别诊断价值有限。

2. CT 检查

(1) 优势:影像无重叠且密度分辨率很高,对病变范围、密度及支气管等周围结构的变化可以全方位显示。

(2) 局限性:常规 CT 扫描辐射剂量较胸部 X 线片大。

【注意事项】

1. 该病多发生于 50 岁以上的老年人群。大部分剑鞘样气管患者有吸烟史及慢性支气管炎病史。

2. 临床表现对诊断很重要。

3. 剑鞘样气管内缘多光滑,部分轮廓不规则,可有小结节,壁可见弧形钙化,不同的呼吸时相管腔变化较小。

【诊断思维与点评】

剑鞘样气管具有典型的临床表现及 CT 特征,结合两者可做出明确诊断。需要注意的是,有学者对肺减容术前后的气管进行了形态学评价,发现气管长度变小,宽度增加,但并未发现气管形态与术后肺功能的变化有相关性。气管径线的改变可能是胸腔内压随之变化的结果,因而不足以推测术后的肺功能,从而对剑鞘样气管与肺气肿的因果关系有所质疑。因此,肺气肿并不是诊断剑鞘样气管的必备因素。

六、气管支气管骨化症

【病理与临床】

1. 病理改变　发病机制不明,可能与骨钙蛋白-2过度表达及转化生长因子β调节失衡有关,主要病理表现为气管支气管壁多发的骨性或软骨性结节,从而使管壁明显僵硬甚至管腔阻塞,其症状轻重与病变范围和管腔阻塞程度有关。

2. 临床表现　大多患者终生无症状,部分病例在行气管插管时或尸检时偶然被发现。慢性咳嗽是该病的最常见临床表现,其次为咯血。咯血原因多为结节继发感染或溃疡。部分患者可因病变广泛、严重而出现呼吸困难、气管插管困难等。气道黏膜的骨化、慢性炎症可使局部气道的纤毛活动受损,部分患者可出现反复呼吸道感染、某些机会致病菌感染等。

【影像学表现】

1. X线表现　多数患者胸部X线通常无明显异常,但病变严重时,可表现为胸内气管的不规则狭窄,气管和主支气管的钙化(侧位片或断层摄片可以更清楚的显示)可导致患者出现气喘和呼吸功能不全的症状。胸部X线可以出现肺膨胀不全、阻塞性肺炎、支气管扩张等改变。

2. CT表现　胸部CT是诊断气管支气管骨化症的重要的线索和依据。早期胸部CT可能仅显示支气管壁的增厚和黏膜不规则,易被忽视和漏诊。气管支气管骨化症典型的CT表现为气管和主支气管黏膜下多发性直径1~3mm的结节,突向管腔,有或无钙化(图2-5-9)。结节多发生在气管的前壁和侧壁,造成管腔狭窄,气管横径减小。典型病灶

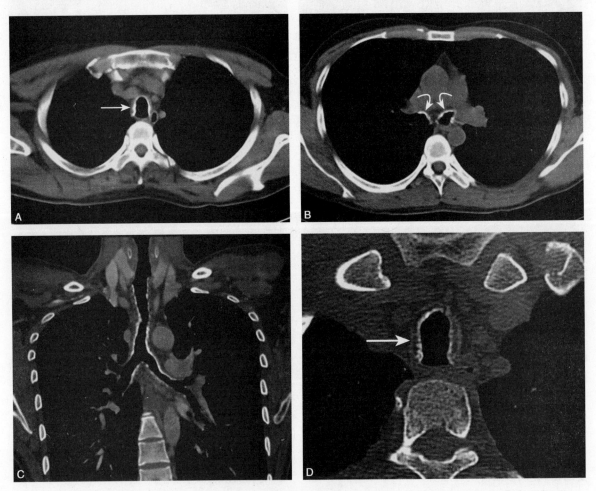

图2-5-9　气管支气管骨化症的CT表现
A、B. CT轴位示气管(细箭)和主支气管(弯箭)黏膜下多发高密度结节;C. CT冠状位示病变累及范围较广;
D. CT轴位示多发高密度结节沿气管壁分布,部分突向管腔(粗箭)

常累及气管中下段、左右主支气管和叶支气管,而喉部和段支气管较少被累及。

【诊断要点】

1. 该病胸部 X 线片可大致正常或可见散在的钙化灶。胸部 CT 特征性的表现常常是其诊断的重要线索,尤其是在气道三维重建技术应用于临床后,主要表现为大气道壁不规则增厚及钙化结节,部分可突入气管支气管腔内。

2. 支气管镜检查是该病诊断的关键,典型表现为气管的前壁和侧壁多个结节样突起,结节通常无蒂,呈灰白色或灰黄色,可散发也可融合成片,质硬,典型者呈鹅卵石样改变,突入管腔。经支气管镜黏膜活检的病理学检查有助于确诊,但并非诊断的必要因素。

【影像报告书写的注意事项】

1. 胸片检查对该病不敏感,可大致正常或可见散在的钙化灶。

2. CT 检查可以为该病的诊断提供线索,但不能确诊,局限性病变容易出现假阴性结果。

3. 要紧密结合临床,症状、体征以及支气管镜检查都是重要的参考信息。

【诊断要点】

气管支气管骨化症的诊断依靠典型的影像学、支气管镜和组织病理表现。胸部 CT 是诊断的重要手段,支气管镜观察到其特征性表现时可作出初步诊断,组织学检查可证实其诊断。

【鉴别诊断】

气管支气管骨化症应注意与气管支气管淀粉样变性、气管支气管扩张症、气管支气管软化症及气管乳头状瘤等病进行鉴别诊断。

气管支气管淀粉样变性在影像学上表现为弥漫性气管和支气管壁的增厚和钙化,支气管镜下表现为整个管壁的多发性结节样损害,而气管支气管骨化症则表现为气管前壁和侧壁的多发性灰白色结节,后壁一般不受累及,从而导致气管横径减小,管腔狭窄。组织学上淀粉样变性可见均质嗜伊红物沉积于支气管黏膜下,刚果红染色阳性,气管支气管骨化症组织学上表现为黏膜下钙化和骨质沉积。

气管支气管扩张症及气管支气管软化症分别导致气道的扩张和软化,而气管支气管骨化症导致气道的狭窄和僵硬。与气管支气管骨化症比较,气管乳头状瘤 CT 表现为非钙化的多发气管内结节。

【诊断价值】

1. 胸部 X 线片

(1) 优势:快速简便,经济实惠,辐射小。

(2) 局限性:影像有重叠,可导致隐蔽部位病变漏诊,对气管壁钙化的显示欠佳。

2. CT 检查

(1) 优势:影像无重叠且密度分辨率很高,对累及的范围及气管周围结构的变化可以全方位显示。

(2) 局限性:常规 CT 扫描辐射剂量较胸部 X 线片大。

【注意事项】

1. 气管支气管骨化症起病隐匿、临床症状不特异,易被漏诊。

2. 气管支气管骨化症支气管镜下表现与气管淀粉样变性、支气管内膜结核等很相似,易被误诊为上述疾病而给予抗结核治疗或化疗等。

3. 对于胸部 CT 表现为气道壁增厚或钙化结节的患者,应考虑到气管支气管骨化症的可能,尽早行支气管镜检查,避免漏诊、误诊及不必要的试验性抗结核治疗或化疗等。

【诊断思维与点评】

气管支气管骨化症可能出现咯血症状,需与支气管扩张、肺癌、结核感染等导致咯血的常见疾病进行鉴别,胸部 CT 及支气管镜检查对鉴别诊断有重要作用。部分患者在既往诊疗过程中一直未接受上述检查而仅仅停留在胸部 X 线片上,而长期误诊为陈旧结核。由于缺乏规范诊疗及医务人员对气管支气管骨化症认识不足,常导致误诊及漏诊。因此,对于胸部 CT 表现为气管、支气管壁增厚伴有钙化的患者,应警惕气管支气管骨化症的可能性。

【思考题】

1. 气管管腔改变是否会导致患者肺功能的改变? 气管弥漫性疾病与肺功能之间是否存在关系?

2. 气管支气管骨化症如何与老年性气管支气管软骨钙化相鉴别?

（查云飞 高剑波）

第六节 气管异物

【病理与临床】

气管异物引起的病理改变主要是机械性阻塞和异物所致的损伤刺激及继发感染,与异物的形态、是否活动及异物停留的时间有关。

气管、支气管异物主要见于儿童和老年人。主要以植物性异物如花生米、瓜子、果核多见,其次为动物性异物,如鱼骨等。

临床表现多样,较大异物位于喉腔,可发生剧烈呛咳,哮鸣,甚至窒息。气管内异物上下活动,可出现刺激性咳嗽及呼吸困难。较小异物可进入支气管，由于右主支气管较左侧粗大，且走行更竖直，故右侧支气管异物较易进入，主要表现为呛咳，长时间停留可出现肺部感染。

【影像学表现】

1. X线表现

直接征象：可见气管走行区内异常高密度影。若异物为扁平状，其窄面常与声门裂平行，后前位显示为纵行条状影，侧位显示异物水平面，可与食管异物鉴别。

间接征象：气管内异物多引起呼气性活瓣，双肺透亮度增高，呼气相和吸气相透亮度变化不明显。

2. CT表现　普通X线不能确诊病例可选择CT检查。CT平扫及其后处理技术可清晰显示气管异物位置、大小及与周围结构的关系，还可显示并发症（图2-6-1）。

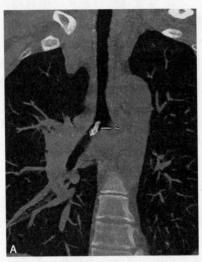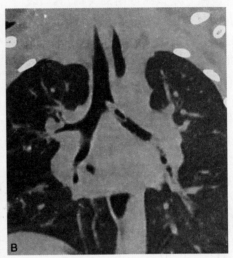

图2-6-1　气管异物的CT表现

A. CT冠状位MIP示右侧主支气管入口处致密性异物，管腔未完全闭塞；B. CT冠状位MPR示左侧主支气管入口处高密度异物影

【诊断要点】

1. 异物吸入史。

2. 直接征象　气道走行区内异常密度影。

3. 间接征象　患侧肺野透亮度增高；纵隔移位；继发感染。

【影像报告书写的注意事项】

1. 需准确描述异物部位、大小。

2. 间接征象的识别。

3. 必须结合临床病史。

【鉴别诊断】

气管不透X线异物需与食管异物鉴别。侧位示气管异物位于气管走行区内，食管异物则位于气管透亮影后方。

【诊断价值】

1. 胸部X线片

（1）优势：快速简便，经济实惠，辐射小。

（2）局限性：对于较小或不透X线异物易漏诊，对继发改变的识别能力有限。

2. CT检查

（1）优势：对病变部位、密度、大小可清晰显示，尤其对于较小或不透X线异物。

（2）局限性：常规CT扫描辐射剂量较胸部X线片大。

【注意事项】

1. 详细询问病史最为重要。影像检查是诊断异物的重要手段。

2. 若有异物吸入史或疑有异物吸入史，但X线检查阴性者，或有不明显原因的支气管阻塞以及久治不愈的急、慢性肺炎及肺不张的患者均应考虑行CT检查或进一步支气管镜检查明确诊断。

【诊断思维与点评】

患者多有明确的异物吸入史及对应的临床表现，临床诊断不难。影像学检查目的在于明确诊断异物的部位、大小及并发症，为临床治疗提供依据。

【思考题】

1. 部分医院由于气管异物的患儿较少，仍然沿用传统的X线检查，虽然能够显著性地降低患儿受到仪器辐射的威胁，但是传统X线检测准确率较低，不能提高气管异物诊断的准确性，容易导致漏诊或者误诊等状况。应该如何科学合理地选择螺旋 CT 或者传统 X 线检测对气管、支气管异物患儿进行诊断？

2. CT 三维重建技术（包括 MPR、MinIP、VR、CTVB）等能多方位、多角度显示气管支气管的解剖结构，明确异物所在位置，直观显示异物大小、形态及其与支气管黏膜的关系，哪一种或哪几种技术最为实用？

（查云飞　高剑波）

第七节　气管肿瘤

一、气管良性肿瘤

气管良性肿瘤非常少见，约占气管、主支气管肿瘤的不足 10%，良性肿瘤在儿童中比在成人中更常见，占儿童气管肿瘤的 90% 以上。据 Gilbert（1953）报道，婴幼儿的气管肿瘤 93% 为良性，成人则 49.1% 为恶性。良性气管肿瘤组织学上多为鳞状细胞乳头状瘤、纤维瘤及血管瘤。其他良性肿瘤罕见，多属个案报道，包括神经鞘瘤、纤维组织细胞瘤、软骨瘤、脂肪瘤、平滑肌瘤、错构瘤、血管球瘤等。

（一）鳞状细胞乳头状瘤

乳头状瘤是最常见的气管良性肿瘤，男性比女性多约 4.5 倍，患者通常年龄范围在 50~70 岁间，被认为与病毒感染有关，吸烟为易患该病的风险因素。呼吸道鳞状上皮乳头状瘤可累及喉、气管、支气管、细支气管，甚至肺泡，以喉部多见，气管内较罕见。

【病理与临床】

1. 病理改变　肿瘤由上皮组织构成，呈乳头状增生，其表面被覆分化良好的复层鳞状上皮，可杂有少量杯状细胞。乳头轴心为富含毛细血管的纤维结缔组织，常伴有明显炎症。一般认为，鳞状上皮乳头状瘤与人乳头状瘤病毒（HPV）感染有关，可累及生殖道和呼吸道。因一般 HPV 只侵犯鳞状上皮，正常气管上皮为柱状上皮，不应出现 HPV 的感染。当气管黏膜损伤，如吸烟等，可能以瘢痕和鳞状上皮修复组织，气道上皮出现鳞状上皮化生，则可被感染。两者交界部位，可能是乳头状瘤的好发部位。

2. 临床表现　早期可无任何症状，根据肿瘤生长部位及大小的不同，乳头状瘤逐渐长大过程中，患者逐渐出现咳嗽、咯血、喉鸣、进行性呼吸困难或打鼾等。可以有感染、阻塞症状，部分患者肿瘤可以坏死脱落，表现为咯出肉样物。本病发病率极低，因此早期往往容易误诊为支气管炎、支气管哮喘发作、神经官能症、肺部感染等。若有咯出肉样物的病史，行胸部 CT 检查或气管三维重建可以提示本病，行支气管镜检查则可明确诊断。

【影像学表现】

1. X 线表现　在常规后前位胸片上多无阳性征象，或仅见两侧阻塞性肺气肿表现，偶尔可见一侧肺不张或肺炎等中央阻塞性气道病变的间接征象。应用正、侧位高千伏摄影或 CR、DR 检查，可以显示凸出于气管腔内的肿瘤影像。早期肿瘤较小，未构成气管狭窄及阻塞者，X 线上可无阳性表现。肿瘤增大到一定程度时可见气管内肿块或结节，边缘多光滑，也可为分叶不规则状。

2. CT 表现　CT 上显示肿物起自气管黏膜，突入到管腔，呈广基底、带蒂息肉样或乳头状结节，表面光滑，少向管腔外生长且无钙化（图 2-7-1）。肿瘤较大者可阻塞支气管，引起阻塞性肺炎或肺不张。

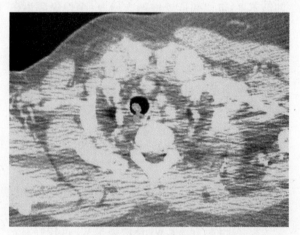

图 2-7-1　气管乳头状瘤的 CT 表现
CT 示气管腔内乳头状影，有蒂与气管后壁相连，边缘光滑、锐利

3. MRI 表现　早期病变 MRI 在显示气管管壁增厚及管腔内结节方面无明显优势。进展期病变可表现为气管肿块，在 T_1WI 上其信号稍高于肌肉组织，在 T_2WI 上其信号强度增高，呈稍高信号，增强后多为轻度强化。

【诊断要点】

1. 乳头状瘤男性较女性常见。

2. 有咯出肉样物的病史，结合 CT 三维重建图像可以提示本病。

3. CT 上显示肿物起自气管黏膜，突入到管腔，呈带蒂或乳头状结节。

【影像报告书写的注意事项】

1. 注意结节表面是否光滑。

2. 注意有无蒂与气管后壁相连。

3. 注意判断气管狭窄部位及程度。

【鉴别诊断】

本病发病率低,早期往往容易误诊。症状表现上需与支气管炎、支气管哮喘、肺部感染等进行鉴别。影像表现上不易与其他气管良性肿瘤相鉴别,但需与气管恶性肿瘤相鉴别。

1. 支气管炎 主要症状为慢性咳嗽、咳痰、活动后气短。CT尤其HRCT可见小叶中心性结节呈弥漫性分布,小支气管扩张呈管状或环状,伴有管壁增厚。

2. 支气管哮喘 临床上以反复发作性喘息并加剧的胸闷或咳嗽等为主要症状,且常在夜间或清晨发作。患者胸部CT表现呈多样性,可正常或为肺透亮度增加、过度膨胀、支气管壁增厚等。

3. 气管恶性肿瘤 其基底多大于肿瘤的最大径;与气管壁的夹角多为钝角,多无蒂;病灶边缘多凹凸不平;可使邻近管壁僵直增厚;多伴纵隔淋巴结肿大。

【诊断价值】

1. 胸部X线片 胸部X线由于重叠特性和密度分辨率不足等原因,其检测中央性气道病变的敏感性较差,为23%～66%。早期病变常难以发现,仅胸部X线片很难确定管腔内狭窄是由于内在气道病变还是由外部推压所致,故不作为诊断该病的首选检查。

2. CT检查 为首选检查,对病变范围、密度及气管等周围结构的变化可以全方位高精度显示。

3. MRI检查 T_2WI及增强T_1WI可较好显示肿瘤形态,无X线辐射。MRI冠状面、矢状面、横断面图像对显示气管肿瘤及肿瘤与周围组织的关系较清楚和全面。但在显示气管管壁增厚及管腔内结节方面无明显优势,且检查时间较长,相对昂贵。可作为临床补充检查手段。

【注意事项】

1. 流行病学 男性多见,被认为与病毒感染有关。

2. 全面观察,特别是反复发作喘息的病例,要留意有无气管占位所致的可能。对于不典型病变应建议支气管镜进一步检查。

(二)纤维瘤

气管纤维瘤是非常少见的良性肿瘤,多见于儿童,多发生在颈段气管。

【病理与临床】

1. 病理改变 肿瘤表面被覆正常气管黏膜,支气管镜下肿瘤呈圆形、灰白色,表面光滑,基底宽,不活动,不易出血。组成可从无细胞的纯纤维组织到疏松的细胞性纤维组织。根据纤维组织与其他肿瘤组织的不同混合,可分为纤维腺瘤、软骨纤维瘤或黏液纤维瘤等。

2. 临床表现 患者以咳嗽、气促为主要表现,且一般胸片未见异常而容易造成误诊,应引起临床重视。病灶可向气管腔突出,可因肿瘤刺激出现刺激性干咳。当肿瘤逐渐增大,造成气管管腔狭窄时,出现气喘。如因肺部继发感染,可出现发热、咯血、呼吸困难、阵发性哮喘症状,以致肿物完全阻塞管腔。

【影像学表现】

1. X线表现 早期肿瘤较小,未构成气管狭窄及阻塞者,X线上可无阳性表现。肿瘤增大到一定程度时可见气管内肿块或结节,边界清晰。

2. CT表现 CT上多表现为孤立的界限清晰、广基底的气管内结节,但亦可有蒂(图2-7-2)。

3. MRI表现 早期病变MRI在显示气管管壁增厚及管腔内结节方面无明显优势。进展期可表现为气管肿块,T_1WI多为接近肌肉信号的等信号

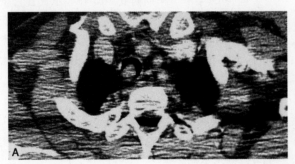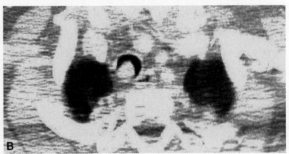

图2-7-2 气管纤维瘤的CT表现

A、B. CT纵隔窗及肺窗示上段气管右后壁突向管腔的结节影,呈广基底,边界清晰,气管管腔明显狭窄

或稍高信号,T$_2$WI 多为稍高信号,增强后多为轻度强化。

【诊断要点】

1. 多发生在颈段气管,儿童较常见。

2. 肿瘤表面被覆正常气管黏膜,常出现多次活检均为阴性的情况。

3. 胸部 CT 对此病诊断有重要价值,表现为孤立、界限清晰、广基底的气管内结节,可有蒂。

【影像报告书写的注意事项】

1. 注意肿瘤表面被覆的黏膜是否光滑。

2. 注意有无蒂与气管相连。

3. 要紧密结合临床症状、体征以及实验室检查等参考信息。

【鉴别诊断】

本病发病率极低,且早期出现喘憋,症状表现上需与支气管哮喘、神经官能症等进行鉴别。影像表现上不易与其他气管良性肿瘤相鉴别,但需与气管恶性肿瘤相鉴别。

1. 支气管哮喘 临床上以反复发作性喘息并加剧的胸闷或咳嗽等为主要症状,且常在夜间或清晨发作。患者胸部 CT 表现呈多样性,可正常或为肺透亮度增加、过度膨胀、支气管壁增厚等。

2. 神经官能症 多发生于中老年妇女,临床表现为以心慌、胸闷、气短、脾气烦躁为主要表现的一组症候群,其主要为功能性病变,客观体征较少。

3. 气管恶性肿瘤 其基底多大于肿瘤的最大径;与气管壁的夹角多为钝角,多无蒂;病灶边缘多凹凸不平;可使邻近管壁僵直增厚;多伴纵隔淋巴结肿大。

【诊断价值】

1. 胸部 X 线片 由于重叠特性和密度分辨率不足等原因,早期病变常难以发现,不作为诊断该病的首选检查。

2. CT 检查 为首选检查,对病变范围、密度及气管等周围结构的变化可以全方位高精度显示。

3. MRI 检查 由于其优越的软组织对比度,当 CT 不能完全表现气道病变的情况下,如含有脂肪性、纤维性、血管和软骨样组织的表现时可使用MRI。但在区分病变的良恶性上无明显优势,检查时间较长,相对昂贵,其价值仍然存在争议。

【注意事项】

1. 多见于儿童;对于不典型病变应建议支气管镜进一步检查。

2. 发病率极低容易误诊:患者以咳嗽、气促为主要表现,胸片未见异常而容易造成误诊。

(三) 血管瘤

血管瘤是良性肿瘤,多见于皮肤、口腔或鼻腔黏膜,发生在气管黏膜的血管瘤国内外均较罕见。该病常发生于 18 岁以下的男性和处于生殖期的女性。目前发病原因还未明确,可能和创伤性损伤、病毒和细菌感染、怀孕期间的激素失衡、微动静脉畸形、血管生长因子及基因遗传相关。

【病理与临床】

1. 病理改变 肿瘤多发生在上部气管,或由颈部向下延伸到气管,并可伴有身体其他部位的血管瘤。根据血运程度,肿物可呈紫、蓝色。气管血管瘤组织学上多属海绵状血管瘤,少数为毛细血管型,可分为海绵状血管瘤、血管内皮细胞瘤、血管外皮细胞瘤等。可原发于气管,或由纵隔的血管瘤伸延入气管。

2. 临床表现 由于气管血管瘤组织中血管丰富,患者常以咯血为主要症状,诊断上应与支气管扩张症相鉴别。血管瘤可弥漫性浸润气管黏膜并使气管管腔狭窄,亦可突入气管腔内引起梗阻。纤维支气管镜下,突入腔内的血管瘤质软、色红、息肉样,一般禁止活检,以免引起出血,导致窒息。

【影像学表现】

1. X 线表现 早期肿瘤较小,未构成气管狭窄及阻塞者,X 线上可无阳性表现。肿瘤增大到一定程度时可见气管内肿块或结节,边界清晰。

2. CT 表现 CT 上表现为结节、肿块,偶伴有静脉石,并可能发生自发性缩小。强化后常有明显强化,强化高峰多出现在静脉期,并维持较长时间。

【诊断要点】

1. 在成人中罕见,但可能是儿童气管中最常见的良性肿瘤。

2. 多发生在上部气管,可伴有身体其他部位的血管瘤。

3. 胸部 CT 增强常有明显强化并维持较长时间。

【影像报告书写的注意事项】

1. 注意 CT 增强后的强化程度。

2. 注意 CT 强化高峰出现的期相。

3. 注意判断气管狭窄部位及程度。

【鉴别诊断】

由于气管血管瘤组织中血管丰富,患者常以咯血为主要症状,症状表现上应与肺癌、支气管扩张症相鉴别。影像表现上需与气管血管球瘤、气管恶性肿瘤相鉴别。

1. 肺癌 鳞状细胞癌和小细胞癌都会以咯血为主要症状,若胸部 CT 图像可见肺部肿块和纵隔、肺门肿大淋巴结时应考虑肺癌。

2. 支气管扩张症 临床上以反复发作性咯血、咳浓痰、肺部感染等为主要表现。影像学上表现为支气管管径增宽，管壁增厚，腔内可伴液平或黏液栓。

3. 气管血管球瘤 胸部 CT 增强后均常有明显强化，该肿瘤多位于气管的下 1/3、气管分叉的上方。且气管血管瘤在成人中罕见，但可能是儿童气管中最常见的良性肿瘤。

4. 气管恶性肿瘤 气管恶性肿瘤其基底多大于肿瘤的最大径；与气管壁的夹角多为钝角，多无蒂；病灶边缘多凹凸不平；可使邻近管壁僵直增厚；多伴纵隔淋巴结肿大。

【诊断价值】

1. 胸部 X 线片 由于重叠特性和密度分辨率不足等原因，早期病变常难以发现，不作为诊断该病的首选检查。

2. CT 检查 为首选检查，对病变范围、密度及气管等周围结构的变化可以全方位高精度显示，且 CT 增强扫描能够更好地诊断血管瘤。

3. MRI 检查 由于其优越的软组织对比度，对于血管瘤的病变表现有一定优势。但检查时间较长，相对昂贵，其价值仍然存在争议。

【注意事项】

1. 流行病学 为儿童气管中最常见的良性肿瘤。

2. 全面观察，特别是以咯血为主要症状的病例，要留意有无气管占位所致的可能。对于不典型病变应建议支气管镜进一步检查。

(四) 神经源性肿瘤

包括神经鞘瘤、副神经节瘤和神经纤维瘤等，可发生在气管或主支气管。病变可能仅发生在气管，或气管病变为全身神经纤维瘤病表现的一部分。气管的神经源性肿瘤相当罕见，通常好发于气管的下 1/3 段。

【病理与临床】

1. 病理改变 气管神经源性肿瘤可单发或多发（神经纤维瘤病），可发生在气管或主支气管。气管神经纤维瘤是神经鞘的良性肿瘤，常为孤立性，有包膜、质硬，肿瘤可带蒂突入气管腔内。组织学上梭形细胞和黏液样基质交替，神经鞘细胞排列成典型的栏栅状。神经鞘瘤是一种起源于神经鞘许旺氏细胞的肿瘤，可根据免疫组织化学染色 S-100 及 Vimentin 阳性而证实。副神经节瘤有潜在恶性可能，病理上无可靠的良、恶性标准，远处转移是诊断恶性的唯一可靠依据。

2. 临床表现 患者可无症状，或有咳嗽、咯血或气道阻塞症状。副神经节瘤则以咯血为主要症状，亦可有声音嘶哑、喘鸣、呼吸困难或吞咽困难，有的因肿瘤分泌激素而产生相应的症状。气管神经纤维瘤多表现为咳嗽咳痰、发音困难及呼吸困难等症状，多起病隐匿，生长缓慢，早期不易发现，往往多在肿瘤体积较大、压迫邻近组织器官而产生较为明显的症状时才入院检查。

【影像学表现】

1. X 线表现 早期肿瘤较小，未构成气管狭窄及阻塞者，X 线上可无阳性表现。肿瘤增大到一定程度时可见气管内肿块或结节，边界清晰。

2. CT 表现 气管神经源性肿瘤在 CT 下多表现为密度均匀的广基底圆形或类圆形软组织密度影，表面光滑，起自黏膜下，突向管腔，个别可带蒂，部分肿块内部可见网条状分隔。肿物较大时可压迫邻近食管、腔静脉及其他血管，纵隔受累少见。在增强扫描后，大部分瘤体有强化，部分瘤体强化不明显（图 2-7-3）。

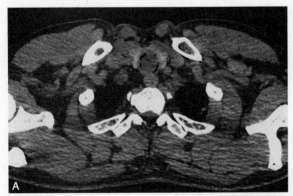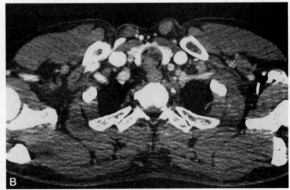

图 2-7-3 气管神经鞘瘤的 CT 表现

A、B. CT 平扫及增强扫描示胸₁椎体水平气管内结节影，大小约 1.7cm×2.0cm，平扫 CT 值约 26HU；增强检查呈不均匀强化，CT 值约 79HU

【诊断要点】

1. CT 下多表现为密度均匀的软组织密度影。

2. 通常好发于气管的下 1/3 段,部分肿块内部可见网条状分隔。

3. 增强扫描后,大部分瘤体有强化,部分瘤体强化不明显。

【影像报告书写的注意事项】

1. 注意 CT 增强后的强化程度。

2. 注意是否为多发的病变。

【鉴别诊断】

本病临床症状不典型,容易误诊;症状表现上需与应与支气管炎、支气管哮喘等进行鉴别。影像表现上不易与其他气管良性肿瘤相鉴别,但需与气管恶性肿瘤相鉴别。

1. 支气管炎 主要症状为慢性咳嗽、咳痰、活动后气短。CT 尤其 HRCT 可见小叶中心性结节呈弥漫性分布,小支气管扩张呈管状或环状,伴有管壁增厚。

2. 支气管哮喘 临床上以反复发作性喘息并加剧的胸闷或咳嗽等为主要症状,且常在夜间或清晨发作。患者胸部 CT 表现呈多样性,可正常或为肺透亮度增加、过度膨胀、支气管壁增厚等。

3. 气管恶性肿瘤 其基底多大于肿瘤的最大径;与气管壁的夹角多为钝角,多无蒂;病灶边缘多凹凸不平;可使邻近管壁僵直增厚;多伴纵隔淋巴结肿大。

【诊断价值】

1. 胸部 X 线片 由于重叠特性和密度分辨率不足等原因,早期病变常难以发现,不作为诊断该病的首选检查。

2. CT 检查 为首选检查,CT 检查具有较高的软组织分辨力,不仅可对肿瘤进行准确定位,还可了解瘤体内部有无钙化、坏死以及囊变等情况,而且可根据瘤体的密度、形态等特征,对其做出定性诊断。

3. MRI 检查 T_2WI 及增强 T_1WI 可较好显示肿瘤形态,无 X 线辐射。但在显示气管管壁增厚及管腔内结节方面无明显优势,检查时间较长,相对昂贵。可作为临床补充检查手段。

【注意事项】

1. CT 增强扫描后,大部分瘤体有强化。

2. 全面观察,由于该病临床症状不典型,对于不典型病变应应建议支气管镜进一步检查。

(五)纤维组织细胞瘤

纤维组织细胞瘤常见于皮肤、肌腱、关节及软组织,而气管纤维组织细胞瘤在组织细胞瘤中颇为罕见,成人多数为恶性,儿童多数为良性。

【病理与临床】

1. 病理改变 肿瘤常位于气管上 1/3,呈息肉样,质软、灰白色,向管腔内突出。组织学上很难鉴别良、恶性,主要根据肿瘤有无外侵、转移及较多的细胞核分裂象来判断。

2. 临床表现 主要症状为刺激性咳嗽、阵发性哮喘、吸气性呼吸困难等。由于临床医生对该病认识不足,加上患儿年龄较小,同时又是在饮食过程中出现呛咳、咳嗽、呼吸困难,因而诱导医生考虑气管异物的可能性大,以致误诊。

【影像学表现】

1. X 线表现 早期肿瘤较小,未构成气管狭窄及阻塞者,X 线上可无阳性表现。肿瘤增大到一定程度时可见气管内肿块或结节,边界可尚清或不清。

2. CT 表现 纤维组织细胞瘤在 CT 下多表现为类圆形或不规则形软组织密度影,呈息肉样,向管腔内突出,肿物较大时可压迫邻近食管、腔静脉及其他血管。

【诊断要点】

1. 成人多数为恶性,儿童多数为良性。

2. 肿瘤常位于气管上 1/3,呈息肉样,质软、灰白色,向管腔内突出。

3. 纤维组织细胞瘤在局部切除后常易复发。

【影像报告书写的注意事项】

1. 注意肿瘤有无外侵、转移来区分良、恶性。

2. 结合气管三维 CT 图像来诊断疾病。

【鉴别诊断】

气管内原发纤维组织细胞瘤罕见,极易被误诊为支气管炎、支气管哮喘等疾病,症状表现上应与这些疾病相鉴别。

1. 支气管炎 主要症状为慢性咳嗽、咳痰、活动后气短。CT 尤其 HRCT 可见小叶中心性结节呈弥漫性分布,小支气管扩张呈管状或环状,伴有管壁增厚。

2. 支气管哮喘 临床上以反复发作性喘息并加剧的胸闷或咳嗽等为主要症状,且常在夜间或清晨发作。患者胸部 CT 表现呈多样性,可正常或为肺透亮度增加、过度膨胀、支气管壁增厚等。

【诊断价值】

1. 胸部 X 线片 由于重叠特性和密度分辨率不足等原因,早期病变常难以发现,不作为诊断该病的首选检查。

2. CT 检查 为首选检查,能较好显示气管内肿物的位置、大小及外侵情况,对术前制定手术方案及术中气管切除长度有重要价值。

3. MRI 检查 T_2WI 及增强 T_1WI 可较好显示肿瘤形态,无 X 线辐射。但在显示气管管壁增厚及管腔内结节方面无明显优势,检查时间较长,相对昂贵。可作为临床补充检查手段。

【注意事项】

1. 流行病学 成人多数为恶性,儿童多数为良性。

2. 全面观察,特别是肺部体征与患者症状不相符时应怀疑是否为气管肿瘤。对于不典型病变应建议支气管镜进一步检查。

（六）软骨瘤

软骨瘤虽不少见,但发生在气管软骨环的软骨瘤却十分罕见,文献仅有少数个案报告。肿瘤可发生在气管的任何部位。

【病理与临床】

1. 病理改变 肿瘤表现为界限清楚、圆形、质硬、色白、表面光滑的肿块,附着于软骨环上,覆盖有正常上皮,常腔内、腔外同时生长。

2. 临床表现 临床症状主要为干咳,有继发感染时则有痰,肿瘤较大阻塞气道时则发生呼吸困难、喘鸣等。气管下部肿瘤延伸入支气管时可造成阻塞性肺气肿、肺炎及肺不张。个别肿瘤巨大(主要是气管外部分)者甚至可造成上腔静脉压迫及 Horner 综合征。

【影像学表现】

1. X 线表现 早期肿瘤较小,未构成气管狭窄及阻塞者,X 线上可无阳性表现。肿瘤增大到一定程度时可见气管内肿块或结节,边界清晰。

2. CT 表现 CT 上可显示肿瘤起自软骨环,同时向气管腔内和腔外生长,但不侵犯周围结构,腔内部分约数毫米至 3cm 直径。这些肿瘤的 75% 可合并有钙化,若发现有软骨性基质的点彩状或不定形钙化,则可强烈提示本病的诊断(图 2-7-4)。

3. MRI 表现 早期病变 MRI 在显示气管管壁增厚及管腔内结节方面无明显优势。进展期可表现为边界清楚、表面光滑、伴或不伴有钙化的肿块。在 T_1WI 上其信号类似于肌肉信号;在 T_2WI 上,其信号强度增高且不均匀。

【诊断要点】

1. 病变附着于软骨环上,覆盖有正常上皮。

2. 胸部 CT 可见软骨性基质的点彩状或不定形钙化。

【影像报告书写的注意事项】

1. 注意肿瘤是否延伸入支气管。

2. 注意肿瘤是否累及气管外上腔静脉。

【鉴别诊断】

气管内软骨瘤罕见,极易被误诊为支气管哮喘等疾病,症状表现上应与之相鉴别。影像表现上需与气管错构瘤、气管恶性肿瘤相鉴别。

1. 支气管哮喘 临床上以反复发作性喘息并加剧的胸闷或咳嗽等为主要症状,且常在夜间或清晨发作。患者胸部 CT 表现呈多样性,可正常或为肺透亮度增加、过度膨胀、支气管壁增厚等。

2. 气管错构瘤 除含有软骨钙化成分外,还可出现脂肪组织、平滑肌纤维、纤毛上皮和腺体。局部富含低密度的脂肪组织,或脂肪组织中存在钙化灶。CT 显示肿块内有爆米样钙化时更有诊断意义。

3. 气管恶性肿瘤 其基底多大于肿瘤的最大径;与气管壁的夹角多为钝角,多无蒂;病灶边缘多凹凸不平;可使邻近管壁僵直增厚;多伴纵隔淋巴

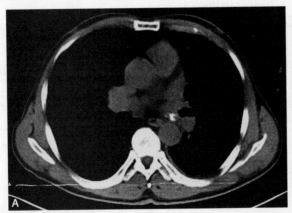
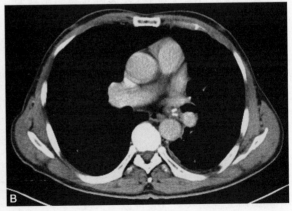

图 2-7-4 支气管软骨瘤的 CT 表现

A、B. CT 平扫及增强示左主气管上段内占位性病变,管腔完全阻塞,伴有钙化灶,增强检查呈不均匀强化

结肿大或侵犯相邻纵隔结构。需注意与气管软骨肉瘤相鉴别。

【诊断价值】

1. 胸部 X 线片　由于重叠特性和密度分辨率不足等原因，早期病变常难以发现，不作为诊断该病的首选检查。

2. CT 检查　为首选检查，对病变范围、密度及气管等周围结构的变化可以全方位高精度显示。CT 扫描若发现有软骨性基质的点彩状或不定形钙化，则强烈提示本病的诊断。

3. MRI 检查　由于其优越的软组织对比度，当 CT 不能完全显示气道病变的情况下可使用 MRI，特别是含有脂肪性、纤维性、血管和软骨样组织时。但在区分病变的良恶性上无明显优势，检查时间较长，相对昂贵，其价值仍然存在争议。

【注意事项】

1. 气管内软骨瘤罕见，应全面观察，对于不典型病变应建议支气管镜进一步检查。

2. 肿瘤起自软骨环，可同时向气管腔内和腔外生长。

（七）脂肪瘤

气管脂肪瘤极罕见，支气管脂肪瘤较气管脂肪瘤更常见。气管脂肪瘤具有显著的男性优势（约 90%），通常见于中年男性患者。

【病理与临床】

1. 病理改变　起源于分化成熟的脂肪细胞或原始的间质细胞，可发生在气管或主支气管的黏膜或管壁，主要由成熟的脂肪组织组成的柔软肿物，其间杂有少许纤维组织。纤维支气管下可见淡红色或黄色圆形肿物，阻塞管腔，表面光滑，多为广基底，有时有短蒂，被覆支气管黏膜，质较软。

2. 临床表现　常见的症状是干咳、气短、哮喘、喘鸣、呼吸困难等。

【影像学表现】

1. X 线表现　早期肿瘤较小，未构成气管狭窄及阻塞者，X 线上可无阳性表现。肿瘤增大到一定程度时可见气管内肿块或结节，边界清晰。

2. CT 表现　CT 上肿物呈类圆形或分叶状，密度较低，带蒂或广基底。CT 示肿瘤内含低密度的脂肪组织是诊断本病的主要依据，增强后轻度或未见明显强化。

【诊断要点】

1. 主要由成熟的脂肪组织组成的柔软肿物，其间杂有少许纤维组织。

2. CT 示肿瘤内含有低密度的脂肪组织是诊断

本病的主要依据。

【影像报告书写的注意事项】

1. 注意 CT 图像中病变是否含有低密度脂肪组织。

2. 注意 CT 增强后是否有强化。

【鉴别诊断】

气管脂肪瘤极罕见，极易被误诊为支气管哮喘等疾病，症状表现上应与之相鉴别。影像表现上需与气管错构瘤、气管恶性肿瘤相鉴别。

1. 支气管哮喘　临床上以反复发作性喘息并加剧的胸闷或咳嗽等为主要症状，且常在夜间或清晨发作。患者胸部 CT 表现呈多样性，可正常或为肺透亮度增加、过度膨胀、支气管壁增厚等。

2. 气管错构瘤　除含有脂肪组织成分外，还可出现软骨钙化、平滑肌纤维、纤毛上皮和腺体等。脂肪组织中存在钙化灶或 CT 显示肿块内有爆米花样钙化时更有诊断意义。

3. 气管恶性肿瘤　其基底多大于肿瘤的最大径；与气管壁的夹角多为钝角，多无蒂；病灶边缘多凹凸不平；可使邻近管壁僵直增厚；多伴纵隔淋巴结肿大。

【诊断价值】

1. 胸部 X 线片　由于重叠特性和密度分辨率不足等原因，早期病变常难以发现，不作为诊断该病的首选检查。

2. CT 检查　为首选检查，对病变范围、密度及气管等周围结构的变化可以全方位高精度显示。CT 示其内含有低密度的脂肪组织是诊断本病的主要依据。

3. MRI 检查　由于其优越的软组织对比度，当 CT 不能完全显示气道病变的情况下可使用 MRI，特别是如含有脂肪性、纤维性、血管和软骨样组织时。但在区分病变的良恶性上无明显优势，检查时间较长，相对昂贵，其价值仍然存在争议。

【注意事项】

1. CT 示肿物内有脂肪密度组织且轻度或未见明显强化则可提示该病。

2. 全面观察，对于不典型病变应该建议支气管镜进一步检查。

（八）平滑肌瘤

原发性气管平滑肌瘤发病率低，病程迁延。患病年龄 12～71 岁均见报道，患病人群无显著性别差异。

【病理与临床】

1. 病理改变　气管平滑肌瘤生长缓慢且很少

带蒂,好发于气管后壁膜部,由气管黏膜下肌层向管腔内生长,大体病理呈淡粉色或灰白色,表面光滑,瘤体表面有丰富的新生血管,质地较韧,多为宽基底。光镜下表现为束状排列的梭形平滑肌瘤细胞,胞浆嗜伊红,无异型性,无核分裂象,瘤体表面覆盖完整的气管黏膜。病理上原发性气管平滑肌瘤需与转移瘤及气管神经源性肿瘤进行鉴别。免疫组化上平滑肌抗体及结蛋白染色阳性。

2. 临床表现 临床症状和大多数气管良性肿瘤相近,主要表现为刺激性咳嗽、痰少或无痰,有时痰中可带有血丝,随着肿瘤增长阻塞气管腔50%以上时,则出现气短、呼吸困难、喘鸣等。少数患者的气道阻塞对支气管舒张剂治疗有一定反应,这是易致误诊支气管哮喘的重要原因。

【影像学表现】

1. X线表现 早期肿瘤较小,未构成气管狭窄及阻塞者,X线上可无阳性表现。肿瘤增大到一定程度时可见气管内肿块或结节,边界清晰。

2. CT表现 CT上显示肿物为软组织密度的类圆形、广基底、无蒂、表面光滑、密度较均匀的气管内占位性病变,可表现似冰山状,即小部分肿物突入到含气的气管腔中而大部分肿块伸入到邻近纵隔内,瘤体对周围组织无明显浸润(图2-7-5)。

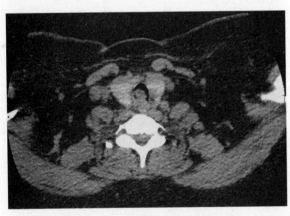

图2-7-5 气管平滑肌瘤的CT表现
CT示气管后壁软组织密度结节影突向气管腔内,平扫CT值约45HU,表面较光滑

3. MRI表现 在T_1WI和T_2WI图像上,颈部MRI显示气管内与肌肉信号相似的具有宽基底部的平滑类圆形结节或肿物。病变位于气管腔内,没有浸润邻近食管、椎骨或气管周围脂肪垫的征象。

【诊断要点】

1. 病灶多数位于气管下1/3的壁层。

2. CT上显示肿物呈广基底、无蒂、表面光滑,可表现似冰山状。

3. 免疫组化尤其是平滑肌抗体及结蛋白染色有重要鉴别价值。

【影像报告书写的注意事项】

1. 注意肿物是否有蒂。

2. 注意邻近的纵隔是否有受累,瘤体对周围组织是否有浸润。

【鉴别诊断】

由于其症状缺乏特异性,症状表现上应与支气管哮喘及神经官能症等相鉴别。影像表现上不易与其他气管良性肿瘤相鉴别,但需与气管恶性肿瘤相鉴别。

1. **支气管哮喘** 临床上以反复发作性喘息并加剧的胸闷或咳嗽等为主要症状,且常在夜间或清晨发作。患者胸部CT表现呈多样性,可正常或为肺透亮度增加、过度膨胀、支气管壁增厚等。

2. **神经官能症** 多发生于中老年妇女,临床以心慌、胸闷、气短、脾气烦躁为主要表现,主要为功能性病变,客观体征较少。

3. **气管恶性肿瘤** 其基底多大于肿瘤的最大径;与气管壁的夹角多为钝角,多无蒂;病灶边缘多凹凸不平;可使邻近管壁僵直增厚;多伴纵隔淋巴结肿大。

【诊断价值】

1. **胸部X线片** 由于重叠特性和密度分辨率不足等原因,早期病变常难以发现,不作为诊断该病的首选检查。

2. **CT检查** 为首选检查,对病变范围及其与周边组织的关系可以全方位高精度显示。

3. **MRI检查** T_2WI及增强T_1WI可较好显示肿瘤形态,无X线辐射。但在显示气管管壁增厚及管腔内结节方面无明显优势,检查时间较长,相对昂贵。可作为临床补充检查手段。

【注意事项】

1. **流行病学** 好发于气管下1/3处的膜部。

2. 症状缺乏特异性,普通胸片难以发现,临床极易漏诊和误诊,故需要全面观察,对于不典型病变应该建议支气管镜进一步检查。

(九) 错构瘤

虽然错构瘤是最常见的肺部良性肿瘤,但仅约10%存在于气道内,发生于支气管较多见,发生在气管内者少见,病灶可发生在气管的任何部位。本病可发生于任何年龄,成年人多发,以30~60岁居多。男性多于女性,男女比例约1.5:1。

【病理与临床】

1. 病理改变 由分化成熟结构紊乱的组织成分组成的瘤样增生病变,由软骨成分、脂肪、平滑肌纤维、纤毛上皮、腺体等组织构成,呈圆形或卵圆形,肿瘤表面光滑、坚硬、包膜完整,宽蒂多见,无周围黏膜浸润。纤维支气管镜活检钳不易取得肿瘤组织。

2. 临床表现 早期因肿瘤体积较小,且生长缓慢,多症状不明显;待病灶逐渐变大,占据大部分管腔时,表现为咳嗽、气喘和进行性呼吸困难;病灶位于隆嵴部位时症状出现较早;若病灶带蒂,则症状可能随体位改变而加重;当出现阻塞性炎症时,则有咳痰、发热和咯血等表现,多误诊为支气管哮喘、慢性支气管炎。就诊时肿块阻塞管腔多在50%以上,较少能早期发现。

【影像学表现】

1. X线表现 早期肿瘤较小,未构成气管狭窄及阻塞者,X线上可无阳性表现。肿瘤增大到一定程度时可见气管内肿块或结节,边界清晰。

2. CT表现 典型者CT上示肿物边界清晰光滑,局部富含低密度的脂肪组织,或脂肪组织存在钙化灶,从而可做出肿瘤的定性诊断(图2-7-6)。25%~30%的病例中可出现点状或"爆米花状"钙化,故CT显示肿块内有爆米花样钙化时更有诊断意义。

【诊断要点】

1. 生长缓慢,症状多不明显,就诊时肿块阻塞管腔多在50%以上,较少能早期发现。

2. 由软骨成分、脂肪、平滑肌纤维、纤毛上皮、腺体等组织构成,故CT上示肿物边界清晰光滑,局部含低密度的脂肪组织和钙化灶。

【影像报告书写的注意事项】

1. 注意是否有脂肪密度组织。

2. 注意是否合并有钙化。

【鉴别诊断】

由于本病症状多不明显,临床表现上应与支气管哮喘相鉴别。影像表现上需与气管软骨瘤、气管脂肪瘤相鉴别。

1. 支气管哮喘 临床上以反复发作性喘息并加剧的胸闷或咳嗽等为主要症状,且常在夜间或清晨发作。患者胸部CT表现呈多样性,可正常或为肺透亮度增加、过度膨胀、支气管壁增厚等。

2. 气管软骨瘤 肿瘤起自软骨环,同时向气管腔内和腔外生长。肿物中软骨性基质伴有点彩状或不定形钙化可强烈提示本病,不同于错构瘤中的爆米花样钙化。

3. 气管脂肪瘤 是由成熟的脂肪组织组成的柔软肿物,其间杂有少许纤维组织。CT示肿瘤内含低密度的脂肪组织是诊断本病的主要依据,增强后多轻度强化或未见明显强化。

【诊断价值】

1. 胸部X线片 由于重叠特性和密度分辨率不足等原因,早期病变常难以发现,不作为诊断该病的首选检查。

2. CT检查 为首选检查,对病变范围、密度及气管等周围结构的变化可以全方位高精度显示。

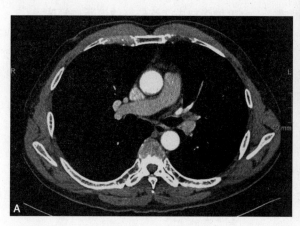
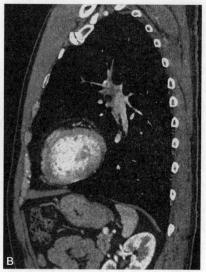

图2-7-6 支气管错构瘤的CT表现

A、B. 轴位及矢状位CT增强图像显示左主气管上段内占位性病变,管腔完全阻塞,内可见低密度的脂肪组织,肿瘤实质呈轻度不均匀强化

CT 显示其内含脂肪组织和钙化灶是诊断本病的主要依据。

3. MRI 检查　由于其优越的软组织对比度,当 CT 不能完全显示气道病变的情况下的可使用 MRI,特别是含有脂肪性、纤维性、血管和软骨样组织的病变时。但在区分病变的良恶性上无明显优势,检查时间较长,相对昂贵,其价值仍然存在争议。

【注意事项】

1. 流行病学　可发生于任何年龄,成年人多发,男性多于女性。

2. 生长缓慢,症状多不明显,故需要全面观察,对于不典型病变应该建议支气管镜进一步检查。

（十）血管球瘤

血管球瘤被认为是动脉与静脉吻合处的血管球体形成的良性肿瘤。发生在气管则极罕见,肿瘤多位于气管的下 1/3、气管分叉的上方,少数位于上 1/3。

【病理与临床】

1. 病理改变　肿瘤多较小,多数起源于气管后外侧壁的黏膜下而上皮保持完整,呈小结节状或息肉状突出于管腔内。组织学上,典型的血管球瘤有 3 种成分:血管球细胞、脉管系统和平滑肌细胞;特征是具有丰富的血管成分,血管周围由血管球细胞围绕。典型的血管球细胞呈圆形或多边形,大小较一致,界限清楚,排列紧密,似上皮样细胞;细胞质呈嗜酸性至淡染透明;细胞核位于细胞中央,稍大,呈圆形或卵圆形,核染色质均细,少见核分裂象。肿瘤间质中有少许纤维组织,小血管呈鸡爪样分布于细胞之间,间质呈透明样或呈黏液样。

2. 临床表现　主要症状及体征为呼吸困难、咳嗽、咯血及哮喘等。

【影像学表现】

1. X 线表现　早期肿瘤较小,未构成气管狭窄及阻塞者,X 线上可无阳性表现。肿瘤增大到一定程度时可见气管内肿块或结节,边界清晰。

2. CT 表现　CT 上表现为富血供结节状肿块,增强后常有明显强化。

3. MRI 表现　颈部 MRI 显示气管内具有宽基底部的平滑类圆形结节或肿物,T_1WI 上多为等信号、T_2WI 上多为稍高信号。增强扫描呈明显较均匀强化。

【诊断要点】

1. 有丰富的血管成分,血管周围由血管球细胞围绕。

2. 肿瘤多位于气管的下 1/3、气管分叉的上方。

3. 增强后常有明显强化。

【影像报告书写的注意事项】

注意 CT 增强后是否有明显强化。

【鉴别诊断】

原发于气管的血管球瘤非常罕见,且组织中富于血窦,诊断上应与气管血管瘤、血管外皮细胞瘤、副神经节瘤相鉴别。

1. 气管血管瘤　在成人中罕见,但可能是儿童气管中最常见的良性肿瘤。多发生在气管上部,可伴有身体其他部位的血管瘤。

2. 血管外皮细胞瘤　血管外皮瘤也可发生于气管,瘤体不大、界清、实性、血管丰富等与血管球瘤相似,但其血管分支呈特征性的鹿角状,外有完整基底膜,膜外为密集的瘤细胞,细胞边界不清,可见核膜、核仁;血管周围和单个细胞间分布丰富的嗜银纤维;免疫组化 Vimentin 和 CD34 阳性,结蛋白阴性,可与血管球瘤鉴别。

3. 副神经节瘤　常为孤立性包块,多位于肺外周部,富于血窦等表现与血管球瘤相似,但副神经节瘤的瘤细胞呈器官样排列,细胞常有大的泡状核;免疫组化 NSE、CgA、Syn、NF 可阳性,细胞巢周边有 S-100 阳性的支持细胞。

【诊断价值】

1. 胸部 X 线片　由于重叠特性和密度分辨率不足等原因,早期病变常难以发现,不作为诊断该病的首选检查。

2. CT 检查　为首选检查,对病变范围、密度及气管等周围结构的变化可以全方位高精度显示。CT 增强扫描能够较好的诊断血管球瘤。

3. MRI 检查　由于其优越的软组织对比度,当 CT 不能完全显示气道病变的情况下的可使用 MRI,特别含有脂肪性、纤维性、血管和软骨样组织时。但在区分病变的良恶性上无明显优势,检查时间较长,相对昂贵,其价值仍然存在争议。

【注意事项】

1. 流行病学　肿瘤多位于气管的下 1/3、气管分叉的上方。

2. 全面观察,对于不典型病变应该建议支气管镜进一步检查。

【诊断思维与点评】

首先,气管良性肿瘤在临床表现上较少具有特征性,因此,对一些呼吸困难、声哑、喘鸣、刺激性咳嗽、咯血的患者,胸片无异常发现或表现为双侧肺气肿者,放射科医师应提高警惕,选择适当的影像学检查方法;其次,对于影像学表现不典型病变需要明确病理类型者应该建议支气管镜进一步检查;最后,应注意与气管恶性肿瘤进行鉴别,根据患者年龄、病史、形态学特点进行全面分析,可以做出较可靠的诊断。

二、气管恶性肿瘤

气管和主支气管的恶性肿瘤少见,约占所有恶性肿瘤的0.1%。可分为原发性和继发性恶性肿瘤,原发性恶性肿瘤以鳞状上皮癌最常见,约占半数左右;其次为腺样囊性癌,占18%~40%;其他恶性肿瘤均少见,包括腺样上皮癌、淋巴瘤、类癌等。

(一)鳞状上皮癌

是气管最常见的原发性恶性肿瘤,占气管原发性恶性肿瘤的70%~80%。肿瘤主要见于中老年男性,与吸烟有强烈的相关性,多发生在气管的下1/3,约半数位于距隆嵴4cm范围内。

【病理与临床】

1. 病理改变　肿瘤可表现为息肉样突起型病变,亦可为溃疡型,呈浸润性生长,易侵犯喉返神经和食管,在气管内散在的多发性鳞状上皮癌偶可见到,表面溃疡型鳞状上皮癌亦可累及气管全长。当肿瘤同时累及气管和食管时,经支气管镜活检的组织很难从病理形态学上鉴别肿瘤来自气管或食管。

2. 临床表现　主要症状为慢性咳嗽、咯血及声音嘶哑,少数出现呼吸困难、吞咽障碍及体重减轻等。因为咯血症状而发现肿物较为常见,就诊时病变通常较大,约4cm,个别肿瘤较小者亦可无临床症状。当管腔阻塞超过50%时,喘息和呼吸困难较为突出,患者常可听到喘鸣音,多发生在吸气初或呼气末。值得注意的是,在气管内鳞状上皮癌发现之前、同时或之后,约1/3以上病例可发现有身体其他部位的癌,包括喉癌、肺癌、牙龈癌或膀胱癌等。大约1/3气管鳞状上皮癌患者在初诊时已有深部纵隔淋巴结和肺转移,气管鳞状上皮癌常先播散到邻近的气管旁淋巴结,或直接侵犯纵隔结构。发生在气管近端的肿瘤,有时很难辨明病变来自气管本身、喉的基底部或是喉部肿瘤侵犯气管。

【影像学表现】

1. X线表现　早期肿瘤较小,未构成气管狭窄及阻塞者,X线上可无阳性表现。肿瘤增大到一定程度时可见气管内肿块或结节,边缘欠规则。

2. CT表现　CT上肿瘤起自管壁,境界清晰,呈广基底或息肉样突入管腔,表面不规整,部分病例有表面侵蚀或溃疡(图2-7-7、图2-7-8),个别可发生气管纵隔瘘。肿瘤起自气管黏膜,大小平均约4cm,近半数小于2cm。半数以上可见气管壁的直接侵犯,肿瘤较大者可穿过管壁突入到纵隔内或累及食管,高达15%的病例可能由于气管食管瘘的发展而复杂化。肿瘤偶尔可经支气管树种植到肺内。近1/3可见纵隔及颈部淋巴结转移。经血液则可转移至肺、骨、肝及脑。

3. MRI表现　早期MRI在显示气管管壁增厚及管腔内结节方面无明显优势。进展期可表现为气管肿块,T_1WI多为近肌肉的等信号,T_2WI多为不均匀高信号,增强后多为轻到中度强化。

【诊断要点】

1. 是气管最常见的原发恶性肿瘤,主要见于中老年男性。

2. 肿瘤起自气管的上皮,以远端1/3处最好发。

3. 大约1/3的原发性气管鳞状上皮癌患者在

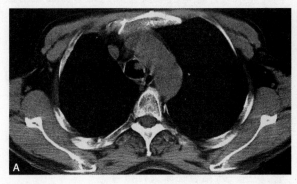
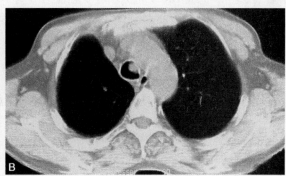

图2-7-7　气管鳞状上皮癌的CT表现

A、B. CT纵隔窗及肺窗示气管左侧壁结节样影突向管腔,边界较清晰,呈广基底,密度均匀,致管腔狭窄

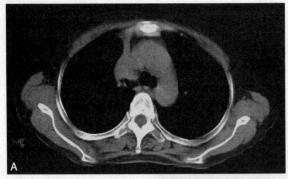
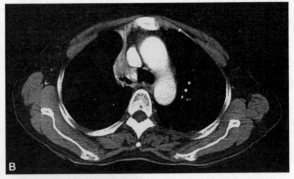
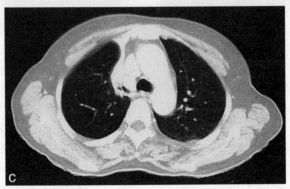

图 2-7-8 气管鳞状上皮癌的 CT 表现
A ~ C. CT 轴位平扫、增强纵隔窗及肺窗示气管隆嵴水平右主支气管内结节影,向腔内突出,呈均匀强化。右主支气管管腔狭窄,右肺上叶不张

初诊时已有深部纵隔淋巴结和肺转移。

【影像报告书写的注意事项】

1. 注意判断气管狭窄部位及程度。

2. 注意关注周围结构有无受累,包括喉部、食管或纵隔侵犯等。

3. 注意纵隔及颈部是否有淋巴结转移。

【鉴别诊断】

通过认真观察影像学表现,气管鳞状上皮癌多可明确诊断。应注意与支气管炎、支气管哮喘以及气管良性肿瘤等进行鉴别。

1. 支气管炎 主要症状为慢性咳嗽、咳痰、活动后气短。CT 尤其 HRCT 可见小叶中心性结节呈弥漫性分布,小支气管扩张呈管状或环状,伴有管壁增厚。

2. 支气管哮喘 临床上以反复发作性喘息并加剧的胸闷或咳嗽等为主要症状,且常在夜间或清晨发作。患者胸部 CT 表现呈多样性,可正常或为肺透亮度增加、过度膨胀、支气管壁增厚等。

3. 气管良性肿瘤 良性肿瘤附于气管壁的基底多小于肿瘤的最大径,且与气管壁的夹角多为锐角;良性肿瘤与气管壁间可呈蒂状,恶性肿瘤多无蒂;瘤灶内有钙化的多为良性,且对肿瘤邻近管壁多无侵犯,不伴有纵隔淋巴结肿大。

【诊断价值】

1. 胸部 X 线片 由于重叠特性和密度分辨率不足等原因,早期病变常难以发现,不作为诊断气管鳞状上皮癌的首选检查。

2. CT 检查 为首选检查,可有效显示气管管壁增厚及管腔内结节。增强 CT 扫描可较清晰显示肿块轮廓及颈部、纵隔淋巴结肿大,以及血管、喉部、食管及纵隔侵犯等转移征象。

3. MRI 检查 T_2WI 及增强 T_1WI 可较好显示肿瘤形态,以及颈部及纵隔淋巴结肿大、周围血管、喉部、食管及纵隔侵犯等相关征象。无 X 线辐射。但在显示气管管壁增厚及管腔内结节方面无明显优势,检查时间较长,相对昂贵。可作为临床补充检查手段。

【注意事项】

1. 全面观察,特别是反复发作喘息和呼吸困难的病例,要留意有无气管占位所致的可能。对于不典型病变应建议支气管镜进一步检查。

2. 发生在气管近端的肿瘤,有时很难辨明病变来自气管本身、喉的基底部或是喉部肿瘤侵犯气管,应进一步结合临床进行检查。

(二) 腺样囊性癌

腺样囊性癌是仅次于鳞状上皮癌的第二位常

见的气管原发性恶性肿瘤。与鳞状上皮癌不同，该肿瘤没有性别偏好，与吸烟无关。就诊时常大于2cm，多位于胸内远端气管和主干支气管的后外侧壁。

【病理与临床】

1. 病理改变　肿瘤起源于腺管或腺体的黏液分泌细胞，可呈息肉样生长，但多沿气管软骨环间组织呈环周性浸润生长，阻塞管腔，亦可直接侵犯周围淋巴结。突入管腔内的肿瘤一般无完整的黏膜覆盖，但很少形成溃疡。隆嵴部的腺样囊性癌可向两侧主支气管内生长。最特征性的筛状结构显示瘤细胞在酸性黏多糖丰富的硬化性基底膜样物质中围绕圆柱体排列。肿瘤细胞由位于内层的导管上皮细胞、外层的肌上皮细胞两种细胞组成，两种细胞排列呈典型的筛状，筛孔内有黏液样物；导管上皮癌细胞大小较一致，呈立方或短梭形，核异型性不明显。腺样囊性癌在组织学上分为假腺泡型和髓质型，细胞内外含 PAS 染色阳性的黏液是其主要特征。

2. 临床表现　临床症状无特异性，出现亦较晚，一般管腔阻塞达75%时才有症状。最常见症状为哮鸣音，特别是当肿瘤位于上端气管时；其次有咳嗽、呼吸困难（69%）、咯血（28%）、疼痛、体重减轻及声音嘶哑等，可被误诊为慢性支气管炎或哮喘长达数月或甚至数年之久。有些病变恶性度较高，在原发于气管的肿瘤被发现之前已经有胸膜和肺的转移。在临床上见到的气管腺样囊性癌患者，几乎均接受过反复多次气管内肿瘤局部切除或气管节段性切除，这些患者往往都有远处转移。

【影像学表现】

1. X 线表现　早期肿瘤较小，未构成气管狭窄及阻塞者，X 线上可无阳性表现。肿瘤增大到一定程度时可见气管内肿块或结节，边缘欠光滑。

2. CT 表现　除少数肿瘤在黏膜内呈浸润性生长造成黏膜增厚而不形成肿块外，绝大多数可见气管腔内软组织密度的肿块（图 2-7-9、图 2-7-10），钙化罕见。位于下段气管的肿瘤可向下延伸到一侧或甚至双侧主支气管，并导致肺不张。肿瘤易经气管壁向纵隔结构扩展是本病的特征。约 10% 的腺样囊性癌在诊断时存在局部淋巴结转移征象。

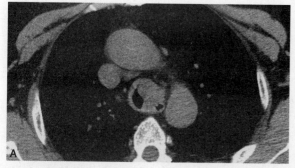
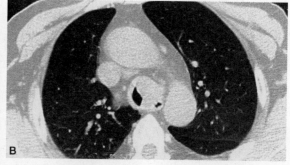

图 2-7-9　气管腺样囊性癌的 CT 表现

A、B. CT 纵隔窗及肺窗示中段气管左侧及后壁增厚，见不规则软组织肿块影，密度均匀，管腔狭窄，且肿物局部向气管外侵犯

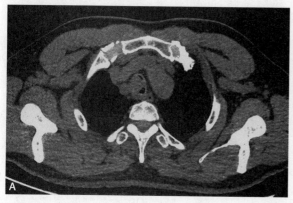
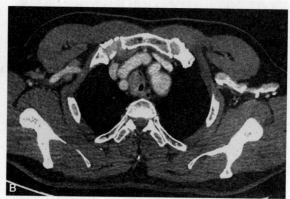

图 2-7-10　气管腺样囊性癌的 CT 表现

A. CT 平扫示上段气管右前侧壁增厚，可见不规则软组织肿物突向腔内，气管管腔局限狭窄，最大截面积约 2.2cm×1.5cm，平扫 CT 值约 39HU；B. CT 增强扫描示肿块强化不均，CT 值约 90HU

CT 上见气管腔内无蒂、宽基底软组织肿物,肿瘤基底部管壁浸润增厚,穿透气管壁向腔外生长时,与邻近结构脂肪间隙消失,提示为气管原发恶性肿瘤;管壁弥漫或移行状增厚,反映了肿瘤沿气管黏膜下浸润延伸的趋势,CT 可多平面对判断肿瘤的纵向侵犯范围;增强检查病变轻度及中度强化为主。

3. MRI 表现 早期 MRI 在显示气管管壁增厚及管腔内结节方面无明显优势。进展期可表现为气管肿块,T_1WI 多为近肌肉的等信号,T_2WI 多为不均匀高信号,增强后多为轻到中度强化。

【诊断要点】

1. 腺样囊性癌约 2/3 发生于气管下段,靠近隆嵴和左右主支气管的起始水平。

2. 突入管腔内的肿瘤一般无完整的黏膜覆盖,但很少形成溃疡。

3. 病变恶性度较高者在原发于气管的肿瘤被发现之前即可伴有胸膜和肺的转移。

4. 典型的腺样囊性癌多位于气管后外侧软骨与软组织膜连接处附近,因该处黏液腺最丰富。

【影像报告书写的注意事项】

1. 注意肿瘤与纵隔结构(如食管、大血管)之间的脂肪界面是否消失。

2. 注意是否有胸膜和肺的转移。

【鉴别诊断】

通过认真观察影像学表现,气管腺样囊性癌多可明确诊断。应注意与多形性腺瘤、气管腺样上皮癌及气管类癌等进行鉴别。

1. 多形性腺瘤 界限比较清楚,有包膜,常无周围组织的明显浸润。肿瘤由上皮与间叶成分混合构成,并呈软骨样基质和肌上皮细胞融入特征,上皮成分可形成角化珠,很少出现筛状结构。腺样囊腺癌在间质明显玻璃样变时易导致误诊,但只要多取材寻找典型的筛状结构可与其鉴别。

2. 气管腺样上皮癌 肿瘤细胞异型性明显,核分裂象易见,以腺管结构为主,管腔内可见黏液分泌物,无筛状结构。腺样囊腺癌以腺管结构为主时,特别是在取小组织活检时容易与腺样上皮癌相混淆,要注意多取材,多切片观察,寻找腺样囊性癌的典型结构,腺样上皮癌表达 CK、EMA 等上皮标志。

3. 气管类癌 气管类癌常位于黏膜下,呈黄色或灰色结节样肿块,肿瘤细胞呈多角形或卵圆形,细胞核均匀一致、单一,核分裂象少见,呈条索状、梁柱状排列,也缺乏腺样囊性癌的筛孔样特点。

肿瘤细胞免疫组化 NSE、Syn、CgA 呈阳性。

【诊断价值】

1. 胸部 X 线片 由于重叠特性和密度分辨率不足等原因,早期病变常难以发现,不作为诊断该病的首选检查。

2. CT 检查 为首选检查,可有效显示气管管壁增厚及管腔内结节。增强 CT 扫描可较清晰显示肿块轮廓及部位、管腔外侵犯、隆嵴及主支气管侵犯、以及远处转移。

3. MRI 检查 T_2WI 及增强 T_1WI 可较好显示肿瘤形态,可较好显示气管管腔外侵犯纵隔及主支气管侵犯,以及远处转移等相关征象。无 X 线辐射。但在显示气管管壁增厚及管腔内结节方面无明显优势,检查时间较长,相对昂贵。可作为临床补充检查手段。

【注意事项】

1. CT 常规扫描对判断长轴侵犯范围、纵隔气管受累及纵隔淋巴结转移上不够敏感,应进行 CT 薄层扫描和三维重建。

2. 气管上段腺样囊性癌就诊时多数已侵及甲状腺组织,需要与原发于甲状腺的恶性肿瘤相鉴别。

(三) 腺样上皮癌

发生在气管内的腺样上皮癌罕见,约占气管恶性肿瘤的 10%。

【病理与临床】

1. 病理改变 体积较小,质地为中等硬度,坏死少,切面呈灰白色。瘤细胞异型性明显,结构不一。有的呈实性团块或小条索状排列,有的可见腺腔形成,有的排列成管状或腺样结构。一般认为具有腺腔样结构者,分化程度较高,恶性程度较低。肿瘤极富血运,可广泛侵犯气管周围、纵隔及肺,以及肝、腹膜后等远处转移,治疗后预后差。

2. 临床表现 主要症状为呼吸困难、吞咽困难、哮喘、喘鸣、发绀及慢性咳嗽,体位改变、气管内分泌物均可使症状加重,就诊时肿瘤多已较大,直径超过 4cm,可伴有声音嘶哑、吞咽困难等。

【影像学表现】

1. X 线表现 早期肿瘤较小,未构成气管狭窄及阻塞者,X 线上可无阳性表现。肿瘤增大到一定程度时可见气管内肿块或结节,边缘欠规则。

2. CT 表现 肿瘤不仅在气管腔内形成巨大肿块,而且可向深层穿越管壁至邻近纵隔(图 2-7-11)。增强后多明显强化。

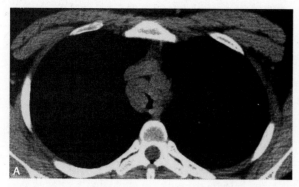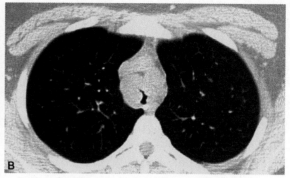

图 2-7-11 气管腺样上皮癌的 CT 表现

A、B. CT 纵隔窗及肺窗示气管周壁不规则增厚,气管腔内外均形成软组织肿块影,致管腔明显狭窄

3. MRI 表现 早期 MRI 在显示气管管壁增厚及管腔内结节方面无明显优势。进展期可表现为气管肿块,T_1WI 多为近肌肉的等信号,T_2WI 多为不均匀高信号,增强后多为轻到中度强化。

【诊断要点】

1. 发生在气管内的腺样上皮癌罕见,约占气管恶性肿瘤的 10%。

2. 就诊时肿瘤多已较大,直径超过 4cm。

3. 肿瘤极富血运,可广泛侵犯气管周围、纵隔及肺,以及肝、腹膜后等远处转移。

【影像报告书写的注意事项】

1. 注意是否侵犯气管周围、纵隔及肺。

2. 注意是否有肝、腹膜后等远处转移。

3. 注意判断气管狭窄部位及程度。

【鉴别诊断】

由于气管腺样上皮癌患者常以吞咽困难及慢性咳嗽为主要症状,诊断上应与支气管哮喘、气管良性肿瘤和气管腺样囊性癌相鉴别。

1. 支气管哮喘 临床上以反复发作性喘息并加剧的胸闷或咳嗽等为主要症状,且常在夜间或清晨发作。患者胸部 CT 表现呈多样性,可正常或为肺透亮度增加、过度膨胀、支气管壁增厚等。

2. 气管良性肿瘤 良性肿瘤附于气管壁的基底多小于肿瘤的最大径,且与气管壁的夹角多为锐角;与气管壁间可呈蒂状,而恶性肿瘤多无蒂;瘤灶内有钙化的多为良性,且对肿瘤邻近管壁多无侵犯,不伴有纵隔淋巴结肿大。

3. 气管腺样囊性癌 肿瘤细胞由位于内层的导管上皮细胞、外层的肌上皮细胞两种细胞组成,两种细胞排列呈典型的筛状,筛孔内有黏液样物;导管上皮瘤细胞大小较一致,呈立方或短梭形,核异型性不明显。此外,肿瘤易经气管壁向纵隔结构扩展是气管腺样囊性癌的特征。

【诊断价值】

1. 胸部 X 线片 由于重叠特性和密度分辨率不足等原因,早期病变常难以发现,不作为诊断该病的首选检查。

2. CT 检查 为首选检查,可有效显示气管管壁增厚及管腔内结节。增强 CT 扫描可较清晰显示肿块轮廓及气管周围、纵隔及肺,以及肝、腹膜后等远处转移征象。

3. MRI 检查 T_2WI 及增强 T_1WI 可较好显示肿瘤形态,可较好显示气管侵犯纵隔及肺组织,以及肝、腹膜后等远处转移等相关征象。无 X 线辐射。但在显示气管管壁增厚及管腔内结节方面无明显优势,检查时间较长,相对昂贵。可作为临床补充检查手段。

【注意事项】

1. 全面观察,特别是反复发作喘息和呼吸困难的病例,要留意有无气管占位所致的可能。对于不典型病变应建议支气管镜进一步检查。

2. 气管腺样上皮癌组织中血管丰富,CT 增强明显异常强化。

(四)淋巴瘤

原发性气管淋巴瘤较为罕见。常规胸部 X 线检查易漏诊,结合临床症状,常易误诊为哮喘。

【病理与临床】

1. 病理改变 肿块被覆呼吸性上皮组织,淋巴细胞弥漫性浸润,可呈结节状,可为中心细胞样细胞或单核样 B 细胞,常伴浆细胞分化,可有 Dutcher 小体。肿瘤形成淋巴上皮病变,具有一定特征性。免疫组化 CD20、CD79a 阳性,CD5、CD10、CD23、Bcl-6 均为阴性。

2. 临床表现 临床表现无特异性,早期可无症状,随瘤体的增长可出现以下症状和体征:以不明原因咳嗽最多见;其次为喘息(常可闻及哮鸣音）、呼吸困难、咯血或痰中带血；可见三凹征。肿瘤若发生溃疡可出现咯血或痰中带血，而误以为支气管扩张症或肺癌；甚至少数患者可咳出鱼肉样肿瘤碎块。部分患者伴有喘息或呼吸困难，甚至为唯一表现，此类患者常被误诊为哮喘。呼吸困难类型与肿瘤位置有关；发生于上段气管表现为吸气性呼吸困难；发生于下段气管则为混合性；上下段气管均有病变则以吸气性为主。

【影像学表现】

1. X 线表现　早期肿瘤较小，未构成气管狭窄及阻塞者，X 线上可无阳性表现。肿瘤增大到一定程度时可见气管管壁增厚，管腔狭窄。

2. CT 表现　病变多位于气管分叉上方，气管环形增厚，浸润生长，相应部位气管管腔明显狭窄，增强扫描呈中度均匀强化（图 2-7-12）。

3. MRI 表现　早期 MRI 在显示气管管壁增厚及管腔内结节方面无明显优势。进展期可表现为气管管壁明显增厚，T_1WI 多为近肌肉的等信号，T_2WI 多为高信号，增强后多为中度均匀强化。

【诊断要点】

1. 进展期肿瘤可呈浸润生长，相应部位气管管腔明显狭窄，增强扫描呈中度均匀强化。

2. 早期 CT 多表现为病变边缘光滑，需与气管内的良性肿瘤进行鉴别。

【影像报告书写的注意事项】

1. 注意病灶 CT 强化方式。

2. 注意判断气管狭窄部位及程度。

3. 注意纵隔及颈部淋巴结是否有肿大。

【鉴别诊断】

由于患者可出现咯血、痰中带血、喘息或呼吸困难等症状，诊断上应与肺癌、支气管哮喘、气管良性肿瘤相鉴别。

1. 肺癌　鳞状细胞癌和小细胞癌都会以咯血为主要症状，若胸部 CT 图像可见肺部肿块和纵隔、肺门肿大淋巴结时应考虑肺癌。

2. 支气管哮喘　临床上以反复发作性喘息并加剧的胸闷或咳嗽等为主要症状，且常在夜间或清晨发作。患者胸部 CT 表现呈多样性，可正常或为肺透亮度增加、过度膨胀、支气管壁增厚等。

3. 气管良性肿瘤　良性肿瘤附于气管壁的基底多小于肿瘤的最大径，且与气管壁的夹角多为锐角；与气管壁间可呈蒂状，而恶性肿瘤多无蒂；瘤灶内有钙化的多为良性，且对肿瘤邻近管壁多无侵犯，不伴有纵隔淋巴结肿大。

【诊断价值】

1. 胸部 X 线片　由于重叠特性和密度分辨率不足等原因，早期病变常难以发现，不作为诊断该病的首选检查。

2. CT 检查　为首选检查，可有效显示气管管壁增厚及管腔内结节。增强 CT 扫描可较清晰显示肿块轮廓及颈部、纵隔淋巴结肿大、纵隔侵犯等征象。

3. MRI 检查　T_2WI 及增强 T_1WI 可较好显示肿瘤形态，可较好显示肿块轮廓及颈部、纵隔淋巴结肿大、纵隔侵犯等征象。无 X 线辐射。但在显示气管管壁增厚及管腔内结节方面无明显优势，检查时间较长，相对昂贵。可作为临床补充检查手段。

【注意事项】

1. 全面观察，特别是反复咯血、发作喘息和呼吸困难的病例，要留意有无气管占位所致的可能。

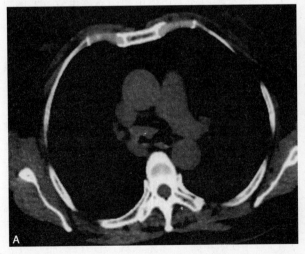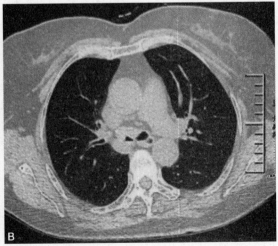

图 2-7-12　气管淋巴瘤的 CT 表现

A、B. CT 纵隔窗及肺窗显示气管隆嵴及右主支气管壁呈环形增厚，浸润生长，相应部位气管管腔明显狭窄

对于不典型病变应建议支气管镜进一步检查。

2. 早期 CT 多表现为病变边缘光滑,增强扫描呈中度均匀强化,与气管内的良性肿瘤较难鉴别。

(五)类癌

多见于消化道和支气管的 Kulchitsky 细胞,发生在气管者极为罕见,大多数出现在主干和肺叶支气管,仅 15% 发生在节段性支气管或肺外周。

【病理与临床】

1. 病理改变 起源于气管支气管黏膜的 Kulchitsky 细胞,细胞内含有神经分泌颗粒。纤维支气管镜下观察肿瘤突入管腔、质软、血管丰富、易出血。由于 Kulchitsky 细胞分布于支气管黏膜上皮的基底层,向腔内生长的肿瘤表面常被覆完整的黏膜上皮,所以在活检时不易取到肿瘤组织。病理上分为典型类癌和非典型类癌。典型的类癌细胞多表现为良性肿瘤的特点,如呈息肉样生长,有完整的包膜,镜下见细胞形态大小一致,核规则,有丝分裂少;而非典型类癌则多呈菜花样生长,表面黏膜易坏死而不完整,镜下见细胞形态不一,核分裂增多。典型类癌的恶性程度低,淋巴结转移少;不典型的类癌恶性程度比典型类癌高,淋巴结转移和远处转移率高,预后较差。

2. 临床表现 气管类癌早期由于肿瘤较小,往往无明显症状。随着肿瘤逐渐增大,患者可逐渐出现刺激性咳嗽、喘息、进行性呼吸困难,常历经数年。对于不明原因的反复咳嗽、喘息的患者在排除支气管哮喘后,要及时行胸部 CT 检查。由于气管类癌是一种神经内分泌肿瘤,可以分泌 5-羟色胺、肾上腺皮质激素等物质,故少于 5% 的患者可以出现高血压、心动过速、色素沉着等类癌综合征的表现。

【影像学表现】

1. X 线表现 早期肿瘤较小,未构成气管狭窄及阻塞者,X 线上可无阳性表现。肿瘤增大到一定程度时可见气管内不规则结节或肿块。

2. CT 表现 典型和非典型类癌的 CT 成像特征是相似的,直径通常为 2 ~ 5cm。CT 上肿瘤多见于气管的下 1/3 处,气管后方非软骨性纤维膜处为好发部位,少数起自前方软骨壁(图 2-7-13)。肿瘤多呈分叶状,境界清楚,表面光滑,血运丰富,可侵犯邻近纵隔结构及肺实质,特别是其后方的食管。邻近淋巴结亦可发生转移。增强后典型类癌可表现为明显、均匀的强化;而非典型类癌强化欠均匀。

3. MRI 表现 早期 MRI 在显示气管管壁增厚及管腔内结节方面无明显优势。进展期可表现为气管肿块,T_1WI 多为近肌肉的等信号,T_2WI 多为不均匀高信号,增强后多为轻到中度强化。

【诊断要点】

1. 肿瘤多数发生在气管的下 1/3 处。

2. 气管后方非软骨性纤维膜处为好发部位。

3. 肿瘤多呈分叶状,可侵犯邻近纵隔结构,特别是其后方的食管。

【影像报告书写的注意事项】

1. 注意是否侵犯邻近纵隔结构,特别是其后方的食管。

2. 注意邻近淋巴结是否发生转移。

3. 注意判断气管狭窄部位及程度。

【鉴别诊断】

临床上由于症状不典型,往往容易误诊为支气管哮喘,诊断上应与支气管哮喘、气管良性肿瘤和气管腺样囊性癌相鉴别。

1. 支气管哮喘 临床上以反复发作性喘息并

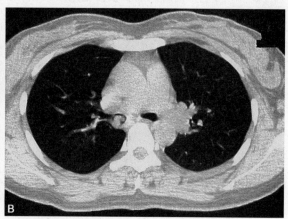

图 2-7-13 右主支气管类癌的 CT 表现
A、B. CT 纵隔窗及肺窗示肿瘤起自右主支气管后壁,呈不规则分叶状

加剧的胸闷或咳嗽等为主要症状,且常在夜间或清晨发作。患者胸部 CT 表现呈多样性,可正常或为肺透亮度增加、过度膨胀、支气管壁增厚等。

2. 气管良性肿瘤 良性肿瘤附于气管壁的基底多小于肿瘤的最大径,且与气管壁的夹角多为锐角;与气管壁间可呈蒂状,而恶性肿瘤多无蒂;瘤灶内有钙化的多为良性,且对肿瘤邻近管壁多无侵犯,不伴有纵隔淋巴结肿大。

3. 气管腺样囊性癌 细胞内外含 PAS 染色阳性的黏液是其主要特征。典型的腺样囊性癌多位于气管后外侧软骨与软组织膜连接处附近,因该处黏液腺最丰富。病变恶性度较高者在原发于气管的肿瘤被发现之前可伴有胸膜和肺的转移。

【诊断价值】

1. 胸部 X 线片 由于重叠特性和密度分辨率不足等原因,早期病变常难以发现,不作为诊断该病的首选检查。

2. CT 检查 为首选检查,可有效显示气管管壁增厚及管腔内结节。CT 薄层扫描和三维重建可较清晰显示肿块轮廓及颈部、纵隔淋巴结肿大,血管、食管及纵隔侵犯等转移征象。

3. MRI 检查 T_2WI 及增强 T_1WI 可较好显示肿瘤形态,可较好显示颈部及纵隔淋巴结肿大、周围血管、喉部、食管及纵隔侵犯等相关征象。无 X 线辐射。但在显示气管管壁增厚及管腔内结节方面无明显优势,检查时间较长,相对昂贵。可作为临床补充检查手段。

【注意事项】

1. 全面观察,特别是反复发作喘息和呼吸困难的病例,要留意有无气管占位所致的可能。对于不典型病变应建议支气管镜进一步检查。

2. CT 常规扫描对判断长轴侵犯范围、纵隔气管受累及纵隔淋巴结转移上不够敏感,应进行 CT 薄层扫描和三维重建。

【诊断思维与点评】

首先,气管恶性肿瘤在影像表现上具有一定的特点,但其病理类型较多,部分病理类型存在亚型,而各亚型间的生物学行为有着较大差别,故应从病理学及肿瘤生物学的角度结合影像特点进行诊断、研究。其次,应注意与气管良性肿瘤、气管转移性恶性肿瘤进行鉴别,根据患者年龄、病史、形态学特点进行全面分析,可以做出较可靠的诊断。

三、继发性恶性肿瘤

恶性肿瘤可直接侵犯或远处转移到气管黏膜,其中邻近气管的恶性肿瘤,如食管癌、甲状腺癌、肺癌及喉癌等可直接侵犯气管外;从原发性恶性肿瘤如黑色素瘤、结肠癌、淋巴瘤、乳腺癌等远处转移至气管的转移瘤则极为罕见。继发性恶性肿瘤发生于气管远较支气管少见。

【病理与临床】

1. 病理改变 气管继发性恶性肿瘤的细胞病理形态根据原发肿瘤而异。

2. 临床表现 继发性恶性肿瘤的症状、体征和原发肿瘤相似,最常见的症状为咳嗽和咯血,其次为呼吸困难和哮鸣音。

【影像学表现】

1. X 线表现 根据原发肿瘤的部位不同在 X 线上的表现也不太一样。早期继发性恶性肿瘤较小,未构成气管狭窄及阻塞者,X 线上可无阳性表现。肿瘤增大到一定程度时可见气管内肿块或结节,边缘欠规则。

2. CT 表现 继发性恶性肿瘤的 CT 表现呈多样化,可单发或多发,呈广基底或带蒂肿物。支气管同时受累时可出现阻塞性肺炎和肺不张而类似原发性肺癌(图 2-7-14)。食管癌、甲状腺癌、肺癌及喉癌可直接侵犯气管,表现为原发肿瘤累及气管,气管腔内可见肿物影(图 2-7-15)。喉癌的气管入侵可表现为软组织肿块延伸至环状软骨下缘下方。

【诊断要点】

1. 有原发肿瘤的病史。

2. 合并有咳嗽、咯血、呼吸困难和哮鸣音这些临床表现中的一种或几种。

3. 气管管壁可见不规则增厚、结节或肿块影。

【影像报告书写的注意事项】

1. 注意气管周围邻近结构,特别是食管、甲状腺、喉及肺组织。

2. 如周围邻近结构未见明显病变,注意是否有远处转移至气管的原发肿瘤。

3. 注意纵隔、肺门等淋巴结是否肿大。

【鉴别诊断】

由于有些气管继发性恶性肿瘤的影像学表现不典型,诊断上应与原发性气管良性肿瘤、原发性气管恶性肿瘤相鉴别。

1. 原发性气管良性肿瘤 影像学上其附于气管壁的基底多小于肿瘤的最大径,且与气管壁的夹角多为锐角;与气管壁间可呈蒂状;瘤灶内有钙化的多为良性,且对肿瘤邻近管壁多无侵犯,不伴有纵隔淋巴结肿大。

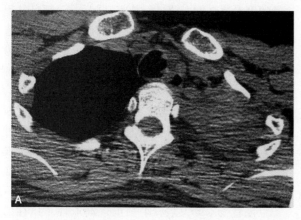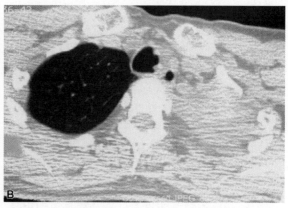

图 2-7-14　肺癌气管转移瘤的 CT 表现

"左肺鳞状细胞癌"全肺切除术后患者。A、B. CT 纵隔窗及肺窗示气管左侧壁不规则增厚,并向管腔内结节样突起,边缘光滑、锐利

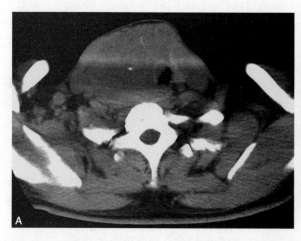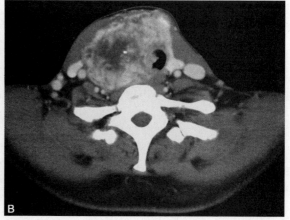

图 2-7-15　甲状腺癌气管侵犯的 CT 表现

"甲状腺癌"患者。A. CT 平扫示甲状腺右叶及峡部体积明显增大,见肿块影,密度不均,伴有钙化;B. CT 增强示肿块不均匀强化,推挤周围结构,气管左偏,气管腔内可见软组织影

2. 原发性气管恶性肿瘤　影像学表现上与气管继发性恶性肿瘤相类似。原发于气管,没有周围邻近结构侵犯或远处转移至气管的原发肿瘤。

【诊断价值】

1. 胸部 X 线片　由于重叠特性和密度分辨率不足等原因,早期病变常难以发现,不作为诊断该病的首选检查。

2. CT 检查　为首选检查,可有效显示气管管壁增厚及管腔内结节。CT 薄层扫描和三维重建可较清晰显示肿块轮廓及颈部、纵隔淋巴结肿大,血管、食管及纵隔侵犯等转移征象。

3. MRI 检查　T_2WI 及增强 T_1WI 可较好显示肿瘤形态,可较好显示颈部及纵隔淋巴结肿大、周围血管、喉部、食管及纵隔侵犯等相关征象。无 X 线辐射。但在显示气管管壁增厚及管腔内结节方面无明显优势,检查时间较长,相对昂贵。可作为临床补充检查手段。

【注意事项】

1. 全面观察,特别是反复发作喘息和呼吸困难的伴有原发于食管、甲状腺、喉或肺组织的肿瘤病例,要留意有无气管继发性恶性肿瘤所致的可能。对于不典型病变应建议支气管镜进一步检查。

2. CT 常规扫描对判断长轴侵犯范围、纵隔气管受累及纵隔淋巴结转移上不够敏感,应进行 CT 薄层扫描和三维重建。

【诊断思维与点评】

气管继发性恶性肿瘤的细胞病理形态根据原发肿瘤而异,故其影像学表现也呈现多样化,应根据患者年龄、病史、形态学特点进行全面分析,与气管原发恶性肿瘤进行鉴别,做出比较可靠的诊断。

四、类肿瘤样病变

（一）韦格纳肉芽肿

韦格纳肉芽肿是一种坏死性肉芽肿性脉管炎，主要累及肺、肾、鼻窦、鼻腔等，累及气管者少见，并常属于晚期表现，偶尔可首先或仅累及气管。CT上，由于气管黏膜或黏膜下炎性肉芽肿性脉管炎，导致喉软骨及气管环内软组织异常增厚，并造成气管的狭窄。

（二）结节病

1%～3%的结节病患者可累及喉及声门下气管。偶尔，病变可始发于近端气管而后有或无其他部位的侵犯。在CT上可表现为气管或/和主支气管内病变，呈多发软组织密度肉芽肿性结节；或由于增大的纵隔淋巴结或广泛纵隔纤维化而造成气管的外源性压迹。当病变累及气管黏膜下时，可显示气管壁的增厚。CT有助于确定病变有无气管外的累及并估计病变的范围。

【思考题】

1. 简述胸部X线片、CT和MRI在诊断气管肿瘤时的应用价值。

2. 简述气管良恶性肿瘤在影像学表现上的区别及鉴别要点。

3. 简述常见气管良恶性肿瘤诊断要点及影像报告书写的注意事项。

（叶兆祥　李洁兰　高剑波）

第八节　影像学技术诊疗价值

一、技术综合评价

气管、支气管疾病包括先天异常、肿瘤、支气管扩张、气道异物、小气道疾病和外伤等。X线胸片可以显示大气道狭窄引起的肺通气异常和继发性改变，如肺不张和肺炎等，也可显示小气道疾病引起的肺部弥漫性病变。CT能够清楚显示气道管腔内外的异常改变，准确显示肺内病灶的形态和分布。多层螺旋CT（MSCT）多平面重组、三维重建和仿真支气管镜常用于气管和主支气管疾病。CT是气管、支气管疾病诊断与鉴别诊断主要的影像学检查方法。

1. 对病灶位置的判断　X线胸透可在X线透视下清楚直观地发现金属异物，如果是非金属的阴性异物，则需要对受检者呼吸动作过程中肺内结构的变化进行动态观察。主要对两侧肺叶和横膈活动幅度及透亮度变化进行观察，同时对深呼吸过程中纵隔部位是否存在摆动进行观察。有研究报道采用胸透进行气管支气管中异物检查的阳性率为85.22%，而应用常规X线胸片进行检查时如患者有轻度肺气肿，很难发现纵隔摆动，降低了确诊率。螺旋CT结合三维重建技术在气管支气管异物诊断中的准确率明显高于胸透和X线胸片。采用此种诊断手段患者也容易接受，没有刺激、没有痛苦、没有创伤性，且可以将气管支气管异物的情况进行准确的判定，对手术提供有效的依据。

随着技术的发展，CT扫描逐渐取代了以往的诊断手段，可有效显示患者气管支气管的解剖、位置，MSCT多平面重建等技术可以直观、多角度定位。仿真支气管镜技术在气道内有较高的灵活度，可进行转向、进退等操作，从而全面观察气管内部情况，实现无死角、无盲区检测。

2. 对病灶性质的判断　MSCT多种重建技术可多角度、多平面观察肿块，实现病灶细节的显示，与常规CT的单一横断面检测相比具有更高的诊断价值。MSCT用于气管肿瘤确诊的价值较高，可降低胸片因无法检测小病灶而发生的漏诊，且解剖细节显像清晰，与MR比较分辨率更高，可多角度观察管腔内部及外部病变，清晰显示病灶大小、形态、解剖及周围组织，图像立体感强，对手术方案的制定及预后判断有重要的指导意义，同时用于气管肿瘤的早期诊断也具有可行性。

3. 对病灶动态及功能信息的观察　支气管碘油造影为诊断气管及支气管疾病的传统方法，也是一种有创的方法，虽然该方法可以动态观察气管及支气管的形态、病灶位置等信息，但受检者相对较为痛苦，又受低肺功能的限制，同时碘对比剂和磺胺类添加剂均存在有过敏反应的可能。随着CT的普及应用，支气管碘油造影技术已不是支气管及肺病变的首选检查方法，但是其在小儿呼吸系统疾病诊断中的价值仍然是不能被取代的，该技术对呼吸系统某些疾病的诊断有特征性意义。

二、热点及展望

（一）CT后处理技术

MSCT通过长轴方向多排探测器可得到不同层面的图像，从而缩短容积扫描时间，实现较大范围的薄层扫描，为后期图像处理技术提供可靠的依据。MSCT后处理技术众多，包括多平面重组（MPR）、曲面重组（CPR）、仿真支气管镜（VB）、容积再现（VR）、最小密度投影（MinIP）等。MSCT得到的原始图像是后处理的基础;VR可三维显示病灶沿管壁长轴的累及范围和管腔狭窄情况;CPR可清晰显示病灶形态、管腔狭窄程度,结合曲面、多平面成像,可灵活调整重建厚度、窗宽、窗位,显示管壁、管腔内部及管腔的周围情况;MPR操作简单,密度分辨率高,在横轴位图像的基础上,可从多个角度观察病灶的形态及与邻近结构,是横轴位图像的必要补充,可提高病灶的检出率,在显示管腔内病变的同时还能显示管腔外的并发症,如阻塞性肺不张、肺炎等;VR图像可以立体显示气道的形态,临床医师容易接受,但是不能直接显示管腔内情况及管腔外并发症,同时组织分辨率较差,易受人工因素的干扰;VB可直观观察气道内情况,类似于支气管镜,能显示气道的异常开口,同时还可显示狭窄的支气管及狭窄后的情况,对于临床内镜医师帮助很大,但操作较复杂、缺少气道立体形态;MinIP在诊断气道病变时可提供更多的信息,在显示变异气道解剖情况的同时,还能观察肺野内有无肺不张及局部感染等,通过多方位观察,还能进一步显示管腔狭窄的情况。

(二)CT支气管动脉成像

CT支气管动脉成像可显示供血动脉的起源、管径、行程、与纵隔内结构的关系及血管进入肺门的方式。图像质量主要受血管直径大小和对比剂浓度影响,但同时也受扫描技术和受检者状况的影响,少数支气管动脉在CT上不能显示。正常起源的支气管动脉右侧较左侧稍多,在CT图像上表现为从主动脉或其主要分支发出的、在纵隔内或中心气道周围的结节状或管状强化结构。CT支气管动脉成像结合VR、MIP、MPR、CPR等后处理技术进行图像重组,效果更佳。VR成像是最常用的重组技术,通过对不同结构的色彩编码和使用不同的透明度,可同时显示表浅或深在结构的影像,保证血管的连续性,通过任意旋转角度,立体显示血管的起源、走行、形态、空间关系,图像逼真、细腻,与DSA图像接近,但VR成像质量的好坏与对比剂浓度、剂量、扫描时间、层厚等因素均有关。MIP技术密度分辨率高,能很好地显示血管的走行、扩张、对比度强,还能区分纵隔血管旁的钙化与腔内的对比剂,但立体感较差,不能完整显示病灶的细节。MPR通过任意层面的重组,薄层的连续显示,可以清晰地显示血管腔内情况及纵隔、肺门等解剖结构,有利于血管特性及与周围组织的结构关系的观察,可真实反映支气管动脉走行和形态。但有时对迂曲的血管难以在同一层面显示全貌,故也可用

CPR,将扭曲的血管在同一层面上显示。一般情况下,通过对采集的数据联合采用多种后处理方式重组,多角度观察、详细分析,才能保证信息的全面准确。

(三)MRI成像

MRI可以显示气管及段以上的各级支气管,对管腔的狭窄或阻塞及管壁的增厚等往往显示较好。当管壁被肿瘤组织浸润,由于肿瘤含水量多,T_2WI呈高信号,比常规CT能提供更多信息。MRI能准确地判断近隆嵴的大气管受侵范围及胸壁结构、大血管受累的程度,对估计中晚期肺癌手术的可能性及预测术中困难有较大帮助,可避免不必要的手术探查。若界定淋巴结直径>1.5cm为异常,文献报道MRI显示肺门、纵隔淋巴结转移的敏感性、特异性、准确性分别为61%~88%、89%~98%、81%~92%。增强MRI能显著提高图像信噪比和对比度噪声比,弥补空间分辨率的不足,明确区分肺癌与继发改变,可明显提高脏层胸膜受侵和胸壁转移结节的诊断符合率。另外,增强MRI软组织分辨率高,可多参数、多方位(轴位、冠状位及矢状位)成像,并具有特有的信号强化特征,比CT更能准确地反映气管肿瘤的病理特征,特别是对胸壁和纵隔浸润程度的评价,增强MRI远比增强CT优越。

超极化氙-129(^{129}Xe)具有良好的脂溶性和化学位移敏感性,使其在MRI肺部气血交换功能探测上具有独特的优势,不仅能反映肺部的形态学信息,也可以提供肺部的生理功能信息,能够只使用一种方法就得到扩散、弥散、灌注等多方面信息,该技术有望使包括气管在内的MRI传统技术手段无法检测的肺部空腔被高亮显示。

超短回波脉冲序列(ultrashort echo time,UTE)回波时间极短,在射频脉冲发射完成后读出梯度准备,采集其信号,此时短T_2成分信号还未衰减为零,直接可以显示为较高信号。UTE在气道病变、弥漫性肺部病变及肺动脉病变成像领域显示出了潜在的临床价值。

(四)三维CT影像肺气管树分割

CT影像作为最灵敏的胸部成像模态,在肺部疾病的诊断中得到了广泛应用。尤其多层螺旋CT技术的快速发展使得基于医学影像的肺部疾病计算机辅助诊断与量化评估成为可能。

气管、支气管作为人体呼吸系统中重要的功能组织,其管状的树形结构也为功能区间划分和病灶定位提供重要参考。因此CT影像中肺气管树分割是肺部疾病分析、病理参数测量和后续图像配置的

基础,也是虚拟支气管镜检查等应用的重要环节。然而,由于 CT 图像成像噪声、运动伪影与部分容积效应的影响,肺气管内灰度分布很不均匀,末端易出现局部管壁断裂现象,在分割细支气管时易弥散到肺实质中造成泄漏。根据方法论方面的主要不同特征,可将国内外研究的可用分割算法大致分为以下五类:

1. 基于区域生长的算法 区域生长是从一组"种子"点集合开始,将与种子预先定义的性质相似的那些邻域像素添加到每个种子上,并根据预先定义的生长准则将像素或子区域发展为更大区域的迭代生长过程。

2. 基于数学形态学的算法 数学形态学是一门图像分析学科,作为一种数学工具可通过选取适当的结构元从图像中提取表达和描绘区域形状的有用图像分量,如骨架、边界等。数学形态学的语言是集合论,可为大量的图像处理问题提供一种有力的方法。数学形态学的应用能够将图像数据进行简化,保持其基本的形状特性并去除不相关结构。

3. 基于几何形状分析的算法 几何形状属于计算机图像处理与分析中常用的图像特征之一,是物体外在的一种总体视觉感知。基于几何形状分析的方法广泛应用于机器人、医学影像等方面,它可以有效对图像中感兴趣物体进行检测。

4. 基于模板匹配的算法 模板是一幅预先定义好的图像,而模板匹配是一种由事先定义的一系列模板图像在原图像中寻找最匹配或最相似部分的方法,其原理是根据一些相似度准则对两幅图像之间的相似度进行衡量。模板匹配属于图像处理中常用技术之一,在目标识别与跟踪领域具有广泛应用。

5. 基于机器学习的算法 机器学习是一种对数据进行自动分析并总结出相应规律,再利用此规律来预测未知数据的方法。机器学习通常涉及到许多统计学理论,因此也被称为统计学习理论。该方法广泛应用于计算机视觉、数据挖掘、医学诊断等领域。

对肺气管三维图像进行分析,可获取完整的肺气管树形结构同时进行量化分析。以图像为基础的三维肺气管树分析可以提供精确的各级气管道尺寸信息用于临床。在三维气管树的基础上,可以量化评价气管树的相关功能和结构。例如可以用于肺结节的检测、确诊肺癌情况等。支气管扩张的病例支气管腔不规则,在生成正式的树形结构,获取骨架的基础上,可以得到各级气管的横截面,用以确定直观或定量的确定支气管腔的正常与否。对于局限性气管疾病,如气管创伤,直接征象为局部管壁缺损,通过分析可以确定肺部气管的创伤处并且确定管壁缺损的大小。

【思考题】

1. 气管疾病儿童多见,尤其是儿童气道异物。CT 虽然广泛应用于临床,但仍有许多问题解决不理想,比如儿童 CT 检查的辐射剂量问题如何解决?如何对气道功能进行影像学评价?

2. 对于气道的先天性变异或后天性创伤性疾病,动态功能成像将向何处发展?如何对气道内功能性和无功能性病灶进行影像学判断和量化?

3. 对于气道内结节或肿块,如何提高诊断的特异性?

(查云飞 高剑波)

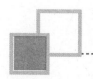

第三章　支气管及肺疾病

第一节　概　述

呼吸系统是开放性器官，支气管及肺疾病高发，规律难寻，诊断治疗棘手。其中肺癌是全球发病率和死亡率第一的恶性肿瘤，慢性阻塞性肺病是全球第四大死因，肺部感染更是非常普遍，65岁以上人群肺部感染死亡率可达30%以上。因此，支气管及肺疾病的及时、准确诊断，对于提升治疗效果、改善预后非常关键。临床上在检查、诊断支气管及肺疾病时，影像学检查方法的合理选择十分重要。支气管及肺部影像学检查方法主要有X线、CT、MRI等。X线表现作为病理生理及病理解剖的体现，需紧密结合临床资料全面分析，才能做出正确诊断。CT有助于检出微小肿瘤及肺门、纵隔淋巴结肿大等。此外，利用胸部CT检查引导肺内病变的穿刺活检已常规用于临床。目前，MRI对肺内病变的临床应用尚少，但在部分领域也可以对CT起到互补作用。

（叶晓丹　刘士远）

第二节　解剖、生理

1. **支气管**　气管由颈部正中向下延伸至第5、6胸椎水平，分为左、右主支气管。右主支气管与体正中轴成20°~30°角，左主支气管与体正中轴成40°~55°角。右肺上叶支气管呈直角从右主支气管发出，分出尖、后、前三段。尖段支气管垂直向上走行，后段支气管向后上方走行，前段支气管向前呈水平方向走行。右中间支气管为右主支气管的直接延续，向外后下方走行于右下肺动脉干的内侧。右肺中叶支气管开口于中间支气管下端前壁，分出内、外两支段支气管，内支向前内下走行，外支向外下延伸。右肺下叶支气管是中间支气管的延续，发出背段支后分出内、前、外、后4支基底段支气管。内基底段支气管向内下方走行；前基底段支气管分布于右肺下叶的前外侧部分；外基底段支气管分布于右肺下叶的外侧部分；后基底段支气管为下叶支气管干的延续，是下叶的最大分支，分布于

右肺下叶后部。在正位相上，4个基底支自外向内的顺序是前、外、后、内；侧位相上，从前向后是前、内、外、后。左主支气管分出左肺上、下叶支气管。左肺上叶支气管分为尖后段和前段支气管；左肺下叶支气管分出背段支气管、内前基底段、外基底段和后基底段支气管（图3-2-1）。

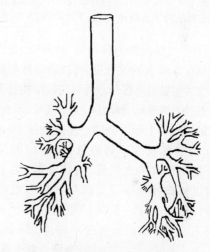

图3-2-1　气管与支气管示意图

气管、支气管具有黏液纤毛排送系统，可将吸入的粉尘颗粒或病原微生物黏附在气管、支气管黏膜表面的黏液层上，随痰排出体外，若被吸入肺泡，则被肺泡内的巨噬细胞吞噬

2. **肺叶**　肺作为呼吸系统的重要组成部分，位于胸腔内膈肌上方、纵隔两侧。肺的解剖可分为一尖、一底、三面和三缘（即肺尖、肺底、肋面、纵隔面、膈面、前缘、后缘、下缘），以及心切迹、斜裂、水平裂、肺叶。肺叶由叶间胸膜分隔而成，右肺包括上、中、下三个肺叶，左肺分为上、下两肺叶。此外，副叶为肺的先天性变异，由副裂深入肺叶内形成，包括①奇叶：呈细线状影，自右肺尖部向内、下走行至右肺门上方，终端为倒置的逗点状；②下副叶：又称心后叶，呈楔形，位于下叶的前内侧部，底部位于膈面，尖端指向肺门，以右肺多见。

3. **肺段**　肺段的名称与相应的支气管一致，每个肺段均有独立的肺段支气管。肺段多呈圆锥形，尖端指向肺门，底部朝向肺的外周（图3-2-2）。

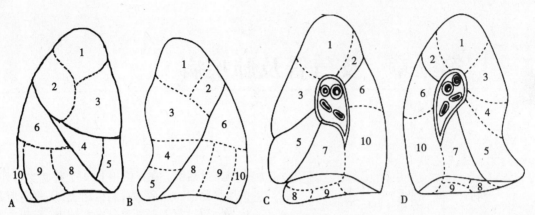

图 3-2-2 肺叶、段示意图

在静息状态下,成人每天约有 1 万升的气体进入呼吸道,成人肺的总呼吸面积约有 $100m^2$ (有 3 亿 ~ 7.5 亿个肺泡)。A ~ D. 右肺外面观(A)、右肺内面观(C):1. 右肺上叶尖段;2. 右肺上叶后段;3. 右肺上叶前段;4. 右肺中叶外侧段;5. 右肺中叶内侧段;6. 右肺下叶背段;7. 右肺下叶内基底段;8. 右肺下叶前基底段;9. 右肺下叶外基底段;10. 右肺下叶后基底段;左肺外面观(B)、左肺内面观(D):1、2. 左肺上叶尖后段;3. 左肺上叶前段;4. 左肺上叶上舌段;5. 左肺上叶下舌段;6. 左肺下叶背段;7、8. 左肺下叶内前基底段;9. 左肺下叶外基底段;10. 左肺下叶后基底段

4. 肺门 肺门影为肺动脉、肺静脉、支气管和淋巴组织在 X 线上的综合投影,以肺动脉和肺静脉的大分支为主要组成部分。两肺门的结构排列自前向后分别是上肺静脉、肺动脉、主支气管、下肺静脉,左肺门的结构自上而下分别是左肺动脉、左主支气管、左上肺静脉及左下肺静脉,右肺门的结构自上而下分别是右主支气管、右肺动脉、右上肺静脉及右下肺静脉。肺门上部与下部形成的夹角称为肺门角。通常左侧肺门较右侧高 1 ~ 2cm。正常成人右下肺动脉干宽度不超过 15mm。

(叶晓丹 刘士远)

第三节 正常影像学表现

一、正常表现

1. 正常 X 线表现(图 3-3-1)

(1)支气管:X 线平片可以显示段以上的支气管,表现为柱状低密度区域。断层摄影,尤其是数字断层摄影(digital tomosynthesis,DTS)可以显示更小的支气管分支,管腔内部有无狭窄及占位显示更加清晰和直观。

(2)肺野:胸片表现为透亮的区域,以第 2、4 肋骨前端下缘水平线分为上、中、下肺野,每侧肺纵向弧形三等分为内带、中带和外带。

(3)肺纹理:表现为自肺门向外呈放射状分布、逐渐变细的树枝状影,主要由肺动脉、肺静脉及结缔组织构成,胸膜下 2cm 多不见肺纹理,下肺野肺纹理较上肺野多且粗,右下肺野肺纹理较左下肺野多且粗。

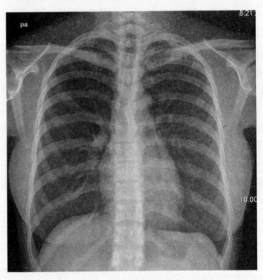

图 3-3-1 正常胸部 X 线表现

2. 正常 CT 表现(图 3-3-2)

(1)肺门:CT 可以准确显示肺门的组成和结构,还可以通过多平面重建显示肺门形态。右上动脉的分支分别与右肺上叶的尖、后、前段支气管伴行。右下肺动脉参与供应右肺上叶后段。右肺门下部有叶间动脉、右肺中叶动脉、右肺下叶背段动脉及基底动脉。右肺静脉包括引流右肺上叶及右肺中叶的右上肺静脉干和引流右肺下叶的右下肺静脉干。左上肺动脉通常分为尖后动脉和前动脉。左肺动脉跨过左主支气管后即延续为左下肺动脉。左肺静脉包括左上肺静脉干和左下肺静脉干。

(2)支气管血管束:支气管血管束由支气管、血管及周围的结缔组织组成。CT 可以显示 7 ~ 8 级支气管,通过多平面重建和最小密度投影可以显示

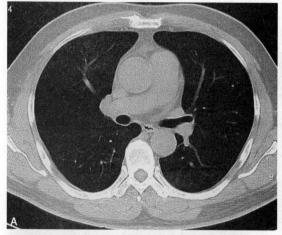

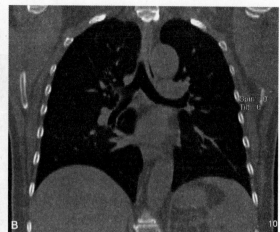

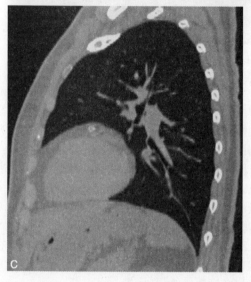

图 3-3-2 正常肺部 CT 表现
A. 横轴位；B. 冠状位；C. 矢状位

支气管树的形态，并可直观显示管壁有无增厚、管腔有无狭窄或扩张。正常支气管管壁为均匀线状影，管腔自气管、支气管逐级变细，走行平滑自然。肺段动脉分支常伴行于同名支气管，多位于支气管的前、外或上方。肺段静脉位于同名支气管的后、内或下方，多不与支气管并行，从外围引流汇合成肺静脉主干而汇入左心房后上部。

（3）肺叶和肺段：肺叶和肺段依据相应支气管及伴随血管的分布及一般解剖位置来进行判断。高分辨率 CT（high resolution computed tomography，HRCT）可显示次级肺小叶（下称肺小叶），其由小叶核心、小叶实质和小叶间隔组成。小叶核心主要是小叶肺动脉和细支气管，其管径约 1mm；小叶实质为肺泡结构；小叶间隔构成肺小叶边界，由结缔组织构成，内含小叶静脉与淋巴管，在 HRCT 上部分可显示为长为 10～25mm 的均匀线状致密影，易见于胸膜下，且与胸膜垂直。

3. 正常 MRI 表现（图 3-3-3）

（1）支气管：MRI 可以显示段以上支气管，管壁呈线状且均匀。

（2）肺实质：目前 MRI 在肺实质的成像尚不理想，整个肺实质的影像基本呈无信号的黑色，与下述因素有关：①肺内氢质子密度较低，所产生的 MRI 信号很微弱，不利于 MRI 成像；②水与空气的磁敏感差异导致磁场中水-气交界面的微磁场不均匀，影响肺实质成像；③心跳和呼吸运动产生运动伪影；④肺部的血流和弥散运动影响射频脉冲的再次激励效果。

二、支气管、肺正常值

1. 支气管　支气管平均长度男性为 2.1cm，女性为 1.9cm；外径平均值男性为 1.5cm，女性为 1.4cm；嵴下角平均正常值男性为 21.96°，女性为 24.7°。

2. 肺动脉　肺动脉起自右心室基底部，肺动脉主干宽且短，长度约 5.0cm，直径约 3.0cm，而后分为右肺动脉和左肺动脉，直径约为 2.0cm。

3. 肺静脉　肺静脉一般左右各两支，两者汇合开口于左心房。右上肺静脉直径 11.4～12.4mm；左上肺静脉直径 9.6～10.5mm；右下肺静脉直径

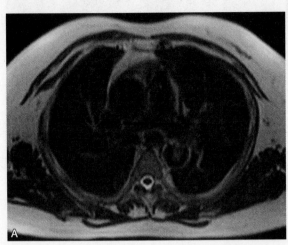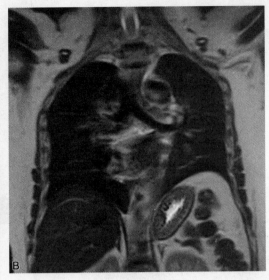

图 3-3-3 正常肺部 MRI 表现
A. 横轴位；B. 冠状位

12.3～13.1mm；左下肺静脉直径9.0～9.9mm。

4. 肺实质 肺实质为肺部具有气体交换功能的含气间隙及结构，包括肺泡与肺泡壁，肺泡直径80～250nm。

三、有价值的解剖标志

1. 叶间裂 窄条状乏血管带或三角形乏血运区，可作分叶标志。

2. 肺韧带 可作下叶内基底段和后基底段的分界。

四、注意事项

1. 扫描范围自胸廓入口至肺底。

2. 支气管、肺的扫描常规是仰卧位吸气末屏气扫描，以便肺组织能最大程度的膨胀。病变位于背侧胸膜下方或纵隔胸膜下方心脏大血管旁者，可以通过改变扫描体位（俯卧位或侧卧位）获得质量较高的影像。小气道病变可加扫呼气末期相，从形态学和功能学两方面加以评价。

（叶晓丹　刘士远）

第四节　良性支气管狭窄性疾病

一、支气管闭锁

【病理与临床】

1. 病理改变 支气管闭锁（bronchial atresia）为第2位最常见的先天性支气管变异，是由于支气管在胚胎衍生时期发生异常而导致局部支气管的狭窄或闭塞。闭锁远端的支气管和肺组织发育正常，但肺泡数量会减少，肺组织通过肺泡间孔氏孔通气，病变周围肺组织由于活瓣现象产生过度通气和肺气肿。闭锁支气管远端的气道继续分泌黏液，导致黏液聚集，引起支气管扩张或黏液栓形成，如伴感染可存在气液平。左肺上叶尖后段最常见，其次为右肺上叶、中叶，偶见于下叶支气管。段支气管受累最常见。

2. 临床表现 青壮年常见，多数为 20～30 岁体检时偶然发现。患者多无临床症状，或有轻微咳嗽、咳痰、呼吸困难、咯血等。

【影像学表现】

1. X 线表现 病变侧肺门周围肿块，也可表现为指套样外形，伴邻近肺的过度膨胀，通常累及单个肺段支气管。

2. CT 表现 肺内可见由于气管闭锁腔内黏液潴留扩张形成的囊肿，囊肿一般呈现为椭圆形、类圆形、分叶状、分支状或呈多发、按支气管树走行方向分布的小棍棒样阴影（图 3-4-1），伴周围肺气肿表现。支气管黏液栓平扫 CT 值 13～45HU，增强扫描黏液栓无明显强化，黏液栓的近端和支气管内无强化的异常软组织影。形成黏液栓囊肿的肺内由于肺动脉、静脉变细表现为血管束分布稀少、纹理变细。范围累及肺段、亚段或更小范围，大小不一。囊肿附近或远离囊肿处可出现支气管扩张或炎性条索影。

3. MRI 表现 支气管黏液栓在 T_1WI 及 T_2WI 上多呈高信号，其信号特点常与黏液栓中的蛋白质含量有关。

【诊断要点】

1. CT 显示主要沿支气管走行分布的低或较低

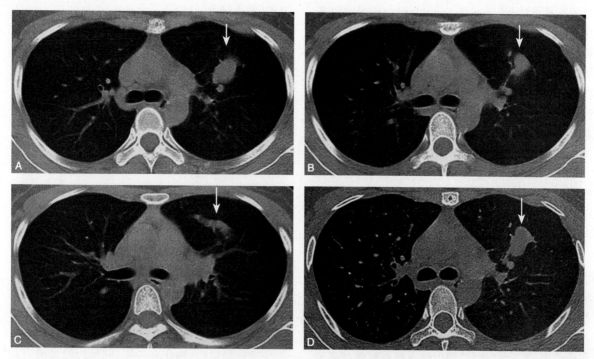

图 3-4-1　左肺上叶前段支气管闭锁伴局部囊肿形成

A～C. 普通肺窗示左肺上叶前段支气管闭塞,闭锁远端支气管局部黏液聚集形成黏液栓囊肿(箭);D. HRCT 肺窗可见黏液栓(箭)

密度囊状影,边界清晰,增强扫描无明显强化。

2. 病变周围肺组织可有气肿、肺动静脉分支稀疏等改变。

【影像报告书写的注意事项】

1. 注意病变的形态、密度(或信号)、边界、增强扫描有无异常强化。

2. 注意病变发生的位置及与支气管走行的关系。

3. 注意病变周围肺组织、肺动静脉的改变。

【鉴别诊断】

1. 肺内型支气管囊肿　多为规则、光滑的圆形囊肿或空腔,与本病的囊肿形态上的差别较大,且周围并无肺气肿改变。

2. 肺曲霉菌病　为一种肺内真菌感染性疾病,位于空腔内的球形阴影由曲菌等物质堆砌而成,并非囊变。而且变换体位时曲菌球可以在空腔内移动,而支气管闭锁的位置和形态不会随意改变。

3. 肺癌引起的局限性黏液样嵌塞　通常在癌肿的远侧,虽然相应支气管显示阻塞扩张并含有潴留的黏液,但黏液栓的近端和支气管内无强化的异常软组织影,且并不出现类似本病显示的单个巨大分支或类圆形病变。

【诊断价值】

1. 胸部 X 线片

(1) 优势:快速简便,经济实惠,辐射小。

(2) 局限性:X 线上支气管黏液囊肿难与肺内占位性病变鉴别。

2. CT 检查

(1) 优势:肺窗及高分辨率 CT 能较好地显示异常支气管的解剖位置、其邻近囊肿内黏液栓以及周围肺气肿征象。

(2) 局限性:平扫囊肿内黏液栓的密度类似软组织,不易与肺门肿块鉴别。需行 CT 增强扫描才能与支气管内占位病变及其继发的黏液栓进行鉴别。

3. MRI 检查

(1) 优势:能明确支气管内是否有软组织影、支气管黏液栓及囊内性质。

(2) 局限性:对支气管黏液栓周围气肿显示不佳。

【注意事项】

1. 流行病史　青壮年常见,多为体检时发现。

2. 临床表现　多无特异性或无临床表现。

3. 影像学特征　支气管黏液囊肿及周围肺气肿表现。

二、支气管结石

【病理与临床】

1. 病理改变　肺门、纵隔、支气管及肺野内钙化灶(多为结核所致)突入支气管壁内或管腔时,称其为支气管结石(bronchial calculus)。形成原因主要有以下几种:①支气管软骨钙化,并与支气管分离;②支气管周围淋巴结慢性炎症后钙化并压迫支气管,随着心脏搏动及呼吸运动,钙化随之压迫、摩擦、侵蚀、嵌入管壁,最后穿过支气管壁进入支气管腔内而形成结石;③以支气管腔内异物、血块或炎症分泌物为核心发展为结石。支气管结石右侧较左侧多。分为肺门型及弥漫型。

2. 临床表现 主要为迁延性咳嗽、脓痰及肺部感染,甚至出现并发性大咯血。出现咯石为诊断金标准。

【影像学表现】

1. X线表现 在肺门、纵隔等邻近支气管区域可见钙化灶。病程长者可见病变支气管支配区域肺内反复发生炎症,甚至肺不张、肺纤维化等改变。

2. CT表现 CT可见钙化灶突入支气管壁内和或腔内,表现为支气管腔内斑点状或短条状高密度影,边缘光滑(图3-4-2)。病灶可成游离状态,改变患者体位位置可发生改变。结石可致支气管狭窄。同时CT可显示支气管支配区域的肺炎、肺不张及支气管扩张等征象。

【诊断要点】

CT显示突入支气管壁内或支气管腔内的高密度结节影,边缘光滑,可随患者体位改变而移动。临床上可有反复咳嗽、痰中带血。

【影像报告书写的注意事项】

1. 注意观察支气管壁或支气管腔内有无高密度影。

2. 注意观察支气管结石引起的继发改变,如肺炎、肺不张等。

【鉴别诊断】

1. 肺内结核性钙化灶 表现为肺内散在的钙化灶,邻近肺内支气管通畅,部分支气管可扩张。

2. 支气管壁钙化 主要表现为生理性软骨环钙化,多见于60岁老年人。肺内支气管通畅,支气管管腔内无钙化灶。

【诊断价值】

1. 胸部X线片

(1)优势:快速简便,经济实惠,辐射小。

(2)局限性:无法清晰显示钙化以及钙化是否位于支气管壁或腔内。

2. CT检查

(1)优势:可确切判断支气管结石的大小、位置及数量,并判断结石是否突入管腔内或位于管壁,同时观察支气管狭窄程度及相应支配区域肺组织改变。

(2)局限性:钙化在外周肺野时,较难确定是否为单纯的钙化或支气管结石。

3. MRI检查 MRI不适合肺部较小病变的显示,不能有效检出钙化,尤其钙化灶较小时。

【注意事项】

1. 临床表现 主要为迁延性咳嗽、脓痰及肺部感染,甚至出现并发性大咯血,出现咯石为金标准。

2. 影像学特征 支气管壁或腔内钙化灶。

三、支气管黏液嵌塞

【病理与临床】

1. 病理改变 由于支气管黏膜的炎症、坏死、

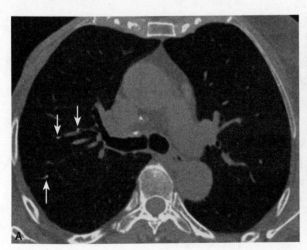
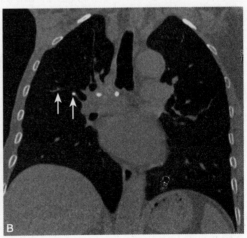

图3-4-2 右肺上叶支气管结石
A、B. HRCT肺窗轴位及冠状位示右肺上叶亚段支气管腔内斑点状、结节状高密度影(箭)

出血及支气管黏液分泌异常而致黏液排除障碍,导致支气管黏液嵌塞(lucas-championniere syndrome),是多种疾病的继发病变及并发症。主要病理表现为黏液分泌物充满支气管腔,引起支气管扩张,扭曲变形,随时间推移,黏液逐渐变硬,形成橡皮样棕色或绿色的黏液栓,堵塞支气管,引起气道不畅。

2. 临床表现　表现为间断咳嗽、胸痛、气急、咳痰或痰中带血,可咳出黏液栓。

【影像学表现】

1. X 线表现　不同程度扩张的支气管内见密度增高影,形态因病变的大小、部位不同而异。支气管分叉处病变常表现为分支状;局限性支气管病变表现为棒状、类圆形、囊状;合并肺不张时,可见不同程度实变影。黏液咳出后,与支气管走行一致的阴影消失。

2. CT 表现　主轴指向肺门,沿一支或多支支气管走行,表现为柱状或分支状影,呈低、较低或中等密度影,CT 值 18~65HU,增强后无明显强化,常伴有支气管壁增厚、管腔扩张(图 3-4-3)。

3. MRI 表现　支气管黏液嵌塞表现为圆形、卵圆形、柱状、树枝状异常信号,T_1WI 呈等低信号,T_2WI 呈高或稍高信号,部分病变在 T_1WI 上可呈稍高信号。增强扫描无明显强化。

【诊断要点】

主轴指向肺门,形态为沿一支或多支支气管走行的柱状或树枝状影,增强后无明显强化。

【影像报告书写的注意事项】

注意观察病变的形态、密度、与支气管走行的关系以及增强扫描有无强化。

【鉴别诊断】

肺动脉栓塞:平扫时表现为肺门区柱状影,增强扫描示肺动脉及其分支内部分或完全性充盈缺损,阻塞远端的肺血管不成比例变细,肺纹理减少,中心动脉增宽;可见局部线样肺不张或肺体积缩小;伴有梗死或出血灶者表现为以胸膜为基底的楔形实变灶。

【诊断价值】

1. 胸部 X 线片

(1) 优势:快速简便,经济实惠,辐射小。可观察病变大致全貌。

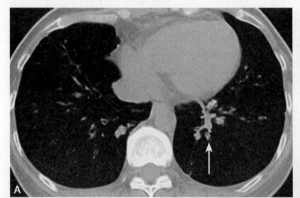
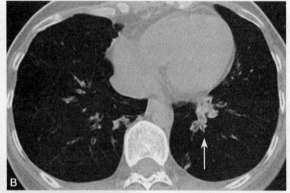
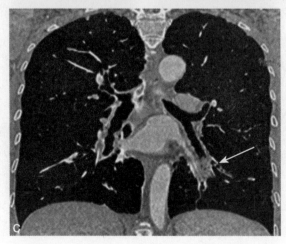

图 3-4-3　左肺下叶基底段支气管黏液嵌塞
A~C. 肺窗轴位及 HRCT 肺窗冠状位示左肺下叶基底段支气管内柱状影(箭),伴支气管壁增厚、管腔扩张

（2）局限性：由于是重叠成像，隐蔽部位或范围较小的病变易漏诊，也较难确定病变性质。

2. CT 检查

（1）优势：可确定病变在支气管，对病变范围、密度及支气管周围病变的显示更全面和直观。

（2）局限性：常规 CT 扫描精确显示能力有限，应结合薄层高分辨率 CT。

3. MRI 检查

（1）优势：可根据管腔内信号特点判断黏液嵌塞。

（2）局限性：对于肺实质及钙化的显示不佳。

【注意事项】

1. 流行病史 青壮年多见。当患者有免疫抑制时，支气管黏液嵌塞应考虑继发于干酪性肺结核、巨细胞病毒性肺炎、肺孢子性肺炎等机遇性感染的可能性。

2. 临床表现 可伴寒战、高热及咳铁锈色痰，体格检查可有肺部啰音及皮疹，白细胞计数可升高。

四、支气管哮喘

【病理与临床】

1. 病理改变 哮喘（bronchial asthma）是由多种细胞包括气道的炎性细胞和结构细胞（如嗜酸性粒细胞、肥大细胞、T 细胞、中性粒细胞、平滑肌细胞、气道上皮细胞等）参与的气道慢性炎症性疾病。这种慢性炎症导致气道高反应性，并出现气道重构，导致广泛多变的可逆性气流受限，并引起一系列症状。研究发现 62% 的严重哮喘患者存在支气管壁增厚或狭窄，且支气管病变程度与哮喘严重程度、病程长短有关。

2. 临床表现 表现为反复发作性的喘息、气急、胸闷或咳嗽，发作时在双肺可闻及散在或弥漫性、以呼气相为主的哮鸣音，呼气相延长。症状常在夜间和（或）清晨发作、加剧，多数患者可自行缓解或经治疗缓解。临床可分为急性发作期、慢性持续期和临床缓解期。

【影像学表现】

1. X 线表现 表现为 4 种类型：①无明显异常，双肺未见明显异常征象，仅有临床症状；②肺间质性改变，表现为双肺纹理增多、紊乱、模糊，肺野透光度降低，部分表现为网格样改变；③合并肺气肿，除间质性改变外，表现为双肺透光度增高、双膈低平、双侧肋膈角变钝、桶状胸。④合并肺内感染，可呈支气管肺炎改变。

2. CT 表现 CT 表现包括支气管壁增厚、支气管扩张、马赛克征象、肺气肿、纵隔气肿及空气潴留征（呼气相扫描透亮度增加的区域）等（图 3-4-4）。HRCT 可通过气道壁厚度、管壁面积和气道壁相对面积等指标定量测定支气管哮喘患者的气道重塑情况。

3. 功能影像学 在获得薄层数据后，采用图像后处理软件，对支气管哮喘患者的胸部 CT 图像进行多平面重建、支气管树或肺组织的三维容积成像、支气管仿真内镜等，可直接评价大气道，并通过光密度测量间接评价小气道，详细研究患者气道壁厚度、管壁面积和气道相对面积等气道重塑指标。除肺解剖形态学研究外，对于哮喘患者的肺通气及灌注功能进行评价尤为重要。利用惰性气体成像，如氦气 MRI 或非放射性氙气双源 CT，可根据信号或密度变化追踪吸入惰性气体后支气管肺泡水平的通气功能障碍情况，并分析其变化与肺功能指标如 FEV1/FVC 率、残余肺容积等之间的相关性。双源 CT 肺灌注成像能提供肺微循环的碘分布图，可发现由于血管重构引起的灌注异常，对哮喘患者有

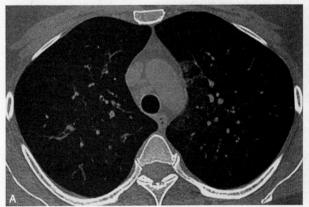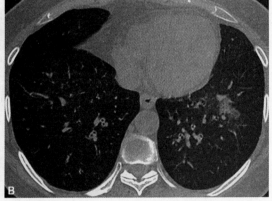

图 3-4-4 哮喘的 CT 表现

A、B. HRCT 肺窗轴位示左肺上叶及双肺下叶基底段马赛克征、肺气肿征以及继发感染征

重要意义。

【诊断要点】

支气管哮喘轻者可无明显异常改变，较明显者可出现肺纹理增多紊乱、肺野透光度不均匀增高等改变，合并肺炎时表现为相应部位斑片状密度增高影。

【影像报告书写的注意事项】

1. 注意观察支气管哮喘引起的肺气肿的程度、有无肺大泡形成等。

2. 合并肺炎时注意观察炎症的位置和范围。

3. 支气管哮喘治疗前后应对比旧片，观察病变的变化情况。

【鉴别诊断】

慢性阻塞性肺部疾病：影像学表现为胸廓前后径增大，肋骨走向变平，肺野透光度增高，横膈位置低平，肺门血管呈残根状，肺野外周血管纤细稀少等，有时可见肺大泡形成。多年慢性阻塞性肺部疾病发作后，可合并肺心病。慢性阻塞性肺部疾病与支气管哮喘都存在气流受阻，但前者气流受阻为不可逆性，后者则为可逆性。部分支气管哮喘发生气道重塑后，气流受限也会不完全可逆。

【诊断价值】

1. 胸部 X 线片

（1）优势：快速简便，经济实惠，辐射小。

（2）局限性：对气道的评估能力低。

2. CT 检查

（1）优势：通过对气道壁厚度、气道管径及其关系的显示，可评价气道重塑情况。

（2）局限性：哮喘患者的 CT 表现并无特异性。

【注意事项】

1. 临床表现对诊断很重要，诊断标准及临床分期均依靠临床症状。

2. 高分辨率 CT 可对气道重塑情况进行评估，但是目前仍然处于研究阶段，存在一定局限性。

【诊断思维与点评】

1. 支气管闭锁是先天性支气管变异，以青少年多见，一般无自觉症状，常偶然发现。CT 是诊断该病的主要方法，表现为低或稍低密度影，边界较清，与支气管关系密切，增强扫描无明显强化。

2. 支气管结石的直接征象为支气管壁或支气管腔内的高密度结节影，可引起支气管腔狭窄，可伴肺不张、肺炎及支气管扩张等继发改变。影像学检查的目的在于了解支气管结石的位置以及是否引起继发性改变。

3. 支气管黏液嵌塞是支气管阻塞、黏液淤积所致，可由多种疾病引起，影像学检查主要是明确引起支气管黏液嵌塞的原因，为临床治疗决策提供主要信息。

4. 支气管哮喘无特异性影像学表现，但通过CT 等检查可以评价合并的肺炎、肺气肿等改变。此外，通过气道重塑等相关研究，可以为临床提供更多功能性指标。

【思考题】

1. 高分辨率 CT 在评价支气管哮喘患者的气道重塑及通气功能障碍中的作用如何？

2. 如何在 CT 图像上鉴别支气管黏液栓与支气管腔内占位病变？

（余建群　张丽芝　师轲

许华燕　刘士远）

第五节　支气管扩张

【病理与临床】

1. 病理改变　支气管扩张（bronchiectasia）分为先天性和获得性，大多为病毒、细菌或结核、真菌感染后引起，往往累及段或亚段支气管，表现为受累支气管壁平滑肌、弹力纤维及支气管软骨等支撑结构遭到破坏，代之以肉芽组织或纤维组织，致受累支气管弹性降低、管腔扩大，扩张支气管腔内常有较多黏液脓性分泌物聚集，周围肺组织常有纤维组织增生、萎缩或气肿。支气管扩张按形态特点可分为三种类型：①柱状扩张，为支气管管腔较均匀增粗；②囊状扩张，支气管呈囊状增粗改变；③不规则扩张，支气管管腔不均匀增粗，或呈串珠样改变。

2. 临床表现　以反复咳脓痰、咯血、反复肺部感染及慢性感染中毒症状为主要表现，多继发于慢性支气管炎、支气管肺炎及肺结核等病，以儿童、青年人和老年人多见。

【影像学表现】

1. X 线表现　轻度扩张的支气管可无明显异常改变。明显支气管扩张表现为局部肺纹理增多、增粗、紊乱，在粗乱的肺纹理中有蜂窝状影或卷发状影，有时伴有液平（图 3-5-1）。

2. CT 表现　CT 图像上支气管的管径是其伴行肺动脉直径的 1.5 倍时，考虑为支气管扩张，相应支气管壁增厚，腔内可见液平。黏液栓形成时表现为支气管内柱状或结节状密度增高影，可伴周围肺组织不张或气肿，扩张支气管周围常伴散在的斑片影、条索影、磨玻璃影及结节影。不同程度支气

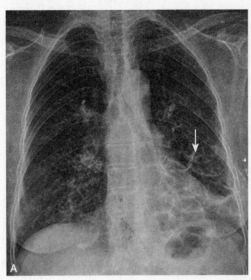
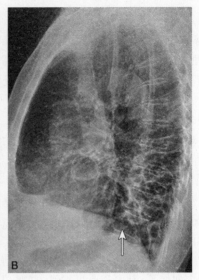

图 3-5-1　支气管扩张的 X 线表现
A、B. 胸部正、侧位片示左肺中下肺野蜂窝状影或卷发状影,伴有液平(箭)

管扩张表现有差异,常见三种形式:①柱状扩张,扩张支气管直径大于伴行的肺动脉直径,与 CT 扫描层面平行走行的支气管可表现为"轨道征",而垂直走行的支气管呈圆柱状,多为轻度扩张支气管;②静脉曲张样扩张,扩张的支气管宽窄不一,呈串珠状或蚯蚓状,多为中度扩张支气管;③囊状扩张,扩张支气管呈囊状,邻近多个囊状扩张的支气管易形成蜂窝状改变,扩张的支气管内可形成液平面,有时扩张的支气管和伴行的肺动脉断面可共同形成"印戒征",多为重度扩张支气管,常与前面两种表现同时出现(图 3-5-2)。

【诊断要点】

1. 直接征象　支气管腔增粗,支气管壁增厚,表现为"轨道征""印戒征"。

2. 伴随征象　囊状扩张的支气管内液平面形

成,支气管内黏液栓形成。

3. 继发征象　扩张支气管周围炎症、阻塞性肺不张、肺气肿改变。

【影像报告书写的注意事项】

1. 明确受累扩张支气管所属肺叶、肺段的位置。

2. 注意观察扩张支气管的形态,支气管内有无液平、有无黏液栓形成。

3. 治疗后要与旧片比较,观察支气管周围炎症的吸收情况。

【鉴别诊断】

根据慢性咳嗽、反复咳脓痰、咯血等临床症状,HRCT 显示异常扩张的支气管,多可明确诊断。但支气管扩张需与如下疾病鉴别:

1. 肺大泡　是由肺泡壁破裂、相互融合形成

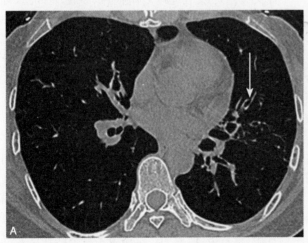
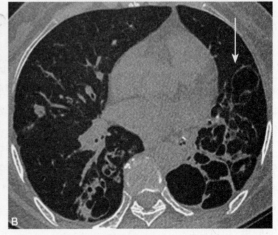

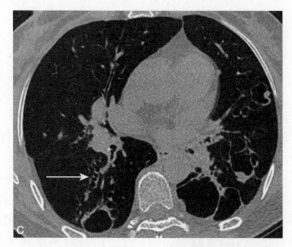

图 3-5-2　支气管扩张的 HRCT 肺窗表现

A. 支气管柱状扩张,扩张支气管直径大于伴行的肺动脉直径,呈"轨道征"(箭);
B. 支气管囊状扩张,支气管管腔呈囊状扩张,有时呈"印戒征"(箭);C. 支气管不规则扩张,呈串珠状或蚯蚓状(箭)

的含气腔,常见于胸膜下,呈圆形或椭圆形,壁菲薄,腔内液平面少见,周围多无炎症浸润。

2. 先天性肺囊肿　常为多个囊状透光影,囊壁相对较薄,囊肿相对较大,较少有液平面,且病变与支气管走行无相关性。

3. 肺气囊　常见于金黄色葡萄球菌肺炎,表现为肺内多个薄壁空腔,周围常伴有炎症浸润或脓肿形成,随病情变化快,抗炎治疗后可吸收消退。

【诊断价值】

1. 胸部 X 线片

(1) 优势:快速简便,经济实惠。

(2) 局限性:病变较轻时可无异常改变,容易漏诊,无法对病变程度、范围做出准确评价。

2. CT

(1) 优势:是确诊支气管扩张的有效检查方法,尤其是结合 HRCT 更能准确检出病变位置和范围,是确诊支气管扩张的首选方法。

(2) 局限性:辐射剂量高于胸部 X 线片。

【注意事项】

1. 流行病史　儿童、青年和老年人多见,既往有诱发支气管扩张的呼吸道感染病史。

2. 临床表现　咳嗽、咳痰和咯血为主要症状,合并感染时可有脓痰、发热、胸痛等表现。

3. 影像学特征　支气管腔扩大、支气管壁增厚,合并感染时可有液平面形成,周围肺组织不张、气肿或支气管周围炎。

【诊断思维与点评】

典型的支气管扩张以慢性咳嗽、反复咳脓臭痰、咯血等为主要表现,HRCT 显示支气管扩张的异常改变,即可明确诊断。HRCT 是诊断支气管扩张的主要影像学手段,借助它不仅能判断病变的程度和范围,还可以为临床治疗后疗效的评价提供重要的参考信息。

【思考题】

男,63 岁,农民,既往有吸烟史,以"反复咳嗽、咳痰 5 年,加重 3 天伴咯血"收入院,入院后应做何种影像学检查为宜?影像学检查可能提示哪些疾病?在影像学特征上如何鉴别?

(余建群　张丽芝　师轲

许华燕　刘士远)

第六节　支气管炎性疾病

一、慢性支气管炎

【病理与临床】

1. 病理改变　①支气管黏膜充血、水肿,支气管上皮细胞变性、坏死、鳞状上皮化生;②黏膜下腺体增生、分泌活跃、炎症细胞浸润;③支气管壁平滑肌断裂、萎缩,支气管周围纤维组织增生,肺泡弹性纤维断裂。

2. 临床表现　以中老年人群多见,多在冬季发病,常见症状为咳嗽、咳痰,或伴有喘息,每年发病持续 3 个月,病程连续 2 年或 2 年以上。

【影像学表现】

1. X 线表现　慢性支气管炎(chronic bronchitis)早期无明显异常表现。当病变发展到一定阶段时,X 线表现为双肺纹理增多、紊乱、扭曲及变形;合

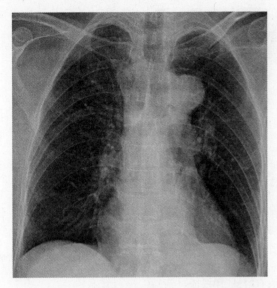

图 3-6-1　慢性支气管炎的 X 线表现
X 线示双肺纹理增多、紊乱伴肺气肿征象

并肺气肿征时双肺野透亮度增强、肋间隙增宽、横膈低平；合并炎症时表现为斑片影；病程晚期伴间质纤维化表现为条索状、网状影；伴肺动脉高压时有近肺门处肺纹理增粗、外围肺纹理稀疏等表现（图 3-6-1）。

2. CT 表现　支气管血管束增多、紊乱，支气管壁增厚；出现肺气肿时胸廓前后径增大，双肺局限或多发低密度区，甚至融合成片；出现肺大泡时表现为薄壁囊腔，以胸膜下常见；伴有炎症时见斑片状、磨玻璃状密度增高影；病程晚期伴间质纤维化时呈弥漫网状影；伴肺动脉高压时表现为近肺门肺动脉扩张，外围肺小动脉稀疏，呈残根状（图 3-6-2）。

【诊断要点】

影像学表现无特征性表现。根据临床病史、症状和实验室，可作支持性诊断。

【影像报告书写的注意事项】

1. 注意观察肺纹理及支气管血管束的变化情况。

2. 留意继发改变，如是否合并肺气肿、间质纤维化、肺动脉高压等。

3. 合并炎症时要明确受累肺叶、肺段位置。

【鉴别诊断】

慢性支气管炎引起的肺间质纤维化需与特发性肺纤维化鉴别。前者往往伴较为明显的肺气肿改变，结合临床病史不难鉴别。特发性肺纤维化病

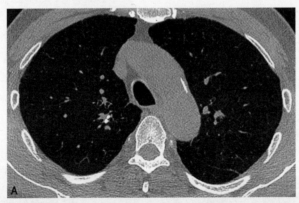

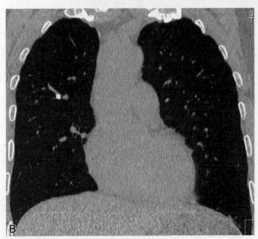

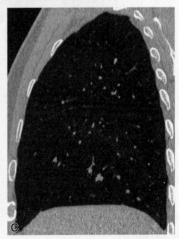

图 3-6-2　慢性支气管炎的 CT 表现
A ~ C. HRCT 肺窗轴位、冠状位及矢状位示双侧支气管血管束增多、紊乱伴肺大泡形成

变区沿肺外周带呈胸膜下分布。

【诊断价值】

1. 胸部 X 线片

（1）优势：快速简便，经济实惠。

（2）局限性：病变较轻时不能显示异常，无法对病变程度以及并发症做出准确评估。

2. CT 检查

（1）优势：能了解病变程度，并能有效显示并发症，如早期肺气肿及其类型、分布、肺炎等。结合三维成像，可用 CT 评价肺功能。

（2）局限性：辐射剂量高于胸部 X 线片。

【注意事项】

慢性支气管炎一般根据临床表现作出诊断，影像学检查的目的在于了解疾病的程度，是否存在肺气肿、肺间质纤维化、肺动脉高压等合并症，以及支气管扩张、肺癌等其他疾患，以利于临床制定合适的治疗方案。

二、细支气管炎

【病理与临床】

1. 病理改变　细支气管炎（bronchiolitis）病变主要位于细支气管，表现为上皮细胞变性、坏死，炎症细胞浸润，黏膜下充血、水肿、腺体增生、分泌增多，进而引起支气管壁增厚，相应支气管狭窄、堵塞，炎症累及肺泡时造成通气、换气功能障碍。

2. 临床表现　以婴幼儿多见，病毒感染是最主要的病因，起病急，早期呼吸道卡他症状、咳嗽、喘息为先兆症状，之后迅速出现发热、咳嗽、喘鸣、呼吸困难等表现，咳嗽是细支气管炎最突出的症状，先为阵发性干咳，以后伴有咳痰，多为白色黏液样痰，严重者可表现为昏迷、惊厥及呼吸衰竭等症状。

【影像学表现】

细支气管炎在 X 线和 CT 图像上没有典型征象，

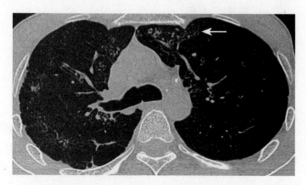

图 3-6-3　细支气管炎的 HRCT 表现

HRCT 示双肺气肿伴散在树芽征，提示支气管周围炎症（白箭）

X 线上表现为纹理模糊，在 HRCT 图像上见树芽征（图 3-6-3）。常可见继发的肺气肿或局限性肺不张，伴有支气管周围炎症时可见点状、片状密度增高影。

【诊断要点】

影像学检查无特异性，诊断主要根据临床表现和实验室检查，细支气管炎引起肺气肿、肺不张和肺炎时则有相应影像学表现。

【影像报告书写的注意事项】

1. 注意观察细支气管炎引起的肺气肿、肺不张和肺炎。

2. 治疗前后要对比旧片，以评估疗效。

【鉴别诊断】

与其他类型支气管炎的鉴别主要依据临床表现和实验室检查。

【诊断价值】

影像学检查的目的在于评价病变的范围、程度以及其他合并情况。

【注意事项】

细支气管炎无特征性影像学表现，诊断主要依据临床表现和实验室检查，影像学检查的目的在于了解疾病的范围、程度以及其他合并情况。

【诊断思维与点评】

细支气管炎以婴幼儿多见，无特异性影像学表现，诊断主要依靠临床表现和实验室检查。仅依赖影像学检查难以明确细支气管炎，影像学检查主要用于了解细支气管炎继发改变的情况，如肺气肿、肺不张、肺炎等，以及后续治疗效果的评价。

【思考题】

1. 慢性支气管炎病程晚期可有哪些继发改变？请简要叙述各自的主要影像学表现。

2. 如何提高小气道疾病影像学检查的敏感性？有无量化评价的可能性？

（余建群　张丽芝　师轲

许华燕　刘士远）

第七节　中央型肺癌

中央型肺癌指发生于肺段或肺段以上支气管的恶性肿瘤，组织学类型以鳞状细胞癌为多，还可为神经内分泌肿瘤（小细胞肺癌、大细胞肺癌及类癌，详见第九节），腺癌少见。

【病理与临床】

1. 病理改变

（1）支气管肿瘤：肿瘤可自支气管黏膜表面向管腔内生长，形成乳头、息肉或菜花样肿块；也可沿支气管壁内浸润生长,造成管壁不同程度增厚;如穿过支气管外膜则在支气管壁外形成肿块。病变支气管呈不同程度的狭窄甚至闭塞。

(2)支气管阻塞:肿瘤任何生长方式均可造成支气管狭窄、阻塞,继而引发阻塞性肺炎、肺气肿、肺不张或阻塞性支气管扩张,可单独发生或同时发生。

2. 临床表现 早期可无症状。常见症状包括刺激性干咳和间断性血丝痰,也可出现咯血。神经内分泌肿瘤可引起如库欣综合征、甲状腺功能亢进、神经系统副肿瘤综合征等内分泌紊乱症状。若肿瘤累及周围组织器官则可出现相关症状:如累及胸膜、胸壁、肋骨、肋间神经等,可引起胸痛、呼吸困难;累及心包可引起心悸、胸闷;累及上腔静脉可出现上腔静脉综合征(气短、头颈部浮肿和颈静脉怒张);累及喉返神经、臂丛神经、迷走神经等可导致声带麻痹、声音嘶哑等症状;累及颈部交感神经可引起霍纳综合征等。

【影像学表现】

1. X线表现 早期肿瘤较小,未构成支气管狭窄及阻塞者,X线上可无阳性表现。

肿瘤增大到一定程度时可见肺门区肿块或结节,边缘多呈分叶状或欠规则,右侧者可示肺门角消失。此时往往伴随不同程度的阻塞征象,如阻塞性肺气肿、肺炎或肺不张等。右肺上叶肺癌伴阻塞性肺不张时,肺门区肿块下缘与不张的右肺上叶下缘形成典型的"横S征"(图3-7-1)。

2. CT表现 早期可表现为肺叶、段支气管管

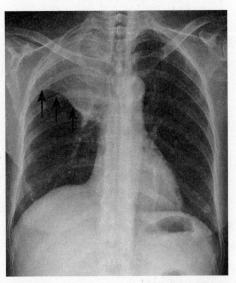

图3-7-1 右肺上叶肺癌伴阻塞性肺不张的X线表现

胸部X线示右肺上叶肺门区肿块伴远端肺不张,形成"横S征"(黑箭)

壁增厚及管腔内结节。可引起阻塞性改变,如肺气肿、肺不张、肺炎及支气管扩张等,通常程度较轻(图3-7-2)。

进展期可表现为:

(1)直接征象

1)肺门肿块:支气管管壁增厚与中央型肺癌的管外肿块或合并淋巴结肿大形成肺门区软组织肿物,大小不等,形态可不规则,增强有明显强化(图3-7-3)。

2)支气管狭窄或截断:CT可清晰追踪观察支气管管壁增厚及腔内结节,以及由此引发的支气管狭窄、截断。

(2)间接征象:支气管阻塞性改变:阻塞性肺气肿表现为所辖肺叶肺段密度减低,肺纹理稀疏,有时看见叶间裂向外膨隆;阻塞性肺炎表现为斑片状肺实变,可以是磨玻璃密度影或完全实变,分布不均匀;阻塞性肺不张可见相应肺叶或肺段体积减小、密度增高,增强扫描可显示不张肺组织近端的肿块轮廓(图3-7-4);阻塞性支气管扩张表现为柱状或带状高密度的黏液嵌塞现象。

(3)转移征象

1)肺门及纵隔淋巴结肿大:将纵隔或肺门淋巴结短径超过10mm认为淋巴结肿大。多见于支气管肺门、隆突下、主动脉弓旁、腔静脉气管间隙及主肺动脉窗,可融合。

2)血管侵犯:增强扫描可以显示肿块对于肺动脉、肺静脉及上腔静脉的侵犯。

3)纵隔侵犯:中央型肺癌可直接侵犯纵隔,表现为肿瘤与纵隔间脂肪间隙消失、与纵隔结构分界不清,甚至心脏、食管等纵隔结构受累,增强检查有利于纵隔受累的显示(图3-7-5)。

3. MRI表现 早期病变:MRI在显示支气管管壁增厚及管腔内结节方面无明显优势。

进展期可表现为:

(1)肺门肿块:T_1WI多为近肌肉的等信号,T_2WI多为不均匀高信号,增强后多为轻到中度强化。

(2)支气管狭窄或截断:MRI显示不及CT清晰。

(3)阻塞性改变:T_2WI及增强T_1WI可较好显示阻塞性病变中的肿瘤形态(图3-7-6)。

(4)转移征象:MRI可较好显示肺门及纵隔淋巴结肿大、血管侵犯及纵隔侵犯相关征象。

【诊断要点】

1. 中老年人多见。常见症状为刺激性干咳和

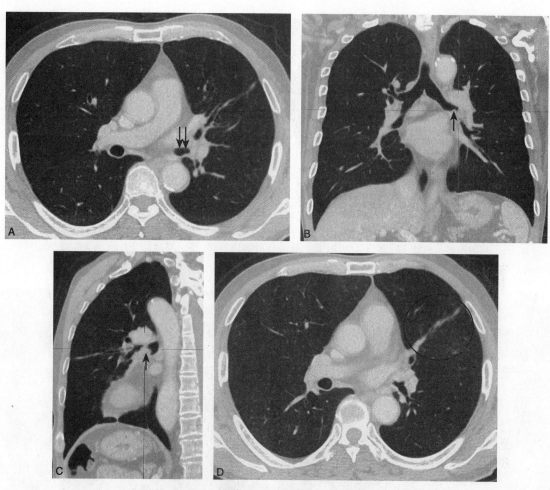

图 3-7-2　左肺上叶中央型肺癌伴轻度阻塞性炎症的 CT 表现

A ~ C. 轴位、冠状位及矢状位肺窗示左肺上叶支气管管腔内结节（箭），管腔不规则狭窄；D. 远端可见轻度炎性改变（圆圈）

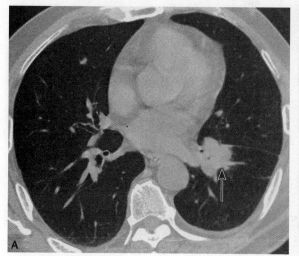

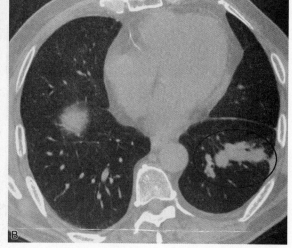

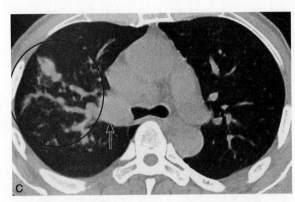
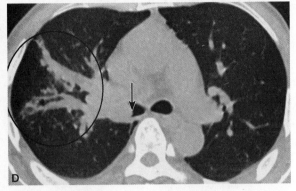

图 3-7-3　肺门肿块伴阻塞性炎症的 CT 表现

A～B. 肺窗示左肺下叶肺门区肿块（箭），左肺下叶支气管截断，伴远端片状阻塞性炎性改变（圆圈）；
C～D. 另一病例肺窗示右肺上叶肺门区肿块（箭），向支气管腔内突起（箭），伴远端条片状炎性改变（圆圈）

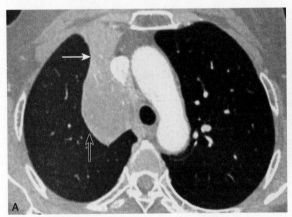
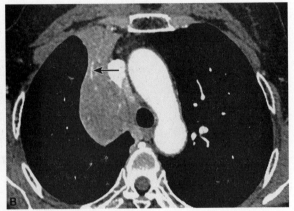

图 3-7-4　右肺上叶中央型肺癌伴右肺上叶不张的 CT 表现

A. 肺窗可见右肺上叶软组织肿块（黑箭），远端肺组织体积缩小（白箭）；B. 增强纵隔窗可见肿块边界，以及不张肺组织内血管通行（黑箭）

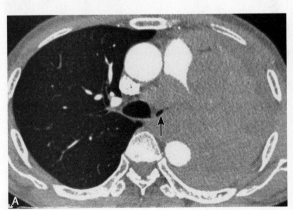
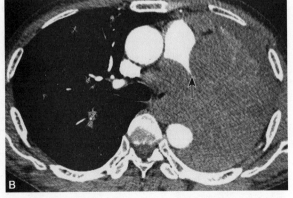

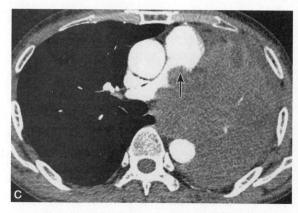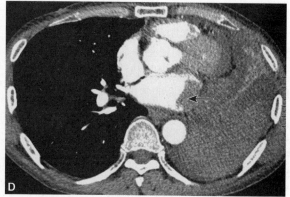

图 3-7-5　左肺中央型肺癌伴左肺不张、纵隔及血管侵犯的 CT 表现
　　A. 肺窗示左主支气管狭窄、截断(黑箭),左肺门软组织肿块,左肺不张;B. 增强纵隔窗示左肺门较大软组织肿块,与纵隔软组织团块相融合、界限不清,左肺动脉包绕其中、管腔截断(黑箭);C. 肺动脉管腔内见充盈缺损(黑箭);D. 左心房内可见充盈缺损(黑箭)

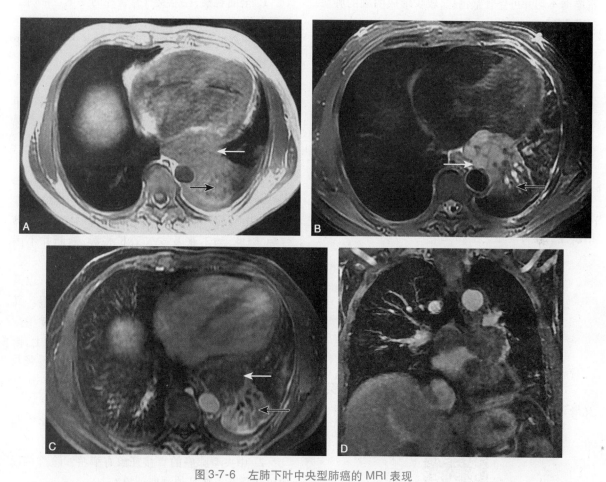

图 3-7-6　左肺下叶中央型肺癌的 MRI 表现
　　A、B. MRI 示左肺下叶占位病变(白箭),伴远端肺不张(黑箭),T_1WI 肿瘤呈等信号,T_2WI 肿瘤呈不均匀高信号;C. MRI 增强扫描轴位清晰显示阻塞性肺不张(黑箭)与肿瘤(白箭)的边界;D. MRI 冠状位增强图像

间断性血丝痰。内分泌紊乱症状提示小细胞肺癌。

　　2. 肺段及以上支气管管壁增厚和(或)腔内结节,支气管狭窄或截断。

　　3. 肺门区以狭窄支气管为中心的软组织肿块。

　　4. 相应肺叶或肺段阻塞性改变。

　　5. 可伴有肺门及纵隔淋巴结肿大、血管或纵隔侵犯。

　　【影像报告书写的注意事项】

　　1. 注意判断支气管狭窄部位及程度。

　　2. 注意肺门软组织肿块及阻塞病变的范围

及类型,区分肿块与阻塞性炎症或不张的界限。

3. 注意关注周围结构有无受累,包括纵隔淋巴结肿大、血管或纵隔侵犯等。

4. 注意前后对比,特别对于放化疗患者病灶有无变化对疗效的判断非常重要。

【鉴别诊断】

通过认真观察影像学表现,中央型肺癌多可明确诊断。应注意与支气管结核、非特异性炎症或结核所致的肺炎和(或)肺不张以及支气管良性肿瘤等进行鉴别。

1. 支气管结核 支气管结核也可造成不同程度的支气管狭窄,一般来说范围相对较长或累及多叶段,管腔不规则,狭窄程度也多轻于肺癌患者,管壁厚薄不均并可伴管壁钙化,较少形成明确的肿块(ER-3-7-1)。

ER-3-7-1 左侧支气管内膜结核

2. 非特异性炎症或结核所致的肺炎和(或)肺不张 临床上可出现急性感染症状或结核中毒症状,影像检查中无肺门肿块,且支气管管腔通畅。结核性病变可能伴卫星灶(ER-3-7-2)。

ER-3-7-2 右肺下叶炎症

3. 支气管良性肿瘤 病变常小且局限,形态光滑,无腔外生长(ER-3-7-3)。

ER-3-7-3 左主支气管内良性结节

【诊断价值】

1. 胸部 X 线 由于重叠特性和密度分辨率不足等原因,早期病变常难以发现,不作为诊断中央型肺癌的首选检查。

2. CT 首选检查。可有效显示肺叶、段支气管管壁增厚及管腔内结节、肺门肿块以及其所致的阻塞性改变,如肺气肿、肺不张、肺炎及支气管扩张等。增强 CT 扫描可较清晰显示不张肺组织近端的肿块轮廓及肺门及纵隔淋巴结肿大、血管、纵隔侵犯等转移征象。

3. MRI T_2WI 及增强 T_1WI 可较好显示阻塞性病变中的肿瘤形态,可较好显示肺门及纵隔淋巴结肿大、血管侵犯及纵隔侵犯相关征象。无 X 线辐射。但在显示支气管管壁增厚及管腔内结节方面无明显优势,检查时间较长,相对昂贵。可作为临床补充检查手段。

【注意事项】

1. 全面观察,注意支气管管腔的变化。特别是反复发作、不易消散的炎性病变,要留意有无支气管占位所致阻塞性肺炎的可能。对于不典型病变应该建议支气管镜进一步检查。

2. 中央型肺癌为大体病理分型,其组织学类型以鳞状细胞癌为多,也可为神经内分泌肿瘤,如小细胞肺癌、大细胞肺癌及类癌等,其影像学表现各有特点,详见第九节。

【诊断思维与点评】

典型的中央型肺癌影像学表现具有特征性,表现为肺门肿块,肺叶、段支气管管壁增厚和(或)管腔内结节,以及所辖肺叶肺段的阻塞性改变,如肺气肿、肺炎、肺不张及支气管扩张等,诊断并不困难。需要注意的是,首先要注重早期病变的发现,留意肺叶、段支气管管壁增厚及管腔内结节,以及由此引起的轻微阻塞性肺气肿、少量肺炎等。其次,作为恶性肿瘤,需准确的判断分期以指导治疗方案的选择。因此在判断病变良恶性的基础上,需做出有利于病变分期的诊断,包括有无各类侵袭及其程度。

【思考题】

1. 中央型肺癌的定义及命名依据是什么?与肺癌的病理学类型有何关系?

2. 中央型肺癌的直接征象有哪些?除直接征象外还需要关注其他哪些征象?

（张立娜 刘士远）

第八节 周围型肺癌

周围型肺癌指发生于肺段以下支气管黏膜上皮、肺泡上皮及支气管腺体的恶性肿瘤,鳞状细胞癌、小细胞癌、腺癌和大细胞癌是 4 种常见的组织学类型,其中以腺癌最常见。

【病理与临床】

1. 病理改变 周围型肺癌发生在肺段以下支气管及肺泡上皮,在靠近胸膜的肺周边部形成孤立的结节或肿块,可侵犯胸膜。本节将在"CT 表现"部分结合 CT 征象具体阐述病理改变所致的形态学特征。

2. 临床表现 周围型肺癌起病隐匿,早期可无症状,当典型的症状、体征出现时,往往已经是疾病的晚期。其临床表现非常复杂,因肿瘤发生部位、侵犯范围、病理类型而有所区别,具体可以分为以下几类:

(1)肿瘤局部生长引起的症状:如咳嗽、咯血、呼吸困难、胸痛等,是最常见的临床表现。

(2)邻近器官、结构受侵引起的症状:如肺上沟瘤引起的 Pancoast 综合征、Horner 综合征、上腔静脉综合征;喉返神经和膈神经麻痹引起声音嘶哑、呼吸和吞咽困难等;胸壁受侵引起受侵区域钝痛;胸膜受侵引起疼痛、呼吸困难、咳嗽和胸腔积液等;心脏受侵引起心律失常、窦性心动过速或心房颤动、充血性心力衰竭和心包填塞等。

(3)远处转移引起的症状:肺癌早期即可发生血源性播散,可转移到任何器官或系统,以小细胞肺癌最易出现,后依次为腺癌、大细胞肺癌和鳞状细胞癌。远处转移至不同部位会出现相应临床表现,如发生脑转移可以出现颅内压升高和神经缺损的症状和体征;骨转移可出现疼痛和病理性骨折等。

(4)肺癌相关的非特异性全身症状:晚期肿瘤患者由于厌食等引起的消瘦、恶病质、全身不适,导致一般状态变差。

(5)与肺癌相关的副癌综合征:副癌综合征是对恶性肿瘤患者出现的一组症状或体征的概括,由肿瘤产生的一些异常蛋白或激素等引起,免疫学机制也有参与,尚有一些机制不明,与原发肿瘤和远处转移的局部影响无关。如在小细胞或未分化肺癌中出现的类癌综合征、小细胞肺癌和类癌出现的异位 Cushing 综合征等。熟悉这些症状或体征,对于肺癌的早期发现、病情变化的分析均有重要价值。

【影像学表现】

1. X 线表现 早期周围型肺癌主要表现为结节状阴影,轮廓呈分叶状;大部分边缘清楚,远肺门侧可呈模糊边缘;可出现胸膜凹陷征。进展期肺癌表现为较大的结节或肿块,有或无分叶;边缘模糊

或清楚;病灶内部可出现空洞,空洞壁厚薄不均,可形成壁结节;病灶内部偶有钙化(图 3-8-1)。

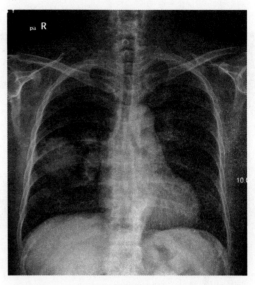

图 3-8-1 右肺周围型肺癌 X 线表现
X 线示右肺肿块,边界清楚,边缘见浅分叶,内部密度均匀

2. CT 表现 周围型肺癌的 CT 表现为肺内结节或肿块,以及由于结节或肿块引起的继发改变(包括胸部转移)。具体从以下几个方面阐述。

(1)结节或肿块的 CT 表现

1)形态:由于肿瘤生长方式为细胞的堆积,所以病灶趋向于圆形。在实际中,由于肿瘤各部分细胞分化程度不一、生长速度不同以及次级肺小叶、结缔组织间隔和血管等间质的阻挡限制,可使肿瘤呈分叶状(图 3-8-2)。

2)内部密度:根据病灶的 CT 密度值,可将周围型肺癌分为磨玻璃密度病灶和实性病灶。前者又称亚实性病灶,可分为纯磨玻璃密度病灶和混杂磨玻璃密度病灶(图 3-8-3)。病灶内部可以出现长径 1~5mm 的斑点状透亮区,单个或多个,谓之空泡征(图 3-8-4),主要见于早期肺癌,其病理基础为尚未被肿瘤破坏、替代的肺结构支架如肺泡、扩展扭曲的未闭细支气管。当肿瘤较大时,内部可出现坏死组织液化并排出形成空洞,这种癌性空洞的特征是多为厚壁、偏心性空洞,壁多不规则、可有壁结节(图 3-8-5)。少部分病灶内部可以出现钙化(图 3-8-6)。一般斑片状钙化多位于瘤体的中心部分,是由于肿瘤因供血障碍坏死后而发生的营养不良性改变;结节状钙化多位于肿瘤边缘部位,是因肿瘤生长过程中肺内原有钙化被包裹到瘤体内所致;而部分肿瘤自身分泌的含钙质物质主要表现为不

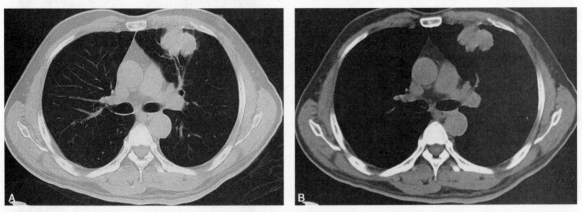

图 3-8-2　左肺上叶前段周围型肺癌的 CT 表现

A、B. 肺窗及纵隔窗示左肺上叶前段肿块,边界清楚,边缘呈分叶状

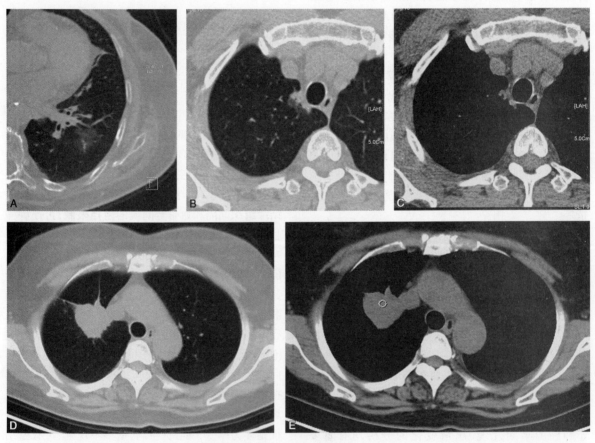

图 3-8-3　周围型肺癌内部密度的 CT 特征

A. 肺窗示纯磨玻璃密度结节,呈淡薄状密度增高影,边界清楚,病灶内肺纹理显示清楚;B、C. 肺窗示混杂磨玻璃密度结节,即磨玻璃密度结节内出现实性软组织密度成分,纵隔窗上可显示实性软组织成分;D、E. 实性软组织密度结节,在肺窗及纵隔窗上均可显示病灶,呈软组织密度

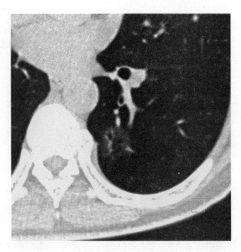

图3-8-4　周围型肺癌空泡征的CT表现
肺窗示病灶内部出现的多个、长径1～5mm的斑点状透亮区

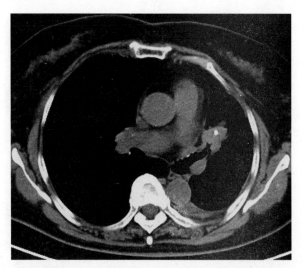

图3-8-6　周围型肺癌内部钙化的CT表现
纵隔窗示左肺上叶肿块内斑片状钙化，多位于瘤体的中心部分

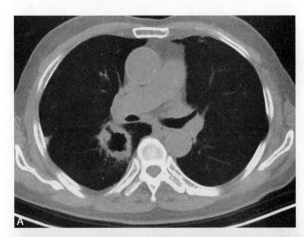

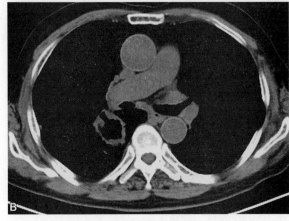

图3-8-5　周围型肺癌癌性空洞的CT表现
A、B. 肺窗及纵隔窗示右肺下叶背段厚壁、偏心性空洞，壁不规则，有壁结节

定形钙化，多弥漫分布于实性肿瘤组织内部。对于实性病灶或含实性成分的亚实性病灶，还可以行增强CT检查，通过增强前、后的CT密度变化来评价病灶血供，一般实性周围型肺癌的CT强化幅度在20～60HU（图3-8-7），强化幅度≤15～20HU多提示良性病变，强化幅度>60HU则以活动性炎性病变可能大。

3）瘤-肺界面（图3-8-8）：大多数周围型肺癌边界清楚；当肿瘤引起肺组织不张时，可表现为病灶远肺门侧边缘模糊不清。部分瘤-肺界面毛糙，表现为自病灶边缘向周围伸展的、放射状的、无分支的、直而有力的细短线条影，近病灶端略粗，称之为毛刺征，其形成的病理基础是由于癌细胞浸润小叶间隔使其增厚，或小血管、细小支气管周围及淋巴管受癌细胞浸润所致。典型的毛刺征是周围型肺癌的特征性CT表现。棘状突起是指介于分叶与毛刺之间的一种较粗大而钝的结构，病理上为肿瘤的直接侵犯。目前的研究认为，棘状突起只见于肺癌。

（2）肿瘤邻近组织、结构的改变

1）胸膜凹陷征：表现为规则线条影自结节牵拉胸膜，胸膜凹入形成典型喇叭口状，胸膜凹入处为液体（当发生在叶间胸膜处则无液体积聚）。典型的胸膜凹陷征形成的病理基础包括两个方面：一是肿瘤病灶内纤维瘢痕收缩牵拉，二是胸膜没有增厚、粘连。CT表现主要有三种：当凹入中心与扫描层面平行时表现为瘤灶与邻近胸壁间三角形影，其尖端与线状影相切（图3-8-9）；当扫描层面偏离凹陷中心时，线状影由一条分为两条或两条以上，有时见其与瘤体逐渐分开，三角形由大变小，分成两个小三角形；水平裂和斜裂胸膜处表现为曲线影。

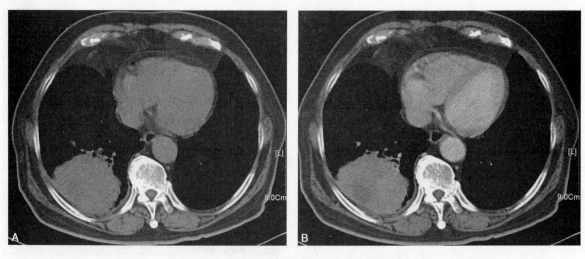

图 3-8-7 周围型肺癌增强 CT 的强化特征表现

A、B. 平扫纵隔窗显示病灶呈实性软组织密度,平均 CT 值为 30HU,增强后病灶呈不均匀中等度强化,平均 CT 值为 65HU,强化幅度为 35HU

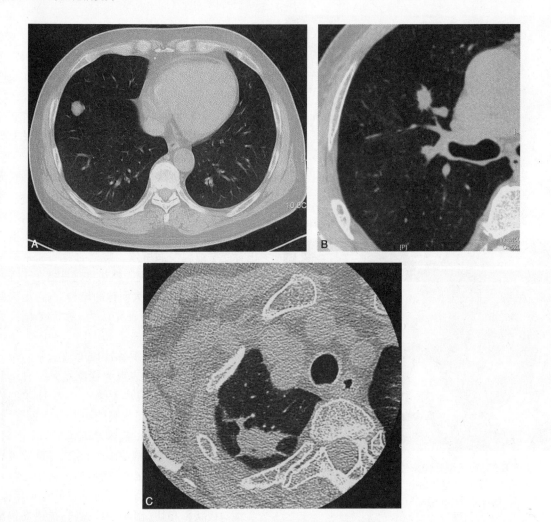

图 3-8-8 周围型肺癌瘤-肺界面的 CT 表现

A. 周围型肺癌大多边界清楚;B. 毛刺征,表现为自病灶边缘向周围伸展的、放射状的、无分支的、直而有力的细短线条影,近病灶端略粗;C. 棘状突起,表现为介于分叶与毛刺之间的一种较粗大而钝的结构

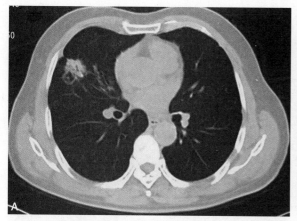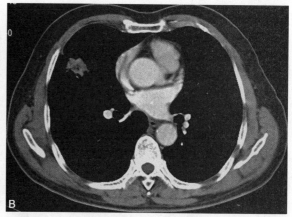

图 3-8-9　周围型肺癌胸膜凹陷征的 CT 表现
A、B. 肺窗及纵隔窗示病灶牵拉邻近胸膜,胸膜呈喇叭口状凹入,胸膜凹入处为液体

2）支气管血管集束征:指相伴行的支气管血管结构由于受牵拉、侵犯,失去正常的走行方向而向病灶方向聚拢(图 3-8-10)。

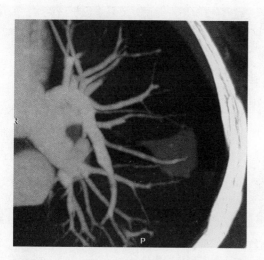

图 3-8-10　周围型肺癌支气管血管集束征的 CT 表现

MIP 重建示肿块相伴行的支气管血管结构由于受牵拉、侵犯,失去正常的走行方向而向病灶方向聚拢

（3）胸部侵犯、转移征象

1）胸内淋巴结转移:一般将纵隔淋巴结短径超过 15mm、肺门淋巴结短径超过 10mm 视为淋巴结肿大,淋巴结内部可因出现坏死而呈不均匀密度,增强检查多呈不均匀边缘强化(图 3-8-11)。

2）胸膜、胸壁、纵隔受侵:周围型肺癌可直接侵及邻近的胸膜,表现为肿瘤与胸壁的交角为钝角,并可进一步侵及胸壁,壁层胸膜下脂肪间隙消失;胸膜转移表现为结节状、肿块样或广泛的不规则胸膜增厚,广泛的胸膜转移可引起胸腔积液(图

3-8-12);晚期患者还可以出现胸椎、肋骨的侵犯、转移,以溶骨性骨质破坏为主,可伴有病理性骨折和(或)软组织肿块(图 3-8-13)。

3. MRI 表现　MRI 在显示周围型肺癌的病变部位、病变形态及病变大小方面与 CT 无明显差异。

由于受空间分辨率的限制,MRI 不能准确显示病灶的毛刺征,肿瘤邻近支气管、血管的改变评价不如 CT 准确。但由于具有较高的组织分辨率,能准确评价胸壁受侵及淋巴结转移情况,MRI T_2WI 尤其是脂肪抑制序列对水分子非常敏感,对肿瘤的胸膜凹陷征(图 3-8-14)、内部的液化坏死的显示较 CT 有优势,但不能准确显示病灶内部的钙化。

由于 MRI 能敏锐捕捉病灶内部对比剂 Gd-DTPA 引起的信号改变,其评价病灶内部的强化特征较 CT 增强敏感(图 3-8-15)。因此,MRI 动态增强检查及时间-信号曲线可作为鉴别周围型肺癌与肺内良性结节的重要临床补充手段。

【诊断要点】

1. 早期周围型肺癌患者多无症状,晚期常见症状为咳嗽和(或)胸痛。

2. X 线或 CT 表现为肺内结节或肿块,边界清楚。

3. 表现为磨玻璃密度的周围型肺癌的典型征象有空泡征、结节征;靠近胸膜的病灶可出现胸膜凹陷征,表现为胸膜受牵拉向病灶侧凹陷。

4. 典型的实性周围型肺癌常出现分叶征、毛刺征和胸膜凹陷征;增强检查呈中等度强化。

5. 晚期周围型肺癌可出现肺门、纵隔淋巴结肿大,胸壁或纵隔侵犯及胸腔积液等。

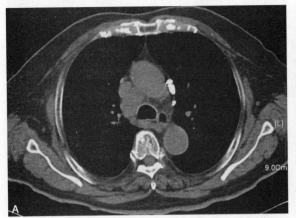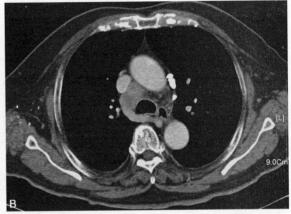

图 3-8-11　周围型肺癌纵隔淋巴结转移的 CT 表现

A、B. 平扫见纵隔淋巴结肿大，内部密度不均匀，增强后呈不均匀强化，一般强化幅度与原发肿瘤病灶相似

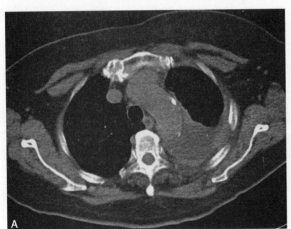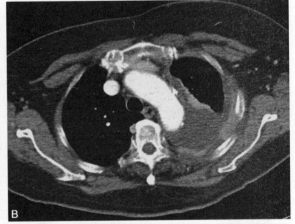

图 3-8-12　周围型肺癌胸膜转移的 CT 表现

A、B. 平扫及增强示左侧胸膜不规则增厚伴左侧胸腔积液

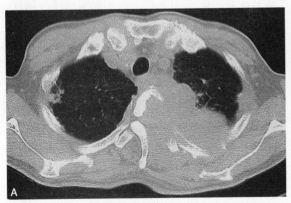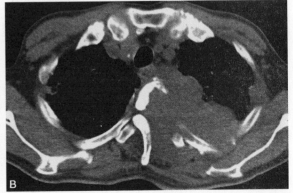

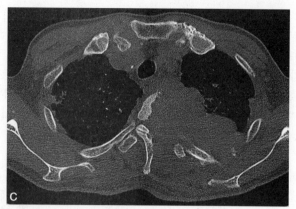

图 3-8-13 周围型肺癌胸壁侵犯、转移的 CT 表现
A ~ C. 肺窗、纵隔窗及骨窗示左肺上叶周围型肺癌侵及胸壁,壁层胸膜下脂肪间隙消失,局部形成软组织肿块,胸椎、肋骨呈溶骨性骨质破坏

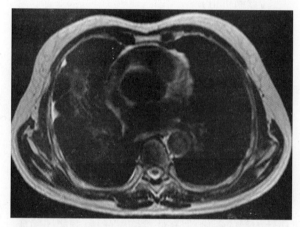

图 3-8-14 周围型肺癌胸膜凹陷征的典型 MRI 表现
MRI T_2WI 示右肺上叶周围型肺癌伴胸膜凹陷征,胸膜呈喇叭口状凹入,胸膜凹入处为水样信号

【影像报告书写的注意事项】

1. 注意准确定位肿瘤所在叶段。

2. 注意准确辨认有特征性的影像学征象,如区分毛刺征与纤维条索影、胸膜凹陷征与胸膜粘连等。

3. 注意关注周围结构有无受累,包括肺门、纵隔淋巴结肿大、血管或纵隔侵犯以及扫描野内骨质有无破坏等。

4. 注意前后对比,特别对于放化疗患者病灶有无变化对疗效的判断非常重要。

【鉴别诊断】

通过 CT 靶扫描、高分辨率成像精确显示病灶细节并认真而细致的观察特征影像学表现,周围型肺癌多可明确诊断。

表现为磨玻璃密度的周围型肺癌需要与炎症、局灶性间质纤维化和局灶性出血等鉴别。总的来说,表现为磨玻璃密度的周围型肺癌具有周围型肺癌的一般形态学特征,而炎症一般没有清楚的边界,局灶性间质纤维化一般不呈规则的、趋于圆形

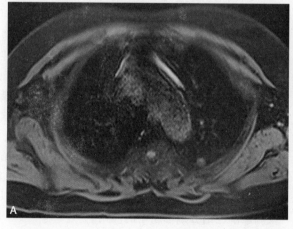

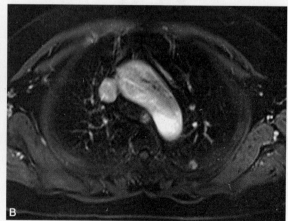

图 3-8-15 周围型肺癌增强 MRI 的强化表现
A、B. MRI 平扫及增强能够良好显示左肺上叶周围型肺癌的强化特征

的形态。需要强调的是,对于亚厘米级的磨玻璃密度结节,动态随访观察对鉴别诊断有重要价值,如炎症、局灶性出血在短期内就可出现较大变化。而病灶的大小和密度在鉴别非典型腺瘤样增生、原位腺癌和浸润性腺癌中有重要意义。

表现为实性软组织密度的周围型肺癌需要与结核球、炎性结节/炎性假瘤/机化性肺炎、球形肺不张、真菌病(组织胞浆球、曲菌球)、坏死性肉芽肿、错构瘤、血管瘤等良性肿瘤和转移瘤相鉴别。

1. 结核球 为纤维组织包绕的干酪样坏死团块,边缘多光滑、清楚或伴索条影,一般无分叶或仅有浅分叶;常有斑点状或斑片状钙化;可有空洞,为边缘性或呈裂隙样;多数病例病灶周围有卫星灶,表现为致密的小或微小结节;增强后不强化或呈环形强化,也可为中央弧线形强化,其病理基础为坏死组织中残留含血管分布的肉芽组织(ER-3-8-1)。

ER-3-8-1 结核球

2. 炎性假瘤 是一种非特异性慢性炎症,多呈类圆形、无分叶;多有包膜,边缘较清楚;边缘可规则或不规则,多有长毛刺或索条,或有尖角;密度略高,内可有小空洞、支气管充气征等;增强可有不均匀明显强化;病灶常贴近胸膜并伴有明显胸膜反应(ER-3-8-2)。

ER-3-8-2 炎性假瘤

3. 机化性肺炎 为肺部炎症病灶不吸收或延迟吸收、大量纤维组织增生而形成,与炎性结节表现相似,但形态更趋于不规则。可有胸膜增厚及卫星灶,增强后明显强化,一般有急性肺炎病史(ER-3-8-3)。

ER-3-8-3 机化性肺炎

4. 肺良性肿瘤 这类肿瘤一般呈类圆形,直径一般小于3cm,多位于肺周边部,边界光滑、锐利,多无分叶或浅分叶。部分良性肿瘤具有典型的影像学表现,如错构瘤典型者瘤内既有脂肪又有钙化,或者钙化呈爆米花样,增强扫描强化不明显;血管瘤增强扫描有明显强化;纤维瘤平扫具有较高的密度(ER-3-8-4)。

ER-3-8-4 硬化性血管瘤

【诊断价值】

1. 胸部X线片 由于重叠特性和密度分辨率不足等原因,对表现为磨玻璃密度的及部分早期实性周围型肺癌难以显示,诊断价值十分有限,临床上可作为某些并发症如胸腔积液、肺不张疗效的随访评价方式。

2. CT检查 为首选检查,可有效显示结节/肿块的内部特征及边缘征象。增强CT扫描可较清晰显示病灶与支气管血管束、周围器官、结构的关系及浸润情况。

3. MRI检查 不能准确显示病灶的毛刺征、病灶内部的钙化,但在评价胸壁受侵、胸膜凹陷征、病灶内部的液化坏死和病灶的强化特征等方面较CT有优势。一般不作为临床周围型肺癌诊断的常规检查,在鉴别诊断困难时作为临床补充检查手段。

【注意事项】

1. 周围型肺癌的准确影像学诊断是建立在合理的影像学检查技术基础之上的。CT是周围型肺癌影像学检查的标准技术,尤其对于亚厘米级的磨玻璃密度结节,薄层、大FOV、高分辨率成像能更准确显示病灶特征影像学表现。

2. 周围型肺癌的特征性影像表现均有其形成的病理学基础,要在充分理解的基础上准确辨认这些特征性表现,这是建立正确影像学诊断的前提。

3. 要注意充分发挥MRI成像技术在实性肺结节/肿块诊断与鉴别诊断中的临床应用价值,如DCE-MRI、DW-MRI技术在实性肺结节鉴别诊断以及肺癌淋巴结分期诊断中的应用。

【诊断思维与点评】

通过高质量的成像充分显示病灶的形态学细

节,正确理解各种周围型肺癌的特征性影像学征象并准确辨认,再结合临床资料,能够对多数周围型肺癌作出准确的影像学诊断。当一种检查技术难以准确显示某些征象时,要综合多种成像技术综合判断,如当 CT 不能准确区分病灶邻近的胸膜改变是胸膜凹陷还是胸膜增厚、粘连时,可进行 MRI 检查。在临床上,也确实存在一部分病灶不具有特征性表现,尤其是亚厘米级的结节,动态随访观察是最好的处理方式,一般认为短期内(几天至数周)明显变化或长期(五年以上)不变化多不支持肺癌的诊断。

【思考题】

表现为实现结节或肿块的周围型肺癌需要和哪些疾病进行鉴别? 当 CT 检查鉴别困难时可以做哪些检查帮助诊断?

(叶晓丹　刘士远)

第九节　支气管肺其他原发恶性肿瘤

一、类癌

类癌(carcinoid tumor)是起源于支气管及细支气管壁 Kulchitsky 细胞的肺神经内分泌细胞肿瘤。类癌占所有原发肺肿瘤的 2.5%。病理上类癌分为两型,一型为典型类癌,一型为不典型类癌,典型类癌占 80% ~ 90%,不典型类癌占 10% ~ 20%。60% ~ 70% 的类癌发生在中央支气管,累及主支气管、叶及段支气管。两者的影像学特征大致相同。

【病理与临床】

1. 病理改变　典型类癌和非典型类癌组织学特征不同。两者由均一小细胞排列成巢状或小梁状,之间为大量血管间质及薄壁血管;典型类癌无坏死,每十个高倍视野或 $2mm^2$ 少于 2 个核分裂象;而非典型类癌有坏死区,每十个高倍视野有 2 ~ 10 个核分裂象。电子显微镜显示两者细胞质内致密的核颗粒大小均一,典型类癌比非典型类癌更多更大。免疫组织化学染色 CgA 及 NSE 呈阳性反应。非典型类癌与典型类癌相比,有更高的核分裂象、更多的细胞学多形性和更高的核浆比,细胞结构更不规则,有更多的肿瘤坏死区。

2. 临床表现　男女发病率无差异,发病年龄范围广泛。中位年龄约为 50 岁。非典型类癌与吸烟史相关(83% ~ 94%),通常见于男性(男∶女 ≈ 2∶1)。患者多表现为咳嗽、哮喘及咯血,大约 25%

的患者无明显症状,在检查中偶然发现。类癌可能与异位激素产生有关,特别是 ACTH。但是,除非有肝转移瘤,否则这些肿瘤不会发生临床类癌综合征。非典型类癌 5 年生存率(56%)低于典型类癌(87% 以上)。典型类癌很少转移,但是不典型类癌转移率为 40% ~ 50%。

【影像学表现】

1. X 线表现　类癌按位置分为中央型和外周型。典型类癌通常位于中央,非典型类癌多见于肺野外周而且体积较大。中央型肿瘤来源于叶、段支气管,表现为支气管腔内结节或肺门、肺门周围肿块,伴有阻塞性肺炎和肺不张;多支邻近的支气管扩张并黏液嵌塞,表现为指套征。周围型类癌为边界清楚、圆形或卵圆形的病灶,可呈分叶状,直径一般小于 3cm。据报道,非典型类癌直径大于典型类癌,两者平均直径分别约 3.6cm 和 2.3cm。非典型类癌容易坏死及发生肺门与纵隔淋巴结转移。

2. CT 表现　中央型者表现为支气管腔内球形或结节状阴影,表面光滑,瘤体可附着于支气管壁上。非球形时,肿瘤长轴平行于邻近支气管或肺动脉分支,常常在分叉区域附近。部分肿瘤突出管壁外,甚至肿瘤的大部分位于管壁外。CT 能较好地显示阻塞性肺炎及肺不张等变化。周围型表现为肺实质内圆形或卵圆形软组织密度结节或肿块,边缘光滑整齐或呈分叶状,瘤体密度可均匀(图 3-9-1)或不均匀(图 3-9-2)。钙化在常规平片上难以显示,30% 以上的肿瘤在 CT 上都能见到钙化或骨化,表现为点状或弥漫状,中央型类癌比周围型类癌钙化更常见。类癌为富血供肿瘤,CT 增强扫描多呈明显强化,CT 净增值常大于 30HU。

3. MRI 表现　类癌的 MRI 信号特征为 T_1WI 呈等或稍高信号,T_2WI 呈高信号,MRI 增强扫描呈快速明显强化。类癌阻塞所致支气管腔内黏液栓 T_2WI 呈均匀高信号,信号特征有助于其与其他肿瘤的鉴别。

【诊断要点】

1. 患者年龄较大,50 岁左右多见。

2. 中央型肿瘤引起支气管狭窄、变形和阻塞,并见点状或弥漫的钙化,提示中央型类癌。可伴阻塞远侧支气管腔内黏液栓、阻塞性肺炎或肺不张。

3. 肿瘤为富血供,呈均匀或不均匀明显强化。

4. 非典型类癌可有肺门及纵隔淋巴结转移。

【影像报告书写的注意事项】

1. 通过薄层图像与 CT 多平面重组技术观察

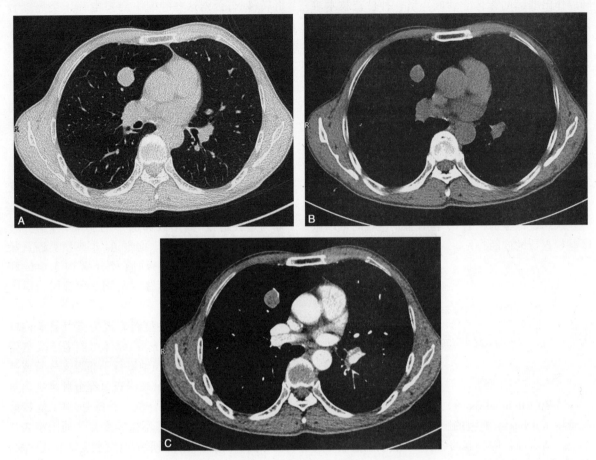

图3-9-1 类癌的CT表现

A. 肺窗示右肺上叶结节影,边缘光滑;B. 纵隔窗示结节内部密度均匀;C. 增强扫描病灶呈明显均匀强化

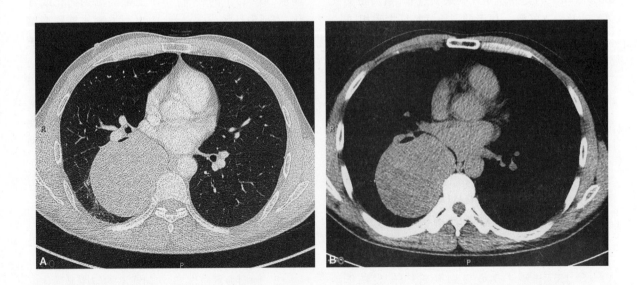

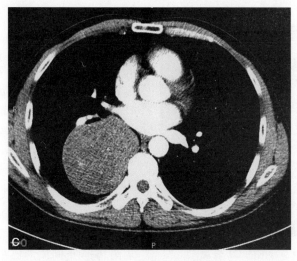

图 3-9-2 类癌的 CT 表现

A. 肺窗示右肺下叶肿块影,边缘光滑清晰;B. 纵隔窗示肿块内部密度欠均匀;C. 增强扫描病灶呈明显不均匀强化

各级支气管有无狭窄或阻塞。

2. 注意分辨支气管腔内肿瘤与黏液栓,以及是否合并阻塞性肺炎或肺不张。

3. 观察肺门、纵隔淋巴结是否增大。

【鉴别诊断】

类癌在肺内发病率较低,中央型类癌需与中央型支气管肺癌及支气管内良性肿瘤鉴别,周围型类癌需与肺内良性肿瘤、肺结核球等良性病变鉴别。

1. 中央型支气管肺癌 中央型支气管肺癌患病年龄一般较类癌患者大。当早期中央型支气管肺癌只侵犯支气管管壁或在管腔内形成息肉状结节或肿块,X 线检查无法显示支气管腔内小肿瘤,而仅发现阻塞性肺炎及肺不张,与中央型类癌鉴别十分困难。典型类癌主要显示支气管腔内肿物,而支气管肺癌早期侵犯支气管壁较为多见,表现为支气管管壁不规则增厚,管腔内肿物较少见。CT 检查有助于两者的鉴别,典型类癌显示为表面光滑的支气管腔内结节或息肉,部分肿瘤有蒂可以移动,而支气管肺癌的支气管壁不规则增厚并管腔狭窄。典型类癌是低度恶性肿瘤,进展比较缓慢,肺炎或肺不张可以反复出现,常在数年内观察肺内病变无显著变化;而中央型支气管肺癌早期可能与典型类癌相似,但病程进展较快,常在 3 ~ 6 个月内出现肺不张,或在肺门区出现肿块影(图 3-9-3)。

2. 支气管内良性肿瘤 支气管内良性肿瘤如乳头状瘤(图 3-9-4)的影像学表现与中央型类癌相似,不易鉴别。中央型类癌多发生于较大支气管,鉴别诊断有困难时,最后定性取决于支气管镜检及病理学检查。

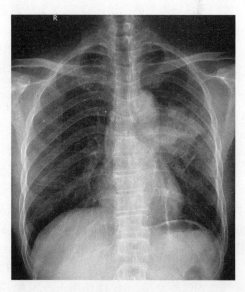

图 3-9-3 中央型支气管肺癌的 X 线表现

X 线平片示左肺门肿块影,边界清晰,呈分叶状

3. 肺内良性肿瘤、肺结核球等良性病变 良性肿瘤影像学表现为肺实质内的圆形或卵圆形阴影,边缘光滑整齐,肿块内部密度一般较均匀,钙化及坏死较为少见;结核球多位于上叶或下叶背段,病灶内钙化与结核球周围卫星灶常见。一般不合并支气管黏液栓、阻塞性肺炎或肺不张。

【诊断价值】

1. 胸部 X 线片 X 线检查是发现病变的首选检查,但是 X 线难以发现小肿瘤及支气管腔内病变,不能显示肿瘤内部细小钙化。

2. CT 检查 CT 检查十分重要,能发现 X 线片难以发现的小肿瘤,明确肿瘤位置、大小、与周围

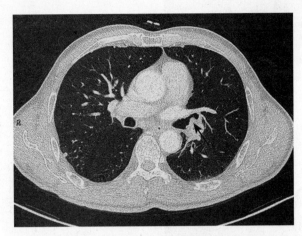

图 3-9-4 支气管内乳头状瘤的 CT 表现

CT 示左肺上叶支气管起始部后壁结节影,凸向管腔内,病灶边界清晰,边缘较光整(箭)

组织的关系以及病变内部有无钙化、坏死等,还能显示肺门及纵隔有无淋巴结转移等,有利于肿瘤的鉴别诊断。

3. MRI 检查 一般不列为常规检查,MRI 对肺纹理、钙化显示不佳,但 MRI 显示肿瘤内部坏死及肺门、纵隔淋巴结转移等有一定的优越性。

【注意事项】

1. 中央型类癌患者常因咳嗽、发热等自觉症状而就诊。检查除肿瘤向支气管管腔内外发展、在肺门区表现为边缘光滑的肿块外,常因肿瘤较小只显示肺炎及肺不张等继发性改变。因此 CT 增强扫描十分必要。CT 能显示支气管管壁受累情况及腔内的肿瘤,较胸部平片优越,而这些变化是鉴别诊断特别是与早期支气管肺癌鉴别的要点。

2. 周围型类癌患者多无自觉症状,常因胸部 X 线常规检查偶然发现,但定性诊断十分困难,需行 CT 进一步检查。CT 能够准确显示肿瘤的部位、大小、内部密度、与邻近结构的关系,以及有无肺门及纵隔淋巴结转移。

【诊断思维与点评】

支气管肺类癌是较少见的低度恶性肿瘤,患者一般发病年龄早于肺癌,儿童和青少年罕见。肿瘤主要位于中央气道内,边缘较规则、光滑,密度较均匀,坏死囊变少见,可有斑点状钙化,增强扫描多呈较均匀明显强化,可伴阻塞性支气管腔内黏液栓及阻塞性肺炎、肺不张。周围型类癌一般较大,边缘光滑、规则,可有坏死。类癌一般进展缓慢,与其他肺癌相比淋巴结转移较少见,预后较好。极个别患者临床有类癌综合征表现时,宜行肺部 CT 检查明确有无支气管肺类癌。

二、淋巴瘤

肺淋巴瘤(pulmonary lymphoma)可分为原发性和继发性两种。肺原发性淋巴瘤是发生于结外肺内广泛淋巴网状组织的肿瘤,一般认为是起源于支气管黏膜相关淋巴组织。肺继发性淋巴瘤是全身系统性淋巴瘤,特别是胸部恶性淋巴瘤的一部分,有多脏器肿瘤侵犯的特点。

【病理与临床】

1. 病理改变 肺原发性淋巴瘤起源于肺内网状淋巴组织,直接向周围组织蔓延,形成肿块或片状浸润性病灶,可跨叶间裂生长,如沿支气管、血管周围、胸膜下间质淋巴组织扩散则形成网状、粟粒样肺间质病灶。由于本病主要沿支气管黏膜下浸润生长,故不易引起支气管阻塞,早期临床症状较少。纤维支气管镜检查多不能发现肿瘤,痰细胞学检查往往阴性,经支气管或经皮肺活检有可能确诊。

肺继发性淋巴瘤的生长有多种方式,最常见的是纵隔、肺门的淋巴结病变直接侵犯蔓延至肺内,形成肿块或结节;其次为瘤组织浸润破坏肺泡间隔进入肺泡间隙,肺内出现渗出或实变;也可为瘤细胞沿淋巴管或血管播散,侵犯肺间质,形成网状间质性病变。

2. 临床表现 肺原发性淋巴瘤罕见,起病缓慢,病程长,1/3 ~ 1/2 患者无症状。常见症状有咳嗽、咳痰、痰中带血、胸痛、胸闷、发热等,无全身浅表淋巴结肿大及肝脾肿大等肺外症状。

肺继发性淋巴瘤是全身系统性淋巴瘤的一部分,男性多于女性。霍奇金病(Hodgkin disease,HD)多见于青年人,非霍奇金淋巴瘤(non-Hodgkin lymphoma,NHL)多见于儿童和老年人。肺继发性淋巴瘤很少单独侵犯肺实质,多伴有纵隔、肺门淋巴结、胸膜、心包等病变。肺内侵犯一般在恶性淋巴瘤确诊 1 年或 1 年半以后才发现。临床上除有咳嗽、咳痰、胸痛等相应肺部症状外,多有全身浅表淋巴结肿大;约半数患者有特征性周期性发热;可有肝脾肿大、贫血等症状。

【影像学表现】

肺恶性淋巴瘤因在肺内生长方式不同,有多种表现形式。无论是原发性还是继发性,都可归纳为四种类型:肿块(结节)型、肺炎肺泡型、粟粒型、支气管血管淋巴管型。

1. X 线表现

(1) 肿块(结节)型:最多见,可单发或多发,后者多见。病变位于肺门区或肺野中外带胸膜下，散在分布，为不规则肿块影，可分叶，病变大小为2～5cm，密度较高，边界清楚（图3-9-5）。若瘤组织中心坏死，可出现不规则偏心空洞。继发性肺淋巴瘤多伴有纵隔肺门淋巴结肿大，而原发性肺淋巴瘤纵隔肺门淋巴结肿大少见。

转移。

（3）粟粒型：原发性淋巴瘤未见此型报道，继发性淋巴瘤肺侵犯主要为NHL，瘤细胞经淋巴管或/和血管播散，呈弥漫性分布的小针点状阴影，病灶边缘清楚，少数模糊，很少见到融合性病灶，与急性粟粒性肺结核不易区别。

（4）支气管血管淋巴管型：原发性和继发性淋巴瘤都可出现，HD最常见。表现为肺内弥漫性网状索条影或网状结节影，可见间隔线（图3-9-7）。

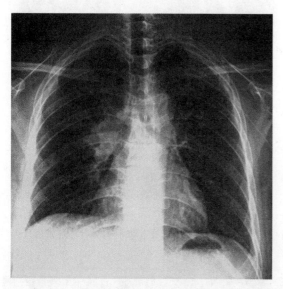

图3-9-5 继发性淋巴瘤（肿块型）的X线表现
X线平片示右肺门影明显增大，可见肿块影，边界清楚，边缘不规则

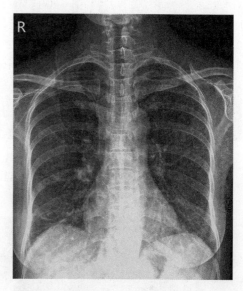

图3-9-7 继发性淋巴瘤（支气管血管淋巴管型）的X线表现
X线平片示双肺野弥漫性网状条索影/结节影，双下肺野为著

（2）肺炎肺泡型：分节段型和非节段型两种，单侧或双侧肺野分布，表现为大片状渗出或实变阴影，边界清楚，中心密度高，周边密度低，可跨叶分布，病变内可见典型的"空气支气管征"，似大叶性肺炎之表现（图3-9-6）。若伴有纵隔肺门淋巴结肿大，则类似中央型肺癌并阻塞性肺炎与纵隔淋巴结

肺继发性淋巴瘤除肺实质受侵犯外，可合并胸内淋巴结肿大、胸腔积液，肿瘤可累及心脏、心包，甚至骨质破坏。

2. CT表现 CT表现形式多种多样，常为多发，可表现为肺内、胸膜下结节或肿块，即肿块（结节）型，呈圆形、卵圆形和不规则形，边界清楚，浅分叶，可相互融合，密度均匀，病灶内可见空气支气管征（图3-9-8）；如肿瘤组织中心坏死，则出现薄壁或厚壁空洞。肺炎肺泡型表现为斑片状渗出、实变影（图3-9-9），肺内病变密度较低，仅在肺窗显影。如病变侵犯肺间质，则表现为自肺门向肺野发出的放射状网状结节影（图3-9-10），为支气管血管淋巴管型。支气管周围多发结节和空气支气管征勾画出支气管影像是其特殊征象。HRCT能显示较早的肺间质性病变，表现为支气管血管束增粗、扭曲，小叶间隔增厚，小叶核增粗，小叶内有磨玻璃样表现，局部小叶肺气肿。增强CT扫描病变多有强化。

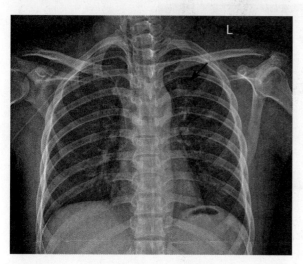

图3-9-6 继发性淋巴瘤（肺炎肺泡型）的X线表现
X线平片示上纵隔增宽，左上、中肺野内带片状影（黑箭）

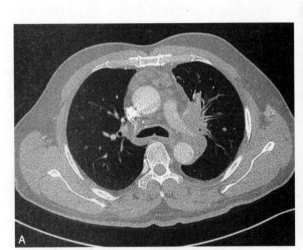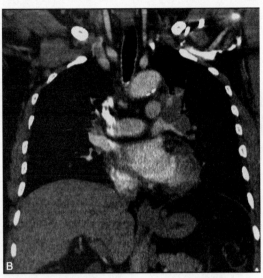

图 3-9-8　继发性肺淋巴瘤（肿块型）的 CT 表现

A. 肺窗示左肺门增大肿块影，邻近支气管受压变窄、管壁增厚；B. 纵隔窗 MPR 显示左肺门分叶状肿块影

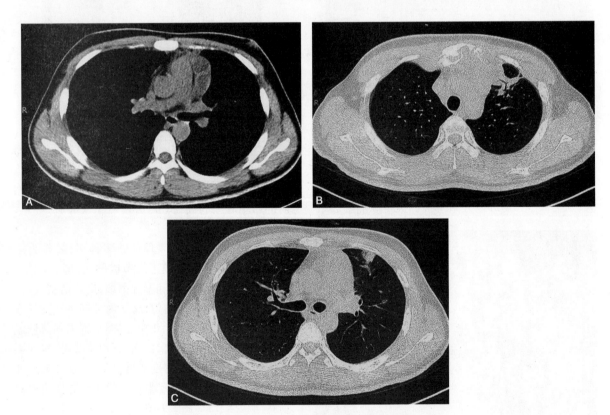

图 3-9-9　继发性肺淋巴瘤（肺炎肺泡型）的 CT 表现

与图 3-9-6 为同一病例。A. 纵隔窗示前上纵隔肿块影，密度不均匀；B、C. 肺窗示左肺上叶片状实变影，其内可见"空气支气管征"

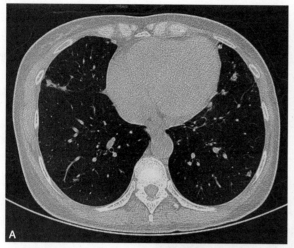
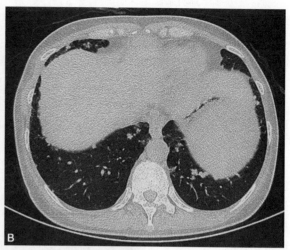
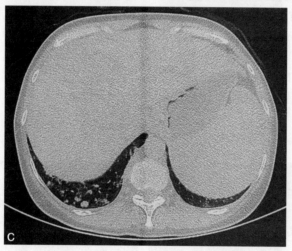

图 3-9-10　继发性肺淋巴瘤(支气管血管淋巴管型)的 CT 表现

与图 3-9-7 为同一病例。A ~ C. 肺窗示双肺散在分布的网状条索影及结节影

3. MRI 表现　肺继发性淋巴瘤多伴有肺门纵隔淋巴结肿大,MRI 表现为肿大的淋巴结互相融合,填塞于组织器官和血管之间,使相邻器官或结构发生变形、移位。肿大的淋巴结也可形成不规则肿块突向肺野。T_1WI 病变呈中等不均匀混杂信号,边界清楚,T_2WI 病变呈稍高信号。

【诊断要点】

肺原发性淋巴瘤罕见,临床表现无特征性,影像学表现多种多样,术前诊断非常困难。1983 年 Koss 等提出比较全面的肺原发性淋巴瘤诊断标准:①病变包括脏层胸膜下的肺或肺局部淋巴结;②排除纵隔病变向肺内的浸润;③无淋巴瘤病史;④必须是开胸肺活检或肺叶切除后的病理诊断。1993 年 Cordier 等在此基础上提出如下修改:①影像学上显示肺、支气管受累,但未见纵隔淋巴结增大;②以前从未发生过胸外淋巴瘤;③通过临床查体、白细胞计数、腹部放射性核素、CT 或淋巴管造影及骨髓穿刺等检查,排除了胸外淋巴瘤或淋巴细胞性白血病;④诊断以后出现胸外淋巴瘤病变至少在 3 个月以后。同时满足此 4 点者可诊断肺原发性淋巴瘤。

一般认为 X 线与 CT 检查具有以下征象者应提示本病的可能:①病灶位于肺内邻近肺门区;②病变呈肿块、浸润性、粟粒样或纤维间质性表现,有时可见含气支气管征;③无肺体积缩小;④很少合并胸水;⑤随访复查病变生长缓慢。

肺继发性淋巴瘤诊断比较容易,有明确的恶性淋巴瘤病史,多数患者影像学有两种或两种以上的表现,肺内结节伴有空气支气管征是其特征性表现,同时合并纵隔肺门淋巴结增大,心包、胸膜受累等表现。

【影像报告书写的注意事项】

1. 针对继发性肺淋巴瘤,需注意观察肺门和纵隔淋巴结肿大、融合。

2. 注意肺门周围沿支气管血管束的肿块、肿块样实变内空气支气管征和病灶周围晕征。

3. 前后对比,原发性肺内淋巴瘤生长缓慢,易误认为良性病变。

【鉴别诊断】

肺淋巴瘤除原发性、继发性本身需要鉴别外,还应与下列疾病进行鉴别:

1. 原发性支气管肺癌 中央型肺癌患者早期无明显症状,随病程进展出现咳嗽、咯血、咳大量泡沫样痰、呼吸困难等症状。影像学检查表现为肺门不规则肿块,合并空洞,常见支气管阻塞性炎症、肺不张或肺气肿,肺门淋巴结增大,胸膜浸润致胸膜增厚并胸腔积液。支气管镜检查多能确诊。

2. 肺转移瘤 患者有原发恶性肿瘤史,血行转移表现为肺内多发大小不等或单发结节,边界清楚,可有浅分叶(图 3-9-11);淋巴道转移则表现为肺门与纵隔淋巴结增大,肺纹理增粗扭曲呈网状,或以肺门为中心向肺野呈放射状分布的网状结节影。

3. 结节病 是一种非干酪性肉芽肿疾病,可侵犯人体多种器官,患者年龄多为 20 ~ 40 岁,女性略多,临床症状较轻或缺乏。影像学表现为肺门对称性淋巴结增大(图 3-9-12),多不融合,可合并纵隔淋巴结增大。肺内病变主要表现为多发淋巴管周围结节(图 3-9-13),在出现肺内病灶后,肺门淋巴结开始缩小甚至消失。本病是一种良性过程,有自愈倾向。

4. 机遇性肺炎 易发生在淋巴瘤的晚期、化疗或放疗后,可为肺隐球菌、厌氧菌和金黄色葡萄球菌感染,影像学表现为肺内肿块或多发结节(图 3-9-14)。如发展迅速或伴空洞形成,更应怀疑肺感染。如为巨细胞病毒、麻疹病毒感染,则表现为弥漫性间质性病变(图 3-9-15)。

5. 淋巴细胞性间质性肺炎 肺间质内淋巴细胞弥漫性浸润及生发中心形成,常表现为进行性呼吸困难或咳嗽。常与其他免疫性疾病有关,尤其是干燥综合征。患者有患淋巴瘤的风险。胸片显示肺底网状或结节影,部分病例可见含气囊性影。CT 表现为双肺散在薄壁含气囊状影,多沿小气道、血管旁及胸膜下分布;胸膜下与小气道旁实性结节,

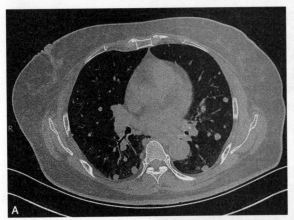
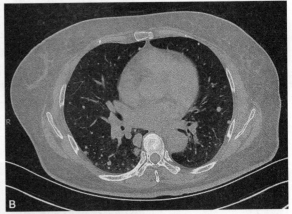
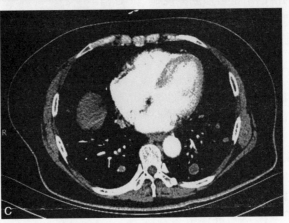

图 3-9-11 肺转移瘤的 CT 表现

A、B. 肺窗示双肺多发大小不等结节,边界清晰,边缘光整;C. 增强扫描结节轻度不均匀强化

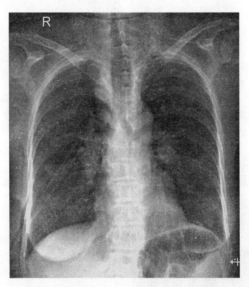

图 3-9-12　结节病的 X 线表现
X 线平片示左右肺门影分别呈结节与肿块状增大

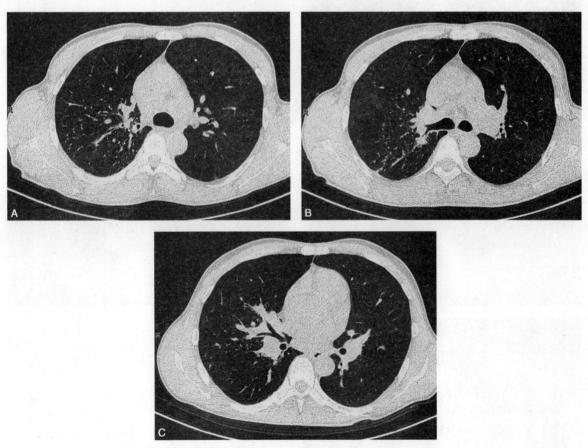

图 3-9-13　结节病的 CT 表现
A ~ C. 肺窗示右肺门影增大,见沿右侧支气管血管束和叶间胸膜分布的粟粒样结节影

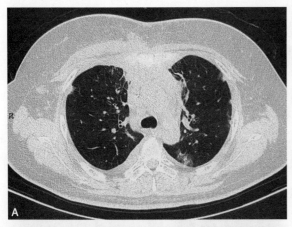
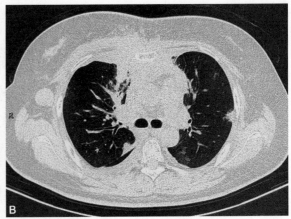
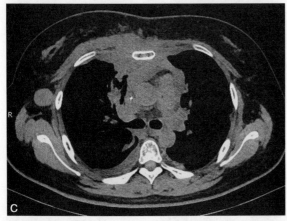

图3-9-14 肺继发性淋巴瘤并双肺多发感染的 CT 表现

A ~ C. 肺窗及纵隔窗示前上纵隔及右侧前胸壁淋巴瘤病灶并右肺门增大、邻近支气管受压,右肺上叶前段肿瘤浸润,双肺胸膜下多发感染灶

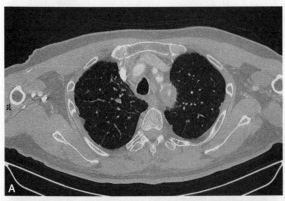
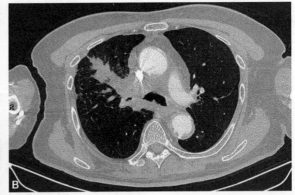
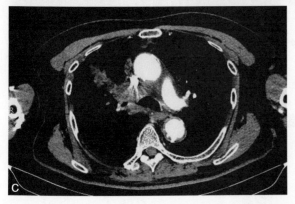

图3-9-15 肺继发性淋巴瘤并肺部感染(EB 病毒阳性)的 CT 表现

A. 肺窗示双肺上叶小叶间隔增厚,右侧为著,胸膜结节状增厚;B. 肺窗示右肺门、右肺上叶肿块并远端阻塞性肺炎/肺不张;C. 增强扫描肿块不均匀强化

可合并磨玻璃结节。

【诊断价值】

1. X线检查是最基本的检查方法,能显示肺内病变和肺门纵隔淋巴结增大,有助于疾病的诊断与随访观察。

2. CT检查能更清楚显示胸内各组淋巴结,较早地发现肺内病灶。薄层CT更容易显示支气管和肺间质病变。CT增强扫描可以了解病变的血液供应,区分肺门淋巴结与血管。CT是肿瘤分期和定位诊断的重要手段,也是制定治疗计划、观察疗效、随访必要的辅助检查方法。

3. MRI检查通过血液流空效应,能更好地显示病变与血管间的关系。但由于其空间分辨率较低,在确定肿块与气管、支气管关系方面不如CT。

【注意事项】

1. 肺原发性淋巴瘤诊断需要谨慎,一般病变局限在肺部,多不伴有肺门与纵隔淋巴结病变,且在初次诊断后至少三个月没有胸外淋巴瘤的证据。

2. 肺淋巴瘤的影像学表现多种多样,需与肺癌、转移瘤、间质性肺炎、粟粒性肺结核等鉴别。

【诊断思维与点评】

肺原发性淋巴瘤非常罕见,影像学表现多种多样,诊断非常困难,当高度怀疑且支气管镜活检为阴性时,应进行开胸活检。肺继发性淋巴瘤诊断相对容易,有原发淋巴瘤的病史,合并纵隔与肺门淋巴结增大。

【思考题】

1. 请列出3种气道内常见肿瘤并简述其主要影像学特征。

2. 简述肺淋巴瘤的CT表现。

(史河水 刘士远)

第十节 肺转移瘤

肺转移瘤是指来自肺外的,或与来自肺别处的原发性肿瘤不连续的肺肿瘤,也称为肺继发性肿瘤。任何器官的大多数肿瘤均可转移至肺。

【病理与临床】

1. 病理改变 肺是接受全部血液和淋巴流动的唯一器官,具有体内最致密的毛细血管网络,该网络也是肿瘤细胞通过淋巴管进入静脉血时首先通过的,癌细胞与肺有可能形成良好的"种子和土壤"关系。尸检发现,因肺外实性恶性肿瘤的播散而累及肺者占20%～54%,在15%～25%的病例中肺是肿瘤播散的唯一部位。血行肺转移性

肿瘤通常表现为双侧、多发病变,但也可为孤立性。转移至肺的肿瘤可出现在肺的任何部分,但最常见于肺下叶,通常在肺外周部。肿瘤经血行转移至肺毛细血管继而侵犯淋巴管,或经纵隔淋巴结逆行转移至肺门淋巴结,导致淋巴引流受阻、反流,肿瘤经淋巴管逆行播散,引起肺间质肿瘤细胞浸润、间质水肿、成纤维反应,称之为癌性淋巴管炎。原发肿瘤多见于肺癌、乳腺癌、胰腺癌或胃印戒细胞癌。

2. 临床表现 大多数肺转移瘤患者没有肺的症状。少数有支气管内播散者可致咳嗽、咯血、喘鸣和阻塞性体征,如阻塞性肺炎、肺不张、呼吸困难和发热等,与原发性肿瘤类似。有胸膜侵犯和(或)渗出液的患者,可有胸痛和呼吸困难。有血管或淋巴管播散的患者可有肺心病的体征。

【影像学表现】

1. X线表现 血行转移者表现为多发的棉球样或粟粒样结节,边界清楚,密度均匀,大小不一,多位于双肺中下野,空洞及钙化较少见(图3-10-1)。淋巴途径转移者表现为肺门影增大、自肺门向外的索条影、肺内网状影或网状结节影(图3-10-2)。

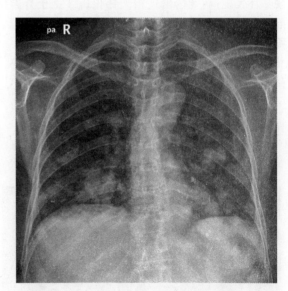

图3-10-1 双肺多发血行转移瘤的X线表现
X线示双肺多发大小不一的结节、肿块影,边界清楚,双肺中下野为著

2. CT表现 CT表现与X线表现相似,但CT扫描的检出率更高。

(1)血行转移:常为多发病变,双肺下叶较上叶多见,80%～90%位于肺外周带,约2/3病变位于胸膜下。病灶大小不一,形态多呈类圆形,边界

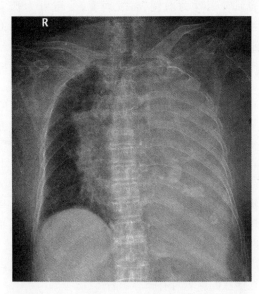

图 3-10-2 右肺癌性淋巴管炎的 X 线表现
左肺上叶腺癌患者，X 线示左侧肺不张、大量胸
腔积液。右肺纹理增粗，呈网格样改变，右肺门
影增大、增浓，周围支气管血管束增粗

清楚，大部分病变边缘光滑锐利（图 3-10-3）。腺癌尤其是胰腺癌的肺转移瘤可出现边缘模糊或有毛刺；绒癌、肾癌肺转移可因瘤内出血使病灶边缘出现晕环表现；病灶内出现粗大钙化斑多见于骨肉瘤、软骨肉瘤和滑膜肉瘤；乳腺、结肠、卵巢的黏液腺癌的肺转移瘤可见到细砂粒样钙化；甲状腺乳头状癌的肺转移有时可见弥漫性粟粒样钙化；头颈部鳞癌和宫颈癌肺转移瘤可出现空洞，空洞大小不一，洞壁厚薄不一，可出现不规则壁结节，也可呈薄壁空洞。

（2）淋巴转移：癌性淋巴管炎表现为支气管血管束不规则的结节状增厚，小叶间隔增厚呈串珠状

或胸膜下多角形细线结构（图 3-10-4）。胸膜及叶间裂亦可见小结节，可伴肺门淋巴结肿大。同时肺小叶结构无变形。

3. MRI 表现 一般不用于检查肺转移瘤，但 MRI 有助于识别原发灶。

【诊断要点】

1. 临床有原发肿瘤病史；可出现肺部相关症状，如咳嗽、咯血、渐进性呼吸困难等。

2. 血行转移的胸部影像学表现为多发结节或肿块。

3. 淋巴转移，即癌性淋巴管炎的胸部 X 线多表现为肺门影增大；肺纹理增粗，呈网格样改变；肺门周围支气管血管束增粗等。CT 显示结节样增厚的小叶间隔、支气管血管束呈串珠状增粗、胸膜下间隔线增厚等。

【影像报告书写的注意事项】

1. 注意结节分布、大小、形态及内部形态异质性的描述。

2. 注意肺间质改变的特征性表现。

3. 注意胸部肺外病灶的有无及描述。

【鉴别诊断】

表现为肺多发结节的转移瘤鉴别诊断不难，可参考临床病史。表现为肺单发结节的转移瘤鉴别诊断困难（详见周围型肺癌的鉴别诊断）。

癌性淋巴管炎易与肺部间质性疾病混淆，需要与以下疾病鉴别：①结节病，为全身非干酪样肉芽肿性病变，临床也表现为渐进性呼吸困难，但较癌性淋巴管炎轻，有自愈倾向。根据病程不同，CT 表现多样，主要表现为沿支气管血管束分布的小结节影，小叶间隔增厚少见，晚期可表现为纤维化。②间质性肺水肿，一般表现为光滑的小叶间隔增

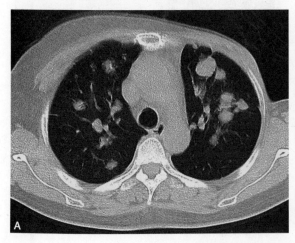

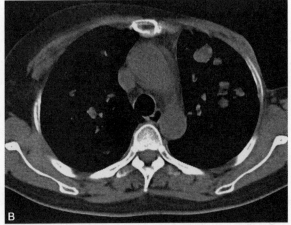

图 3-10-3 双肺多发转移瘤的 CT 表现
A、B. 肺窗和纵隔窗示双肺多发大小不一的类圆形结节，边界清楚，大部分边缘光滑锐利

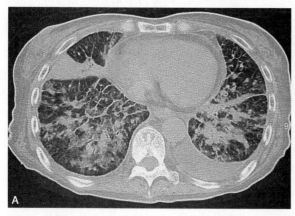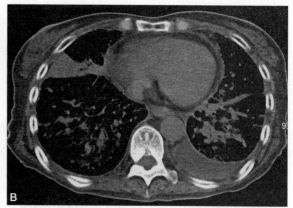

图3-10-4　癌性淋巴管炎的CT表现

A、B. 肺窗和纵隔窗示小叶间隔结节样增厚、支气管血管束呈串珠状增粗,左侧胸腔及双侧叶间裂积液

厚,无小结节影,一般无纵隔及肺门淋巴结肿大,多伴有心脏增大、肺动脉增粗表现。③放射性肺炎,有接受放射治疗的病史,病变呈跨叶分布,有整齐的边界,小叶间隔光滑增厚。

【诊断价值】

X线胸片是常用检查方法,但容易漏诊5mm以下的转移结节。胸部CT是诊断肺转移瘤的最佳检查方式。一般不采用MRI检查肺转移瘤。

【注意事项】

1. 注意临床上某些肿瘤肺转移的特殊表现,如骨肉瘤、软骨肉瘤肺转移可以表现为钙化结节;肾癌肺转移可因瘤内出血使病灶边缘出现晕环表现等。

2. 注意癌性淋巴管炎的诊断与鉴别诊断。

【诊断思维与点评】

临床有恶性肿瘤病史,胸部影像学检查发现多发结节或肿块,肺转移瘤诊断并不困难。当恶性肿瘤患者出现渐进性呼吸困难、胸部X线表现为肺纹理增粗呈网格样改变,需要考虑到癌性淋巴管炎的可能。此时要进行胸部高分辨率CT检查,若出现肺门淋巴结肿大、小叶间隔结节样增厚、支气管血管束呈串珠状增粗等特征性表现,癌性淋巴管炎的诊断即可建立。而对于肺外恶性肿瘤伴肺内单发结节的诊断一直是临床难点,要通过多种检查方法,观察两者的特征是否存在相同性,如强化程度、内部密度、坏死、钙化等,也可通过能谱定量分析病灶的异同。一般转移瘤与原发灶具有相近的特质,当两者相同特质不明显或无时,不可一味地进行一元化解释,要考虑到多原发肿瘤的可能。

【思考题】

关于肺转移瘤的CT影像,血行转移和淋巴转移分别有哪些特征?

（叶晓丹　刘士远）

第十一节　支气管肺良性肿瘤及类肿瘤疾病

一、肺错构瘤

肺错构瘤(pulmonary harmatoma)的构成成分是肺部原有的组织,但由于异常的组合而形成肿瘤样病变。其病因尚不清楚,近年来有学者认为错构瘤起自支气管的未分化间质细胞,是一种真正的间叶性良性肿瘤。肺错构瘤发病率仅次于肺癌和肉芽肿性病变,以肺内孤立性结节或肿块为特征。

【病理与临床】

1. 病理改变　肿瘤起源于小支气管的结缔组织,绝大多数错构瘤发生在肺组织的外围,约10%发生在大支气管管腔内。肺错构瘤常呈圆形或椭圆形,边界清楚,可有浅分叶。肿瘤成分一般以软骨为主,其他包括腺体、脂肪、平滑肌、纤维组织和上皮组织,有时可有钙化或骨化。

2. 临床表现　患者症状与肿瘤发生部位有关,中央型可有咳嗽、发热等症状;周围型则多无临床症状,绝大多数为体检时偶然发现。

【影像学表现】

1. X线表现　错构瘤多呈孤立性类圆形结节(图3-11-1),可发生于肺的任何部位,外周多于中央。肿瘤边界清楚,分叶、毛刺少见,肿块内可有点状或"爆米花"状钙化。

2. CT表现　肿瘤为边界清楚、光滑的圆形或类圆形软组织结节影,分叶及毛刺少见。CT平扫

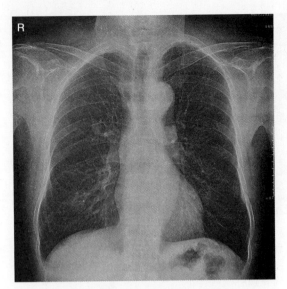

图 3-11-1　右肺错构瘤的 X 线表现
X 线平片示右中肺野中内带交界区结节影,边缘
光整,密度较均匀

结节内的脂肪成分具有特征性诊断意义,因为在其他的肺结节或肿块内,如肺癌、肺转移瘤、结核球和炎性假瘤都不含脂肪成分,文献报道脂肪成分在错构瘤中的发生率为 59% 以上。钙化是错构瘤的另一重要征象(图 3-11-2)。钙化的发生率与肿瘤的大小相关,一般认为直径大于 4cm 者钙化发生率较高,典型的钙化为"爆米花"样,文献报道出现率为 12.5% ~22.9%。需要指出的是,单纯的钙化不具有诊断意义,因为肺癌、结核球等肺内结节也可发生钙化。错构瘤主要由软骨组成,血管含量少,血供不丰富,CT 增强扫描绝大多数病灶呈轻度强化,CT 值净增<20HU。

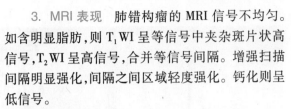

3. MRI 表现　肺错构瘤的 MRI 信号不均匀。如含明显脂肪,则 T_1WI 呈等信号中夹杂斑片状高信号,T_2WI 呈高信号,合并等信号间隔。增强扫描间隔明显强化,间隔之间区域轻度强化。钙化则呈低信号。

【诊断要点】

1. 患者多无明显临床症状,于体检时偶然发现。

2. 常发生于肺外周部,常规 X 线片表现为境界清晰、边缘规则的结节,"爆米花"样钙化具有诊断特征性。

3. CT 扫描病灶内发现脂肪成分及"爆米花"样钙化,具有诊断意义;增强扫描强化程度较低。

【影像报告书写的注意事项】

注意观察病灶边缘、钙化形式,测量 CT 值判断有无脂肪成分与强化程度。

【鉴别诊断】

病灶轮廓清晰,边缘光滑,无分叶、毛刺,典型者病灶内有脂肪成分及"爆米花"样钙化,诊断并不困难。但尚需与周围型肺癌、结核球、硬化性肺泡细胞瘤鉴别。

1. 周围型肺癌　周围型肺癌形态常不规整,可有分叶、毛刺、"空泡征""血管集束征"及"胸膜凹陷征"等(图 3-11-3、图 3-11-4),结节内无脂肪。如有钙化,多为肿瘤内部散在分布的"沙粒"或"面纱"样钙化。增强扫描 CT 值净增通常大于 20HU。可有肺门、纵隔淋巴结增大及肺内、外转移等。

2. 结核球　常见于上叶尖后段、下叶背段,边缘可不光滑,内部可有小空洞,周围常有卫星灶。其内也可见钙化,但多呈结节状或不规则形(图 3-

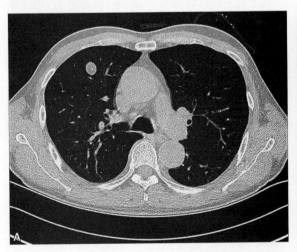

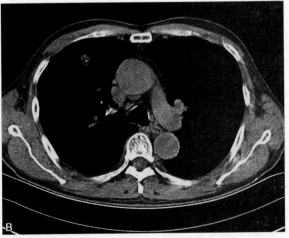

图 3-11-2　右肺错构瘤的 CT 表现
A、B. 肺窗及纵隔窗示右肺中叶结节,边缘光滑,内部见钙化灶及脂肪密度影

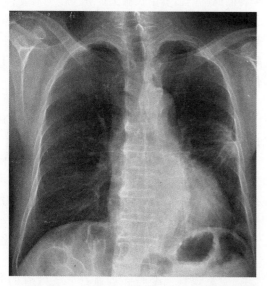

图 3-11-3　左肺周围型肺癌的 X 线表现
X 线平片示左中肺野外带肿块,形态不规则,内侧血管纠集,邻近胸膜凹陷

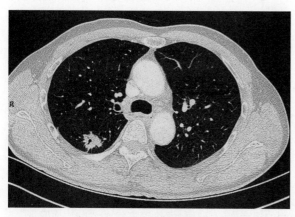

图 3-11-4　右肺周围型肺癌的 CT 表现
肺窗示右肺下叶背段结节并空洞,病灶形态不规则,边缘见棘样突起、"胸膜凹陷征"

11-5)。

3. 硬化性肺泡细胞瘤　是另一种肺内少见的良性肿瘤,病灶边界清楚,多无毛刺,偶见分叶,内部无脂肪成分,可见钙化,强化程度一般较明显。不典型肺错构瘤与硬化性肺泡细胞瘤鉴别困难,需经病理检查确诊。

【诊断价值】

1. 胸部 X 线片　可发现病变,具有"爆米花"样钙化者可诊断,肺门与纵隔旁较小病变易漏诊。

2. CT 检查　多数病变 CT 平扫即可诊断,少数缺乏明显脂肪成分与钙化的不典型肺错构瘤,CT 动态增强扫描有助于鉴别诊断。

3. MRI 检查　不能显示肿瘤内钙化,受空间

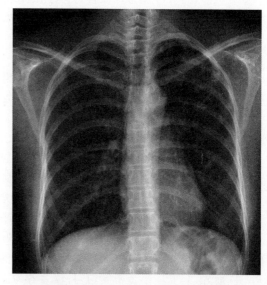

图 3-11-5　左肺结核球的 X 线表现
X 线平片示左上肺野多发大小不等结节,形态规则,边界清晰,部分钙化

分辨率的影响,对于较小肿瘤的显示受限,较少用于肺错构瘤的鉴别诊断。

【注意事项】

针对肉眼观肿瘤内脂肪密度不明显的病变,需通过 CT 值的测量判断有无脂肪成分。测量时需避免含气肺与支气管的部分容积效应的影响。

【诊断思维与点评】

肺结节或肿块内的脂肪密度影、"爆米花"样钙化是诊断肺错构瘤的主要依据,如缺乏脂肪成分,钙化不呈"爆米花"表现或缺乏钙化,但结节的形态较规则、边缘光整,呈乏血供或动态增强扫描强化不明显,也可提示诊断。在随访复查中,肺错构瘤大小变化不明显或非常缓慢增大。

二、硬化性肺泡细胞瘤

硬化性肺泡细胞瘤(pulmonary sclerosing pneumocytoma,PSP)是一种较少见的良性肿瘤,曾有黄色瘤、纤维黄色瘤、肺组织细胞瘤和肺硬化性血管瘤等多种名称。

【病理与临床】

1. 病理改变　目前认为 PSP 是一种真性肿瘤,其主要组成细胞为上皮细胞,有颗粒性细胞和原始肺上皮细胞存在,有来源于支气管肺泡细胞的特征,这些细胞向肺内多种上皮有不同程度、不同方向分化,同时伴有多种其他成分的增生或反应。组织学上分四种类型,即实体型、乳头型、硬化型和血管瘤型,各类型并非独立表现,常混合存在。

2. 临床表现 PSP 好发于女性,男女比例约为 1:4,30~50 岁多见。临床常无症状,少数伴有咳嗽、咳痰、痰中带血、胸痛等。

【影像学表现】

1. X 线表现 表现为肺野内孤立的圆形或椭圆形阴影,病灶边缘光滑,部分可见分叶,密度均匀,偶见钙化。部分病灶长入支气管腔内者,可合并肺叶或肺段不张。

2. CT 表现 肿瘤常发生于肺周围区、右肺居多,极少数位于叶间裂。病灶呈境界清楚光滑的圆形、类圆形肿块或结节,少数可有浅分叶,边缘光滑,没有毛刺、胸膜凹陷征。CT 较 X 线片能更清晰显示病灶向支气管腔内生长的情况,以及伴随的叶或段性肺不张。平扫密度视瘤内各种组织成分的比例不同而异,病变较小者密度均匀,较大者为混杂密度或高、低密度;近半数病例可出现钙化,钙化的大小及数量无明显特征性;约四分之一病例可有囊变,可能与瘤内出血有关;少数肿瘤可出现"晕征"及"空气新月征"(图 3-11-6A),前者与瘤周出血有关,后者系瘤内出血与气道相通排出所致,两者同时出现被认为是 PSP 的特征性表现。肿瘤的强化特征与其组织学类型有关,血管瘤型和乳头型血管密度较高,强化显著;而实体型及硬化型的组织成分较多且分布不均,血管密度相对较低,强化程度较低甚至不强化。部分肿瘤于增强扫描动脉期边缘可见粗大扭曲的血管聚拢、包绕于肿瘤边缘,或向肿瘤实质内延伸,谓之"贴边血管征"(图 3-11-6B),为 PSP 的另一特征性表现。"尾征"是另一个较少见的具有相对特征性的 CT 征象,表现为肿瘤边缘肺门侧与肺门血管分支间的尾状突起,可

能与肿瘤向肺门血管生长有关。

3. MRI 表现 PSP 在 MRI 上信号不均,T_1WI 以等信号为主合并稍低信号,T_2WI 以等信号为主合并高信号,注射 Gd-DTPA 后强化明显且不均匀,多数呈进行性强化,其内钙化结节呈低信号。

【诊断要点】

1. 女性多见,好发于 30~50 岁,常无临床症状,少数伴有咳嗽、咳痰、痰中带血、胸痛等。

2. X 线及 CT 病变主要表现为密度均匀的圆形、椭圆形结节或肿块,边缘光滑,可伴叶或段肺不张;"晕征""空气新月征""贴边血管征""尾征"具有一定的特征性。

3. 动态增强扫描病变一般呈持续进行性强化。

【影像报告书写的注意事项】

1. 注意观察病变与邻近血管和支气管的关系,血管可以进入病灶内且形态完整,支气管多为受压推移表现。

2. 注意观察动态增强扫描中病灶的强化表现,多数为不均匀强化,且为进行性持续强化。

【鉴别诊断】

典型硬化性肺泡细胞瘤具有肺部良性肿瘤的特征,增强扫描呈进行性显著强化及"贴边血管征"可以提示诊断。鉴别诊断包括:

1. 肺错构瘤 PSP 的钙化常位于肿瘤边缘部位,呈沙粒状;错构瘤的典型钙化为"爆米花"样,病灶内发现脂肪成分可以确立肺错构瘤的诊断。

2. 肺曲霉菌病 病灶出现"晕征"及"空气新月征"时,需与肺曲霉菌病鉴别,后者常发生于免疫抑制的患者,常有咳嗽、发热等症状,无"贴边血管征"。

3. 周围型肺癌 少数病例出现"分叶征"时,

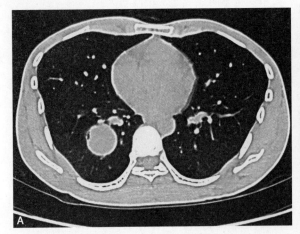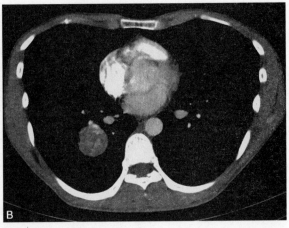

图 3-11-6 硬化性肺泡细胞瘤的 CT 表现

A. 肺窗示右肺下叶类圆形结节影,边缘光滑,边缘可见"空气新月征";B. 增强扫描病灶不均匀明显强化,可见"贴边血管征"

需与周围型肺癌鉴别,后者年龄多较大,多为单发分叶状结节,上叶居多,肿瘤常见空泡征、支气管截断或空气支气管征、毛刺征、胸膜凹陷征等。

【诊断价值】

1. 胸部 X 线片　可发现病变,邻近肺门与纵隔的病变易漏诊。

2. CT 检查　形态学呈良性结节或肿块表现,CT 动态增强扫描的强化形式与程度有助于诊断。

3. MRI 检查　需要动态增强扫描,其表现类似 CT 增强扫描。

【注意事项】

如平扫疑诊 PSP,应建议 CT 或 MRI 动态增强扫描,观察病变强化形式并评价强化程度,必要时绘制时间-密度曲线(TDC)。

【诊断思维与点评】

中青年患者、女性居多,肺外周分布为主、良性表现的肺结节或肿块,如有"晕征"(主要位于病灶背对肺门侧)、病灶内没有脂肪密度影、可有斑点状钙化,应考虑 PSP,CT 或 MRI 动态增强扫描可进一步明确诊断。随访复查病灶缓慢增大,如合并瘤内出血,则可短期明显增大。

三、肺炎症性肌纤维母细胞瘤

炎症性肌纤维母细胞瘤(inflammatory myofibroblastic tumor,IMT)几乎可见于人体任何器官,肺是常见器官之一,其中肺炎症性肌纤维母细胞瘤(pulmonary inflammatory myofibroblastic tumor,PIMT)约占儿童肺良性肿瘤的一半。PIMT 可发生于气管、支气管及肺实质内。过去该病曾有多种名称,如炎性假瘤、浆细胞肉芽肿、纤维黄色肉芽肿等,2002 年WHO 将其定义为间叶组织肿瘤,是一种真性肿瘤。

【病理与临床】

1. 病理改变　肿瘤于大体病理上呈圆形或椭圆形,有假性包膜者边缘较清晰,无假性包膜者边缘欠清,与周围增殖性炎症和渗出性炎症有关。组织学上表现多种多样,镜下主要为肌纤维母细胞的梭形细胞排列成特征性的束状或席纹状结构,伴有大量炎性细胞浸润。部分病例有侵袭性,可侵犯邻近支气管、纵隔、横膈、胸膜、胸壁,并可术后复发,罕见远处转移。

2. 临床表现　PIMT 常见于儿童和青少年,发病年龄多在 40 岁以下。常见症状为咳嗽,痰中带血少见,也可无任何临床症状。本病病因不明,可能与下呼吸道感染或自身免疫性疾病有关,部分患者既往有肺手术史且病变可能与手术瘢痕有关。

【影像学表现】

1. X 线表现　病变多为孤立的、缓慢生长的类圆形结节或肿块,一般呈中等密度,密度均匀。可发生在两肺的任何部位,以周围肺实质及胸膜下常见。位于周围肺实质的病灶,可有邻近胸膜局限性增厚、粘连。

2. CT 表现　中央型 PIMT 较少见,病灶边缘较清晰,内部可有形态多样的钙化灶,可伴肺不张。周围型 PIMT 多见,主要位于肺下叶,多为孤立结节或肿块,偶见多发结节;多数病灶边界清晰、边缘规则,呈圆形、类圆形软组织结节或肿块,部分病灶边缘不规则、呈分叶状;密度较均匀,少数可见斑点状钙化、空洞或空气支气管征;增强扫描大多数肿块可见较明显不均匀强化(图 3-11-7),少数强化较均

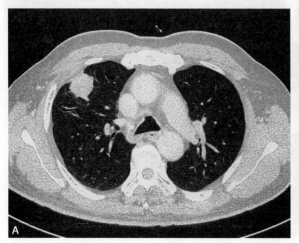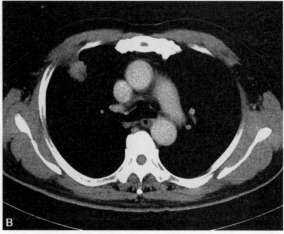

图 3-11-7　肺炎症性肌纤维母细胞瘤的 CT 表现
A. 肺窗示右肺上叶前段结节影,边缘不光滑,邻近胸膜增厚粘连;B. 增强扫描病灶明显不均匀强化

匀;因肿瘤内纤维化,增强扫描延迟期肿瘤多呈不同程度的延迟强化。少数肿瘤可以侵袭相邻结构而表现为局部边界模糊、胸膜增厚。

3. MRI表现 肿瘤MRI信号多不均匀,T_1WI上近似肌肉信号或呈稍高信号,T_2WI上肿瘤信号偏低,与其内纤维成分及纤维化有关。增强扫描多呈明显不均匀强化和延迟强化。

【诊断要点】

1. 多见于儿童和青少年,部分患者有自身免疫性疾病或肺手术史。

2. X线及CT上位于周围肺实质者多见,多数密度不均,可有钙化,罕见空洞,邻近胸膜常局限性增厚、粘连。增强扫描肿瘤明显强化与延迟强化。肺门和纵隔淋巴结不大。

3. MRI T_2WI上肿瘤信号偏低,延迟强化明显。

【影像报告书写的注意事项】

注意观察病灶内部密度与信号特征,尤其是T_2WI信号偏低,增强扫描呈不均匀或均匀强化,以及不同程度延迟强化。

【鉴别诊断】

病灶多数轮廓光滑,T_2WI信号偏低,肿块延迟强化明显,是PIMT的特征。需与周围型肺癌、结核球及炎性假瘤等鉴别。

1. 周围型肺癌 患者年龄较大,多为单发分叶状结节,上叶居多,肿瘤常见空泡征、支气管截断或空气支气管征、毛刺征、胸膜凹陷征等。

2. 结核球 以上叶与下叶背段居多,无分叶或有浅分叶,结节内常见钙化,偶有空洞,周围常见卫星灶。

3. 肺炎性假瘤 是指肺内非特异性炎症慢性化、机化而形成肿块性病变,并非真正的肿瘤。病灶以肺外周胸膜下多见,形态不规则,内部密度不均,部分可见空洞、晕征,病变常与邻近增厚胸膜相连(图3-11-8)。增强扫描一般呈明显较均匀强化,肺门和纵隔淋巴结无明显肿大。

【诊断价值】

1. 胸部X线片 可发现病变,并用于病变的随访复查。

2. CT检查 表现为肺外周,尤其是下叶的结节或肿块,可有分叶,密度不均,钙化和空洞少见。结合患者年龄和基础疾病,可考虑诊断。部分病灶具有一定侵袭性,不易与恶性肿瘤鉴别。

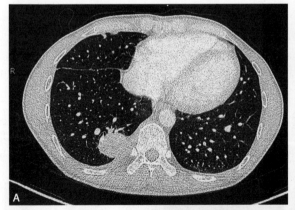
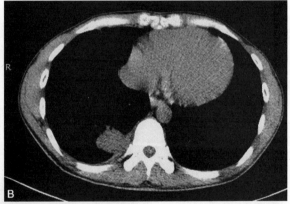
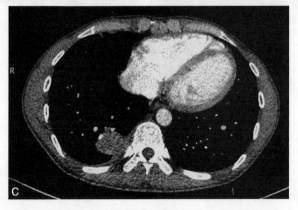

图3-11-8 肺炎性假瘤的CT表现

A. 肺窗示右肺下叶后基底段结节,形态规则,与胸膜宽基底相连;B、C. 纵隔窗平扫与增强扫描示病灶明显强化

3. MRI 检查　肿瘤 T_2WI 信号偏低与延迟强化,具有一定诊断意义。

【注意事项】

部分肿瘤的局部侵袭或术后复发,常被误诊为恶性肿瘤。

【诊断思维与点评】

PIMT 常见于儿童和青少年,成人少见。多表现为肺下叶胸膜下结节或肿块,单发为主,偶为多发,多数边缘清晰规则,少数局部不规则甚至侵袭邻近结构;T_2WI 信号偏低,增强扫描不均匀或较均匀强化,以及明显延迟强化;无明显肺门和纵隔淋巴结肿大。这些是诊断 PIMT 的主要依据,尽管如此,部分病变不易与肺癌鉴别。手术是其首选治疗方法。

【思考题】

1. 简述硬化性肺泡细胞瘤的 CT 表现及其病理学基础。

2. 简述肺炎症性肌纤维母细胞瘤与炎性假瘤的影像学鉴别诊断。

（史河水　刘士远）

第十二节　肺肿瘤治疗后影像表现

一、肺癌手术后评价

肺癌的外科手术方式有楔形或局部切除术、肺段切除术、肺叶切除术、支气管袖式肺叶切除术、一侧全肺切除术。楔形或局部切除术是指小的楔形组织块的切除,主要通过胸腔镜手术进行,Ⅰ、Ⅱ期肺癌及不能耐受大型手术的患者可采用此种术式。肺段切除术是切除一个独立的支气管肺段,通过胸腔镜或小切口开胸手术,主要适用于小于 3cm 的周围型非小细胞肺癌或不能耐受肺叶切除的老年患者。肺叶切除术是指完整的一侧肺叶切除,多数是通过后外侧切口进行,是局灶性非小细胞肺癌的首选治疗方法。支气管袖式肺叶切除术是将病变之支气管袖式切除一小段,然后再吻合断端,尽可能保留邻近正常肺组织,主要用于治疗累及右肺上叶、左肺上叶及左肺下叶支气管分叉处的病变。全肺切除术通常是通过后外侧切口进行,切除一侧全肺及脏层胸膜,适用于中央型肺癌、附着于肺门处或跨越肺裂的肿瘤。

【病理与临床】

肺癌术后常见表现主要包括术区的出血和水肿、剩余肺膨胀、肋间隙变窄、横膈升高、纵隔移位以及胸壁向内移位。这些变化的发生及程度与肺切除的范围、患者的心血管疾病有关,亦会随着时间的推移发生不同的变化。术后并发症同样要引起临床重视,包括异常纵隔移位、支气管胸膜瘘、肺切除术后综合征、肺叶扭转、心脏疝等。肺癌术后患者亦会发生肿瘤的残留、复发与转移。

【影像学表现】

1. X 线表现

（1）肺癌术后改变

1）非全肺切除的术后改变:特征性的表现为术区钉线切口,相邻缝钉处因出血和水肿表现为区域性密度增高影,这种高密度影通常在数天或数周内减低。肺癌肺楔形切除和肺段切除后,胸腔内空间即切除肺原占有的空间会在几天内由于同侧肺的膨胀而完全消失;肺叶切除术后,同侧肺扩张和旋转、轻微的膈肌抬高和纵隔移位,使胸腔内空间多在一周内关闭（图 3-12-1）。肺癌术后的早期胸片可见气胸或胸腔积液,有时,胸腔内充满液体的小空间可能会持续数月。胸片上类似先前切除肺叶位置的肺叶呈塌陷表现。剩余肺组织代偿性过度膨胀,其密度减低、血管纹理稀疏。因术后肺容量减小,约一半患者的胸片上可见膈上尖峰征（膈肌内侧上方的小三角致密影）,多位于右侧,且多随时间推移程度逐渐增加。

2）全肺切除的术后改变:一侧全肺切除术后术侧胸腔保持完全充满气体可长达 24 小时,然后开始填充液体,液体填充速率不尽相同,一般术后

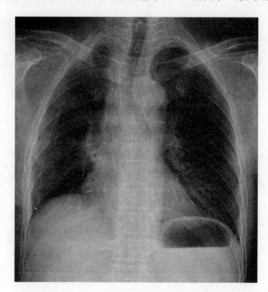

图 3-12-1　右肺上叶切除术后 1 周的 X 线表现

X 线后前位片示右肺体积缩小,右膈升高,纵隔略向右侧移位,左肺野透亮度增高,右肺门影浓密

一周时 1/2 至 3/4 的胸腔容积已被液体填充(图 3-12-2A),通常在 3~7 月(也可能数周)术侧胸腔完全由液体填充,胸片上表现为术侧胸腔完全致密影(图 3-12-2B)。长期随访,仅有约 1/3 的肺切除术后患者的胸腔积液能完全吸收;另外 2/3 的患者中,肺切除术后残留的空间表现为包裹性积液影,部分含少量气体影。术后最初几天,纵隔向术侧出现较小的偏移,其后数周或数月中偏移有所增大。

(2) 术后并发症表现:肺切除术后,异常的纵隔移位常提示潜在的病变,提示限制性或膨胀性肺疾病。如一侧全肺切除术后纵隔并未向该侧移位,提示切除侧胸腔残留空间的膨胀或对侧肺部有限制性疾病。限制性疾病如肺纤维化或肺不张,切除侧胸腔膨胀性疾病如气胸、血胸、支气管胸膜瘘、脓胸和肿瘤生长等。另外,在膨胀性疾病中,纵隔轮廓会发生变化,纵隔的患侧可出现凹形曲线,此种改变于脓胸中常见。

支气管胸膜瘘是指肺切除术后支气管残端和胸腔之间存在交通,多因支气管残端缝合线被破坏,常见于术后最初 2 周,亦可发生于术后几个月,据报道胸膜外全肺切除、全肺切除、肺叶切除的术后发生率分别为 5%~8%、3%~6% 和 0.5%~1%。炎症性疾病、术前放疗、右肺切除以及糖尿病等是其危险因素。支气管胸膜瘘必然导致气胸,后期可出现脓胸。胸片上新出现的气液平以及包裹性胸腔积气的增加是支气管胸膜瘘的指征。

肺切除术后综合征是指肺切除术后(几乎均为右全肺切除术后)纵隔过度地向术侧移位,常发生

于儿童和年轻成人肺切除术后的数月至数年,造成对侧主支气管受压进而气道狭窄。通常一侧过度充气的肺组织突出到对侧胸腔前部、即肺疝,正位胸片往往不易显示,侧位胸片上表现为胸骨后透亮影。

肺叶扭转是指肺叶切除术后支气管血管蒂上残余肺叶发生旋转,是一种比较罕见的并发症,常见于右肺上叶切除术后中叶扭转。早期支气管受挤压出现大叶性肺不张表现,血管受压导致肺淤血,表现为胸片上患侧肺门至扭转肺叶的一个迅速增大的团块影。

心脏疝是极为罕见的并发症,多发生于术后 24 小时内,病死率近 50%。胸片检查可诊断右位疝,提示心脏移位到右侧胸腔,右位疝早期表现为心脏右缘局部隆起,提示右心房早期疝。而左位疝很难在正位胸片上显示,但在左侧位胸片上可看到向后移位的心脏。

(3) 肺癌的残留、复发:肿瘤的残留与复发常发生于切除的支气管的残端,表现为缝线或支气管残端区异常增大的结节或肿块。随访过程中新发或增多的胸腔积液亦提示肿瘤复发的可能。

2. CT 表现　肺癌术后改变及并发症的 CT 表现与上述 X 线表现类似,但 CT 所见更清晰、更直观(图 3-12-3、图 3-12-4)。术后术区的出血,表现为区域性高密度影。肺癌术后的胸腔积气、积液、纵隔移位以及其随时间推移的变化,能在 CT 上更清晰地显示。约 10% 的肺切除术后患者,会发生肺动脉残端的原位血栓,CT 表现为树桩状充盈缺损。

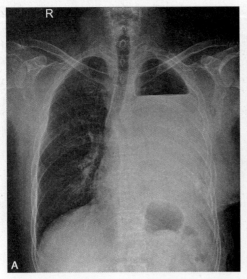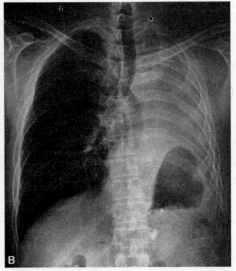

图 3-12-2　左侧全肺切除术后的 X 线表现

X 线后前位片显示左主支气管截断。A. 术后 10 天左侧胸腔积液、积气;B. 术后 8 个月左侧胸腔密实影,纵隔左移,左侧膈肌明显上移

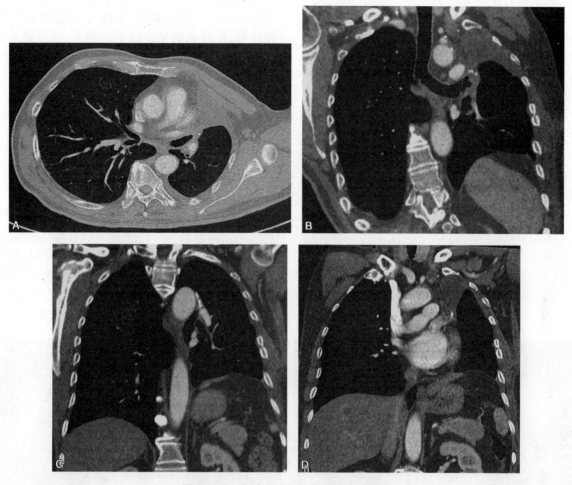

图 3-12-3 左肺上叶切除术后的 CT 表现

A、B. 肺窗及纵隔窗 MPR 示左肺上叶支气管截断,断端金属夹并周围软组织密度影;C. 纵隔窗 MPR 显示左上肺动脉截断并金属夹影;D. 纵隔窗 MPR 显示左上肺静脉截断,左侧胸腔顶部包裹性积液

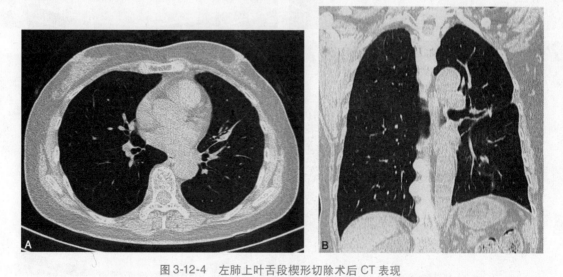

图 3-12-4 左肺上叶舌段楔形切除术后 CT 表现

A、B. 肺窗轴位及 MPR 显示左肺上叶舌段支气管分支截断,断端见结节状高密度影与条索影,局部软组织略增厚

对于术后并发症的诊断,CT不仅能检出纵隔的异常移位,而且能确定移位的原因。支气管胸膜瘘CT上通常表现为支气管和胸膜直接连接,注射对比剂后可能会出现壁层胸膜的强化及胸膜外脂肪消失。肺切除术后综合征主要见于右肺切除术后,通常CT表现为心脏和大血管逆时针旋转导致纵隔明显向右、后移位,同时可以显示左肺过度充气与左肺显著突出到右侧胸腔前部。肺叶扭转CT表现为扭转的肺叶体积增大和实变,以及因为供血不足而出现密度减低,也可见近端肺动脉和相关支气管逐渐变细闭合,受影响的肺叶内出现磨玻璃样密度影。心脏疝在CT上可清晰显示移位到术侧胸腔内的心脏。

肺癌术后肿瘤复发的CT表现为手术缝线处和(或)支气管残端处新发或增大的软组织结节或肿块、肺内新发结节(图3-12-5)、新发或肿大的纵隔淋巴结。肺癌术后CT还需留意骨窗,明确有无骨

转移的征象。

3. MRI表现 MRI上胸腔积液表现为T_1WI低信号、T_2WI高信号,可显示气液平,也可显示异常的纵隔移位、气道移位迂曲与受压狭窄等征象。手术缝线处和(或)支气管残端处新发或增大的软组织结节或肿块、肺内新发结节、新发或肿大的纵隔淋巴结,在MRI上呈T_1WI稍低、T_2WI稍高的软组织样信号。

【诊断要点】

1. 病史明确,即因肺癌行不同术式的肺切除;特征性的缝钉影、部分或全肺组织缺失。

2. 常见的术后改变包括胸腔积气、积液及气液平、纵隔轻度移位等,与术后时程有关。

3. 异常的纵隔移位提示术后并发症可能,需进一步寻找其病理基础,如支气管胸膜瘘、肺切除术后综合征、肺叶扭转、心脏疝等。

4. 观察手术缝线区及支气管残端是否有软组

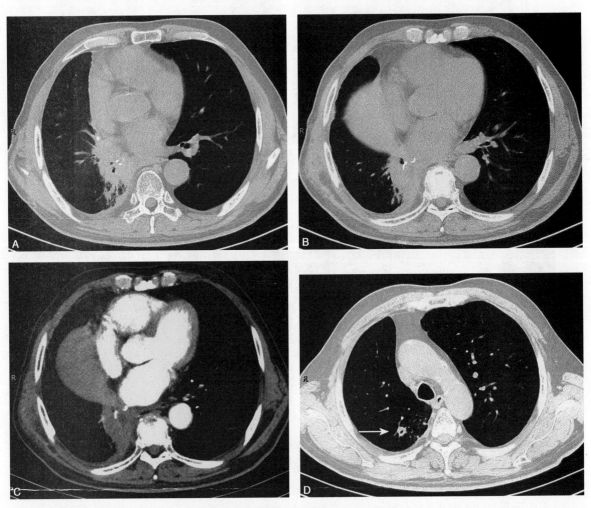

图3-12-5 右肺中、下叶切除术后肿瘤复发与转移的CT表现

A、B. 肺窗显示右肺中、下叶支气管截断处软组织肿块;C. 增强扫描病灶不均匀强化;D. 肺窗示右肺上叶新发结节并空洞(箭)

织肿块、肺内是否有结节、纵隔是否有肿大淋巴结（短径>1cm）、骨窗有无胸廓骨质破坏。

【影像报告书写的注意事项】

1. 在明确病史的基础上，观察特征性的缝钉影、部分或全肺组织缺失、术区出血所致的区域性高密度影、胸腔积气、积液及气液平、纵隔轻度移位等。

2. 在 CT 上注意观察肺动脉残端是否有原位血栓。

3. 发现纵隔异常移位，要积极寻找病理基础，明确有无并发症。

4. 注意观察是否有肿瘤复发及转移。

【鉴别诊断】

肺癌术后表现及并发症，在病史、症状与体征支持的前提下，诊断相对比较明确。

肺癌术后手术残端复发的结节或团块影，需与手术相关肉芽肿性病变鉴别。通过增强 CT 及多次随访复查有助于明确诊断。结节和团块不均匀的轻中度异常强化、多次随访体积的增大及伴随的胸腔积液增多、纵隔淋巴结增大，常提示肿瘤复发。支气管镜或穿刺活检可提供更加准确的诊断。

肺癌术后肺内多发结节的出现常提示转移瘤，但需与感染性病变鉴别，结合实验室检查、随访、诊断性治疗可鉴别。肺癌术后肺内新发孤立结节，需鉴别于转移瘤与新发原发性肺癌，转移瘤多数边界清晰规则，原发性肺癌一般有肺癌形态学上的恶性征象，确诊有赖于病理检查。

【诊断价值】

1. 胸部 X 线片　胸片快捷、经济，可检出一部分术后常见变化、并发症及肿瘤复发或转移，但在病变细节的显示与鉴别诊断方面价值有限。

2. CT 检查　CT 检查非常重要，推荐用于肺癌术后评价，它不仅能检出术后改变与并发症，还有助于分析异常征象的病理基础，例如发现了纵隔异常移位，CT 能进一步判定其原因（支气管胸膜瘘、肺切除术后综合征、肺叶扭转、心脏疝等）。CT 能清晰显示手术缝线及支气管残端区的结节或肿块、肺内结节或肿块、纵隔淋巴结，并能通过增强特点对其性质进行进一步的判定。

3. MRI 检查　一般不列为常规检查，MRI 对显示复发的结节或肿块、纵隔淋巴结转移等有一定的价值。

【注意事项】

1. 肺癌术后评价中，胸片可检出一部分异常改变，但定性诊断比较困难，需 CT 进一步检查来明确异常征象的原因或病理基础。

2. 肺癌术后评价需考虑术后时间的影响。术后早期炎症反应比较重，可能掩盖术后改变将两者混淆，可间隔一定时间复查。肺切除后初期胸腔内气体填充，随时间推移逐渐由液体填充，系列随访中胸腔积气突然增多，提示支气管胸膜瘘的可能。

【诊断思维与点评】

肺癌术后评价涉及的病理生理过程复杂，术后时间不同，影像学表现随之不同，故术后时间需纳入考虑。异常的纵隔移位常提示较严重的并发症，不仅要及时发现异常征象，还需要进一步的 CT 检查尽可能明确其病因。肺癌术后复发及转移的监测，首选 CT，需与手术相关肉芽肿性病变、感染性病变、新发原发性肺癌鉴别，不能鉴别的可行 PET-CT 检查甚至穿刺病理学检查。

二、肺癌化疗后评价

肺癌化疗后的评价主要包含两部分，一是药物引起的肺损伤的评价，二是肺癌本身对药物的反应评价，即肿瘤负荷的评价。化疗药物的肺损伤常见于肺肿瘤治疗中，在使用细胞毒素及细胞抑制剂类化疗药物的患者中，10%～20% 会出现化疗药物性肺损伤相关改变。肺癌对药物的反应有众多评价标准，并随着新的治疗方法或药物出现而发展和完善。

【病理与临床】

1. 病理改变　传统化疗药物肺损伤的病理生理机制主要有三方面：①释放的氧自由基直接损伤肺泡壁细胞；②药物对肺血管内皮细胞的直接损伤；③细胞因子的释放导致急性或迟发过敏反应。靶向药物及免疫治疗药物的肺损伤机制另有一些学说，例如：由于某些抗原物质的产生，可导致过敏反应及细胞免疫相关的损伤。化疗药物性肺损伤的组织病理学类型主要有弥漫性肺泡损伤、非特异性间质性肺炎、过敏性肺炎、机化性肺炎、嗜酸细胞性肺炎、弥漫性肺泡内出血等。

肺癌本身对于化疗药物的反应、病理生理改变主要与肿瘤状态、药物的药理作用有关，表现为肿瘤体积的变化、肿瘤内部坏死与否、是否有新发病灶、淋巴结增大或减小等。

2. 临床表现　患者均有肺癌化疗病史，呼吸困难、咳嗽、咳痰、胸痛、胸闷、发热等症状并不典型。

【影像学表现】

肺癌化疗后的影像学表现，主要包括化疗药物相关肺损伤表现和肿瘤治疗反应相关表现。

1. X线表现

（1）化疗药物相关肺损伤：弥漫性肺泡损伤与急性呼吸窘迫综合征表现相同，表现为双侧斑片或大片实变影。非特异性间质性肺炎表现为肺基底部的网格状影和（或）外周区不均匀的斑片影。嗜酸细胞性肺炎表现为上叶边缘区域内均匀的片状影，以及弥漫性气腔样改变。机化性肺炎表现为胸膜下、支气管周围分布的单侧或双侧对称的条片影。弥漫性肺泡内出血表现为散在分布的斑片影。

（2）肿瘤治疗反应：胸片可评估肺癌肿块或结节的形态、大小及密度变化，以及继发性肺不张、炎症的范围变化情况、胸腔积液与肺门大小等情况。

2. CT表现

（1）化疗药物相关肺损伤：弥漫性肺泡损伤早期程度较轻时呈不均质的磨玻璃密度影（图 3-12-6），范围增大融合时呈弥漫性片状影（图 3-12-7）。非特异性间质性肺炎表现为肺基底部的网格状影、磨玻璃影、支气管牵拉扩张及其相关的纤维化。嗜酸细胞性肺炎表现为上叶边缘区域内均匀的片状影。机化性肺炎表现为胸膜下、支气管周围分布的单侧或双侧对称的片状或结节影。弥漫性肺泡内出血表现为双肺散在分布的磨玻璃影，可呈铺路石样改变。

（2）肿瘤治疗反应：已报道的评价标准主要包括：WHO标准、RECIST标准、RECIST1.1标准、mRECIST标准、irRC及irRECIST标准等，CT是主要的评价手段。以针对传统化疗、应用比较广泛的RECIST1.1标准为例，肺癌化疗后评价包括靶病灶、非靶病灶以及新发病灶的评价。边界清晰的长径大于10mm的肿瘤性病变以及短径大于15mm的淋巴结视为可测量病灶，在可测量病灶中按照每个脏器最多2个靶病灶且最多不超过5个靶病灶的标准选取较大病灶作为靶病灶，靶病灶径线之和作为评价肿瘤负荷的指标。靶病灶径线之和增大超过20%视为肿瘤进展（图 3-12-8），靶病灶径线之

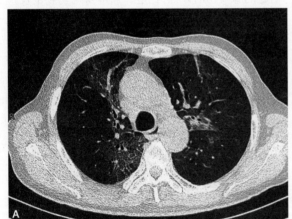
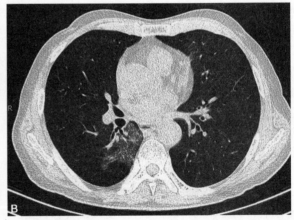

图 3-12-6　左肺上叶肿瘤化疗后的 CT 表现

A、B. 肺窗显示双肺弥漫分布的片状磨玻璃密度影

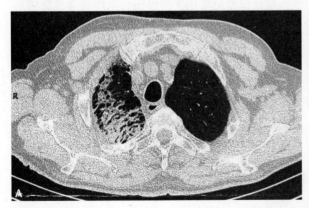
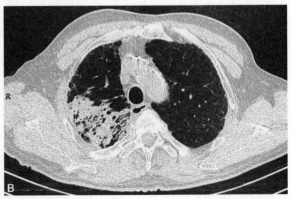

图 3-12-7　右肺下叶肿瘤化疗后 6 个月的 CT 表现

A、B. 肺窗显示右肺多发大片状实变，其内见空气支气管征

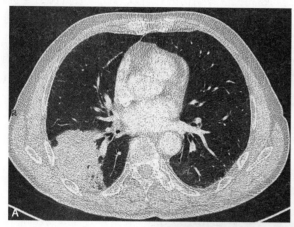
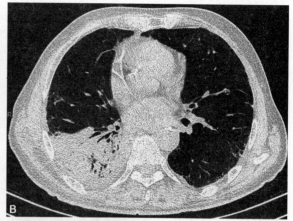
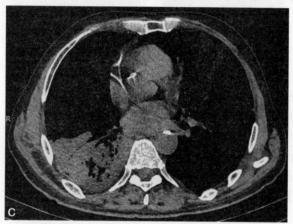

图 3-12-8 右肺下叶肿瘤化疗前后的 CT 表现

A. 肺窗显示右肺下叶肿瘤；B、C. 右肺下叶肿瘤化疗 6 个月后复查，肺窗及纵隔窗肿瘤体积增大，提示肿瘤进展

和减小超过 30% 视为肿瘤部分缓解，靶病灶经线之和增大不超过 20% 或减小不超过 30% 视为肿瘤稳定。其余病灶作为非靶病灶，非靶病灶仅作定性评价，不需测量大小。肿瘤病灶完全消失视为肿瘤完全缓解。出现新发病灶提示肿瘤进展。

3. MRI 表现

（1）化疗药物相关肺损伤：一般不推荐 MRI 用于化疗药物性肺损伤的检查与诊断。

（2）肿瘤治疗反应：可显示肺内肿块性病变，肺癌肿块在 T_1WI 上呈稍低信号，T_2WI 上呈稍高信号。MRI 显示纵隔内病变有一定的优势，可评价肺癌患者纵隔淋巴结情况。

【诊断要点】

肺癌化疗药物相关肺损伤的诊断必须有明确的化疗药物应用史，结合影像学表现（CT 是最佳选择），且排除其他病变（例如肿瘤进展相关改变、感染性病变、职业或环境相关暴露、系统性病变等）才可做出推理性诊断。确诊需要穿刺活检，但其在临

床并不常用。给予相应的对症治疗后复查病变好转或不再进展，进一步支持该推理性诊断。

肺癌化疗后反应的评价，需根据化疗药物的类型选择合适的评价标准，再根据各评价标准详细测量和评价，多次复查宜采用相同扫描方法及同一评价标准。

【影像报告书写的注意事项】

肺癌化疗相关肺损伤诊断的确定需满足两个基本条件：①确定肺癌药物治疗史；②排除其他病变，如肿瘤进展相关的改变、感染性病变、职业或环境相关暴露、系统性病变等。

【鉴别诊断】

肺癌化疗药物相关肺损伤包含多种病理生理过程，需与有相似病理过程的其他病变进行鉴别。

1. 弥漫性肺泡损伤表现的化疗药物相关肺损伤，需与感染所致肺炎进行鉴别，可通过血培养和（或）支气管肺泡灌洗进行鉴别。

2. 非特异性间质纤维化表现的化疗药物相关

肺损伤,需与胶原血管病鉴别。硬皮病可出现肺间质纤维化的病理表现,但同时还会累及其他系统,例如消化系统异常改变(食管胃连接处的扩大、食管积气扩张等),其他系统的受累有助于鉴别诊断。类风湿性关节炎作为一种系统性疾病,累及呼吸系统时可出现肺间质纤维化的病理表现,但其同时发生的骨骼肌肉系统的异常有助于二者的鉴别。炎性肠病、溃疡性结肠炎、Crohn 病的患者肺部亦可能出现间质纤维化,但其伴发的支气管扩张相对更明显。

3. 过敏性肺炎表现的化疗药物相关肺损伤,需与过敏性肺炎鉴别,后者常有过敏史及过敏原的暴露。

4. 嗜酸细胞性肺炎表现的化疗药物相关肺损伤,需与感染、其他原因所致的嗜酸细胞性肺炎鉴别,实验室检查及病史有助于鉴别。

5. 机化性肺炎表现的化疗药物相关肺损伤,需与病毒或细菌引起的肺部感染、环境因素所致的炎性病变鉴别,实验室检查及病史有助于鉴别。

6. 弥漫性肺泡内出血表现的化疗药物相关肺损伤,需与白血病、淋巴瘤鉴别,实验室检查后两者的血小板减少,有助于鉴别。

【诊断价值】

1. X 线检查是最基本的检查方法,能显示肺内病变和肺门纵隔淋巴结肿大,有助于疾病的诊断与随访观察。

2. CT 特别是 HRCT 是肺癌化疗后评价最好的影像学手段,可清晰的显示肺内磨玻璃密度影、斑片影以及间质性肺病变,可清晰显示肺癌本身、肺门与纵隔淋巴结的形态学特征。

3. MRI 不常规用于肺癌化疗后评价,对肺内磨玻璃样病变及间质性病变显示不清晰,对于肺内肿块样病变及纵隔淋巴结评价有一定价值。

【注意事项】

1. 肺癌化疗药物相关性肺损伤的诊断,需建立在明确的化疗药物治疗史的基础上,发生的时间无特异性(化疗后即刻至多年后出现都有可能)。确诊需要病理结果,但穿刺活检在临床上并不易实施。在排除肿瘤进展相关改变、感染性病变、职业或环境相关暴露、系统性病变的前提下,才可做出推理性诊断。

2. 恶性肿瘤负荷的评价,可根据药物类型及药理作用的不同,参照已报道的不同的评价标准。

【诊断思维与点评】

肺癌化疗后的评价应包含两部分,即肺癌化疗药物相关性肺损伤的评价及恶性肿瘤负荷的评价。肺癌化疗药物相关性肺损伤有多种病理改变,需排除有相似病理变化的其他病变才能做出诊断。恶性肿瘤负荷的评价,可参照报道的多种评价标准,传统化疗药物治疗后评价应用最多的是 RECIST1.1 标准。

【思考题】

1. 肺癌术后的影像学随访复查能否提高患者的生存率?

2. 影像学检查在肺癌术前术后的应用中以形态学评价为主,能否进行肺功能评价?

3. 肺癌化疗过程中,哪些影像学征象可能与药物性肺损伤有关?

(史河水　刘士远)

第十三节　肺炎症性疾病

一、细菌性肺炎

(一) 大叶性肺炎

【病理与临床】

1. 病理改变　典型病理分四期:①充血期:起病 12~24 小时,肺泡壁毛细血管扩张、充血、肺泡腔内浆液渗出;②红色肝变期:2~3 天,肺泡腔内有大量纤维蛋白及红细胞渗出物,肺组织切面呈红色;③灰色肝变期:4~6 天,肺泡腔内红细胞减少,代之以大量白细胞,切面呈灰色;④消散期:发病 1 周后,肺泡腔内炎性渗出物被吸收,肺泡腔重新充气。

2. 临床表现　多见于青壮年,突然高热、胸痛、咳嗽、咳铁锈色痰是常见临床症状。白细胞总数及中性粒细胞明显增高。

【影像学表现】

1. X 线表现

(1) 充血期:可无阳性发现,或仅病变区肺纹理增多,肺野透亮度减低。

(2) 实变期:见密度均匀的肺叶、段实变影,累及肺段者表现为片状或三角形致密影;累及整个肺叶时,呈现以叶间裂为界的大片致密阴影(图 3-13-1),其中可见透亮支气管影,即支气管充气征。

(3) 消散期:实变区密度逐渐减低,呈大小不等、分布不规则的斑片状影。炎症最终可完全吸收,或只留少量条索状影,偶可演变为机化性肺炎。

2. CT 表现

(1) 充血期:病变区正常或呈磨玻璃样密度。

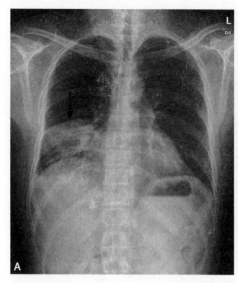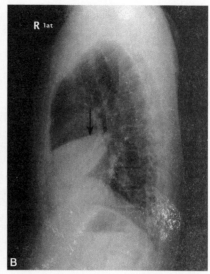

图 3-13-1 大叶性肺炎的 X 线表现

A. 胸部 X 线正位平片示右中下肺野类三角形大片致密阴影(黑箭);B. 侧位片示右
肺中叶呈致密阴影改变,边缘境界清晰(黑箭)

(2) 实变期:大叶或肺段分布的致密阴影,CT显示支气管充气征较 X 线平片更清晰。

(3) 消散期:实变区密度减低,呈散在大小不等、分布不规则的斑片状影,可完全吸收(图3-13-2)。

【诊断要点】

1. 多见于青壮年,突发高热、咳嗽、胸痛,典型者咳铁锈色痰;白细胞计数与中性粒细胞增高。

2. 病程多为 7 ~ 10 天,病理分充血期、红色肝样变期、灰色肝样变期和消散期。

3. 影像学典型表现与价值主要体现在实变期,在 X 线与 CT 上,病变区表现为相应肺叶/段形态的实变阴影,体积无缩小,密度较均匀,近端支气管通畅,多可见支气管充气征。

4. 消散期密度减低、不均匀,可呈斑片状或条索状,有时需与肺结核鉴别。

【影像报告书写的注意事项】

1. 注意检查的前后对比,实变有无变化对性质和疗效的判断都很重要。

2. 注意支气管有无狭窄或肿块,以与阻塞性肺炎鉴别。

3. 要紧密结合临床,症状、体征以及实验室检查这些重要的参考信息进行分析。

【鉴别诊断】

典型大叶性肺炎依据临床资料与影像学表现,多可明确诊断。CT 有利于病变早期检出和鉴别。不典型者应与肺不张、大叶性干酪性肺炎、肺炎型

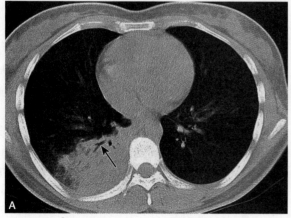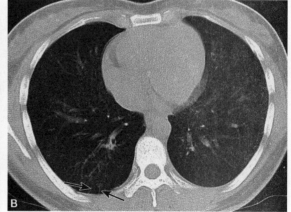

图 3-13-2 大叶性肺炎的 CT 表现

A. CT 肺窗示右肺下叶大片状高密度影,边界不清,密度不均,其内可见支气管充气征(黑箭);B. 抗炎治疗后 10 天复查示右肺下叶散在条索影(黑箭),病灶基本吸收

肺癌等进行鉴别。

1. 肺不张 影像学上表现为肺叶体积缩小、密度增高,叶间裂移位。肺不张原因众多,以阻塞性最为常见,可见近端支气管阻塞,伴肿块和肿大淋巴结时应考虑肺癌(ER-3-13-1)。

ER-3-13-1 右肺中叶肺不张的 CT 表现

2. 大叶性干酪性肺炎 临床上可出现结核中毒症状,影像学上病灶密度多较高、不均匀,其中可见多发大小不等的虫蚀样空洞及空气支气管征,病灶周围或其他肺野可见支气管播散灶(ER-3-13-2)。

ER-3-13-2 大叶性干酪性肺炎的 CT 表现

3. 肺炎型肺癌 病理上为非支气管阻塞的弥漫实质性肺浸润,呈斑片状或大叶性磨玻璃影或肺实变影,以外围分布为主,近端可见无支气管阻塞的空气支气管征;增强可见"血管造影"征。

【诊断价值】

1. 胸部 X 线片

(1) 优势:快速简便,经济实惠,辐射小。适合大叶性肺炎急诊检查的需求。

(2) 局限性:影像有重叠可导致隐蔽部位病变漏诊,对支气管阻塞性病变的鉴别能力有限。

2. CT 检查

(1) 优势:影像无重叠且密度分辨率很高,对病变范围、密度及支气管等周围结构的变化可以全方位高精度显示。

(2) 局限性:常规 CT 扫描辐射剂量较胸部 X 线片大。

3. MRI 检查

(1) 优势:组织分辨率很高,可区分大叶性肺炎、肺不张与其中的肺肿瘤等,无 X 线辐射。

(2) 局限性:对于肺纹理、胸膜及钙化的显示不佳。检查时间较长,相对昂贵,临床上可用于需要与中央型肺癌鉴别的不典型病变。

【注意事项】

1. 流行病学 青壮年多见,当患者有免疫抑制时,应考虑干酪性肺结核、巨细胞病毒性肺炎、肺孢子菌肺炎等机遇性感染的可能。

2. 临床表现对诊断很重要,如有无寒战、高热及咳铁锈色痰的症状;体格检查有无肺部啰音及皮疹;WBC 计数及中性粒细胞是否升高等均有助于提示该病的诊断。

3. 由于抗生素的广泛应用及治疗及时,典型的大叶性肺炎越来越少,影像学表现可以直接进入消散期。大叶性肺炎症状消退先于影像学改变,建议在症状消失后 15 天至一个月复查。

（二）小叶性肺炎

小叶性肺炎是主要由葡萄球菌、肺炎双球菌及链球菌等致病菌引起的,以细支气管为中心,向周围及末梢肺组织扩散的一种急性化脓性炎症。病变以小叶为单位,故又称支气管肺炎。

【病理与临床】

1. 病理改变 病变呈多灶性,早期为细支气管黏膜充血、水肿,黏液性渗出,继而细支气管管腔及其周围的肺泡腔内上皮细胞坏死脱落,腔内出现大量中性粒细胞、少量红细胞、脓细胞及脱落的上皮细胞。多病灶间的肺组织多正常,但由于细支气管炎性充血、水肿、渗出液及脱落的上皮细胞,易导致细支气管不同程度的阻塞,可出现阻塞性肺不张、代偿性肺气肿等。病灶可经孔氏孔及兰勃管蔓延相互融合,呈片状或大片状分布,形成融合性支气管肺炎。

2. 临床表现 支气管肺炎好发于婴幼儿,其次还见于老年人及极度衰弱的患者。好发于冬春寒冷季节。临床上多有发热、咳嗽、黏液脓性痰,并伴有呼吸困难、发绀及胸痛等。实变体征不明显(融合性除外),听诊有湿啰音。

【影像学表现】

1. X 线表现 早期病变仅表现为细支气管炎,周围肺组织无明显异常改变或肺泡间隔轻度水肿,X 线胸片上早期可无异常表现或仅表现为肺纹理增多,边缘模糊。

进展期支气管及周围肺组织出现化脓性炎症改变(细支气管周围的肺泡组织内充血、水肿、渗出液),X 线胸片上表现为小斑片状、花蕾状密度增高影,密度不均匀,病灶液化坏死时可出现空洞;偶见肺气囊,为炎症引起的活瓣导致空洞内压力增高所致;因病灶以细支气管为中心多沿支气管分布,病灶可融合成片状或大片状,边界模糊不清。病灶多见于两肺下野的内中带(图 3-13-3)。病灶周围可见阻塞性肺不张和代偿性肺气肿的表现。支气管肺炎经抗炎治疗后1～2周内可完全吸收痊愈。久不痊愈病灶因炎症纤维条索的收缩牵拉可引起支气管扩张，融合成片的炎症长期不吸收可演变为机化性肺炎。

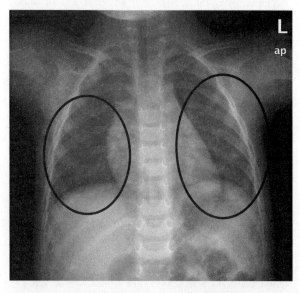

图3-13-3 小叶性肺炎的X线表现
胸部正位片示两肺内中带多发小斑点状影，边界模糊（黑圈）

2. CT表现 早期可无异常表现或仅表现为支气管血管束增粗，病灶边界模糊不清较少见。

进展期CT上表现腺泡样密度增高影，病灶融合依次形成斑片状及大片状密度增高影，边界不清，密度不均匀，沿支气管多段、多叶分布，但肺叶及肺段支气管通畅。片状影周围常伴阻塞性肺不张、代偿性肺气肿表现。CT上易于发现小空洞。肺门及纵隔内多无肿大淋巴结影（图3-13-4）。

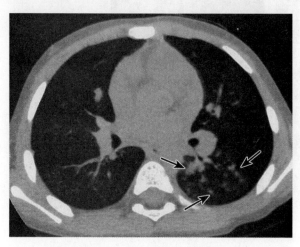

图3-13-4 小叶性肺炎的CT表现
CT肺窗示左肺下叶散在斑点、腺泡样密度增高影，沿支气管分布（黑箭）

【诊断要点】

1. 多见于婴幼儿及年老体弱者。常见症状为发热、咳嗽、黏液脓性痰。

2. 好发于两肺下野的内中带，病灶呈沿支气管分布的多发散在小斑片状密度增高影，病灶周围常可见阻塞性肺不张、代偿性肺气肿。

3. 可有空洞或肺气囊，肺门及纵隔多无淋巴结肿大。

【影像报告书写的注意事项】

1. 注意患者的年龄、症状和体征及病变的分布位置，尤其仔细观察婴幼儿心影后的病灶。

2. 注意临床影像检查的前后对比，抗炎治疗后病变的变化对性质和疗效的判断都很重要。

3. 注意观察肺门及纵隔有无淋巴结肿大，注意支气管有无阻塞，有助于结核和肿瘤的鉴别。

【鉴别诊断】

结合好发年龄，以及典型的影像学表现，即两肺下野的内中带沿支气管分布多发散在小斑片状密度增高影，周围常合并阻塞性肺不张和代称性肺气肿，诊断支气管肺炎不难。但仅根据影像学表现，在细菌、真菌和病毒引起支气管肺炎之间难以鉴别，需结合实验室病原学检查。有时也很难与继发型结核或病毒性肺炎鉴别。

1. 继发型肺结核 大多见于成人，小儿少见。结核好发于上叶尖后段和下叶背段，以尖后段最多见，病灶可单发或多发，局限于一侧或两侧肺尖和锁骨下区，表现为斑片状或云絮状密度增高影，边缘模糊，常合并空洞，病灶内可有钙化，肺门及纵隔淋巴结多有肿大（ER-3-13-3）。

ER-3-13-3

ER-3-13-3 继发性肺结核的X线表现

2. 病毒性肺炎 多表现为磨玻璃密度影及肺实变影，结合临床及实验室检查可基本进行鉴别。

【诊断价值】

1. 胸部X线片 胸片是首选检查。快速简便，辐射小，适合支气管肺炎患者的急诊检查及复查。

2. CT 可清晰显示病灶范围、分布、密度及支气管等周围结构的变化，还可以三维重建全方位显示病灶，更容易发现病变中的小病灶。但常规CT扫描辐射剂量较胸部X线片大。

3. MRI 由于 MRI 检查对患者要求较高,且 MRI 检查对支气管肺炎的诊断价值不大,一般临床中很少做 MRI 检查来帮助临床判断支气管肺炎。

【注意事项】

1. 好发于婴幼儿及年老体弱者,对于长期发热且抗炎治疗不佳者需要与结核鉴别。

2. 由于抗生素的广泛应用及治疗及时,治疗后应及时复查,观察疗效,结合实验室病原学检查,及时更新治疗方案,因为细菌、真菌及病毒等均可引起支气管肺炎,且在影像中难以鉴别。

(三)肺脓肿

肺脓肿是由多种病原菌引起的肺部组织化脓性、坏死性感染。其发病过程为:感染性炎症-坏死、液化-由肉芽组织包裹形成脓肿。肺脓肿按照病程及病变演变过程分为急性肺脓肿和慢性肺脓肿。

【病理与临床】

1. 病理改变 细菌或细菌的分泌物进入终末细支气管或呼吸性支气管后在其内生长和繁殖,引起炎症和坏死,坏死物质液化并穿破细支气管进入肺实质,继而引起肺组织迅速化脓、坏死,在坏死组织周围出现肉芽和纤维组织增生包裹形成脓肿。液化的脓液积聚在脓腔内引起张力增高,破溃到支气管则坏死液化物可排出,有空气进入其内而形成空洞,可出现气液平面。当肺脓肿靠近胸膜时,可因肺部炎症的刺激导致胸膜受累、胸膜增厚或胸腔积液,或脓肿破裂而形成脓胸。若在急性期进行及时有效的抗感染治疗,脓液顺利排出,则可以痊愈

或留下少量纤维条索组织。若急性期治疗不及时或治疗效果欠佳,脓腔内脓液不及时排出,洞壁纤维化性增厚,肺脓肿迁移不愈大于 6 周则可形成慢性肺脓肿。肺脓肿按感染途径分为三种类型:①吸入性肺脓肿:病灶右侧多于左侧,好发于上叶后段、下叶背段或基底段,是病原体经呼吸道吸入致病;②血源性肺脓肿:多为两肺外周部的多发性病变,是因皮肤外伤感染、中耳炎或骨髓炎等所致的脓毒症,菌栓经血行播散到肺形成的肺脓肿,还可伴有其他部位的脓肿(如肝或肾);③继发性肺脓肿:继发于肺内原有病灶或邻近原发病灶处,是支气管扩张、肺结核空洞、支气管囊肿、支气管肺癌等继发感染导致的,或继发于肺部邻近器官化脓病变,如膈下脓肿、肾周围脓肿、脊柱脓肿、右肝顶部脓肿等。

2. 临床表现 急性肺脓肿起病急,可出现高热、咳嗽、胸痛、咳脓臭痰,偶有咯血;白细胞计数显著增加,以中性粒细胞为主。慢性肺脓肿在临床常有慢性咳嗽、咳脓痰、不规则发热、反复咯血、消瘦、贫血等慢性毒性症状;白细胞总数可轻度升高或无明显变化。

【影像学表现】

1. 急性肺脓肿

(1) X 线表现:急性化脓性炎症阶段,X 线上可见较大片状高密度影、云团状高密度影或多发球形影,其中以较大片状影多见,边界模糊,密度不均;病灶中可有空洞,空洞内壁光滑或凹凸不平,空洞中脓液和气体同时存在时可见液气平面(图 3-13-5);还可见肺气囊,为血源性肺脓肿时菌栓形成

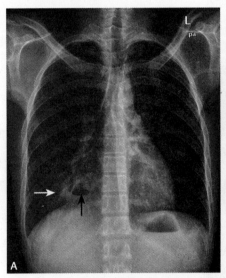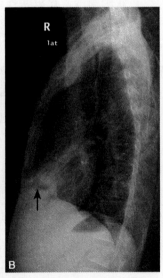

图 3-13-5 急性肺脓肿的 X 线表现

A. 胸部正位片示右肺下野内中带大片状高密度影,病灶边界不清,密度不均(白箭),内可见气-液平面(黑箭);B. 胸部侧位片示病变位于右肺中叶,内亦见气-液平面(黑箭)

所致。进行及时有效的治疗,脓肿的内容物、液平面、体积及周围感染病灶可逐渐减少甚至消失,痊愈后可不留痕迹,或留有少量的纤维条索影。近胸膜处的急性肺脓肿可伴有胸膜增厚或少量胸腔积液,也可因脓肿破入胸腔而引起局限性脓胸或脓气胸。

（2）CT 表现:胸部 CT 肺窗上急性肺脓肿病灶多表现为较大片状高密度影,多累及一个肺段或两个肺段的相邻部分,还可表现为云团状高密度影或多发球形高密度影,球形影周围可见小片状磨玻璃阴影和血管影。邻近叶间胸膜处的球形影边缘可锐利,病灶密度不均匀,亦可见空洞或内有液气平面。空洞周围可见实变影及空气支气管征。

纵隔窗上病灶边缘或胸膜侧密度较高,内部或肺门侧密度较淡。病灶坏死液化呈低密度,有空洞的可见气-液平面或液-液平面,新形成的空洞内壁多不规则。增强后片状实变影内可见不规则环形强化影,内部轻度或无强化。肺门及纵隔内可有肿大淋巴结(图 3-13-6)。

2. 慢性肺脓肿

（1）X 线表现:如急性肺脓肿未及时被控制,使肺部的炎症和坏死空洞迁延发展到慢性阶段,即

形成慢性肺脓肿。X 线胸片上慢性肺脓肿一般表现为厚壁空洞,呈圆形或椭圆形,多数为单发大空洞,洞壁光滑,也可为多房空洞,边缘多清楚,也可见慢性炎症引起的纤维条索、条片影,空洞内脓液不能排出可表现为团块影。好发于肺的后部,下叶多见,常并发脓胸或脓气胸(图 3-13-7)。

（2）CT 表现:肺窗上可见圆形或类圆形或不规则团块状空洞影,多为单个,边界多清晰,周围可有纤维条索、条片影(图 3-13-8)。慢性炎症长期牵拉周围支气管导致支气管扩张、走行不规则或肺气肿形成。

纵隔窗上空洞壁较厚,内壁光滑或凹凸不平,密度较均匀。当脓液不能排出时,慢性肺脓肿表现为实性团块,密度不均匀,内可见更低密度坏死区(图 3-13-9)。邻近胸膜可有增厚,增强后脓肿壁可见明显的环状强化。

【诊断要点】

1. 急性肺脓肿起病急,有高热、寒战、咳嗽、咳脓臭痰和胸痛等症状,白细胞总数显著增高。慢性肺脓肿病程大于 6 周,常有慢性咳嗽、咳脓痰、反复咯血、不规则发热、消瘦、贫血等慢性毒性症状。

2. 急性肺脓肿早期表现为较大片状高密度

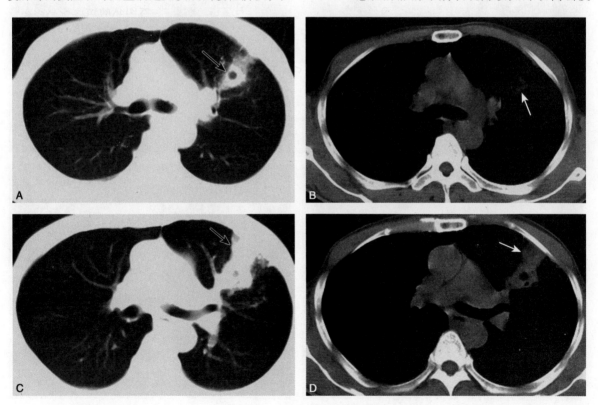

图 3-13-6　急性肺脓肿的 CT 表现

A. CT 肺窗示左肺上叶前段小空洞(黑箭);B. CT 纵隔窗见该小空洞洞壁光滑、壁厚(白箭);C、D. CT 肺窗(黑箭)及纵隔窗(白箭)示小空洞周围斑片状实变影

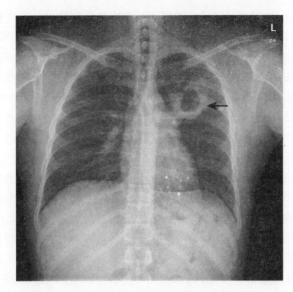

图 3-13-7 慢性肺脓肿的 X 线表现
胸部正位示左肺上野椭圆形厚壁单发空洞,边界
清楚,内上方见条索、条片影(黑箭)

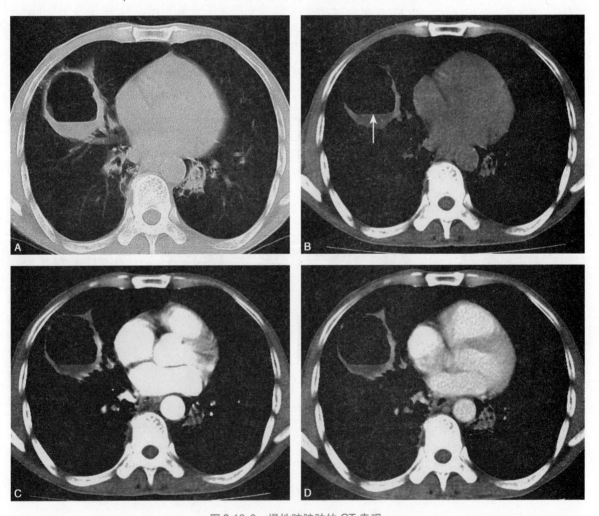

图 3-13-8 慢性肺脓肿的 CT 表现

A. CT 肺窗示右肺中叶单发类圆形大空洞,壁略厚,厚薄不一;B. CT 纵隔窗可见气-液平(白箭),壁 CT 值约 38HU;C. 动脉期空洞壁轻度强化,CT 值约 63HU;D. 静脉期空洞壁强化,CT 值约 73HU

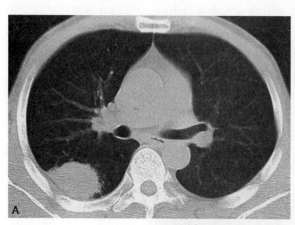
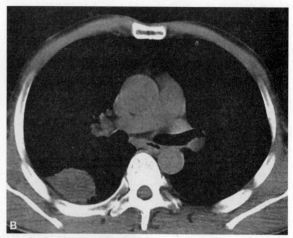
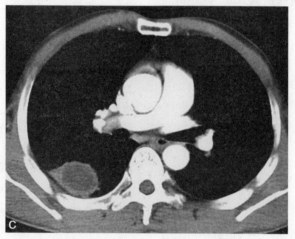

图 3-13-9　慢性肺脓肿的 CT 表现

A. CT 肺窗示右肺下叶背段实性团块影；B. CT 纵隔窗示该团块影密度不均匀，内可见更低密度影；C. CT 增强后边缘环形强化，内部不强化

影，密度不均，边界模糊，脓肿形成后呈大片状或团块状高密度影，内可见空洞形成，空洞内可见气-液平面。随着治疗的有效进行和病情的发展，病灶边界可由不清晰变为清晰，空洞逐渐缩小，空洞内容物逐渐排出，迁延不愈者形成慢性肺脓肿，表现为脓肿壁增厚，内壁光滑，边界较清，周围有条索影，邻近胸膜增厚，增强后脓肿壁呈环形强化。

【影像报告书写的注意事项】

1. 注意定位准确，有助于临床判断病灶分布范围等，病灶是否有跨叶有助于与大叶性肺炎鉴别。

2. 注意病灶内密度的观察，是否有空洞形成，空洞内是否有气-液平面。

3. 发现厚壁脓肿时建议增强扫描，有助于与肺癌等其他病变的鉴别。

4. 注意观察邻近脏器组织是否有病灶。

【鉴别诊断】

影像资料完善，结合实验室检查和典型的临床表现，可明确肺脓肿诊断。但急性肺脓肿早期需要与大叶性肺炎鉴别，形成空洞的肺脓肿，还需要与肺结核、肺癌鉴别。不典型的肺脓肿有时与肺结核、肺癌鉴别困难。

1. 大叶性肺炎　大叶性肺炎也有高热、寒战，白细胞总数增高。但咳铁锈色痰，且白细胞总数增高一般没有急性肺脓肿明显。影像学上大叶性肺炎按肺叶分布，多不跨叶分布，CT 增强时不均匀强化，没有肺脓肿的中央低密度影及边缘环形强化的脓肿壁（ER-3-13-4）。

ER-3-13-4　大叶性肺炎的 CT 表现

2. 肺结核空洞　临床上可出现急性感染症状

或结核中毒症状。结核性空洞内多无气液平面,病灶内及周边可见钙化,周围多有卫星灶,肺内结核灶多发生在两上叶或下叶背段(ER-3-13-5)。

ER-3-13-5 肺结核空洞的 CT 表现

3. 肺癌空洞 临床上主要表现为咯血、刺激性咳嗽和胸痛,无高热、寒战等感染症状。肺癌空洞厚薄不一,壁内缘呈结节状凹凸不平,外缘可呈分叶状,常见毛刺,增强后强化幅度低于肺脓肿,多在 20~40HU(ER3-13-6)。

ER-3-13-6 空洞型肺癌(鳞癌)的 CT 表现

【诊断价值】

1. 胸部 X 线片

(1) 优势:快速简便,经济实惠,辐射小。适合肺脓肿的急诊检查。

(2) 局限性:不可能明确空洞壁及周围组织的细微结构。不能与大叶性肺炎、结核或肿瘤进行鉴别。

2. CT

(1) 优势:CT 肺窗及纵窗能清晰地显示病灶的密度、范围及支气管等周围组织的微细结构,增强扫描有助于明确诊断及鉴别诊断。是肺脓肿的必备检查和复查手段。

(2) 局限性:常规 CT 扫描辐射剂量较胸部 X 线片大。

3. MRI

(1) 优势:组织分辨率很高,可显示脓肿的壁及壁内坏死组织,无 X 线辐射,是肺脓肿的补充检查方式。

(2) 局限性:对于肺纹理、胸膜及钙化的显示不佳。检查时间较长,检查费用相对昂贵,临床较少用。

【注意事项】

急性肺脓肿早期应结合临床症状与实验室检查,注意病灶范围,应与大叶性肺炎鉴别。

1. 对于不是急性起病的慢性脓肿,临床症状及实验室检查不典型时,注意结合增强扫描。

2. 不典型肺脓肿建议穿刺活检,排除肺癌的可能。

【诊断思维与点评】

1. 典型的大叶性肺炎临床及影像学表现具有特征性,表现为肺部节段性或大叶性实变,诊断并不困难。需要注意的是,首先,该病为急症,需快速有效的检查、准确的诊断和及时有效治疗;其次,鉴于目前抗生素使用欠规范,大叶性肺炎表现多不典型,需紧密结合临床及实验室检查;第三,应注意与阻塞性肺炎或肺不张鉴别,抗炎治疗后复查是有效的鉴别手段。

2. 支气管肺炎典型的影像特征是两肺下野内中带沿支气管分布的多发散在小斑片状密度增高影,周围常合并阻塞性肺不张和代偿性肺气肿。好发于婴幼儿及年老体弱者,结合临床发热、咳嗽、黏液脓性痰的表现诊断支气管肺炎不难。因小儿多见,治疗多较及时,影像资料中以 X 线检查为主,且复查较少,完整的影像资料很难收集,导致此病的影像学相关研究较少。医学网络平台的不断完善,为影像医生提供了更多的资源。因此,我们应充分发挥计算机的特长,收集更多的资料进行总结分析:①按照致病菌分类分析病灶的好发部位、范围、形态、密度等;②结合实验室细菌菌量、菌落范围或病毒载量及各类细胞计数分析研究与支气管肺炎的相关性。为了精准医疗,准确诊断,我们应将每一个病的影像学表现做得更细,与临床和实验室结合得更紧密。

3. 急性肺脓肿有急性高热、寒战、胸痛并咳脓臭痰的典型临床症状及白细胞总数明显增高的特点,结合影像学上大片状实变影内见低密度影或空洞,空洞内见气液平面,诊断不难。影像学上典型的慢性肺脓肿表现为厚壁空洞,洞壁光滑,增强后明显环形强化,内壁无强化或部分有强化。随着抗生素的及时应用,典型的肺脓肿越来越少见,而不典型的肺脓肿不易与其他空洞性病变鉴别,尤其是肺癌空洞。不同病菌引起的肺脓肿影像学特点不是很清楚,因此,应该更好地应用现代影像技术和方法对肺脓肿的影像学进行相关研究,包括:①与临床病理相结合分析研究不同致病菌与脓肿的大小、形态、脓肿壁厚度、光滑度、强化程度的关系;②不同致病菌量、实验室有意义的指标与脓肿严重程度的相关性分析。运用大量的数据进行量化更有说服力、更能准确地诊断。

【思考题】

1. 肺内表现为相应肺叶/段形态的实变阴影及支气管充气征是大叶性肺炎特征性的影像学表现,病毒性肺炎也可出现此表现,如何鉴别?

2. 支气管肺炎典型的影像特征是两肺下野内中带沿支气管分布的多发散在小斑片状密度增高影,疾病进展迅速,早期明确诊断较为困难,怎样利用临床及实验室资料综合分诊断?

3. 肺内出现厚壁空洞应该想到几种疾病的可能,鉴别要点是什么?

二、病毒感染

病毒性肺炎(viral pneumonia)常通过飞沫和密切接触传染,可由上呼吸道病毒感染向下蔓延导致,也可继发于出疹性病毒感染,常伴随气管及支气管感染。据 WHO 估计,全球每年约 400 万人死于该疾病,占总体死亡人口的 7%。在社区获得性肺炎(community-acquired pneumonia, CAP)中,病毒感染占 5%~15%。在非细菌性肺炎中,病毒性肺炎占 25%~50%。病毒性肺炎一年四季均可发病,每种病毒均有相对流行季节,但以冬春季多见,可散发、小流行或暴发流行。

病毒性肺炎的病原体多种多样,流感病毒、副流感病毒、冠状病毒、巨细胞病毒、呼吸道合胞病毒、腺病毒、鼻病毒和某些肠道病毒(如柯萨奇、埃可病毒)等均可引起病毒性肺炎。流感病毒是成年人及老年人病毒性肺炎最为常见的病原体。呼吸道合胞病毒则常是婴幼儿病毒性肺炎的最常见致病因素。近年来由于器官移植广泛开展、免疫抑制药物普遍使用以及艾滋病(acquired immune deficiency syndrome, AIDS)发病率逐年上升等原因,病毒性肺炎引起了越来越多的关注。新型冠状病毒引起的严重急性呼吸综合征(severe acute respiratory syndromes, SARS)、禽流感病毒 H1N1、H7N9 的出现,再次引起了人们对于呼吸道病毒感染导致重症肺炎的重视。影像学检查作为一种无创性检查方法,对病毒性肺炎的诊治发挥了重要作用,尤其对于临床症状和体征无明显特异性的病毒性肺炎患者,胸部影像学检查能提供重要诊断信息。另外,影像学还可观察肺内病灶形态、大小和累及范围,了解疾病的治疗转归和病情变化,为合理治疗提供客观理论依据。

【病理与临床】

1. 病理改变

(1)普通流感病毒性肺炎:主要表现为呼吸道纤毛上皮细胞呈簇状脱落、上皮细胞的化生、固有层黏膜细胞的充血、水肿伴单核细胞浸润等。同时镜下可见肺泡毛细血管充血,肺泡间隔扩大,间质水肿以及白细胞浸润(主要是中性粒细胞以及一些嗜酸性粒细胞),这些细胞也可在肺泡腔内存在。典型的病理变化是肺透明膜的形成。肺泡管和肺泡间隔毛细血管以及肺部小血管内部形成纤维蛋白血栓,从而导致肺泡间隔坏死。后期改变还包括弥漫性肺泡损害、淋巴性肺泡炎、化生性的上皮细胞再生,甚至是组织广泛的纤维化。致命性流感病毒性肺炎除上述表现外,还有出血、严重气管支气管炎症和肺炎,支气管和细支气管细胞广泛坏死。腺病毒、巨细胞病毒、呼吸道合胞病毒等在肺泡细胞和巨噬细胞胞浆内可见具有特征性的病毒包涵体。

(2)甲型 H1N1 流感肺炎:典型病理表现为弥漫性肺泡损伤和坏死性支气管炎,前者表现为肺泡出血、水肿、纤维蛋白渗出物填充,肺泡壁透明膜形成,肺泡间隔增生,Ⅱ型肺泡上皮增生,小血管栓塞;后者表现为支气管黏膜溃疡和脱落。病情发展,可伴有胸膜炎、肺间质淋巴细胞浸润、肺间质水肿和纤维化。若支气管反复感染和阻塞,可出现支气管扩张和慢性肺间质纤维化。

(3)人感染 H7N9 禽流感病毒性肺炎:主要累及肺部,病变区域肺泡壁透明膜形成,肺泡出血、水肿、炎症细胞和纤维蛋白充填,肺泡间隔增生,肺间质水肿以及纤维化。

(4)SARS:以各期弥漫性肺泡损伤为基本特征。SARS 肺部病变早期,由于弥漫性肺泡上皮细胞损伤,导致肺毛细血管床的浆液纤维素性渗出反应,表现为间质性肺水肿、微血栓和肺透明膜形成。随着病情的进一步发展,致使肺泡Ⅱ型上皮细胞修复性增生、脱落。被破坏的肺毛细血管床以及肺泡内的纤维素性渗出物,通过增生的纤维母细胞而机化。此外,肺泡巨噬细胞分泌促纤维化因子也导致了纤维化过程,直至广泛的肺实变,导致患者出现严重的通换气功能障碍,出现呼吸衰竭。

2. 临床表现

(1)普通流感病毒性肺炎:起病缓慢,病情严重程度与病毒种类、机体免疫等有关。初期多有咽干、咽痛、喷嚏、流涕、发热、头痛、纳差以及全身酸痛等上呼吸道感染症状,有时热度可在 40℃ 以上,热型多不规则,平均热程 8 天,多数病例有精神萎靡或烦躁不安,病变累及肺实质可有阵发性干咳、胸痛、气短等症状。主要体征是呼吸增快、肺部湿啰音、喘鸣音等。免疫缺陷的患者,临床症状常比较严重,有持续性高热、心悸、气急、发绀、极度衰竭,可伴休克、心力衰竭和低氧血症。严重者会出现呼吸窘迫综合征。流感病例外周血常规检查一般白细胞总数不高或偏低,淋巴细胞相对升高,重症患者多有白细胞总数及淋巴细胞下降。

(2)甲型H1N1流感肺炎:甲型H1N1流感为急性呼吸道传染病,其病原体是一种新型的甲型H1N1流感病毒,在人群中传播。与以往或目前的季节性流感病毒不同,该病毒毒株包含有猪流感、禽流感和人流感三种流感病毒的基因片段。主要表现为流感样症状,包括发热、流涕、咽痛、咳嗽、头痛和(或)腹泻等。少数病例病情进展迅速,可出现呼吸衰竭、多脏器功能不全或衰竭,严重者甚至死亡。实验室检查一般表现为外周血白细胞总数正常或偏低,淋巴细胞比例增高。新型甲型H1N1流感的特点之一为中性粒细胞比例高于正常值上限,占63%。甲型H1N1流感病毒可抑制机体细胞免疫功能,表现为患者细胞免疫功能下降,表现为CD4$^+$T淋巴细胞绝对计数低于正常下限水平。

(3)人感染H7N9禽流感病毒性肺炎:H7N9型禽流感是一种新型禽流感,人感染H7N9禽流感是由H7N9亚型禽流感病毒引起的急性呼吸道传染病,以老年男性城市居民为主,重症病例较多,该病毒可引起急性呼吸道感染,临床主要表现为发热(38~42℃,多在39℃以上)、咳嗽、少痰、呼吸急促,伴有头痛、肌肉酸痛、乏力等。潜伏期一般为7天以内。病情短期内进展迅速,多在5~7天内发展为重症肺炎和ARDS,导致多器官功能衰竭,甚至死亡。淋巴细胞计数降低,中性粒细胞计数升高而白细胞总数一般正常或略降低,C反应蛋白计数增高。由于H7N9病情进展快,应尽早使用神经氨酸酶抑制剂抗病毒治疗,同时视病情不同给予抗细菌及营养支持治疗。

(4)SARS:严重急性呼吸综合征是由新型冠状病毒引起的急性呼吸道传染病,具有潜在的致死性。起病急,潜伏期2~10天,以发热为首发症状,体温大多>38℃,热型可为稽留热或弛张热,一般持续时间为9~12天;可伴有头痛、肌肉酸痛、畏寒、乏力、腹泻;咳嗽多为干咳,多出现在病程的第4~6天,以第二周最为明显,可伴有少量白黏痰,剧烈咳嗽者可伴有血丝痰;可有胸痛,严重者出现气促、呼吸困难甚至出现急性呼吸窘迫综合征(acute respiratory distress syndrome,ARDS)。肺部体征不明显,部分患者可闻及少许湿啰音,或有呼吸音减低等肺实变体征。

【影像学表现】

1. 普通流感病毒性肺炎

(1)X线表现:病毒性肺炎胸部X线最常见表现为间质性肺炎。合并细菌性感染时可表现为大叶性实变和胸腔积液。两肺纹理增粗、模糊,可见斑片状或弥漫性磨玻璃样密度增高影,伴有或不伴有实变以及透亮度更低的互相交错的网格状影,以肺门附近及两下肺野为著。病毒性胸膜炎可伴有或不伴有肺实质浸润,病变呈单侧或双侧,一般胸腔积液较少,病程有自限性。

(2)CT表现:早期表现为肺内局灶性实变,呈局灶性斑片状影或散在磨玻璃密度影。部分病例病变进展为重症肺炎,表现为单侧或双侧弥漫性分布、大片状实变影或磨玻璃密度影,其内可见支气管充气征。其CT表现具有以下特点:①病情进展期,首次CT表现为肺叶、段大片实变,其内可见支气管充气征,伴有少量散在境界不清的斑片状磨玻璃密度影及胸腔积液,反映了肺泡弥漫性损伤。随后,病变范围增大、互相融合,呈多段、叶病变,病变密度增加,积液增多。②病情稳定期,表现为肺实质与间质性改变并存。病变范围缩小,密度减低。CT示肺外周胸膜下病灶吸收较好,肺门周围病灶多沿支气管血管束呈条索、网格状影以及小斑片状实变,也可见磨玻璃密度影。HRCT可见小叶间隔增厚及胸膜下线。肺门周围部分病灶内可见因小气道阻塞、支气管活瓣作用所致的囊状扩张过度充气区域,合并磨玻璃密度影时则出现马赛克肺灌注表现,以及小叶中心性结节或树芽征。复查胸部CT时,若过度充气区域消失,肺密度均匀,则反映小气道通气功能得以改善。③病变恢复期,主要以肺间质炎及纤维化为主,表现为局限性索条、网格、点条状影、小叶间隔增厚以及胸膜下线等,并可见支气管牵拉扭曲、血管聚集以及肺叶膨胀不全,而肺实质病灶大部分已吸收。CT图像上这些病变的吸收时间明显延长,与临床症状的先行改善并不完全同步。

2. 甲型H1N1流感性肺炎

(1)X线表现:轻症病例大多数X线片无异常发现。合并较明显肺部炎症者X线片上表现为肺纹理增粗、模糊,可见散在多发小斑片状阴影。常可见肺过度充气,肺野透亮度增高。重症患者两肺透亮度明显减低。危重症患者肺内病灶进展迅速,影像学上甚至1日内病灶就有很大变化(图3-13-10),同时发生进行性呼吸困难和低氧血症,进展到呼吸衰竭,需要气管插管、机械通气等。

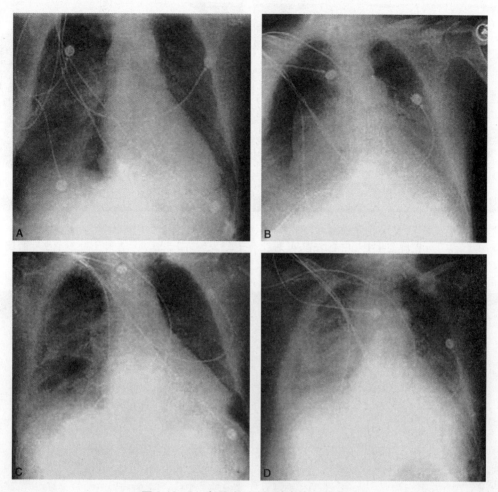

图 3-13-10 危重症 H1N1 肺炎的 X 线表现

A. X 线胸片示两肺广泛磨玻璃影和片状实变影,右侧少量气胸;B. 1 天后两肺病变明显进展,右侧气胸明显加重;C. B 图摄片 1 小时后,气胸明显减少,右肺大部分复张;D. 2 天后肺部实变加重,患者死亡

（2）CT 表现:初期多在发病 3 天以内。在 HRCT 上可见肺小叶中心性结节、小叶实变、树芽征(图 3-13-11)、小叶间隔增厚、线样征、小斑片状的磨玻璃影(图 3-13-12)以及铺路石征等。胸膜可有增厚,无明显胸腔积液。

进展期 HRCT 上可见小叶中央实变的结节影和比较明显的多发的磨玻璃影,可伴有局部实变影;病变继续进展,磨玻璃样病灶迅速互相融合、扩大,密度较前增高,原来的磨玻璃影被高密度实变影替代,实变病灶内有时可见支气管充气征(图 3-13-13),也可见支气管内条状相对高密度的分泌物,部分病例可有少量胸腔积液。危重症患者影像学表现为两肺多发大片状实变影及支气管血管束周围广泛分布的磨玻璃密度影。

吸收期肺内病灶由大变小,病变范围明显减少,由弥漫性磨玻璃影或多发片状实变转变为较局限病变。绝大部分患者病灶吸收,部分病灶吸收不良,表现为小叶内和小叶间隔明显增厚,呈增粗的网格状阴影或纤维化病灶。

3. 人感染 H7N9 禽流感病毒性肺炎

（1）X 线表现:感染早期可正常,也可表现为肺纹理增粗、模糊,或散在小片状影。进展期表现为两肺透亮度不同程度减低,肺纹理模糊不清,病变表现为大片状实变致密影,边缘模糊不清,密度不均匀(图 3-13-14),在实变区可见透亮的空气支气管征(图 3-13-15)。病变短期内进展迅速,床旁胸片可检测病情发展,有助于临床治疗的疗效评价。

（2）CT 表现:该病常急性发病,进展迅速,感染在短时间内扩散至全肺。其表现常分以下几期:①早期,多在发病 3 天以内。以肺实质改变为主,表现为散在小斑片状磨玻璃影或实变影,病变比较局限,右肺常受累,尤其是右肺上叶及中叶。由于多数患者确诊较晚,早期 CT 检查不多。②进展期,

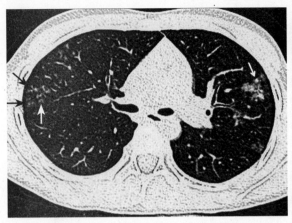 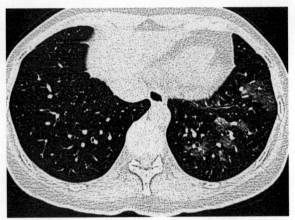

图 3-13-11 甲型 H1N1 流感肺炎的 CT 表现
发病第 3 天,CT 示左肺上叶小叶中心结节,可见
"树芽征"(黑箭)

图 3-13-12 甲型 H1N1 流感肺炎的 CT 表现
发病第 3 天,CT 示左肺下叶多个小叶磨玻璃影
融合成斑片状

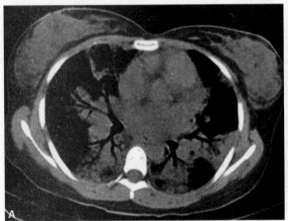 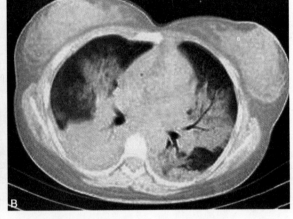

图 3-13-13 甲型 H1N1 流感肺炎的 CT 表现
A、B. 发病第 6 天,CT 纵隔窗及肺窗示两肺大片状实变影,其内见支气管充气征

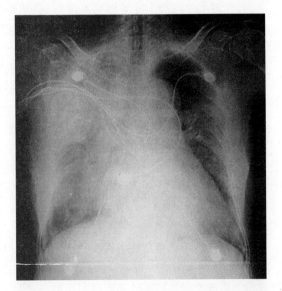 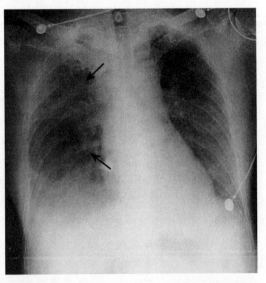

图 3-13-14 人感染 H7N9 禽流感肺炎的 X 线表现
女性,79 岁,X 线示两肺弥漫性实变影,肺透亮度
明显减低

图 3-13-15 人感染 H7N9 禽流感肺炎的 X 线表现
男性,56 岁,X 线示右肺大片致密影的背景中可见
透亮支气管影(黑箭)

病灶常迅速扩大,呈广泛分布,病灶多发,但是无典型肺内分布的趋势和特定的肺叶或肺段。多表现为两肺多发磨玻璃密度影和肺实变,疾病不同期的两种病变比例不同,在病灶之间仍可见正常通气的肺组织,形成"地图征"(图3-13-16),磨玻璃密度及肺实变区域内可见空气支气管征(图3-13-17)。胸膜病变较常见,且可合并有胸腔积液、心包积液和纵隔淋巴结肿大。③吸收期,病变范围变小,密度减低,伴有小叶间隔增厚时,可见"铺路石征"(图3-13-18)。伴有小叶中心性结节、树芽征及胸膜下线状影(图3-13-19)等,部分病例可见网状改变。④疾病迁延期,以肺间质改变为主,主要表现为肺小叶间隔增厚,可呈网格影等改变,最终间质性炎症缓慢吸收好转。部分病例可迅速进展,病变由局限转变为广泛(图3-13-20)。

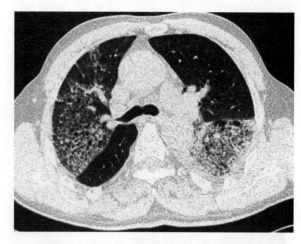

图 3-13-18 人感染 H7N9 禽流感肺炎的 CT 表现
男性,67 岁,CT 示左肺上叶磨玻璃密度影叠加小叶间隔增厚,形成"铺路石征"

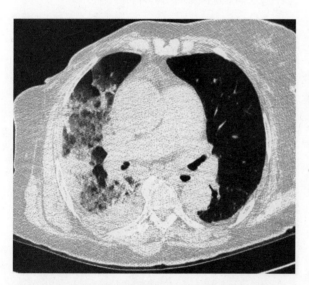

图 3-13-16 人感染 H7N9 禽流感肺炎的 CT 表现
女性,75 岁,CT 示右肺弥漫性实变,磨玻璃密度影与正常肺组织混杂,可见"地图征"

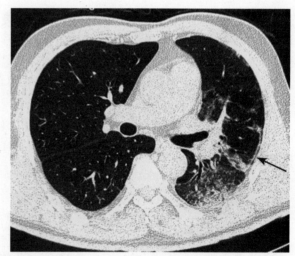

图 3-13-19 人感染 H7N9 禽流感肺炎的 CT 表现
男性,65 岁,CT 示随病变吸收左肺下叶出现胸膜下线(黑箭)

4. SARS

(1)X 线表现:肺部可见不同程度的片状、斑片状浸润性阴影或呈网状改变,部分患者疾病进展迅速,呈大片状阴影;常为多叶或双侧改变,阴影吸收消散较慢;肺部阴影与症状体征可不一致。若影像学检查结果阴性,1~2 天后应予复查。部分患者在疾病进展或吸收过程中,可见某一部位病变吸收或变小,而其他部位出现新病变或其他部位病变增大(图3-13-21)。

(2)CT 表现:异常胸部影像学表现是 SARS 的一大特点,在症状出现后 1~2 天甚至早于呼吸系统症状影像学检查即可发现肺部异常阴影。影像学表现有其特点:①病变早期,可表现为单发片状磨玻璃密度影(图3-13-22),也可为大片状磨玻

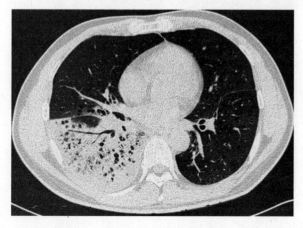

图 3-13-17 人感染 H7N9 禽流感肺炎的 CT 表现
男性,47 岁,CT 示右肺下叶大片实变内见空气支气管征

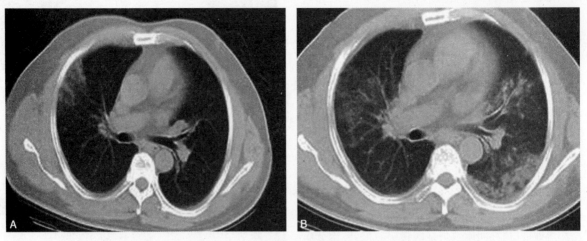

图 3-13-20　人感染 H7N9 禽流感肺炎的 CT 表现

A. CT 示病灶感染开始于右肺中叶及下叶;B. 4 天后进展,病灶迅速发展为两肺内弥漫性分布

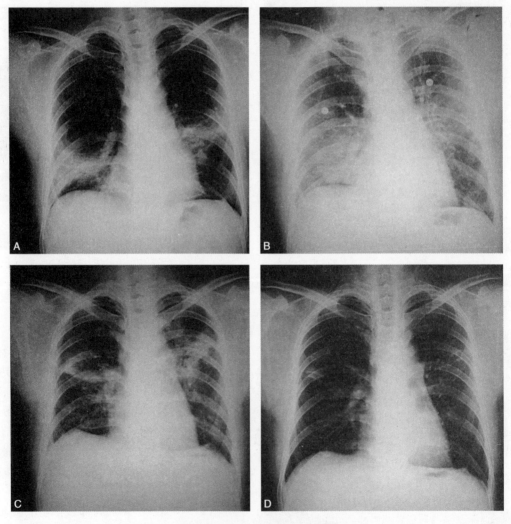

图 3-13-21　SARS 的 X 线表现

A. 发病 24 小时,CT 显示两肺中下野大片状密度增高实变影;B. 发病 72 小时后,病变进展为两肺弥漫性病变,并出现"白肺";C. 发病 28 天后,两肺下野病灶明显吸收,两中上肺野见片状密度增高影;D. 发病 58 天后,两中上肺野见纤维条状及点状密度增高影

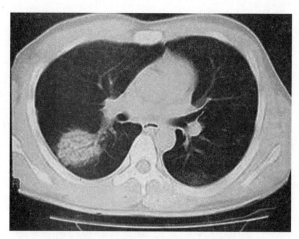

图 3-13-22　SARS 的 CT 表现

CT 示右肺下叶背段圆形实变阴影,边缘不光整

璃密度影(图 3-13-23),其内可见肺纹理穿行和空气支气管征。这是由于支气管壁和肺泡壁形成透明膜,严重影响气体交换。肺泡实变影较少见,若出现实变表示肺泡腔完全被炎症渗出所充实。病灶多位于肺野外带或胸膜下。此种分布方式目前认为是由于 SARS 通过近距离飞沫传播,病毒颗粒细,可沉积于末梢支气管及肺泡内。②病情进展期,一般出现在入院 10～14 天内,影像学表现上病变范围均较前有所增大,可超过一个肺段范围,主要表现为磨玻璃密度为主并有肺实变影,磨玻璃密度影和肺实变影可在相同或不同的 CT 层面上出现,肺实变影也可发生在磨玻璃密度影内。也可表现为单纯磨玻璃密度影或以肺实变影为主的影像。病情进一步恶化可表现为病变部位增多,可由一侧肺发展到双侧、由少数肺野发展为多个肺野,最后融合成两肺弥漫性分布。少数 SARS 患者发展为急

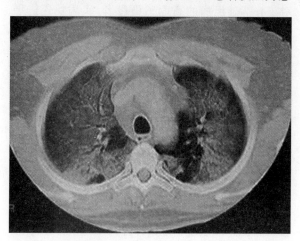

图 3-13-23　SARS 的 CT 表现

CT 示两肺上叶大片状变阴影,病变内可见空气支气管征

性肺损伤,ARDS 甚至多脏器功能衰竭 MODS 而死亡。死亡病例 CT 表现多为:弥漫或大片状磨玻璃密度或肺实变;CT 随访病变进展迅速;继发细菌、真菌感染。③病变恢复期,多发生在入院 10～14天后,肺内病变由弥漫或多发转变为局限性病变,病灶由大变小。少数患者可出现明显的肺间质增生,CT 表现为条索状、网状或蜂窝状影,出现胸膜下弧线影及小叶间隔增厚,并可见局限性或一侧肺野透亮度增加,患侧胸廓变小。

【诊断要点】

1. 病毒性肺炎诊断需结合其临床症状、流行病史及影像学改变,并排除由其他病原体引起的肺炎。流感类病毒性肺炎大多数有典型的流感症状与体征,普通流感、SARS、H1N1 和 H7N9 等均有好发季节,可有明确的流行病史,结合白细胞总数不高或降低,淋巴细胞计数降低,CT 显示磨玻璃密度影或伴实变,高度提示病毒性肺炎。具体病毒类型的确切诊断则有赖于病原学检查,包括病毒分离、血清学检查以及病毒抗原检测。呼吸道分泌物中细胞核内见病毒包涵体可提示病毒感染。

2. 普通流感病毒性肺炎 X 线主要表现为肺间质为主的肺炎,HRCT 则表现为多发斑片状实变、小叶中心性结节或磨玻璃密度影。

3. 甲型 H1N1 流感肺炎轻症患者 CT 上表现为多个或单个片状磨玻璃密度影和(或)实变影,部分呈网格状表现,病灶多位于外周肺及下肺,常伴肺间质性改变;重症患者以青年和高危人群多见,肺内见多发大小不等的磨玻璃密度影和实变影,相互融合成大片,或两者并存。与普通病毒性肺炎相比较,甲型 H1N1 流感肺炎范围更广泛,进展快,但早期肺间质性改变较少见。

4. 人感染 H7N9 禽流感肺炎进展快,随着病情进展,病灶广泛分布且多发,多表现为多肺叶弥漫分布的磨玻璃密度影和实变影混杂,"地图征"及"铺路石征"常见,范围较广,但胸腔积液的出现与疾病严重程度无明显相关性。

5. SARS 患者胸部 CT 表现为磨玻璃密度和肺实变,约 50% 累及两侧肺,以中、下肺野受累常见,且病变多位于肺野外带。HRCT 上可见小叶间隔增厚,伴有细支气管扩张和少量胸腔积液。

【鉴别诊断】

结合患者的流行病学史、临床表现及实验室检查,可得出临床诊断。确诊有赖于病原学及血清学检测结果,最可靠的方法是从呼吸道分泌物中分离出病原体。临床上应注意与其他病毒性肺炎、细菌

性肺炎、支原体肺炎等疾病进行鉴别诊断。

1. 腺病毒性肺炎 多见于儿童、婴幼儿和免疫力低下者,好发于冬春季,肺间质改变为主。病变初期肺纹理增多、紊乱、模糊。病变进展时,两肺见小片状、点状及粟粒状结节影。严重病例可见斑片状或大片状磨玻璃密度影,也可进展为肺实变,病变单发或多发或两肺弥漫分布。

2. 细菌性肺炎 表现为肺叶或段的实变影,病变较局限,一般多为一段或一叶病变,很少发生两肺或一侧肺弥漫性病变。病变进展速度较危重甲型 H1N1 流感肺炎慢。细菌性肺炎用抗生素治疗有效。

3. 支原体肺炎 多见于青年和儿童。起病缓慢,病变以肺间质改变为主。早期表现为肺纹理增多模糊及网状改变,进展时呈局限或广泛的片状磨玻璃影、自肺门向肺野外围伸展的大片扇形阴影。CT 可以显示早期小叶中心性磨玻璃影或实变、肺间质炎症、网状阴影及小叶间隔增厚影。且患者的临床症状与 CT 改变不匹配,临床症状明显好转或消失,但是肺部阴影吸收不明显。

【影像报告书写的注意事项】

1. 流感病毒性肺炎的影像表现多种多样,缺乏特异性,但是各型流感病毒性肺炎的影像学表现亦稍有差别,书写报告时对病变的分布、基本影像学特征需描述准确,便于了解病变累及的程度、范围。并且注意结合发病前后影像学变化来评估病变动态变化过程,预测病情的转归。

2. 要紧密结合临床,症状、体征以及实验室检查,增强影像科医生对各种病毒性肺炎的诊断信心。

【诊断价值】

病毒性肺炎目前的主要影像学检查方式为胸部 X 线片及 CT 检查。X 线及 CT 各有优势。推荐采用低剂量胸部 CT 检查,尤其是 HRCT 检查,既可充分准确显示病灶的特征性影像学表现,评估累及范围,亦可用于病毒性肺炎的复查随访。MRI 检查因检查时间长,对肺部含气组织成像差,并不常规用于病毒性肺炎的日常影像学检查。

1. 胸部 X 线片

(1) 优势:快速简便,可评估肺内病变的范围和严重程度。对重症病毒性肺炎患者,床旁 X 线片可减少患者移动,及时评估病情变化,且辐射剂量小。

(2) 局限性:组织分辨率不够,可遗漏早期小病灶。

2. CT 检查

(1) 优势:可清晰显示病变范围、密度及支气管等周围结构的变化,HRCT 更有助于分析观察病毒性肺炎的发生、发展和转归情况。建议有条件的单位,多采用低剂量 CT 检查。对于传染性比较强的病毒性肺炎,建议采用移动 CT 或者负压病房专用 CT,能有效判断病变的程度和演变情况,有助于临床治疗。

(2) 局限性:常规 CT 扫描辐射剂量较胸部 X 线片大。

【注意事项】

1. 影像检查方法上,病毒性肺炎应首选低剂量胸部 CT 检查,可同时兼顾显示病灶特征、累及范围及降低患者辐射的要求。

2. 病毒性肺炎的影像学特点以斑片样磨玻璃密度影和(或)实变影为主。重症病毒性肺炎可出现融合性大片状实变。影像学表现与轻症(细菌性肺炎、真菌性肺炎)部分重叠,影像诊断时,需密切结合患者症状、实验室检查及病原学证据。

3. 重症病毒性肺炎患者以 3～6 天一次检查为宜,危重患者病情进展迅速,应根据病情需要及时行影像学检查。病情允许时,应尽可能行胸部 CT 检查以便详细了解两肺累及程度。

【诊断思维与点评】

胸部影像学检查的重要价值在于发现病变,显示病变大小、累及范围以及观察病变动态变化过程。病毒性肺炎的疗效好坏在于能否早期发现与早期治疗。病毒性肺炎的早期胸部 CT 特点,结合流行病学史、临床表现、实验室检查特点以及病原体检测能大大提高我们对此类疾病的诊断准确率。对于有基础疾病的高危感染患者,疾病快速进展时,应考虑重症病毒性肺炎的可能。目前流感病毒性肺炎成像主要为胸部 X 线片和 CT,虽然可以检测肺部结构变化,但在描述疾病早期阶段特征、区分炎症与感染或跟踪免疫应答方面受到很大限制。肺炎病灶的量化评估,可以比较准确地判断病变严重程度和病情变化,指导临床治疗。有学者进行了人感染 H7N9 禽流感肺炎以及甲型 HIN1 流感肺炎 CT 表现半定量评分与病毒载量及 CD4$^+$T 淋巴细胞的相关性研究,研究表明,甲型 H1N1 流感肺炎的胸部 CT 表现半定量评分与病毒载量无明显相关性,而胸部 CT 表现半定量评分与 H7N9 病毒载量、CD4$^+$T 淋巴细胞三者之间的动态变化存在一定相关性。了解其相关性,动态监测三者的变化,对人感染 H7N9 禽流感性肺炎的病情判断、指导治疗、预后评估有重要意义。多模态影像学比如 PET/SPECT/MRI/生物荧光成像等技术有望在体研究呼吸道病毒感染。新兴发展的分子探针技术也可以作为检测各种病原体的新型生物标志物以及评估新的治疗方法。

【思考题】

1. 重症病毒性肺炎疾病进展迅速,影像学表现有所重叠,早期明确诊断较为困难,单纯依靠现有临床影像学手段进行鉴别诊断结果并不十分理想。怎样充分利用早期影像学特点,结合生物学快捷检查,提高早期诊断率,早期治疗,改善预后?当前是否有合适的功能影像学方法能提高我们对各型病毒性肺炎的早期诊断?

2. 对于治疗后的患者,如何使用影像学新技术、新方法对病毒性肺炎进行疗效评估,尤其是早期治疗疗效的准确评价?

3. 病毒性肺炎通气困难是加重病情重要原因之一,怎样应用影像学量化新技术,准确评估通气状况,评价病情进展与好转?

三、肺结核

肺结核(pulmonary tuberculosis)是由结核分枝杆菌感染所致的肺部炎症。从 20 世纪 80 年代中后期以来,由于流动人口增加、糖尿病患者增多、免疫缺陷病毒感染发病率上升、免疫抑制剂的使用等,肺结核的发病率有所上升,特别是在发展中国家更为明显。我国多年来一直是肺结核高负担国家之一,2015 年我国结核患病人数约 91.8 万,结核致死人数约 37.6 万。影像学检查作为一种无创的检查方法,对肺结核防治有重要作用,尤其对于临床症状和体征不明显或不典型的患者(如老年人及免疫功能低下患者),胸部影像学检查能提供结核病灶活动性、分布、累及范围、病情程度等重要信息,但在结核耐药性、药物疗效的评估上仍存在局限性,目前分子影像学、功能成像及放射组学的发展为肺结核的临床诊疗提供了新的研究思路。

【病理与临床】

1. 病理改变 基本病理变化是渗出、增殖和干酪样坏死。渗出性病变主要是肺泡内结核性炎性渗出,表现为浆液性或纤维素性肺泡炎;增殖性病变为结核性肉芽肿。三种病变,尤其是增殖和渗出病变常同时存在。当自身免疫力强或正规有效抗结核药物治疗时,结核分枝杆菌可被逐渐控制、消灭,病变逐渐吸收、纤维化及钙化,多数残存不同程度纤维瘢痕组织。病灶进展可伴有液化坏死及

空洞形成,可经支气管发生肺内播散,也可经血行发生肺内或全身性播散。明显的瘢痕组织可继发引起牵拉性支气管扩张及病灶周围的肺气肿。

2. 临床表现 肺结核的临床表现轻重不一,可无明显临床症状,也可有低热、盗汗、消瘦、疲乏、食欲不振、咳嗽、咯血、胸痛和气促等。如发生血行广泛播散性结核或干酪性肺炎时,可有寒战、咳嗽、昏睡和神志不清等全身中毒症状。

肺结核临床分类目前根据原国家卫生和计划生育委员会 2017 年制定的结核病分类标准(WS 196—2017 结核病分类)分为:肺结核和肺外结核。其中,肺结核指结核病变发生在肺、气管、支气管和胸膜等部位,分为以下 5 种类型:①原发性肺结核,包括原发综合征和胸内淋巴结结核(儿童尚包括干酪性肺炎和气管、支气管结核);②血行播散性肺结核,主要有急性血行播散性肺结核(急性粟粒型肺结核)和亚急性、慢性血行播散性肺结核;③继发性肺结核,包括浸润性肺结核、结核球、干酪性肺炎、慢性纤维空洞性肺结核和毁损肺等,是最常见的成年人肺结核;④气管、支气管结核:包括气管、支气管粘膜及粘膜下层的结核病;⑤结核性胸膜炎,包括干性、渗出性胸膜炎和结核性脓胸。肺外结核,根据受累部位及组织器官命名。

【影像学表现】

1. X 线表现

(1)原发性肺结核:使用抗生素治疗前,原发性肺结核主要指胸内淋巴结结核,最常发生于儿童,特别是结核控制不好的地区。其特征是出现纵隔和(或)肺门淋巴结肿大及局限性肺实质病变。早期可无阳性发现,进展后可见中上肺野的原发病灶、淋巴管炎以及肺门/纵隔淋巴结肿大形成的哑铃状病灶,即"原发综合征",是由于感染结核分枝杆菌后出现局灶性肺炎,随后发生干酪样坏死并经淋巴管向肺门和纵隔淋巴结播散所致。

(2)血行播散性肺结核:急性血行播散性肺结核早期胸片可正常或仅为肺纹理增粗,病程 2 周左右可见大小、密度和分布"三均匀"的粟粒结节影。可合并实变、空洞、胸腔积液、纵隔及肺门影增宽等改变。如没有及时有效治疗,病变迁延进展,可逐渐演变成亚急性或慢性血行播散性肺结核,病灶特点为粟粒结节大小、分布和密度不均,病灶可融合,同时可有增殖、钙化病变,纤维条索影和胸膜增厚常见。

(3)继发性肺结核:①浸润性肺结核,病灶多发生在肺上叶尖段、后段及下叶背段。病变多样,

可以一种征象为主或多种征象并存,常见征象有局限性斑片状渗出影、大片实变、大小不等结节影、结核球、结核性空洞、纤维条索影、牵拉性支气管扩张、胸膜粘连、斜裂及肺门上升等。②慢性纤维空洞性肺结核,肺组织被结核病灶破坏,形成慢性纤维空洞及纤维化,病程可长达数年乃至数十年。X线可见中上肺野的不规则厚壁空洞形成,周围伴大量纤维条索影、渗出灶及钙化。患侧区域肺组织体积缩小,肺门上抬,邻近胸膜增厚、粘连,伴或不伴中下肺野代偿性肺气肿,可出现肋间隙增宽、双膈低平、胸廓呈桶状胸改变。

(4)气管、支气管结核:肺结核患者的发生率为10%~40%,多由支气管周围淋巴结/淋巴管结核破溃入气管、支气管所致,表现为溃疡-肉芽肿样病变、局部黏膜下渗出和息肉样肉芽肿,导致气管、支气管管腔狭窄、阻塞以及狭窄后的支气管扩张。X线可见气管、支气管管腔狭窄所致肺气肿、肺不张和支气管扩张等间接改变。

(5)结核性胸膜炎:最常见于儿童及青少年,但成人及老年人发病率在逐渐增高。结核分枝杆菌可通过胸内淋巴结结核破溃、肺内干酪化肉芽肿或血源性播散进入胸腔引发胸膜炎症。结核性胸膜炎可单独发生,也可继发于原发性、继发性及血行播散性肺结核。肋膈角变钝、消失提示胸腔积液,若胸腔积液包裹则表现为肺野外带的局限性梭形密度增高影,而叶间裂积液可见沿叶间裂分布的梭形密度增高影,邻近肺组织可伴有反应性炎症。慢性结核性胸膜炎常见局部胸膜粘连及胸膜钙化。

2. CT表现

(1)原发性肺结核:可清晰显示肺内原发病灶、肺门及纵隔淋巴结肿大,引流区域的小叶间隔增宽提示局部淋巴管炎(图3-13-24)。右侧气管旁

及肺门是胸内淋巴结结核最常累及的部位。淋巴结肿大的发生概率随年龄增大而减少。增强CT上结核性淋巴结肿大的典型表现为中央明显低密度的周围环状强化。肺实质渗出见于约2/3的儿童原发性肺结核,一般出现于淋巴结增大的同侧,典型者最多见于肺周围,尤其是胸膜下。部分胸内淋巴结结核可因为肿大淋巴结破溃入支气管,而产生阻塞性肺炎或肺不张。儿童病例少见空洞形成。

(2)血行播散性肺结核:由于肺或其他器官结核分枝杆菌的血源性播散,急性者产生无数小结核肉芽肿形成粟粒样结节,呈大小、密度和分布"三均匀"特点(图3-13-25、图3-13-26),随着病程进展可发展为大小不等的肉芽肿结节,呈现"三不均匀"特点。血行播散性肺结核多发粟粒结节与支气管走行无关,为随机分布结节,胸膜下可见,大部分结节直径在1~3mm之间。其他常见的合并影像学表现有含气的实变影、空洞、树芽状结节、小叶间隔增厚、胸腔积液、淋巴结肿大伴中央坏死等。

(3)继发性肺结核

1)浸润性肺结核:典型病变位于肺上叶尖段、后段及下叶背段。局限性的斑片渗出是最常见的影像表现。其他常见表现包括:大叶性干酪性肺炎、细支气管周围炎、小叶中央支气管及其远端气道扩张、结核球、空洞形成及纵隔淋巴结肿大等。大叶性干酪性肺炎是一个肺段或肺叶大片实变,中心密度较高,边界模糊。细支气管周围炎、小叶中央支气管及其远端气道扩张、黏液嵌塞,常提示活动性肺结核伴肺内播散。结核球的典型表现为圆形或椭圆形密度增高影,多数直径2~3cm,边界清晰,边缘光滑,偶有浅分叶,密度较高,斑点状或环状钙化常见,周围常伴有散在纤维性或增殖性卫星灶。结核性空洞是由干酪样液化坏死物经支气管

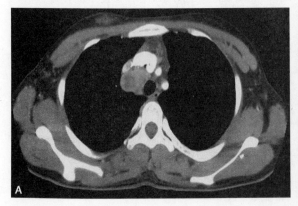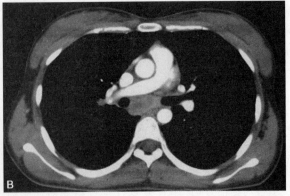

图3-13-24 原发性肺结核的CT表现

A、B. CT增强纵隔窗示右上气管旁、气管隆嵴下淋巴结肿大伴环形强化

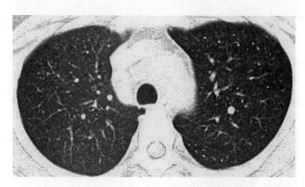

图 3-13-25　急性血行播散性肺结核的 CT 表现
CT 肺窗示两肺弥漫性粟粒结节,大小、密度和分布呈"三均匀"

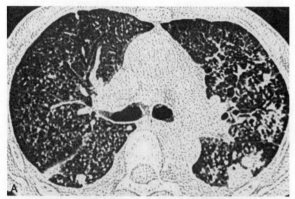

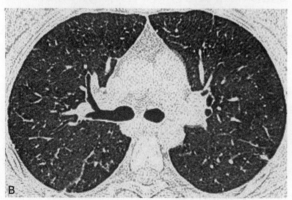

图 3-13-26　急性血行播散性肺结核的 CT 表现
A. CT 肺窗示两肺弥漫性粟粒结节,部分融合、实变;B. 抗结核治疗 6 个月后复查,两肺病变明显好转

排出形成,呈圆形或椭圆形,病灶内可见气体密度影,常见一条或数条粗大含气条状阴影与空洞相连,提示引流支气管与空洞相通。空洞形态的变化与病程相关,急性期由于大量炎性细胞浸润及肉芽组织增生,主要表现为厚壁空洞(图 3-13-27);而在吸收期,空洞壁可逐渐变薄成为薄壁空洞(图 3-13-28)。空洞病变的出现与痰涂片阳性正相关,多空洞提示可能为耐药性肺结核。HRCT 是发现结核

早期支气管播散的最佳方法,典型表现为 2～4mm 的小叶中心性结节及境界清晰的沿支气管血管束走行的线样影,代表位于终末细支气管及呼吸性细支气管内及周围的含致病菌的干酪样坏死物质,即"树芽征"(tree-in-bud sign)(图 3-13-29)。增强 CT 上,如发现肿大的纵隔淋巴结显示为边缘环状强化的低密度坏死区,则强烈提示为活动性结核,抗结核治疗后增大的纵隔淋巴结减少、淋巴结内部低密度区消失。

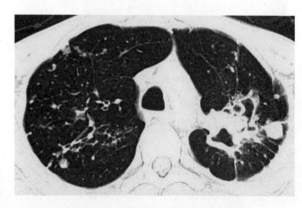

图 3-13-27　继发性肺结核的 CT 表现
CT 肺窗示两肺多发结节、条索影,左肺上叶厚壁空洞形成

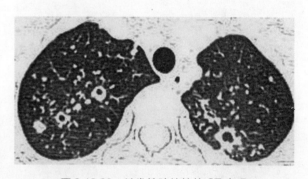

图 3-13-28　继发性肺结核的 CT 表现
CT 肺窗示两肺上叶微小结节伴多发薄壁小空洞形成

2)慢性纤维空洞性肺结核:表现为一侧或两侧中上肺不规则厚壁空洞,周围有大量纤维条索影以及渗出和干酪性病变,可伴不同程度钙化,多支引流支气管与空洞相通,呈索条轨道状阴影;两肺上叶收缩、体积缩小;两肺中下叶代偿性肺气肿;胸膜增厚粘连明显;常见支气管播散病灶。CT 上慢性纤维空洞性肺结核的手术风险与病变累及的解剖范围及胸膜肥厚程度相关。

(4)气管、支气管结核:急性气管支气管结核的典型 CT 表现为不规则或光滑的环状支气管狭窄伴有黏膜增厚,黏膜强化及纵隔内淋巴结肿大常

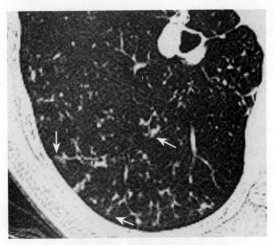

图 3-13-29 继发性肺结核的"树芽征"

CT 肺窗示右肺下叶多发微小结节沿支气管血管束分布,呈"树芽征"改变(白箭)

见。慢性期出现疤痕性支气管狭窄,管腔对称性狭窄,管壁增厚,范围较广。

(5) 结核性胸膜炎:CT 可直接显示胸膜腔与肺实质、支气管树的交通情况,可清晰显示胸膜的增厚、钙化及积液情况(图 3-13-30、图 3-13-31)。包裹性胸腔积液常见,中心为液性密度,邻近胸膜

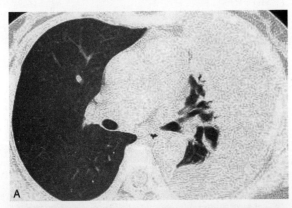

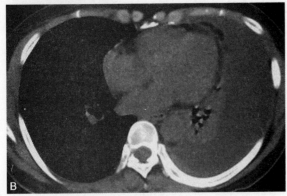

图 3-13-30 结核性胸膜炎的 CT 表现

A、B. CT 肺窗及纵隔窗示左侧大量胸腔积液、左肺上、下叶外压性部分不张

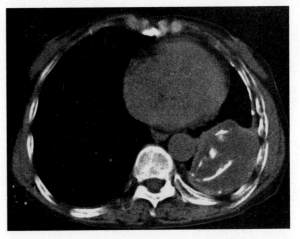

图 3-13-31 结核性胸膜炎的 CT 表现

CT 纵隔窗示左侧胸廓缩小,左侧胸膜增厚、钙化,左侧胸腔包裹性积液

增厚、钙化,肺内结核病灶可有或无。

(6) CT 增强表现:结核增强改变与其病理改变密切相关,急性渗出性病变由于其供血解剖结构未发生明显改变,与其他急性感染性病变类似,往往明显强化,肺动脉期强化程度高于支气管动脉期。非干酪性肉芽肿性病变往往有比较均匀的中度强化,纤维性肉芽肿、纤维化病灶一般只有轻度强化,钙化、干酪化、积液等病变都没有强化。

3. 其他影像学手段 MRI 扫描可显示肿大、部分融合的淋巴结,并通过信号的变化评估淋巴结内成分变化,有助于评估病灶的活动性。PET-CT 可以为评估活动性结核提供更多信息,[18]F-FDG 显像阳性的结核多认为是活动期病变,其病灶多是增殖性病变或以增殖性病变为主的结核结节,含有大量类上皮细胞、朗格汉斯巨细胞和淋巴细胞等;PET-CT 同样有助于结核球的鉴别诊断,一般表现为 SUV<2.5。

4. 肺结核并发症

(1) 肺不张:常由以下原因引起:①肺门淋巴结肿大压迫主支气管、肺叶或肺段支气管;②肺门淋巴结干酪样坏死物穿入支气管腔内;③支气管内膜结核,以及管腔内肉芽肿性病变可导致支气管管腔狭窄。

(2) 肺气肿:包括:①局限性肺气肿:多为局部支气管狭窄或部分阻塞所致,以双上肺多见;②肺大疱:多继发于纤维增殖性病变,多见于单/双侧肺尖,可与慢性纤维性空洞同时存在。③代偿性肺气肿:大多伴大范围肺组织纤维化、萎缩。

(3) 支气管扩张:结核病灶的收缩常继发支气管牵拉扩张,多见于上叶,呈柱状、管状,远端可呈

囊状扩大。

（4）肺曲霉菌感染：局部结核性空洞可合并曲霉菌感染，形成曲菌球。慢性肺结核伴发曲菌球比例约10%。典型表现为厚壁或薄壁空洞内出现圆形结节或团块，边缘可见"新月征"，可随体位变化而变化。

（5）支气管结石：因钙化的肺-支气管周围结节破裂入邻近支气管所致，并不常见。表现为咳嗽、喘鸣、反复发作的肺炎。右侧叶及段支气管受累常见。CT表现为支气管内及周围钙化的淋巴结伴有支气管阻塞性病变，如肺不张、阻塞性肺炎、局部支气管扩张等。

（6）结核性纤维性纵隔炎：纵隔内结核性肉芽肿性淋巴结融合，发展为多发结核瘤，引发纵隔急性感染和反应性纤维化。CT表现为纵隔或肺门肿块伴钙化、气管支气管狭窄、肺血管包绕，甚至出现上腔静脉压迫综合征。

（7）其他：如瘢痕癌、食管结核、脊柱结核、结核性心包炎、气胸等。

5. 免疫损害患者合并肺结核　糖尿病、器官移植、恶性肿瘤、长期接受免疫抑制剂治疗、获得性免疫缺陷综合征（AIDS）等免疫损害患者及重症监护室住院患者易并发肺结核，此类肺结核与一般免疫功能正常患者肺结核影像学表现有所不同。

（1）AIDS合并肺结核：HIV/AIDS人群中的结核发病率是一般人群的200～500倍，而HIV/AIDS合并肺结核的影像学表现与患者$CD4^+T$淋巴细胞水平相关，当$CD4^+T$淋巴细胞计数低于200/cm^3时，结核感染的概率显著上升。HIV/AIDS合并肺结核的影像学表现总体上表现为多样性和不典型性的特点，HIV/AIDS各个时期伴发肺结核的影像学表现亦不相同。在HIV/AIDS早期，$CD4^+T$细胞减少不明显，其影像学表现与正常人群肺结核相似；中期与后期，$CD4^+T$细胞数明显减少或极度减少，机体处于中、重度免疫抑制状态，多表现为原发性结核感染，即肺内实变、一个或多个肿大肺门及纵隔淋巴结（图3-13-32）。此外，在病变部位与形态上多呈非典型表现，包括多叶段实变、支气管播

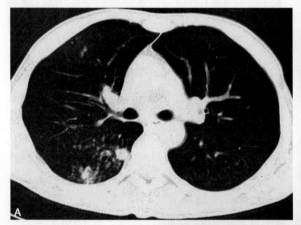
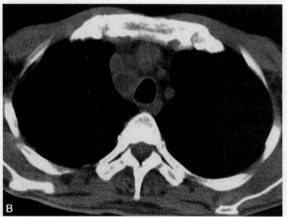
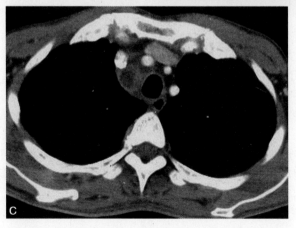

图3-13-32　HIV合并肺结核的CT表现

男，42岁，AIDS，痰涂片抗酸杆菌1+。A. CT肺窗示右肺下叶背段结节斑片影，两肺"树芽征"；B. CT纵隔窗可见右上气管旁肿大淋巴结影；C. 增强后淋巴结呈环形强化

散、直径 10~30mm 的结节、空洞、支气管壁增厚和原发性感染的典型表现,血行播散较为常见。肺外结核的发病率高。与非 HIV/AIDS 患者结核感染相比,弥漫性病变、非典型表现和淋巴结病变更常见于 HIV 阳性人群,需要警惕的是此时胸片正常或不典型改变并不能完全排除活动性病变,需密切结合临床实验室检查及胸部 CT 综合判断。

作者总结"十二五"国家传染病重大专项 171 例艾滋病合并结核病例,发现随着机体免疫功能下降(CD4<200/mm³)原发性肺结核表现明显增多;病变多累及多个肺叶段达 70.4%,下肺野多见;类似肺炎样肺部实变和(或)磨玻璃样变高达 65.1%,肺外结核 27.6%,播散性结核 10.8%,粟粒型结核 17.8%,空洞 9.9%,多重感染明显增多,合并 PJP 16.4%、霉菌 3.6% 等;淋巴结肿大多见,环形强化 64.7%。活动性结核高达 94.8%,稳定性结核只有 5.2%。艾滋病合并结核病可概括为"三多三少"特点,三多即渗出、增殖、空洞等多种性质病灶共存,多形态病变,病灶多叶段分布,三少即纤维化、钙化、肿块样病变少见。

(2)糖尿病合并肺结核:糖尿病合并肺结核除有肺结核常见影像表现外,病变还可累及肺结核的不常见部位,如上叶前段、舌段、中叶及下叶基底段。病灶可累及多个相邻肺段,不按肺段分布,多位于肺段边缘,病变肺段未完全实变。空洞多见,常在实变区见多发空洞,颇具特点,空洞形态多样。肺外带病变可见分叶状边缘,可能是由多发小空洞融合所致;肺中带空洞可与外围的支气管小分支相连,原因为结核病变首先发生在支气管分支,导致支气管干酪性病变和溃疡,病变向周围肺组织扩散并形成干酪性空洞,这种起源于支气管病变的空洞易与外围支气管分支相连。

【诊断要点】

1. 原发综合征多见于儿童和免疫缺陷或低下患者,继发性肺结核多见于成年人,可有低热、盗汗、食欲不振、乏力、消瘦、咳嗽、咯血、胸痛和气促等临床症状。患者可有无结核分枝杆菌接触史及家族史。

2. 肺结核常表现为多形性病变,即渗出、增殖和干酪样坏死并存。活动期肺结核可见"树芽征"改变,肺内纤维条索影及钙化灶的存在提示病灶倾向慢性改变。

3. 影像学典型表现与不同分型肺结核相关。典型原发综合征 X 线呈"哑铃状"改变;淋巴结结核的典型表现为增强 CT/MRI 的环形强化;急性血行播散性肺结核呈"三均匀"的多发粟粒结节;继发性肺结核好发于肺上叶尖段、后段及下叶背段,影像学表现多样。

4. 可伴有肺不张、肺气肿、支气管结核、支气管扩张等多种继发性改变。

5. 病原学检查可发现结核菌素试验(TST)阳性、痰快速涂片/痰培养抗酸杆菌阳性、结核感染 T 细胞斑点试验(T-SPOT)强阳性等。结核分枝杆菌病原体检查是确立诊断的主要依据。

【影像报告书写的注意事项】

1. 对病变的分布、基本影像学特征需描述准确,便于了解病变累及的程度、范围。结节的大小、分布可提示病灶播散途径,如两肺多发随机分布粟粒结节提示血行播散,而段、叶分布伴"树芽征"则提示气道播散。

2. 观察邻近器官组织有无受累①气管、支气管受累:注意支气管有无狭窄或肿块,是否存在肺不张,警惕支气管内膜结核可能;②胸膜受累:胸膜增厚、胸腔积液等改变提示结核性胸膜炎可能,即使肺内无明显结核病灶;③纵隔淋巴结结核:纵隔淋巴结肿大,需关注淋巴结有无中央坏死及环形强化特征;④肺外结核:有无其他部位的临床症状、体征及影像学改变,如脊柱结核、肾结核、肾上腺结核等。

3. 需从影像学角度向临床清晰描述、提供结核病变活动性的线索。如发现渗出病变、"树芽征"、空洞形成、淋巴结环形强化等特征,提示活动性肺结核可能性大;如发现以纤维条索影、硬结灶、钙化灶为主时,提示病灶倾向慢性、稳定性,需注意不能完全排除病灶活动性可能。结核病灶活动性需结合临床症状、体征、实验室检查、病原学检查等综合判断。

4. 要紧密结合临床,症状、体征以及实验室检查都是重要的参考信息。

【鉴别诊断】

肺结核的基本病理变化是渗出、增殖和干酪样坏死,影像学同样表现为多形性变化,渗出性病变主要需与其他感染性肺炎鉴别,如细菌性肺炎、真菌性肺炎等;而增殖性病变主要需与孤立性结核球与肺癌鉴别;结核性空洞则需与曲菌球、癌性空洞等鉴别。

1. **细菌性肺炎** 多呈叶、段分布,以渗出病变为主,抗生素治疗后可短期吸收好转。而大叶性干酪性肺炎临床上可出现结核中毒症状,影像学上病灶密度多较高、不均匀,其中可见多发大小不等的虫蚀样空洞及空气支气管征,病灶周围或其他肺野可见支气管播散灶,抗炎治疗多无明显好转。

2. **真菌性肺炎** 真菌性肺炎以渗出为主要改变时,也可形成大片实变伴中央不规则坏死的类大叶性干酪性肺炎改变,隐球菌感染的实变影常表现为与宽基底与胸膜相连,呈楔形改变。以增殖类病变为主要改变时可形成孤立性或多发结节、肿块,病理基础亦为肉芽肿性炎症,也可通过支气管播散,尤其以隐球菌为代表的真菌性肉芽肿病变,与结核性肉芽肿鉴别存在难度,由于隐球菌很少累及支气管的最小分支,因此,树芽征出现概率低,具有一定鉴别价值;如果为孤立性病变,伴有小叶中央性微小结节和空洞、坏死等,则更常见于结核。曲菌球可继发于结核性空洞,边缘光滑,常为偏心性空洞,见"空气半月征",可随体位改变在空洞内移动。血源性播散性真菌性肺炎同样表现为两肺弥漫性粟粒结节,如播散性马尔尼菲青霉菌感染影像学酷似急性粟粒性肺结核,均表现为两肺弥漫性、随机性分布粟粒型结节,常见纵隔淋巴结肿大,中国南方好发,经过 3~4 周有效抗真菌治疗可明显吸收消散,HIV/AIDS 患者抗结核治疗后病灶无明显吸收好转应考虑本病。部分肺结核与真菌感染难以鉴别,尤其对于肺部感染常呈非典型改变的免疫缺陷患者,需密切结合临床及实验室检查,必要时穿刺活检肺内病灶明确诊断。

3. **非结核分枝杆菌感染** 影像多表现为实变、空洞、结节、纤维化、支气管扩张、树芽征、纵隔淋巴结肿大等,病变影像表现及分布与结核没有明显区别,但多种病变混合存在,并累及两肺多叶是其特点。非结核分枝杆菌感染的病理特征以及影像学表现随着患者的免疫状态、感染途径的不同而不同,影像学特征随不同组织学分型而有所差异。在免疫功能正常人群中,支气管扩张为其特征性改变,通常由于肺部肉芽肿性病变累及大气道和细支气管,并破坏气道肌层,导致气道狭窄,形成继发性支气管扩张,常见于右肺中叶及左肺上叶舌段;也可涉及多肺叶(可同时累及 3 个或以上肺叶),多为柱状扩张,管壁增厚,扩张支气管远端常见树芽征或沿支气管走行的黏液栓。有学者认为以下情况应高度考虑非结核分枝杆菌感染:①CT 发现细气管炎超过 5 个肺叶,合并支气管扩张、小叶实变及空洞;②空洞周围肺组织未见明确播散卫星灶,且可见散在支气管扩张以及胸膜下空洞。在免疫缺陷人群中,除了上述常见影像学改变外,纵隔或肺门淋巴结肿大、两肺及多系统的播散更为常见。具有呼吸系统症状和(或)全身症状,经胸部影像学检查发现有空洞性阴影、多灶性支气管扩张及多发性小结节病变等,已排除其他疾病,且实验室检查或组织活检确定非结核分枝杆菌培养(+),可做出诊断。

【诊断价值】

1. 胸部 X 线

(1) 优势:快速简便,经济实惠,辐射小。适合普通人群的结核筛查。

(2) 局限性:敏感性、特异性不足,影像有重叠可导致隐匿部位病变漏诊,对支气管阻塞性病变的鉴别能力有限。

2. CT

(1) 优势:影像无重叠且密度分辨率很高,对病变范围、密度及支气管等周围结构的变化可以全方位高精度显示,HRCT 有助于分析结核病灶的活动性。CT 在检出和显示细小的肺实质、纵隔病变特征上敏感性较胸片高,能显示胸片常常漏诊的细小病灶如小空洞、支气管播撒、粟粒性病变、淋巴结病变的存在及范围、脓胸/支气管胸膜瘘等胸膜病变。

(2) 局限性:常规 CT 扫描辐射剂量较胸部 X 线片大。

3. MRI

(1) 优势:组织分辨率很高,有助于判断结核病灶有无活动性。增强 MRI 及 DWI 成像有助于鉴别孤立性结核球与周围型肺癌,且无 X 线辐射。

(2) 局限性:对于肺纹理、胸膜及钙化的显示不佳。检查时间较长,相对昂贵。

【注意事项】

1. 流行病学 原发综合征多见于儿童,继发性肺结核多见于成年。当患者有免疫抑制时,结核发病率明显增高,表现不典型,应考虑与真菌性肺炎、细菌性肺炎等的鉴别。

2. 临床表现对诊断很重要 有无低热、盗汗、疲乏、消瘦、食欲不振、咳嗽、咯血、胸痛、气促等临床症状,结核患者如出现腰痛、腹痛则不能忽视脊柱结核、结核性腹膜炎的可能;T-SPOT 是否为阳性、痰培养、肺泡灌洗液培养有无阳性发现等均有助于提示该病的诊断。

3. 注重随访的重要性 由于肺结核是一种慢性、消耗性疾病,与患者免疫情况密切相关,因此病情常常反复,需通过肺部 CT 密切关注抗结核药物的疗效。

【诊断思维与点评】

肺结核以继发性为主,典型的继发性肺结核表现为发生在好发部位的肺内多形性病变,结合患者临床症状、体征、痰涂片/痰培养结果、影像学检查、组织病理学依据等诊断无明显困难;对于病原体确诊依据不明确,临床和影像检查有结核诊断依据,可先进行痰培养做出临床诊断,必要时可行抗结核诊断性治疗;对于确诊依据不足的患者,临床上若怀疑结核而胸片表现正常或可疑异常,CT检查可提高诊断的敏感性及特异性。

有结核中毒症状及肺部结核感染病灶,加上肺部病灶具有特征性的影像学表现容易诊断。其典型的影像学表现为病变位于上叶尖段、后段、下叶背段,病灶形态多样,常伴有播散性病灶及空洞。X线胸片一般能做出肺结核的初步诊断。CT可以发现胸片不易发现的隐匿性病灶,提供结核病灶的细节,如病灶内的小空洞和小钙化等,有助于鉴别诊断;CT可准确显示空洞壁情况,包括厚壁/薄壁空洞、壁内缘是否规则、有无"树芽征"等。

不典型肺结核主要表现为病灶发生在非典型部位和影像表现不典型。不典型影像表现为节段实变、伴可疑恶性征象的肿块、支气管内结核病灶、胸膜病变、肿大淋巴结等。免疫损害患者并发肺结核发病率明显增高,病灶发病部位不典型,范围相对较大,常累及多叶段,常表现为血行播散及原发综合征表现,肺外结核常见。但免疫损害患者还易发生其他多种病原体的感染,导致诊断和鉴别诊断比较困难。免疫损害患者肺内发生大片实变、粟粒样结节、空洞、肺门/纵隔淋巴结肿大和胸腔积液时,应考虑肺结核诊断,诊断需要结合临床表现及实验室检查,确诊常需要组织病理学活检来获取细菌学及组织学证据。耐多药肺结核近年明显增多,多表现为实变、肿块、厚壁和虫蚀样空洞、较大空洞和多发空洞、黏液栓塞、双侧和多叶段受累等。

肺渗出、增殖性病变有时与其他肺部炎症鉴别困难,结核特异性抗体或多肽与碘、Gd+、荧光等结合,以后有望成为一种新的诊断结核方法。表现为肺内肿块、结节样的病变,有时与肺癌等鉴别,灌注成像、波谱成像、弥散成像等研究有助于鉴别诊断。

【思考题】

1. 现代分子影像学发展迅速,要实现结核特异性诊断,需解决哪几个关键问题?

2. 结核病变与许多感染性病变、肿瘤影像表现有交叉,试想功能影像学在鉴别诊断中应发挥多大作用?

四、真菌感染

(一) 肺曲霉病

曲霉菌广泛存在于自然界,有132种,对人有致病作用常见有5种。引起肺曲霉病者有黄曲霉菌及烟曲霉菌。黑曲霉菌及构巢曲霉菌可引起肺曲菌球。棒曲霉菌及构巢曲霉菌可引起寄生性器官曲霉菌病。曲霉菌由有横格的菌丝构成,分为2种,即营养菌丝及生殖菌丝。曲霉菌孢子的生殖过程由生殖菌丝从其特化部分分出孢子梗,在其顶端形成顶囊,顶囊再产生小梗,从小梗的顶端产生分生孢子,当成熟后分生。

致病性曲霉菌有以下几种:①原发性:正常健康人吸入大量此类菌孢子后,引起严重的肺部炎症。②继发性:在原有严重慢性疾病的基础上(如糖尿病、肺结核、恶性肿瘤等),即使致病性不强的曲霉菌也可致病。③变态反应性:因吸入的孢子而引起的变态反应。④寄生性:曲霉菌可寄生于肺结核的空洞中。

类似于其他丝状真菌,患者吸入空气中散播的孢子,感染曲霉菌而致病。曲霉菌在类似人体温度及37℃生长最好,2~3μm的小芽胞很容易被吸入且沉积在肺内,产生多种临床症状。肺曲霉病的临床表现由真菌和感染者之间的相互作用所决定。肺曲霉病可由多种病菌引起,最常见为烟曲霉菌。

1. 肺曲霉病的临床分型

(1) 急性侵袭性肺曲霉病:急性侵袭性肺曲霉病(acute invasive pulmonary aspergillosis,AIPA)多发生于全身免疫抑制患者,发展迅速,持续时间一般<1个月,主要为炎症、脓肿、坏死的急性阶段。侵袭性气管支气管曲霉病(invasive tracheobronchial aspergillosis,ITBA)是一种相当少见的曲霉相关肺疾病,仅在一小部分患者中单独或合并侵袭性肺曲霉病存在,或者是存在于IPA早期。

(2) 慢性肺曲霉病:慢性肺曲霉病(chronic pulmonary aspergillosis,CPA)可无免疫抑制或轻微全身免疫抑制。目前认为有肉芽肿形成,病程超过1个月即归为慢性。可分为曲霉结节、单发曲霉球、慢性空洞性肺曲霉病、慢性纤维化性肺曲霉病、亚急性侵袭性肺曲霉病(subacute invasive aspergillosis,SAIA),既往称之为慢性坏死性肺曲霉病(chronic necrotising pulmonary aspergillosis,CNPA)以及半侵袭性肺曲霉病五种亚型。

(3) 过敏性肺曲霉病:包括过敏性支气管肺曲霉病(allergic bronchopulmonary aspergillosis,AB-

PA）、外源性过敏性肺泡炎（extrinsic allergic alveolitis，EAA）或称过敏性肺炎（hypersensitivity pneumonitis，HP）等类型。

（4）重叠综合征：重叠综合征（overlap syndrome）指不同类型肺曲霉病合并存在，在免疫状态变化时又可从某种类型发展为另一类型。常见情况如 ABPA 合并曲霉球包括：①ABPA 先于曲霉球；②曲霉球先于 ABPA：曲霉在空洞内过度生长触发致敏宿主的过敏反应；③曲霉球和 CNPA 的互相演变。

2. 曲霉球

【病理与临床】

（1）病理改变：曲霉球是认识最清楚且最常见的肺曲霉病表现形式。曲霉球由大量真菌菌丝体、纤维蛋白、炎症细胞、组织碎屑和黏液组成，原有肺空腔/空洞内易于见到。虽然其他的真菌亦可形成真菌球（如廉孢菌和接合菌属），但曲霉菌属中的烟曲霉菌更常见。常见易患因素主要有结核、支气管囊肿、支气管扩张等引起的肺空腔/空洞，结核是其中最常见的相关因素。原有肺内疾病导致的引流不畅促进了曲霉菌在空腔/空洞内的生长，通常不侵犯周围肺实质或血管。

（2）临床表现：曲霉球可存在多年而不引起临床症状，大部分患者有轻微咯血史，但也可发生严重的咯血，特别是有肺结核基础者。咯血主要原因有：曲霉菌局部侵犯空洞壁上的血管、曲霉球与空洞壁血管的机械摩擦及释放溶血性质内毒素等，咯血导致的病死率为 2% ~ 14%。其他症状也包括：呼吸困难、慢性咳嗽等，与肺基础疾病有关。若未继发细菌感染，发热少见。

【影像学表现】

肺曲霉球常为偶然发现，多见于常规胸片或咯血查因。影像上，曲霉球表现为空腔/空洞内可移动的团块影，上缘呈弧形，并与周围气体形成"空气半月征"，邻近胸膜常增厚（图 3-13-33 ~ 图 3-13-35），偶见钙化。曲霉球的位置可随患者体位的改变而移动。有时曲霉球在胸片上很难看到，此时，CT 检查是必要的。

【诊断要点】

曲霉球表现为空洞中团块状阴影，占据空洞的部分或大部分，空洞的其余部分则呈半月形或新月形透光区，团块影可随体位而移动如"钟摆样"，常为单个，上叶多见，也可以呈多发性分布于多个肺叶。

【影像报告书写的注意事项】

（1）描述病灶部位、形态、大小、空洞形态，是否有"空气半月征"存在，不能确定时改变体位摄片。

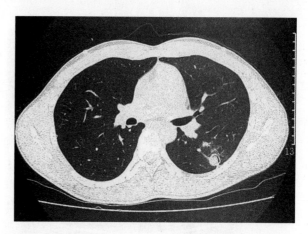

图 3-13-33　肺曲霉球的 CT 表现

患者男，20 岁，痰中带血原因待查。CT 肺窗示左肺下叶曲霉菌球，见典型"空气半月征"，周围见"晕征"

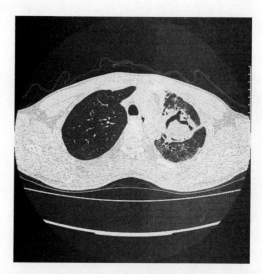

图 3-13-34　肺曲霉球的 CT 表现

患者男，25 岁。既往有结核病史，咯血三天。CT 肺窗示左肺上叶空洞内团块影，呈典型"空气半月征"，邻近支气管轻度扩张，为继发于结核空洞的曲霉菌球

（2）注意能提供鉴别诊断或共存疾病的影像学征象。

（3）紧密结合临床，全面了解患者病史、相关实验室检查以及治疗反应。

【鉴别诊断】

肺曲霉球依据影像特征可作出临床影像诊断，但需要与其他真菌球、空腔化错构瘤、肺脓肿、棘球蚴囊肿、肿瘤、血肿以及肺韦氏肉芽肿等相鉴别。曲霉球可以与结核等疾病同时存在，诊断时认识这一点很重要。

【诊断价值】

X 线胸片用于初步筛查。CT 为本病的首选影

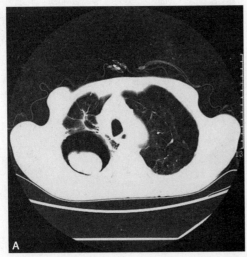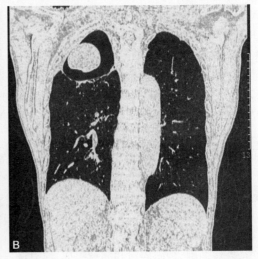

图 3-13-35 肺曲霉球的 CT 表现

男,64 岁,反复咳嗽、咳痰 1 年余。A、B. CT 肺窗轴位及 MPR 冠状位示右肺上叶囊腔内真菌菌团,呈"空气半月征"

像学检查手段,可提供更多诊断与鉴别诊断信息,如病变与胸壁、胸膜的关系,病变的形态、边缘及密度,病变的范围等。CT 有利于发现平片无法发现的"空气半月征"。

【注意事项】

(1) 咯血、既往或现有肺结核的患者,影像学检查发现上肺空洞性病变,内见典型"空气半月征",应考虑到本病。

(2) 若发现典型肺曲霉球影像学表现,应积极寻找其他可供鉴别的阳性影像学征象。

(3) 密切结合临床及实验室检查。

3. 过敏性支气管肺曲霉病

【病理与临床】

(1) 病理改变:ABPA 是机体对寄生于支气管腔内的曲霉菌(最常见为烟曲霉菌)抗原发生变态反应的一种肺部疾病,属于非炎性病变。宿主对存在于支气管分支内的烟曲,霉菌抗原呈现免疫应答,并引起肺部浸润和支气管扩张。常见于囊性纤维化或长期哮喘的患者,在支气管哮喘患者中占 1% ~ 20%,在肺囊性纤维化患者中占 2% ~ 15%。多以 20 ~ 40 岁多见,好发于湿润、温暖气候或冬季室内。多数患者有特应性体质,对多种食物或药物过敏。ABPA 的发病因素尚不明确,Ⅰ型和Ⅲ型超敏反应在 ABPA 的发病机制中可能起到核心作用,其他宿主因素如细胞免疫性可影响 ABPA 的病理学变化。ABPA 通常可以通过临床表现和检验作出临床诊断,很少肺活检。

(2) 临床表现:一般具有特应性,有曲霉菌孢

子、潮湿阴暗及通风不良环境接触史。前驱症状类似上感,表现为发热、寒热、头痛等;典型症状包括反复发作性喘息、咳嗽、咳痰、咯血、胸痛等;31% ~ 69% 的患者可咳出棕褐色黏液痰栓;约 90% 的患者在 ABPA 加重时出现严重的哮喘症状;具有复发与缓解交替的特征。ABPA 的确诊主要依靠影像学以及血清学检查。血清 IgE 水平可以作为疾病发作或治疗应答的标志,而烟曲霉菌痰培养阳性无助于诊断。

诊断标准(2008 年 IDSA 指南)包括 7 项主要标准:①哮喘病史;②外周血嗜酸性粒细胞增多;③烟曲霉菌抗原皮试呈速发阳性反应;④血清烟曲霉菌抗体沉淀反应阳性;⑤血清总 IgE 水平升高;⑥影像学检查示肺部浸润影(游走性或固定性);⑦中心性支气管扩张。4 项次要标准:①多次痰涂片或培养曲霉菌阳性;②咳棕褐色斑块状痰栓;③血清曲霉菌特异性 IgE 升高;④曲霉菌变应原迟发型反应阳性。

【影像学表现】

早期多正常,急性加剧期出现典型表现,即迅速出现的肺实变、支气管壁增厚、分支或手套状的沿支气管分布的密度增高影,或伴非干酪性支气管肉芽肿和细支气管炎。由于气道黏液栓嵌塞,病变肺体积可缩小。

支气管腔内高密度黏液栓嵌塞改变、中心性支气管扩张是 ABPA 的特征影像学表现。中心性支气管扩张即近侧支气管扩张,而周围支气管正常。以囊状扩张为主,管径增宽明显,扩张的支气管轮

廓较普通支气管扩张及继发牵拉性支气管扩张更为柔和迂曲,受累范围较长时类似静脉曲张样改变(图3-13-36~图3-13-38)。ABPA主要由支气管腔内黏液栓充填、阻塞引起,且病程漫长、反复,除非到晚期,一般无支气管管壁破坏;而支气管扩张为支气管壁平滑肌、弹性纤维破坏,周围组织牵拉所致。

其他表现包括游走性和反复性肺部浸润影、树芽征(即小叶中心结节)等。

【诊断要点】

（1）支气管黏液栓嵌塞。

（2）特异性表现:中心性支气管扩张。

（3）游走性和反复性肺部浸润影。

（4）树芽征-小叶中心结节。

（5）局限性肺不张。

【影像报告书写的注意事项】

（1）应充分认识ABPA具有鉴别诊断意义的影像学征象。

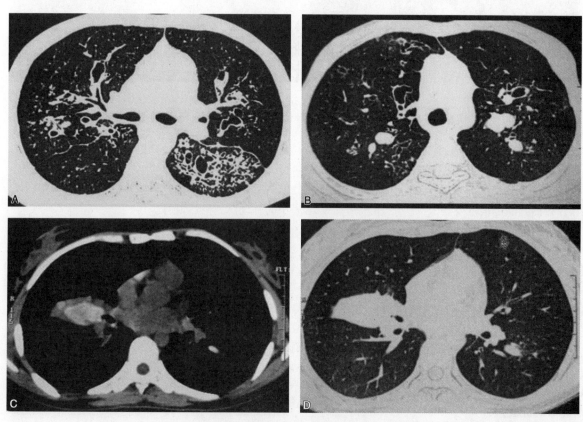

图3-13-36　过敏性支气管肺曲霉病的CT表现

A、B. CT肺窗示两肺中心性支气管扩张;C、D. CT纵隔窗及肺窗示支气管内高密度黏液栓嵌塞

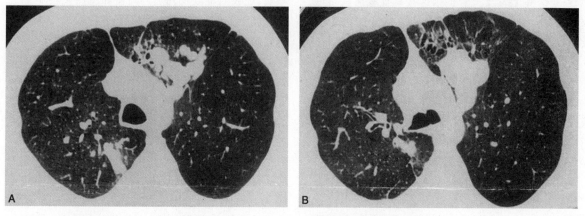

图3-13-37　过敏性支气管肺曲霉病的CT表现

A、B. CT肺窗示两肺磨玻璃密度影及支气管扩张,黏液栓嵌塞以左肺上肺叶为主

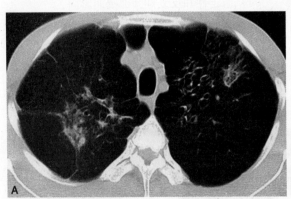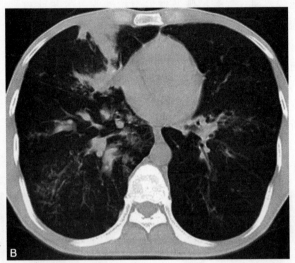

图 3-13-38　过敏性支气管肺曲霉病的 CT 表现

A. CT 肺窗示两肺上叶支气管扩张;B. CT 肺窗示黏液栓嵌塞伴树芽征,即细支气管炎

（2）要紧密结合临床,症状、体征以及实验室检查,如血清 IgE 水平等都是重要的参考信息。

（3）注意治疗的前后对比、有无反应对病变性质和疗效的判断都很重要。

【鉴别诊断】

（1）支气管哮喘:真菌致敏的严重哮喘（SAFS）无肺部浸润及中心性支气管扩张等表现。

（2）支气管扩张并感染:结合支气管扩张的形态表现以及临床、实验室检查进行鉴别。

（3）过敏性肺炎:有特殊职业史、家族史、过敏史或变应原接触史,有一过性、游走性肺部浸润影,支气管一般无扩张;可有非坏死性肉芽肿形成;支气管肺泡灌洗液中,以 CD8⁺ 为主的淋巴细胞显著增多为主。

【诊断价值】

X 线胸片可用于发现病变,但 ABPA 的典型影像学征象主要表现在胸部 CT 上,可发现支气管黏液栓嵌塞、中心性支气管扩张这些具有鉴别诊断意义的征象。在追踪观察肺部感染性病变的动态变化方面,CT 亦较 X 线胸片有优势。

【注意事项】

（1）流行病学:ABPA 属于非炎性病变,为宿主对烟曲霉菌抗原呈现的免疫应答,并引起肺部浸润和支气管扩张。常见于囊性纤维化或长期哮喘的患者。

（2）血清 IgE 水平可以作为疾病发作或治疗应答的标志,而烟曲霉菌痰培养阳性无助于诊断。

4. 侵袭性肺曲霉病

【病理与临床】

（1）病理改变:IPA 常致原发器官出血和梗死,霉菌还可经血源性散播至其他器官,多为脑,少

见于心脏、食管、肝脏、肾脏、皮肤、胸膜或其他部位。IPA 在肺部的病变有血管侵袭及气道侵袭,以前者多见,主要为真菌菌丝浸润和阻塞小-中等大小的肺动脉,导致肺梗死。

（2）临床表现:IPA 的发病率自首报以来逐年上升,且多存在于免疫缺陷患者中。危险因素:中性粒细胞减少最重要;移植,特别是骨髓移植（BMT）和肺移植是 IPA 的另一个显著危险因素,约 5% 的骨髓移植患者发生 IPA,病死率则为 30% ~ 80%。其他危险因素如肠外营养、长期住院、多种抗生素应用等。HIV 患者发生 IPA 报道亦不断增多,而轻微免疫受损或免疫力正常的个体发生的 IPA 也偶见报道（如慢性肝脏疾病、酒精中毒、糖尿病酮症酸中毒等）。约 2% 的 IPA 患者则未发现如上述的危险因素。

IPA 的临床表现类似于与支气管肺炎,如咳嗽、咳痰、呼吸困难以及发热。咯血和胸膜炎性胸痛表现有助于临床诊断 IPA。IPA 是中性粒细胞减少症患者咯血最常见的原因。IPA 临床诊断困难,具有 IPA 高危因素的患者应当考虑 IPA 诊断。肺组织活检样本检出真菌菌丝与同一位置取样的曲霉菌培养阳性是最好的诊断依据。痰标本中检出曲霉菌无助于确诊,只能证明其存在于气道;但是免疫缺陷患者的痰培养阳性却可能是仅有的 IPA 诊断指征。

【影像学诊断】

IPA 胸部影像表现不具特异性,在肺部主要表现为血管侵袭及气道侵袭,以前者多见。

主要影像表现包括结节、片状浸润影,胸腔积液不常见（图 3-13-39、图 3-13-40）。结节是 IPA 患

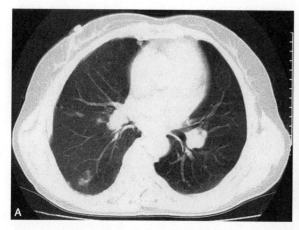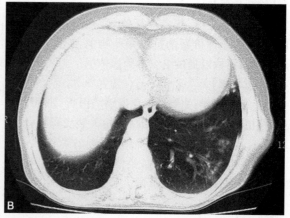

图 3-13-39　侵袭性肺曲霉病的 CT 表现

患者女,68 岁。血液系统疾病继发 IPA。A、B. CT 肺窗示两肺多发沿支气管分布的斑片状磨玻璃密度影

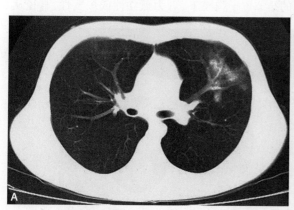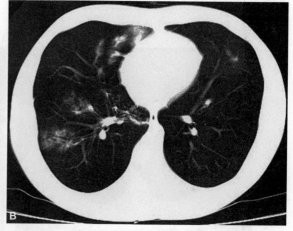

图 3-13-40　侵袭性肺曲霉病的 CT 表现

患者男,25 岁。肝移植后发热、咳痰及呼吸困难 13 天,确诊为 IPA。A、B. CT 肺窗示两肺多发斑片状磨玻璃密度影,周围伴晕征

者初次发病时常见的影像学表现形式,主要为真菌菌丝浸润和阻塞小-中等大小的肺动脉导致的肺梗死。可表现为多种形式,按大小分为微小结节(< 1cm)、小结节(1~3cm)、大结节或团块(最大径> 3cm)。不同类型的结节影常同时存在。

在病变的早期,胸部 CT 上结节或实变周围常见"晕征",其病理基础为出血性梗死周围的肺泡内出血。免疫缺陷患者胸部 CT 上出现"晕征"强烈提示曲霉菌感染。晕征可作为霉菌感染早期诊断的提示,也是肺内活性霉菌存在的标志。

影像上如出现空气半月征和空洞,强烈提示 IPA 的可能,但由于出现时间晚,已无助于早期诊断。新月征和空洞形成是病灶周围坏死组织重吸收的结果。

【诊断要点】

(1) 肺内结节、磨玻璃样密度阴影、实变影,周围常伴"晕征"。

(2) 晚期可出现新月征和空洞。

【影像报告书写的注意事项】

(1) IPA 常见于免疫缺陷患者,但免疫正常或轻微免疫损害者亦可发生 IPA。

(2) 注意检查的前后对比,对治疗有无反应对病变性质和疗效的判断都很重要。

(3) 注意病变的位置、大小、数量及形态、范围,对鉴别诊断有帮助。

【鉴别诊断】

本病的影像学表现为非特异性,需要与肺结核、卡波西肉瘤、肉芽肿、出血性肺转移、肺腺癌、韦格纳肉芽肿、巨细胞病毒、其他真菌感染、带状疱疹病毒性肺炎等相鉴别,这些疾病均可见肺内肿块或结节。应密切结合临床分析并通过相关实验室检查参考进行鉴别诊断,必要时活检确诊。

【诊断价值】

CT 为首选检查,其多种征象可为临床提供诊断的依据,用于评价新的抗真菌药物的治疗反应,并可引导肺活检以提供组织学确诊依据。

【注意事项】

(1)流行病学:主要见于免疫缺陷患者,如 HIV 感染、移植状态、恶性血液肿瘤等,相关病史可提示诊断。

(2)临床表现无特异性,类似支气管肺炎。确诊依靠肺组织活检以及曲霉菌培养阳性。

(二)肺隐球菌病

【病理与临床】

肺隐球菌病是由于新型隐球菌感染引起,对免疫功能低下者及正常人均可致病。感染途径为吸入性,偶尔由皮肤感染蔓延。本病除有肺部病变外,常侵犯脑和脑膜。病理改变取决于机体状况,免疫功能正常者炎症自行吸收或形成肉芽肿,可有干酪或非干酪样坏死;免疫功能抑制患者炎症易扩散,常发生播散性病灶,肺门、纵隔淋巴结及胸膜均可受累。本病常发生于成人,男性多于女性。患者可无症状或有轻咳、咳痰和低热,一般为亚急性过程,可有急性脑膜炎表现。

【影像学表现】

肺隐球菌病的影像学表现多种多样,主要受患者的免疫状态影响。基本影像学形态表现主要有结节团块型、肺炎型和混合型三种。

1. 肺炎样改变 表现为单侧或双侧肺段或肺叶实变,在一个体位观察可能表现为肿块,而不同投照体位(包括 CT 扫描)观察则像典型浸润性病变,病灶内偶尔可见支气管充气征(图3-13-41)。

2. 肺结节 为最常见表现,占 1/3～1/2,典型的结节位于胸膜下,可为孤立性或多发性,直径从

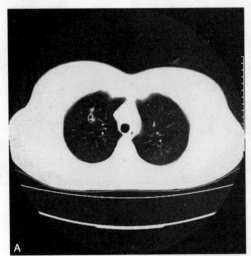
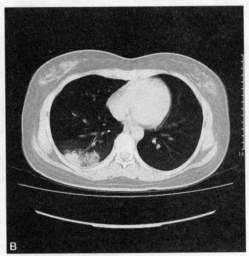
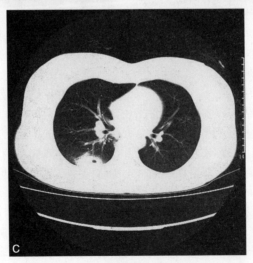

图 3-13-41 肺隐球菌病的 CT 表现

女,31 岁,间断咳嗽半个月,加重 2 天。A. CT 肺窗示右肺上叶尖段结节并空洞;B. CT 肺窗示右肺下叶实变影,内见空泡;C. CT 肺窗示右肺下叶实变影,边界模糊,内见支气管充气征

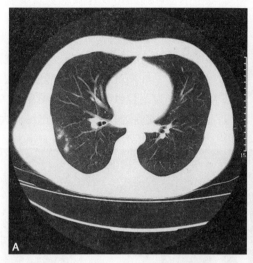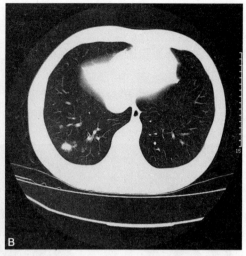

图 3-13-42 肺隐球菌病的 CT 表现

男,49 岁,胸痛 7 个月余,反复低热 6 月余。A、B. CT 肺窗示右肺下叶多发大小不等的结节影,边界模糊

0.5~4cm 不等,部分病例酷似肺结核活动期表现,少见空洞,钙化罕见(图 3-13-42)。

3. 播散性病变　罕见,胸片表现为粟粒样或弥漫性网状结节型。在免疫功能抑制患者,放射学表现与免疫功能正常患者类似,但肺泡实变更广泛,肺结节或肿块及实变内易出现空洞,播散性病变,肺门、纵隔淋巴结肿大,胸腔积液的发生率均较免疫功能正常患者高。

【诊断要点】

肺隐球菌病的影像学表现为非特异性的,临床诊断有多种方法,但在没有危险因素的情况下,往往很难对肺隐球菌病作出早期诊断,从而影响本病的治疗和预后。痰液中找到新型隐球菌的圆形厚壁孢子,对肺内新型隐球菌感染的诊断具有一定价值。但该病的确诊主要依靠病理活检,取自无菌部位如穿刺肺内病灶所得的脓液标本涂片或培养呈阳性亦有确诊意义;取自痰液、咽拭子或支气管肺泡灌洗液的标本涂片或培养呈阳性,以及乳胶凝集试验阳性有临床疑似诊断价值。

【影像报告书写的注意事项】

1. 要紧密结合临床,症状、体征以及实验室检查都是重要的参考信息。

2. 注意检查的前后对比,对抗生素治疗有无反应对病变性质和疗效的判断都很重要。

3. 注意病变的位置、大小、数量及形态、范围,对鉴别诊断有帮助。

【鉴别诊断】

本病的影像学表现为非特异性的,肺内病变表现为孤立或多发结节、肿块时,易误诊为肺癌、肺结核或非特异性炎性肉芽肿等。肺内病变表现为肺实变者不能与其他感染性疾病鉴别。播散性病变结合临床可考虑为感染性病变,但与粟粒性肺结核、病毒感染以及其他真菌感染等许多病变过程有类似的影像表现。

【诊断价值】

X 线胸片可以进行初步筛查。CT 为本病的首选影像学检查手段,可提供更多诊断与鉴别诊断信息,如病变与胸壁、胸膜的关系,病变的形态、边缘及密度,病变的范围等,但无论常规 X 线与 CT 均无特征性改变。

【注意事项】

1. 流行病学　正常人及免疫功能低下的患者均可致病,特别是在 HIV 感染的患者中,隐球菌发病率更高。

2. 临床表现无特异性,大多无症状或症状轻微。本病除有肺部病变外,常侵犯脑和脑膜。

(三)肺念珠菌病

【病理与临床】

1. 病理改变　肺念珠菌病由白色念珠菌引起。白色念珠菌存在于正常人口腔、消化道及呼吸道内等处,对健康人不易致病,在抗生素治疗后或免疫力低下时,易引起肺内感染。本病是免疫机能低下患者最常见的感染,常见于艾滋病、器官移植、恶性肿瘤、使用细胞毒性药物、严重烧伤和腹部手术后患者。感染途径为血行感染及气道感染。血行感染的患者肺内有弥漫性分布的粟粒结节,结节中心有坏死,肺内同时有急性炎症;气道感染时出现急性支气管肺炎表现,可形成脓肿。

2. 临床表现 患者有发热、气促、咳嗽等症状。听诊可闻干、湿啰音。

【影像学表现】

约半数患者胸部影像表现正常。肺内异常表现为支气管型和肺型。

1. 支气管型 由气道感染引起,影像表现为沿支气管分布的片状阴影,为非特异性,但免疫功能低下的患者肺内出现片状或多发结节影时应该想到本病的可能。

2. 肺型 以肺内实变为特点,由气道或血行感染所致。肺内有单发或弥漫分布的片状影,有的形成空洞。一些病灶吸收后可形成新的病灶。有些病例表现为粟粒性结节影像(图 3-13-43),在早期不易发现。胸腔积液及肺门淋巴结肿大少见。

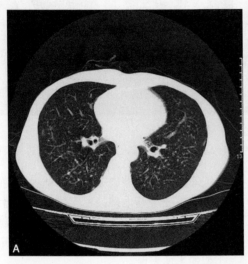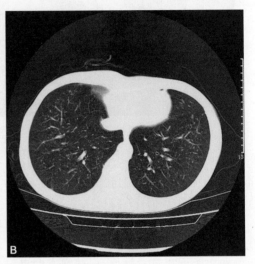

图 3-13-43 肺念珠菌病的 CT 表现

男,52 岁,咽痛 7 天,发现右侧咽旁脓肿。A ~ B. CT 肺窗示两肺多发粟粒样结节影

【诊断要点】

本病 X 现表现与其他肺感染不能鉴别。CT 可更好地显示病变范围,但在鉴别诊断方面也不能提供更多的帮助。肺念珠菌感染常常合并有细菌和其他真菌感染,使其诊断复杂化。由于正常人的痰中也可以找到白色念珠菌,因此只有多次痰检阳性对本病诊断才有意义。

【鉴别诊断】

胸部 CT 检查是临床诊断肺念珠菌感染的重要手段,其主要征象是肺内可见结节影、局灶性或多灶性实变影等,这些表现无明显的特异性,与其他肺部机遇性感染如侵袭性曲霉或毛霉菌感染等在影像上难以鉴别。而其他病原体如病毒、支原体及奴卡菌、葡萄球菌等引起的肺部感染也常有类似的影像学表现,仅仅依靠影像学手段难以鉴别。

【诊断价值】

虽然肺念珠菌感染的 CT 表现缺乏特异性,但胸部 CT 检查在一定程度上还是能反映病变的形态学特征,特别在随访肺部感染性病变的动态变化方面,胸部 CT 检查仍占有一定的优势。患者在治疗过程中,如果胸片、胸部 CT 检查出现新的病变,而又不能用单纯的细菌性或病毒性肺炎来解释时,应考虑念珠菌感染的可能,并及时给予相应的病原学检查。

（四）肺毛霉菌病

【病理与临床】

1. 病理改变 肺毛霉菌病是由毛霉菌目毛霉科真菌引起的一种非常少见但可以致命的机会性真菌感染。其感染途径为吸入性,亦可为血行播散所致。除肺以外,毛霉菌尚易从鼻孔侵入至鼻窦、眼眶和头颅,具有侵犯血管和淋巴管引起血栓形成、梗死和组织坏死的倾向。肺毛霉菌病的病理改变除血管栓塞、肺梗死外,还可伴有肺出血、水肿、炎性渗出及炎细胞浸润。

2. 临床表现 有发热、胸痛、咳血痰及胸膜摩擦音等。

【影像学表现】

肺毛霉菌病的 X 线表现为节段性均匀实变和广泛肺泡实变,可有空洞形成。CT 常表现为渗出实变、多发结节、厚壁空洞等,但不具特异性。在粒细胞减少的患者中,出现肺部感染,如果其胸部 CT 表现为实性结节周围伴磨玻璃密度影或空洞影则提示肺毛霉菌的感染(图 3-13-44)。

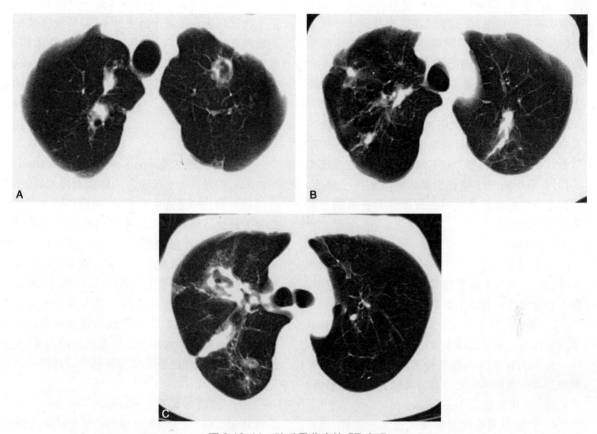

图 3-13-44　肺毛霉菌病的 CT 表现

男,45 岁,抗 HIV-1 阳性,CD4 138 个/ul,痰培养示毛霉菌生长。A. 右肺上叶见结节影,伴两肺上叶空洞性病变;B. 右肺上叶见多个实性结节,周围见磨玻璃密度影。左肺上叶尖后段见条状实变伴周围网格状;C. 右肺上中叶见结节影、条状实变及厚壁空洞影,病灶与胸膜相连。左肺上叶见纤维条状影

【诊断要点】

目前肺毛霉菌病诊断的金标准仍旧是肺部病变穿刺活检发现特征性的菌丝和病理改变,或肺部组织、支气管肺泡灌洗液、病变内穿刺液等培养呈阳性。

【注意事项】

肺毛霉菌病是一种呈急性发作、进展快、侵袭血管并具有致命性的机会感染性疾病,好发于中青年男性。粒细胞减少、免疫抑制、糖尿病、穿透伤等是毛霉菌病感染最常见的危险因素。

【诊断思维与点评】

1. 肺曲霉球有典型的影像学表现,即"空气半月征",可以拟诊。不典型表现出现时,应与其他真菌感染、肿瘤、脓肿等疾病相鉴别。肺曲霉球患者的 CT 征象对其与其他肺部病变的鉴别诊断有积极的价值,配合纤维支气管镜检查可提升其诊断准确率。

2. ABPA 的影像学表现非特异性,常易误诊或漏诊,延误治疗可导致肺纤维化、支气管扩张、肺功能严重减退甚至死亡。临床表现及胸部影像改变有时缺乏关联。对于难治性哮喘合并肺部浸润、中心性支气管扩张的患者,应高度警惕此病,进行相应的实验室检查,以明确或排除诊断,及时采取有效的治疗手段。

3. IPA 好发于免疫缺陷患者,结节周围的晕征为 CT 的早期相对特征性的表现。熟悉 IPA 的 CT 表现及演变过程对疾病的诊断、预后评估有重要意义。

4. 肺隐球菌病为临床相对少见的真菌病,其相对特异的 CT 征象为病变主要位于胸膜下,与胸膜宽基底相贴,呈炎性肉芽肿改变,可见坏死,一般无钙化。正确认识肺隐球菌患者的 CT 征象对其与其他肺部病变鉴别诊断有积极的价值。但对非典型病变患者,需要配合病理穿刺活检提升其诊断准确率。

5. 对年老体弱、长期应用广谱抗菌药物、皮质激素或免疫抑制剂的患者,肺内出现炎性病变,在抗感染的治疗过程中,通过影像学随访观察肺部病

变的动态改变,如病灶未吸收、更有甚者病变加重或者出现新的病变,应提示临床医生及时给予相应的病原学检测,及时发现可能存在的肺念珠菌感染,达到早期诊断、早期治疗的目的。

6. 肺毛霉菌的感染在临床上极其罕见,常发生在糖尿病、粒细胞减少、免疫抑制的患者中,患者一般病情较重,可出现大咯血,死亡率高,临床表现及影像学检查多不具有特异性。胸部 CT 出现"空气新月征"或"反晕征"对本病的诊断具有一定提示作用,组织病理学检查仍是诊断本病的金标准,临床上及时行支气管镜或经皮肺穿检查有助于本病早期诊断。

【思考题】

1. 肺部影像上见到"空气半月征"是否可以明确诊断肺曲霉球?需要和哪些疾病进行鉴别诊断?哪些影像学征象有助于鉴别诊断?

2. 哪些人群有患 ABPA 的风险?其影像诊断要点有哪些?最后确诊主要依靠什么?

3. 免疫正常人群易患侵袭性肺曲霉病吗?有哪些患者出现肺部病灶时需要考虑到 IPA 的诊断?IPA 的诊断主要依靠什么?

4. 肺隐球菌病的影像学表现多种多样,痰液中找到新型隐球菌的圆形厚壁孢子,对肺内新型隐球菌感染的诊断具有价值。本病除有肺部病变外,常侵犯脑实质和脑膜。但对该病的确诊依据是什么?主要影像表现有哪些?

5. 肺念珠菌感染常常合并有细菌和其他霉菌感染,影像学表现是否具有特异性?确诊依据是什么?

6. 影像学上哪些征象提示肺毛霉球菌感染,是否具有特异性?鉴别诊断有哪些?

五、寄生虫病

肺寄生虫病是寄生虫侵入人体所引起的肺部疾患,主要有肺血吸虫病、肺细粒棘球蚴病、肺包虫病、肺弓形虫病及肺丝虫病等。肺寄生虫病的流行有一定地域分布特点,如肺血吸虫病在我国主要流行于长江流域及其以南地区;肺棘球蚴病主要流行于西北牧区,尤其是新疆地区;肺吸虫病流行于国内大部分地区,其中浙江与东北以卫氏并殖吸虫为主,四川、云南、江西等地以四川并殖吸虫为主。随着我国医疗水平及生活水平的提高,主要寄生虫病的防治工作已取得重要进展。然而由于国内外人口流动的增加、免疫缺陷病毒感染率上升及免疫抑制剂的使用等,使新寄生虫病种的出现或流行成为

可能,因此,寄生虫病防治仍然是一个重要的公共卫生问题。因人体寄生的虫种不同,所致肺部疾患的病理和临床表现各异,其诊断主要以临床病史、免疫学检查、胸部 X 线或 CT 检查等资料为依据。影像学检查在发现病变、鉴别诊断及观察疾病动态等方面有重要作用。

【病理与临床】

1. 病理改变

(1) 肺血吸虫病(pulmonary schistosomiasis):国内流行的是日本血吸虫。人体接触疫水后,尾蚴经门静脉到达肺毛细血管,再经体循环到达门静脉发育为成虫。尾蚴在毛细血管内移行可引起肺组织充血、出血及小脓肿病灶。约在感染后一个月,虫卵进入肺内,可阻塞肺小动脉引起血管内膜炎及组织坏死,随病程进展还可导致肺纤维化、肺动脉高压及肺心病。虫卵沉着可发展为嗜酸性肉芽肿结节,即"假结核结节",是造成肺组织损害的主要原因。虫卵内毛蚴的毒素也可引起组织坏死、炎症浸润、嗜酸细胞性脓肿及肉芽肿结节。结节可纤维化,虫卵可钙化。

(2) 肺棘球蚴病(pulmonary echinococcosis):又称肺包虫病,分为细粒棘球蚴病和泡状棘球蚴病,以细粒棘球蚴病多见,因食入细粒棘球绦虫虫卵污染的食物引起。被吞食的细粒棘球绦虫虫卵在肠内孵化成幼虫,幼虫穿透肠壁,随血液循环进入人体各部位。棘球蚴主要引起肝病变,其次为肺,侵入人体后可形成包虫囊,生长缓慢。包虫囊固有囊分为内外两层:内层为胚层,也称生发层,有繁殖作用,外层为角质层,具有保护和营养作用;固有囊壁外有一层纤维包膜,构成所谓外囊。囊肿外囊破裂后,破口如与支气管相通,气体可进入内囊与外囊之间。当囊内容物完全咯出后,可形成薄壁空腔。

(3) 肺吸虫病(pulmonary paragonimiasis):又称并殖吸虫病。人体进食带有囊蚴的未煮熟食物后,囊蚴在肠道发育成幼虫,幼虫穿透肠壁进入腹腔,穿透膈肌进入胸腔和肺,并在肺内发育为成虫。肺吸虫在肺内穿行使组织破坏出血而形成隧道样腔隙,病变周围有炎性渗出,并可形成脓肿及包围虫体的单房或多房囊肿。病灶可形成肉芽组织,随病程进展也可发展为纤维化或钙化。

2. 临床表现

(1) 肺血吸虫病:多见于急性血吸虫病患者,临床表现无特异性,轻者可无临床表现,重者可出现发热、咳嗽、咳痰、气急、胸痛;晚期可表现为胸水、腹痛、肝大、脾大,甚至肝硬化、腹水等。急性血

吸虫病患者的嗜酸性粒细胞显著增多,痰中可找到血吸虫虫卵或幼虫,环卵沉淀试验阳性率>95%,为本病的特异性的免疫学诊断。

(2)肺棘球蚴病:一般无症状,随囊肿增大可出现咳嗽、咳痰、咯血及胸痛等症状,合并感染可形成肺脓肿。肺棘球蚴病患者嗜酸性粒细胞增多,棘球蚴补体结合试验和棘球蚴液皮内试验(Casoni试验)阳性。

(3)肺吸虫病:是一种以肺部病变为主的全身性疾病,感染后一般临床症状较轻,多数无症状,主要表现有咳嗽、咳痰、发热、胸部疼痛、呼吸困难及皮下包块等。痰中可找到嗜酸性粒细胞、Chacot-Leyden结晶或肺吸虫卵,肺吸虫皮内试验与补体结合试验阳性。

【影像学表现】

1. 肺血吸虫病

(1)肺纹理改变:两肺纹理增多、增粗,以两肺野内中带为主,主要与虫卵沉着部位灶性血管炎及其周围炎有关,为早期主要改变。

(2)结节影:①发生于急性肺血吸虫初期者,病变沿肺纹理分布,边界较模糊,以两肺中下野多见,可表现为一过性的肺部微小结节影,也可为两肺弥漫分布、大小不等的点状或粟粒状结节影,为尾蚴进入肺组织引起的机械性损伤或尾蚴本身及代谢产物所致过敏反应引起;②发生于急性肺血吸虫后期者,表现为两肺散在分布的大小不等、密度不均的粟粒样阴影(图3-13-45),直径2~5mm,边界较模糊,以两肺中下野内中带多见,部分也可融合成小片状,此时病灶中心密度较高,周围较淡,为虫卵沉着在肺间质形成假结节引起。

(3)斑片影:表现为肺部斑片影或大片状影,边界模糊,为虫卵内毛蚴分泌毒素引起的急性炎症

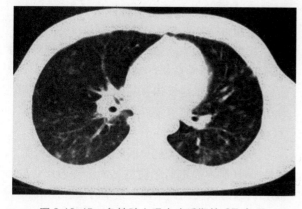

图3-13-45 急性肺血吸虫病后期的CT表现

CT肺窗示两肺散在分布的大小不等粟粒影

或组织坏死所致,也可由继发感染引起。

(4)胸膜病变:表现为肋膈角变钝或肺底积液,部分患者以局限性的包裹性积液为唯一征象。

(5)肺动脉高压:表现为左、右肺动脉及主肺动脉扩张,甚至肺心病表现,为沉积于肺内的虫卵阻塞肺小动脉,引起血管内膜炎及组织坏死所致。

(6)肺间质性炎症:为慢性改变。表现为两肺纹理增多、紊乱及多发纤维条索影,还可见斑点状、网状结节高密度影,境界清晰,为虫卵死亡后表现。

2. 肺棘球蚴病

(1)囊状影:表现为单发或多发囊肿,圆形或椭圆形,部分可呈轻度分叶状,大小1~10cm不等,境界清晰,密度均匀,以右侧及两下肺多见。典型的肺包虫囊肿在CT上呈单发或多发液性低密度灶,CT值接近水密度,边缘光滑且囊内密度均匀一致,增强后囊壁呈环状强化,包虫不强化(图3-13-46)。

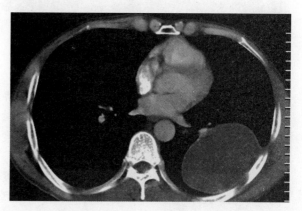

图3-13-46 肺包虫囊肿的CT表现

CT增强纵隔窗示左肺下叶类圆形囊性病变,边界清晰

(2)囊肿破裂(图3-13-47):①"新月征":外囊破裂后,少量空气进入内、外囊之间,在囊肿上部见局部弧形透亮影;②"双弓征":内、外囊同时破裂后,空气进入内、外囊,其上方可见代表内囊及外囊

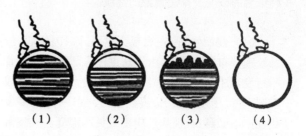

(1) (2) (3) (4)

图3-13-47 肺包虫囊肿破裂的X线表现示意图

(1)"新月征";(2)"双弓征";(3)"水上浮莲征";(4)空腔影

的 2 个弧形透亮带,囊内可出现气液平;③"水上浮莲征":为包虫囊肿破裂的典型征象,内、外囊完全分开时,塌陷的内囊漂浮在液平面上,使液气平面凹凸不平,CT 还可见液平面下层叠状的软组织影(图 3-13-48);④空腔影:囊肿破裂后,内容物经支气管完全咯出,可形成环形薄壁空腔,继而完全闭合。

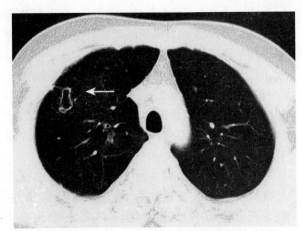

图 3-13-49　肺吸虫病的 CT 表现
CT 肺窗示右肺上叶囊状影,周围可见浸润影,可见"隧道征"(箭)

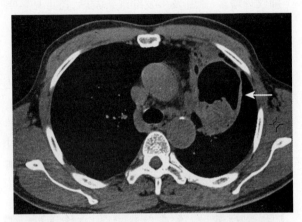

图 3-13-48　肺包虫囊肿内外囊破裂的 CT 表现
CT 纵隔窗示左肺上叶厚壁空洞,可见"水上浮莲征"(箭)

(3)混合密度影:表现为囊肿密度增高,边界模糊。因包虫囊内继发感染形成脓液,坏死的包虫囊塌陷混合在脓液中,呈絮状或点片状不均密度影,使囊肿密度增高并呈混合密度改变。

(4)钙化影:表现为点状、片状或环形高密度影。因包虫囊肿病程较久,外囊肥厚粗糙并出现钙盐沉积,甚至完全钙化,此时包虫囊肿多已坏死。

(5)MRI 表现:包虫囊肿囊液 T_1WI 呈低信号,T_2WI 呈高信号。外囊为一层纤维结缔组织包膜,T_1WI、T_2WI 均呈低信号,为连续、均匀、光滑的环状边缘,厚薄较均匀。MRI 的优势在于清晰显示包虫囊壁、破裂的包虫囊肿及宿主的局部组织反应,分辨囊肿内外壁及内部间隔、子母囊,以及推断感染后的改变及确定囊液的性质。

3. 肺吸虫病

(1)浸润影:首先表现为以两肺门为中心、沿肺纹理分布的斑片影,由于幼虫侵入肺部在支气管附近发育成为成虫引起。随后表现为片状、圆形或椭圆形影,密度较淡、边界模糊,大小 1~3cm,多发生在中下肺野,炎性病灶中隐约见小泡囊。典型者在胸部 CT 图像上可见长条状含气腔隙,形成"隧道征",周围见斑片状浸润影(图 3-13-49),与肺吸虫在肺组织中穿行迁移破坏肺组织及局部过敏性反应相关。

(2)囊状影:囊状影为浸润性病灶液化坏死的改变,表现为大片感染灶中出现的单房或多房性囊状影,可单发或多发,周围可见条索影,为特征性表现。

(3)空洞结节影:表现为境界清楚的圆形、椭圆形结节影,周边见条索状影,为肺吸虫囊肿与气管相通排空后的表现。空洞内附壁结节贴附于空洞内侧壁,结节较小,是肺吸虫或肉芽组织增生所致。

(4)钙化影:为大小不等的高密度结节状影,可有点状、环状或片状钙化,边缘清楚。

(5)胸膜病变:早期表现为少量胸腔积液,可出现特征性双侧胸腔交替性积液,也可出现气胸或液气胸,为肺吸虫穿过横膈进入胸膜腔所致。病程长者可出现胸膜增厚、粘连及胸膜包壳样钙化。

【诊断要点】

1. 有明确流行病学史。肺血吸虫病常有疫水接触史,肺棘球蚴病常有流行区域的家畜接触史,肺吸虫病常有生食溪蟹、蝲蛄或小龙虾史。

2. 结合实验室检查。肺血吸虫病环卵沉淀试验阳性,肺棘球蚴病棘球蚴液皮内试验(Casoni 试验)阳性,肺吸虫病皮内试验与补体结合试验阳性等对确诊具有重要意义。痰液中找到寄生虫虫卵可确诊。

3. 注意识别肺寄生虫病的典型影像学表现

(1)肺血吸虫病急性者见两下肺内中带较多的沿肺纹理或支气管血管束分布的粟粒性结节;慢性者结节中心密度较高而边界不清晰,周围有磨玻璃样渗出影,见"晕征"。

（2）肺棘球蚴病见肺包虫囊肿，呈边界清晰、密度均匀的圆形或椭圆形含液囊肿，可随深呼吸而变形。囊肿破裂见典型影像征象。

（3）肺吸虫病见肺内散在多发渗出性病灶中出现单房或多房性囊状影，囊状影中间为液体密度或气体密度，典型者肺胸膜下区域可见"轨道征"。

【影像报告书写的注意事项】

1. 影像学表现与疾病的病程密切相关，应注意前后对比、动态观察。

2. 对病变的分布、密度、周围情况等影像学特征需描述准确，有助于识别相应寄生虫病的特征影像表现。

3. 紧密结合流行病学史和相应的临床实验室检查。

【鉴别诊断】

肺寄生虫病的发病率低，影像学表现缺乏特异性，需与肺脓肿、肺结核、肺真菌病、支原体肺炎等进行鉴别。诊断与鉴别诊断时必须结合流行病学史和相应的实验室检查。

1. 肺脓肿 厌氧菌导致的肺脓肿常有误吸史，金黄色葡萄球菌导致的肺脓肿常有皮肤感染史。起病急，常有寒战、高热、咳脓血痰等临床表现，血白细胞明显升高。抗生素治疗有效。

2. 肺结核 多有低热、盗汗、疲乏、消瘦等临床表现。病灶以两上肺多见，呈多形性改变（渗出、增生、坏死）。T-SPOT 试验阳性。抗结核治疗有效。

3. 肺真菌病 多见于机体免疫功能低下者。病变好发于中下肺野，呈片状或絮状阴影。抗真菌治疗有效。

4. 支原体肺炎 儿童多见。病变好发于中下肺野，病灶吸收较快，可呈游走性。抗生素治疗有效。

【诊断价值】

1. 胸部 X 线片

（1）优势：快速简便，经济实惠，辐射小。

（2）局限性：影像有重叠可导致隐蔽部位病变漏诊。寄生虫病影像学表现不典型，X 线提示作用较小。

2. CT 检查

（1）优势：肺寄生虫病影像表现多样，多数为肺内多灶性或弥漫性病变。CT，尤其是 HRCT 较 X 线更准确显示出肺内渗出性、肉芽肿性病变的特征以及胸膜腔改变，对病变范围、密度、周围情况的显

示较 X 线好，更易反应寄生虫的病理特点。建议有条件地区首选 CT。

（2）局限性：常规 CT 扫描辐射剂量较胸部 X 线片大，建议复查采用低剂量扫描。

【注意事项】

1. 流行病学 注意询问患者的流行病史，在肺寄生虫病的诊断中至关重要。

2. 实验室检查 寄生虫皮内试验和补体实验等免疫学检查对寄生虫病的诊断和排除诊断有重要价值。

3. 注意动态观察疾病 病程不同导致相应的影像学表现不同，使典型影像学表现出现率低，应注意前后对比、动态观察。

4. 进行其他治疗后患者病情无好转，应考虑到肺寄生虫病的可能。

【诊断思维与点评】

肺寄生虫病相对于其他肺部感染性疾病（如肺结核、肺脓肿、肺炎支原体等）发病率较低，诊断时一般不易首先考虑。但对于寄生虫流行区或出入过寄生虫流行区域的人群，若出现类似于肺血吸虫病的两下肺内中带较多的粟粒性结节、肺棘球蚴病的囊肿破裂征象以及肺吸虫病的"轨道征"等典型征象，则应首先考虑寄生虫病，应及时在分泌物或可疑病理组织中寻找寄生虫虫卵和（或）进行免疫学抗体检查，明确诊断。对于寄生虫流行区或出入过寄生虫流行区的患者，肺部出现病灶，尤其是单发、多发囊性病灶，尽管不典型，也应该常规进行相关的实验室检查及免疫学检查，这对诊断和排除诊断有重要价值，如痰液中找到寄生虫虫卵或寄生虫相关抗体阳性可确诊。对于肺部病变诊断不明，或临床工作中治疗后病情无好转的患者，还应转换思维，仔细询问患者的相关流行病学史，考虑肺部寄生虫病可能，避免延误治疗。寄生虫相关特异抗体或多肽的靶向诊断和疗效监测，可能是以后研究方向之一。

【思考题】

1. 在实际临床工作中，发现哪些临床与影像表现，应想到寄生虫诊断？

2. 肺血吸虫病、肺棘球蚴病和肺吸虫病有哪些影像学鉴别要点？

六、肺部非感染性炎症

肺部非感染性炎症是由于非病原体的理化因素、自身免疫性疾病等引起的，其中包括：①化学性肺炎；②放射性肺炎；③过敏性肺炎；④结缔组织肺

炎(见肺弥漫性疾病章节);⑤药物性肺炎。

（一）化学性肺炎

化学性肺炎是因为短时间、大量吸入烟雾、粉尘、化学刺激性气体、液体性化学物，或误呛、误吸食物等后引起的肺部及呼吸道炎性损伤。常见化学物如二氧化硫、氯、氨、金属锰、铍、汞、镉的氧化物、润滑油、汽油、煤油等，通常是由于意外事故、设备故障造成。

【病理与临床】

1. 病理改变　早期肺泡壁、肺泡内间质水肿，肺泡内出血，透明膜形成；淋巴细胞、成纤维细胞、中性粒细胞浸润；毛细支气管上皮坏死、脱落及闭塞。晚期平滑肌纤维、肺泡间质增生，动静脉内膜纤维化。

2. 临床表现　包括咳嗽、咳痰、咯血、发热、气急、胸痛等，肺部可闻及湿罗音。常伴有呛咳、胸部压迫感、声嘶、眼刺痛、流泪、咽痛、畏光等上呼吸道及眼刺激症状。严重者可伴肺水肿及多器官损害，可继发细菌性肺炎，病情较一般肺炎重。实验室检查血白细胞、中性粒细胞可增高。

【影像学表现】

表现为斑片状或结节状模糊阴影，以右肺中下叶多见，可限于一叶，也可见于多叶（图3-13-50、图3-13-51）。少数可继发胸膜炎，严重者也可见肺水肿。若积极治疗，一般病程2~4周。

【诊断要点】

表现为以呼吸系统损害为特征的临床症状、体征和胸部影像学表现，有短期内接触较大剂量化学物的病史，排除其他原因所致的类似疾病后可诊断。吸入食物导致的化学性肺炎可能病史不十分明确，如患者有突发的剧烈咳嗽，明确/可疑的食管气管瘘或长期卧床、一般情况差的患者，应考虑该诊断。

【影像报告书写的注意事项】

1. 要紧密结合临床症状、体征以及是否有特殊职业史或短时间大剂量化学物吸入历史。

2. 注意描述病变的位置、大小、数量及形态、范围。

3. 注意治疗前后对比。化学性肺炎主要采取对症治疗，及时脱离化学品接触，观察治疗前后影像改变对病变性质和疗效的判断都很重要。

【鉴别诊断】

1. 有明确短期内接触较大剂量化学物的职业史，结合影像可拟诊化学性肺炎。

2. 对于吸入食物引起的化学性肺炎，有时患者的病史并不十分明确，需要和细菌性肺炎、真菌性肺炎等相鉴别。

【诊断价值】

X线胸片可以进行初步筛查。CT为本病影像学检查首选手段，可提供更多诊断与鉴别诊断信息，可显示病变与胸壁、胸膜的关系，病变的形态、边缘及密度，病变的范围等。但无论常规X线与CT均无特征性改变。

【注意事项】

需密切结合临床病史、体征及影像学表现，做出影像诊断。

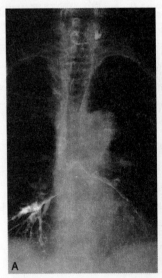
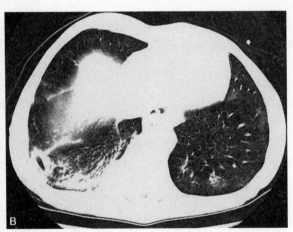

图3-13-50　化学性肺炎的影像学表现

男，61岁，食管癌术后继发食管-气管瘘。A. 泛影葡胺上消化道造影示两肺下野支气管树显影，右侧明显；B. 胸部CT示双肺下叶（右肺下叶较重）可见斑片状密度增高影

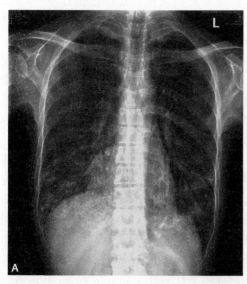
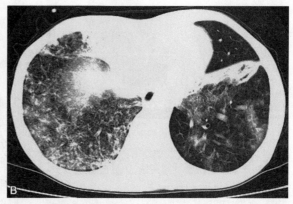

图 3-13-51 化学性肺炎的影像学表现

男,43 岁,咳嗽、咳痰伴间断发热 4 天,发病前有饮食呛咳史。A. 胸部 X 线示两下肺野内多发斑片状、索条状密度增高影,边界较模糊;B. 胸部 CT 示两肺多发斑片状密度增高影,部分可见实变,其内见支气管充气征,边缘模糊,以双肺下叶为著

(二) 放射性肺炎

放射性肺炎(radiation pneumonia)是骨髓移植预处理、胸部肿瘤放疗后及核辐射事故常见的并发症,临床一般分为放射性肺炎和放射性肺纤维化两个前后阶段。具有临床症状的放射肺炎发病率为 5%～15%,多数呈隐性进程,并且与下列因素相关①受照射剂量:放射剂量<15Gy 时,发生概率低,若>60Gy 则会导致不同程度的放射性肺炎;②受照射的肺容积:在给予相同剂量照射时,受照肺组织容积越大,其发生率越高;③分割方式:总剂量相同,疗程分割次数越少,总疗程越短,发病率越高;④受照射部位:肺上叶及纵隔旁肺组织较肺下叶及肺周边组织更易发生;⑤射线种类:γ 射线、深部的 X 线对肺组织的损伤较小,放射性肺炎的发生率低,若使用 β 射线治疗,则肺损伤更小;⑥合并化疗:放疗前或放疗间期化疗,可使放射性肺炎发生率增高;⑦其他:肺部一般情况不良,如儿童、老年、吸烟者发生率高,另由于女性的肺容积相对较小,同样照射条件下放射性肺炎发生率高于男性患者。

【病理与临床】

1. 病理改变 放射性肺炎是放射线对肺泡细胞的损伤,肺泡Ⅱ型上皮细胞是对射线最敏感的细胞之一,最早出现形态学变化,且在其后 6 个月内持续存在,肺泡Ⅱ型上皮细胞分泌的前列腺素 E2 水平降低,减少对成纤维细胞的抑制,从而导致成纤维细胞增生。

2. 临床表现 多数放射性肺炎发生于放疗后 1～3 个月,症状、体征与一般肺炎无明显区别。急性期持续时间相对较短,其后临床症状减轻,但组织学改变将持续存在并进展,向肺纤维化期转变。放射性肺纤维在化放疗后 6 个月时最显著。放射性肺纤维化可以由急性期进展而来,也可以一开始呈隐性表现,直接发展为纤维化。

肺部检查多数无阳性体征。当肺纤维化广泛时,肺泡呼吸音普遍性减低,可闻及 Velcro 啰音;继发细菌感染,则可闻及干、湿啰音。

【影像学表现】

1. X 线表现 急性期见弥漫斑片状稍高密度影,期间可夹杂网格影,类似肺水肿或支气管肺炎,特点是范围与放射治疗的照射野一致。放射性肺纤维化呈局限性肺不张或条索状、团块状高密度影。若同时伴心包、纵隔胸膜粘连,可见纵隔向患侧移位、患侧胸廓塌陷和膈面升高。

2. CT 表现 早期表现为照射野范围内片状磨玻璃密度影,密度较浅淡(图 3-13-52)。中期表现为跨肺叶、肺段分布的实变影,其内见含气支气管影,小叶间隔增厚;部分边界模糊,部分边界清晰、边缘整齐,可超过照射野(图 3-13-53)。晚期表现为肺纤维化,局部见条片状高密度影,边缘锐利,伴胸膜增厚,患侧肺及胸廓体积缩小,气管支气管纵隔牵拉向患侧移位。

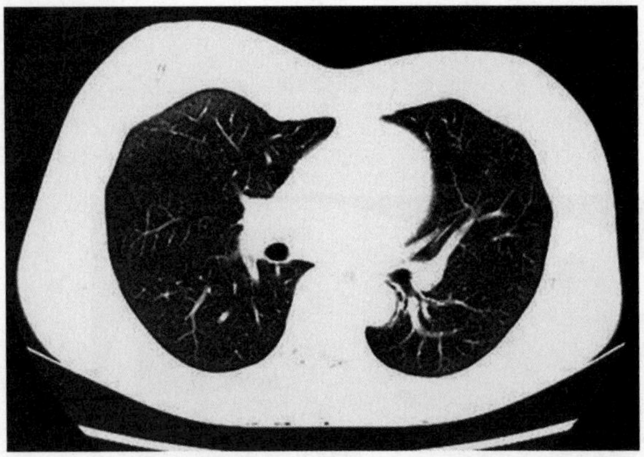

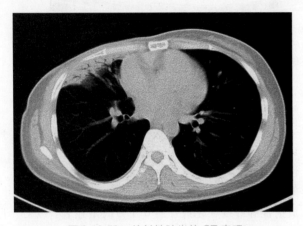

图 3-13-52　放射性肺炎的 CT 表现
女,46 岁,右侧乳腺癌术后及放疗后。CT 示右肺上、中叶胸壁下斑片状密度增高影,边界模糊

图 3-13-53　放射性肺炎的 CT 表现
女,35 岁,胸闷、咳嗽,右侧乳腺癌术后及 25 次局部放疗后。CT 肺窗示右肺中叶胸膜下片状实变影,内见含气支气管影

【诊断要点】

1. 放射性肺炎症状多于放射治疗后 2～3 周出现症状,常有刺激性咳嗽、伴气急。

2. 放射性肺炎的发生与受损肺组织的范围及受照剂量有关,常常跨叶分布,了解照射野可能范围有助于做出诊断。

【影像报告书写的注意事项】

1. 要紧密结合临床症状、体征以及是否有放射治疗史。

2. 注意描述病变的位置、大小、数量及形态、范围。

【鉴别诊断】

1. 非放射性肺炎　包括某些药物性间质性肺炎以及感染性肺炎。病变不具有跨叶、段的特点,多受其限制,伴有典型感染性症状如发热等,血象增高,抗生素治疗有效,肺部病变演变迅速。

放射性肺炎则需使用大量激素治疗 4～6 周后,影像学上才可出现病变吸收的表现,后期常出现纤维灶。

2. 肺部肿瘤　主要是肺转移瘤和原发性肺癌。若患者同时存在放射治疗史,肺肿瘤的病变阴影常超出照射野范围。原发性肺癌多具有相关表现,如支气管截断、毛刺、胸膜凹陷、阻塞性肺不张及纵隔肿大淋巴结等。可伴肺内或远处转移。

3. 放射性肺炎的非典型表现　急性期 X 线上需要与肺水肿、支气管肺炎鉴别。放射性肺炎出现肺实变时,需要与肺不张鉴别,前者有跨肺叶、肺段的分布特点,基本与照射治疗野范围一致,而后者靠近肺部中央区域,受胸膜、肺段的限制。当出现远地伴随效应(abscopal effect)时,CT 影像上与一般的肺部感染性病灶鉴别有困难,应密切结合临床,结合照射野有助于鉴别。

【诊断价值】

X 线由于其价格低廉,检查快速,辐射剂量低,主要用于发现病变及复查。CT 由于其密度分辨率高,组织层次清楚,对肺部病变的范围、形态、大小、数量及纵隔观察较有优势。放射性肺炎的诊断,需了解病变的范围、分布,与胸壁关系等,CT 对于明确诊断更有帮助。

【注意事项】

由于放射性肺炎发生与放射治疗的照射野、照射剂量、疗程等均有关系,因此了解患者病史尤其重要。

（三）过敏性肺炎

过敏性肺炎(hypersensitivity pneumonitis,HP)是一组以间质性肺炎、淋巴细胞性细支气管炎和肉芽肿为病理特征的肺部疾患,也称外源性过敏性肺泡炎(extrinsic allergic alveolitis,EAA),是由于反复吸入某些具有抗原性的粉尘后所产生的肺部变态反应性炎症。HP 可称之为症状群,它代表一组原因各异但发病机制、临床表现、影像学、病理、治疗以及预后类似的疾病。临床较少诊断 HP,因为 HP 的临床表现复杂多样,未引起足够的重视以及广泛认识。做出 HP 的诊断需要影像、病史及病理三结合。

【病理与临床】

1. 病理改变　HP 的发病机制尚不完全清楚。目前认为,HP 的发生主要有两条路径,一是由 Ⅲ 型变态反应介导并向 Ⅳ 型变态反应转变,二是巨噬细胞激活所致的炎症反应通过非免疫途径与变态反应共同引起肺组织损伤。HP 发病者存在易感性,接触带有抗原的有机粉尘的人群并非全部会发生HP,可能与人类白细胞抗原(HLA)有关,HLA可能是HP的免疫遗传因素。病毒感染可促使HP的发生,病毒可导致肺泡巨噬细胞功能改变。另外,有研究表明,HP患者中吸烟者的预后相对较差,但其并不是HP发病的危险因素。

HP的发生与患者的工作、生活环境多相关,若周围有较多的动植物源性的有机粉尘,则有可能发生HP。粉尘颗粒直径常<5μm,易于沉积于肺组织中,导致肺组织出现强烈的免疫反应和炎症。有200余种抗原物质可引起HP,常见有真菌孢子、放线菌、某些低分子化学物质和动植物蛋白质等。

2. 临床表现　HP的临床表现有较大差异,常见呼吸困难、咳嗽、咳痰、低热、体重减轻等。按抗原接触量、频率、时间和宿主的反应性等,HP可划分为急性、亚急性及慢性。肺部听诊可闻及喘鸣、湿啰音或爆裂音,查体见杵状指、轻度发绀等。大部分患者有小气道功能障碍和限制性通气障碍。血气分析多有Ⅰ型呼衰或低氧血症。

【影像学表现】

1. X线表现　可表现为正常,或出现弥漫性肺间质纤维化,常见双肺多发斑片状或结节影,肺纹理增粗,或见肺水肿征象。肺门淋巴结肿大、胸腔积液罕见。

2. CT表现

(1) 急性过敏性肺炎:表现为双肺磨玻璃样改变,以及双肺广泛的斑片状、团片状、云絮状肺实变影,边界模糊,密度及分布不均匀,以中下肺较多见,短时间内病灶位置变化大且具有游走性。急性过敏性肺炎影像学表现的病理基础为肺实质内中性粒细胞和嗜酸性粒细胞浸润及小血管炎症引起的弥漫性肺充血水肿及肺泡内蛋白液的渗出。

(2) 亚急性过敏性肺炎:表现为弥漫性分布的边界不清的小叶中心性结节影、斑片状磨玻璃密度影(图3-13-54~图3-13-56)、气体陷闭征与肺囊性改变。小叶中心性结节影的病理基础是细胞性细支气管炎;磨玻璃阴影是弥漫性淋巴细胞性间质性肺炎存在的表现;气体陷闭征及肺囊性变是细支气管炎症、阻塞的结果。其中小叶中心性结节影及磨玻璃密度影是过敏性肺炎的特征性改变,而小叶中心性结节影又是亚急性过敏性肺炎的特征性改变。

(3) 慢性过敏性肺炎:表现为网格状影、蜂窝状影及纤维索条影,为肺间质纤维化改变;甚者可

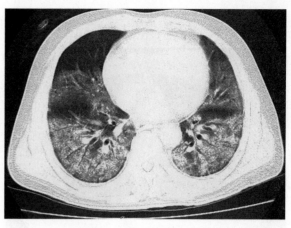

图 3-13-54　过敏性肺炎的 CT 表现
男,50岁,无明显诱因出现咳嗽,性质为阵发性。胸部 CT 示两肺多发斑片状磨玻璃影、马赛克征

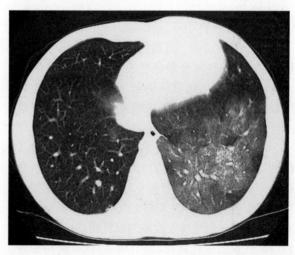

图 3-13-55　过敏性肺炎的 CT 表现
男,21岁,咳嗽、呼吸困难。胸部 CT 示两肺多发边界不清的磨玻璃密度影,以左肺下叶为甚

见到肺不张、肺气肿及胸膜增厚等征象。

【诊断要点】

原来认为血清沉淀抗体阳性即可明确诊断,但血清抗体的存在既不敏感也不特异。诊断依据环境接触史、有关临床特点、胸部影像学表现、肺功能测定及纤维支气管镜检查综合做出。接触病史可提供线索,但过敏源接触史并不易查出。对于难以诊断或没有特定环境接触的患者,可行肺活检。

【影像报告书写的注意事项】

1. 要紧密结合临床症状、体征以及是否有特殊职业史或过敏物质接触史。

2. 注意描述病变的位置、大小、数量及形态、范围。

3. 注意治疗前后对比。

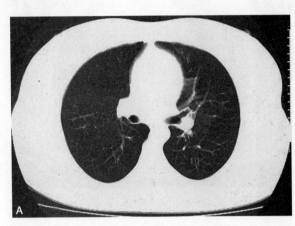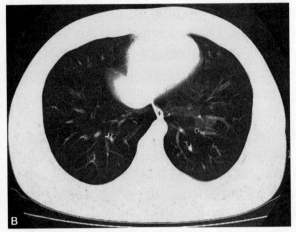

图 3-13-56 过敏性肺炎的 CT 表现

女,32 岁,咳嗽、呼吸困难。A、B. 胸部 CT 示左肺散在磨玻璃密度影,见马赛克征

【鉴别诊断】

1. 病毒性肺炎 过敏性肺炎易与病毒性肺炎相混淆。病毒性肺炎影像学表现可为弥漫性间质性浸润、粟粒或小结节状阴影,以后发展为斑片状致密阴影。急性发作时,末梢血象增高,但多无嗜酸性粒细胞升高。

2. 其他 HP 可通过培养和血清学试验与其他感染性肺炎鉴别。但如 HP 的抗原接触史不明确,则与特发性肺间质纤维化难以鉴别。其他需要鉴别的疾病还包括:成人细支气管炎的变异类型、有自身免疫证据的特发性或继发性间质性肺炎、慢性嗜酸性粒细胞性肺炎、结节病、肺血管炎肉芽肿综合征(Wegener 肉芽肿)、淋巴瘤样肉芽肿和变应性肉芽肿(Churg-Strauss 综合征)等。

【诊断价值】

胸部 X 线检查可能表现正常,也可能有弥漫性间质纤维化,常出现双侧性斑片或结节样浸润,支气管肺纹理增粗,或呈小的腺泡样改变,提示有肺水肿。罕见肺门淋巴结肿大和胸腔积液。CT 特别是高分辨 CT 对判断病变类型和范围有较高价值。

【注意事项】

在 CT 检查中,小叶中心性结节、磨玻璃样密度影的分布、细支气管的表现等是过敏性肺炎的重要 CT 征象。一般情况下,小叶中心性结节直径<5mm,磨玻璃样密度影呈斑片样。同时,过敏性肺炎的诊断还应根据临床表现,例如亚急性的临床表现为气短、咳嗽症状持续数天。在疾病确诊中,需结合 CT 影像表现、临床表现、患者的疾病史等综合考虑,与病毒性肺炎、支原体肺炎、结节病、支气管肺炎等多种疾病相鉴别。

（四）药物性肺炎

药物性肺炎(drug-induced pneumonitis)是一组由药物及其代谢产物产生细胞毒性、导致过敏反应引起的肺部炎症,是药物引起的全身不良反应的一部分,占 5% ~ 8%。药物对肺的不良反应多种多样,可以是暂时的、可逆的,停药后即恢复,也可以是永久性损害;有的急性起病,有的慢性起病,严重者甚至可以危及生命。产生药物性肺炎的药物类型包括:细胞毒药物、抗菌药物、心血管药物、抗炎药物、中药等。

【影像学表现】

1. 肺间质改变(图 3-13-57)

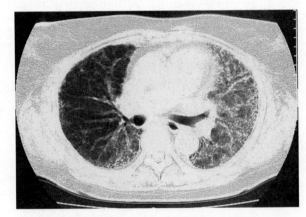

图 3-13-57 药物性肺炎的 CT 表现

女,73 岁。胸部 CT 示非特异性间质性肺炎,表现为两肺马赛克样磨玻璃密度影,伴有小叶间隔增厚及支气管扩张

（1）肺间质纤维化:X 线、CT 见双下肺网格状及结节状密度增高影,可累及双肺。少数 X 线表现可正常。

（2）脱屑性间质性肺炎（DIP）和淋巴细胞性间质性肺炎（LIP）：主要依靠病理诊断。

（3）闭塞性细支气管炎伴机化性肺炎（BOOP）：X线、CT见双肺多发斑片状浸润影。

（4）肺浸润伴嗜酸性粒细胞增多：胸部X线片表现为斑片状肺浸润灶，常呈游走性。

2. 肺水肿　X线呈弥漫性腺泡结节而无心衰证据。

【诊断要点】

药物性肺炎诊断较困难，原因是其肺部改变为非特异性，又缺少特异性检查手段，有些辅助检查如免疫学检查、组织学检查和肺功能检查虽可有一定帮助，但无特异性。另外由于受到患者和医院条件的限制，并非所有患者都能进行上述检查。

诊断最重要的是要有对药物性肺炎的警惕性和可靠详细的用药史，因此临床医师应对各种药物的药理作用、适应证、剂量、给药途径和副作用等有所了解，检查时提供给影像诊断医师。若在用药过程中，一旦发现不良反应，应结合临床经过，作全面深入的分析，排除肺部其他疾病，做出正确的诊断。可疑病例及时停药后症状消失有助于诊断，但晚期病例的组织学变化常呈不可逆性，故停药后症状持续并不能排除药物性肺炎的可能。

【影像报告书写的注意事项】

1. 药物性肺炎无特殊影像学表现，若临床未提供相关药物使用史，应尽量使用描述性诊断。

2. 注意描述病变的位置、大小、数量及形态、范围。

3. 注意治疗前后对比。

【诊断价值】

胸部X线片可提示为肺间质病变，亦可表现为肺水肿，但不具有影像特征性。胸部CT，尤其是高分辨CT对判断病变类型和范围有一定价值。

【注意事项】

药物性肺炎的影像学表现不具有特征性，主要依靠临床诊断，影像诊断不可过于肯定，必要时应使用描述性诊断。

【诊断思维与点评】

1. 化学性肺炎在患者有明确病史时，结合影像学表现不难做出诊断。但仍应该关注患者的实验室检查、既往病史、治疗史，有无类似发作等。在有多次复查影像时，应结合其治疗措施，前后对比，一是评价疗效，二是证实或修正诊断。

2. 对于有明确恶性肿瘤放射治疗病史，出现肺部症状，影像表现为不按肺炎、肺段分布的渗出及实变时，需要考虑到放射性肺炎。临床医生应注意询问患者肿瘤类型，预估可能的照射野，结合影像学表现，做出诊断。影像学表现不典型时应注意鉴别诊断。

3. 对于过敏性肺炎而言，其病因并非十分明确，主要是人体受动物蛋白、粉尘、化学物质等变应原刺激，从而产生免疫反应而引发肺部炎症。患者发病前多有明确的抗原接触史、职业史。结合病史、影像和肺功能测定及纤维支气管镜检查结果，可以做出诊断，但仍应了解临床治疗措施，以便在随访复查中对比、总结。

4. 药物性肺炎主要依靠临床诊断，影像学表现不具有特征性，报告书写应主要着重于病变性质、形态、范围、数量，是否有累及胸膜及纵隔，治疗前后对比等。

【思考题】

1. 化学性肺炎的主要病因是什么？是否能单独依靠影像征象做出诊断？有哪些鉴别诊断？

2. 诊断放射性肺炎的前提是什么？肺部病变的分布有什么特征？

3. 若无明确过敏因素是否能完全排除过敏性肺炎？影像学有哪些相对典型的征象？需要和哪些疾病鉴别？

4. 药物性肺炎影像学表现不具有特征性，主要依靠临床诊断，那么主要的肺部病变征象有哪些？影像诊断的任务是什么？

（施裕新　成官迅　何欣源　石秀东

张倩倩　陆普选　刘士远）

第十四节　肺弥漫性疾病

一、概述

肺弥漫性疾病是指肺间质和（或）肺实质弥漫性分布病变疾病的统称。主要原因包括感染性、肿瘤性、吸入性、血管结缔组织病、药物反应性等，另有部分疾病原因不明。基本病理表现主要有：肺泡内渗出、炎性细胞浸润、肺内或可见肿瘤、出血、黏蛋白或磷脂蛋白、脂肪组织等；肺小叶间隔、小叶内间隔、支气管血管周围间质、胸膜下间质等纤维组织弥漫性增生；伴肺气肿、肺泡壁增厚、肺泡上皮及毛细血管内皮增生、细支气管扩张及肺囊性变等。肺弥漫性疾病早期多无明显症状和体征。中晚期不同类型病变临床表现不同，以咳嗽、咳痰、咯血、发热、呼吸困难、肺源性心脏病等常见。少数患者有职业病史、过敏病史或心衰病史。部分患者痰液或支气管肺泡灌洗液中可找到相应组织细胞。

　　影像学检查方法主要有 X 线平片和 CT,其中 HRCT 是目前诊断肺弥漫性病变的首选方法。肺弥漫性疾病影像学表现分为以下几种:①网状影为主;②结节影为主;③高密度实变影为主;④低密度影为主。网状影为主的常见疾病主要有特发性肺间质纤维化、间质性肺炎、肺胶原血管性疾病、药物性肺间质纤维化及石棉肺等。结节影为主的常见疾病主要有肺癌性淋巴管炎、结节病、硅沉着病和煤工尘肺、肺韦格纳肉芽肿、肺淀粉样变及肺泡微结石症等。高密度实变影为主的常见疾病主要有外源性过敏性肺泡炎、慢性嗜酸细胞性肺炎、肺泡蛋白沉积症、肺结核、肺真菌性感染、放射性肺炎、弥漫性浸润性肺腺癌,艾滋病相关机会性感染与肿瘤等。低密度影为主的常见疾病主要有肺气肿、支气管扩张症及小气道病变、肺淋巴管肌瘤病、组织细胞增生症、肺含气囊肿等。肺内分布特点主要有两肺弥漫性、单侧肺弥漫性、肺外围、中央或弥漫均匀分布。特征性征象主要有铺路石征、晕征、小泡征、支气管血管束征、支气管充气征、支气管黏液征、CT 血管造影征等。肺部弥漫性疾病影像学表现可有异病同影及同病异影,且多数缺乏特异性,需要熟悉各种疾病的常见表现,紧密结合临床加以综合分析,才能做出正确的诊断。

二、肺泡蛋白沉着症

　　肺泡蛋白沉着症(pulmonary alveolar proteinosis,PAP)是指以肺泡和细支气管腔内充满 PAS 染色阳性富磷脂蛋白质物质为其特征的疾病。病因未明,可能是免疫功能障碍、接触粉尘等某些刺激物所引起的非特异反应。

【病理与临床】

　　1. 病理改变　主要病理改变为肺泡腔内充满大量嗜伊红、PAS 染色呈阳性蛋白样物质,是 Ⅱ 型肺泡上皮细胞所产生的表面活性物质磷脂与其他蛋白质的结合物。肺泡上皮有增生和脱落,肺泡壁增厚,肺泡间隔常正常,或仅轻微浸润。

　　2. 临床表现　男性多见,发病年龄多在 30 ~ 50 岁。起病可急可缓,常见症状为咳嗽、咳少量白色黏液痰及气促,伴有低热、乏力、胸痛。少见咯血,少数病例可咯出小块胶冻样物质。重者出现呼吸困难、发绀、心悸。婴幼儿患者症状较隐匿,以吐泻为首发症状,继发感染时,痰可呈黄色脓性,伴有生长发育落后;体征较少,可有少许散在湿啰音或胸膜摩擦音;有时可见杵状指(趾)。

【影像学表现】

　　1. X 线表现　肺门周围弥漫性浸润细小斑片状阴影,从肺门向肺外带扩散,可呈蝴蝶状影;部分开始时呈结节状密度增高影;部分呈两肺下叶浸润性病变,然后发展为大叶实变。病灶之间有代偿性肺气肿或形成小低密度透亮区。类似肺泡性肺水肿,但无 Kerley B 线。

　　2. CT 表现　两肺弥漫分布磨玻璃样斑片或实变影,边界较清,可见支气管充气征。病变特点为:①地图样分布:病灶边缘清楚,与正常肺组织截然分开(图 3-14-1);②弥漫性、非肺叶段性分布:可多个肺叶及肺段同时存在病变,在一个叶段内正常肺区域与病变区域相交(图 3-14-2);③铺路石征:斑片状或大片状肺磨玻璃密度影伴有小叶肺间隔增厚呈钻石形边缘改变,类似公园内石径(图 3-14-3)。极少数病例晚期有肺间质纤维化的表现。

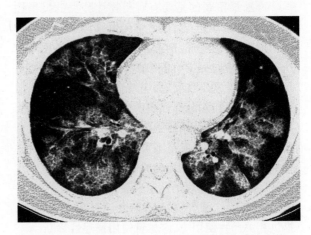

图 3-14-1　肺泡蛋白沉着症的 CT 表现(地图样分布)
CT 轴位肺窗示两肺多发斑片状影呈地图状分布,与周围正常肺组织分界清楚

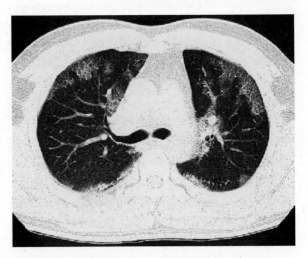

图 3-14-2　肺泡蛋白沉着症的 CT 表现(弥漫性、非肺叶段性分布)
CT 轴位肺窗示两肺无叶段倾向性弥漫分布的磨玻璃密度影,与周围正常肺组织分界清楚

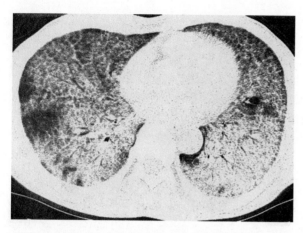

图 3-14-3　肺泡蛋白沉着症的 CT 表现（铺路石征）

CT 轴位肺窗示两肺弥漫分布磨玻璃密度影，夹杂网格状小叶间隔增厚影，呈"铺路石征"

【诊断要点】

1. 男性多见，发病年龄多在 30~50 岁。活动后气促、咳嗽，相对临床症状轻微。

2. 胸部 HRCT 显示两肺弥漫分布的磨玻璃密度影或实变影，与正常肺组织分界清晰。病灶呈"地图样"分布或弥漫性、非肺叶段性分布；磨玻璃密度伴小叶间隔增厚，构成"铺路石征"。

3. 支气管肺泡灌洗具有诊断兼治疗作用；灌洗液具有特征性的表现，呈乳白色牛奶样混浊液体，静置后沉淀分层。

【影像报告书写的注意事项】

1. 注意描述病变分布特点。

2. 注意描述病变特点，如磨玻璃密度影、实变及"铺路石征"。

3. 注意病变区域边界是否清晰，是否呈"地图样"分布。

4. 根据典型 HRCT 表现，做出提示性诊断，紧密结合临床，建议行支气管肺泡灌洗确诊。

【鉴别诊断】

肺泡蛋白沉着症主要表现为两肺弥漫性磨玻璃密度影，常需与肺泡性肺水肿、外源性过敏性肺炎、弥漫性肺出血/肺泡积血等鉴别。

1. 肺泡性肺水肿　多有心衰、肾功能不全症状，病灶影像变化快，心脏多增大，可有 Kerley B 线及胸腔积液。而肺泡蛋白沉着症病变变化慢，肺内病变范围广泛，且呈地图样改变，胸腔积液少见，而临床表现轻微，可以鉴别。

2. 外源性过敏性肺炎　起病急、反复发作，有过敏史、血实验室检查嗜酸细胞增多。两肺弥漫分布斑片影，以双侧中肺野分布为主。

3. 弥漫性肺出血　临床多有咯血/呕血病史，病变主要分布在肺门周围及中下肺，病灶边界较模糊，中心密度较高。

【诊断价值】

1. 胸部 X 线片　X 线胸片表现不具有特征性，对"铺路石征"显示能力有限。仅适用于治疗后随诊。

2. CT 检查　CT 对病变分布范围、形态特点等显示很好。HRCT 是肺泡蛋白沉着症首选影像检查方法。检查辐射剂量较胸部 X 线片大。

3. MRI 检查　MRI 检查无 X 线辐射。但对肺泡蛋白沉着症病变分布、形态特点显示较差，对其诊断价值有限。

【注意事项】

1. 流行病学　多见于青壮年男性，有原因不明的慢性肺部疾病史，对诊断可能造成一定困难。

2. 临床表现相对肺内表现轻微，无寒战、高热，咳少量白色黏液痰对诊断有参考价值。

3. 紧密结合支气管肺泡灌洗等检查对诊断有重要价值。

【诊断思维与点评】

典型的肺泡蛋白沉着症影像学表现具有特征性，表现为肺部"地图样"分布或弥漫性、非肺叶段性分布的磨玻璃密度影或实变影及"铺路石征"，有助于诊断。需要注意的是：首先，肺部具有弥漫性磨玻璃密度及实变影的病变种类较多，存在异病同影及同病异影，且多数病例影像表现缺乏特异性，需紧密结合临床和影像表现加以综合分析，才能做出正确的诊断；其次，HRCT 是目前诊断肺泡蛋白沉着症的首选方法；最后，支气管肺泡灌洗是确诊兼治疗手段，需及时提示临床进行检查。能谱 CT 能显示病灶组织细微变化情况，对肺泡蛋白沉着症鉴别诊断的意义有待去研究探讨。

三、外源性过敏性肺泡炎

外源性过敏性肺泡炎（extrinsic allergic alveolitis，EAA）是因反复吸入一些具有抗原性的有机粉尘所引起的过敏性肺泡炎。尽管病因多种多样，但其病理、临床症状、体征和影像学表现等都相类似。

【病理与临床】

1. 病理改变　主要病理表现为肺泡壁和细支气管壁水肿，大量淋巴细胞浸润，浆细胞也明显增加，嗜酸性粒细胞浸润较少，大量瘤样上皮性肉芽肿和朗格汉斯巨细胞肉芽肿被胶原纤维包裹。后期肺间质纤维化，细支气管和小动脉壁增厚。

2. 临床表现 多急性起病,一般在吸入过敏抗原 4～12 小时后发病。表现为发热、寒战、干咳、胸闷、气急及发绀。常伴有窦性心动过速,两肺可闻及细湿啰音,10%～20% 患者可有哮喘样喘鸣。晚期患者出现劳力性呼吸困难,体重减轻、呼吸衰竭或肺源性心脏病。实验室检查白细胞总数增多,中性粒细胞增多为主;脱离接触过敏物质后数日症状消失。支气管肺泡灌洗液中,淋巴细胞比例增高,IgG 和 IgM 的比例也增高。

【影像学表现】

1. X 线表现 早期或轻症患者 X 线胸片正常。急性期主要表现为两肺中、下肺野肺纹理增粗,可见弥漫性分布斑片影及边缘模糊的散在小结节影。脱离接触过敏物质后数周阴影吸收。晚期,肺部呈广泛肺纤维化改变,伴肺体积缩小。

2. CT 表现 急性期主要表现为两侧中、下肺弥漫对称性分布磨玻璃密度影、斑片状实变影及边缘模糊小结节影(图 3-14-4、图 3-14-5),并可见"腊肠征",即病灶密度增高区域与密度减低区域间杂分布,呈腊肠切面状。脱离接触过敏物质后数周,肺内阴影吸收好转。晚期,肺部呈弥漫性网织结节状影伴小叶间隔明显增厚及多发性小囊性低密度区,部分可呈蜂窝肺改变。

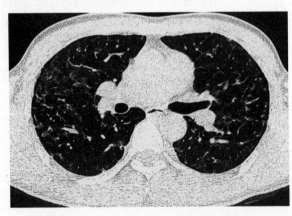

图 3-14-4 外源性过敏性肺泡炎的 CT 表现
CT 轴位肺窗示两肺弥漫分布边缘模糊小结节及磨玻璃影

【诊断要点】

1. 起病急骤,多在吸入过敏抗原 4～12 小时后发病。

2. 影像学主要表现为两肺中、下肺为主的弥漫对称性磨玻璃密度或斑片状实变影、边缘模糊的小结节影;继发纤维化可出现网织结节状影,晚期可呈蜂窝肺改变。

3. 支气管肺泡灌洗液淋巴细胞比例增高,IgG

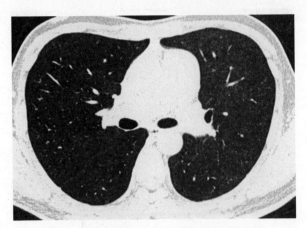

图 3-14-5 外源性过敏性肺泡炎的 CT 表现
CT 轴位肺窗示两肺弥漫分布磨玻璃密度影,伴边缘模糊小结节

和 IgM 的比例也增高。

【影像报告书写的注意事项】

1. 注意描述病变在肺内的分布特点。

2. 注意描述病变的密度及形态学特点,是磨玻璃影、斑片状实变影,还是小结节影或网织结节影。

3. 要紧密结合临床变应原病史及支气管肺泡灌洗液等检查,都是重要的诊断参考信息。

【鉴别诊断】

外源性过敏性肺泡炎主要表现为两肺弥漫性磨玻璃密度及实变影、边缘模糊小结节影,需与肺泡性肺水肿、流感病毒性肺炎、特发性肺间质纤维化等疾病鉴别。

1. 肺泡性肺水肿 多有心衰、肾功能不全症状,病灶影像变化快,肺内磨玻璃密度影分布以双侧肺门为中心,呈中央性对称性分布为主,且常见 Kerley B 线。而外源性过敏性肺泡炎起病急骤,多有吸入过敏抗原病史,肺内弥漫性磨玻璃密度为主的病灶分布以双侧中下肺为主,且可见腊肠征。

2. 流感病毒性肺炎 有感染病史,临床症状重,病灶边界较模糊,病变进展和变化较快,病原学检查可明确诊断。

3. 特发性肺间质纤维化 以网格影和蜂窝肺为主要特征,经常伴有牵拉性支气管扩张,其中蜂窝肺是重要的诊断依据。病灶分布特征是以双下肺和胸膜下不对称性分布为主。

【诊断价值】

1. 胸部 X 线片 X 线胸片对细小病灶显示能力有限,仅适用于治疗后随诊复查。

2. CT 检查 CT 检查对其细小病灶、病变分布范围、形态特点等显示很好。HRCT 是外源性过敏性肺泡炎首选影像检查方法。

3. MRI 检查 MRI 检查尽管无 X 线辐射，但对外源性过敏性肺泡炎诊断意义不大。

【注意事项】

1. 流行病学 有临床过敏原病史，起病急骤，多在吸入过敏抗原 4~12 小时后发病，对诊断有一定帮助。

2. 在脱离接触过敏原数日后临床症状消失。

3. 紧密结合支气管肺泡灌洗液等检查对诊断有重要价值。

【诊断思维与点评】

外源性过敏性肺泡炎影像学主要表现为双侧中下肺弥漫性对称性分布的斑片样磨玻璃密度影、实变影或边缘模糊的小结节影，典型者可见腊肠征，但影像学表现无明显特征性，诊断有一定困难，需要密切结合临床过敏原病史、支气管肺泡灌洗液及实验室检查结果进行诊断。需要注意的是，HRCT 可清晰显示外源性过敏性肺泡炎的磨玻璃密度影、弥漫性结节的形态特点及分布特征、慢性期的肺纤维化改变等，是目前诊断与评价肺外源性过敏性肺泡炎的首选影像检查方法。

四、特发性肺含铁血黄素沉着症

特发性肺含铁血黄素沉着症（idiopathic pulmonary hemosiderosis，IPH）是一种因肺泡毛细血管出血，血红蛋白分解后以含铁血黄素形式沉着在肺泡间质，最后导致肺纤维化的疾病。发病原因不清，可能与自身免疫有关。

【病理与临床】

1. 病理改变 主要病理改变为肺泡腔内可见含有红细胞或含铁血黄素的吞噬细胞，肺泡壁弹性纤维变性；肺内小动脉弹性纤维变性，含铁血黄素沉着，内膜纤维化、玻璃样变；淋巴管扩张。

2. 临床表现 本病多见 1~7 岁儿童，成人约占 20% 且多在 20~30 岁，成年人男女性别之比约为 2:1。急性期起病急，常伴咳嗽、咯血、胸闷、气短、呼吸加快、心悸、疲乏、低热等；呼吸音减低，可闻及哮鸣音或细湿性啰音。慢性期有咳嗽、咯血，气短、低热，贫血貌，全身倦怠乏力；少数患者可有杵状指及肝脾肿大。痰液、支气管肺泡灌洗液或肺活检组织中可找到典型的含铁血黄素巨噬细胞。

【影像学表现】

1. X 线表现

（1）急性期：胸部 X 线可表现正常。多数表现为两肺纹理增多，两肺弥漫性分布的斑点、斑片样影，以中下肺野及肺内带分布为主；部分病灶可融合成片状或云絮状阴影；肺门、纵隔淋巴结可增大。病变在 1~2 周内明显吸收。

（2）慢性期：主要表现为肺内广泛间质纤维化改变，可呈网状影，伴有肺气肿。

2. CT 表现

（1）急性期：病变表现多种多样，主要表现为双侧中下肺弥漫性分布的斑点、斑片样磨玻璃密度影及小结节或粟粒结节影。部分病灶可融合成大片状或云絮状密度增高影，边界较模糊。肺门、纵隔淋巴结可肿大（图 3-14-6）。

（2）慢性期：表现为肺内广泛间质纤维化、小

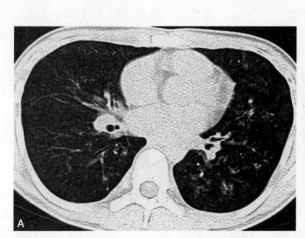
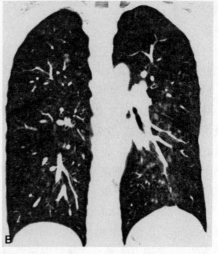

图 3-14-6 肺特发性肺含铁血黄素沉着症（急性期）的 CT 表现

A、B. CT 轴位及 MPR 冠状位肺窗示两肺叶弥漫分布斑点、斑片样磨玻璃密度影、小结节及粟粒结节影

叶间隔增厚,伴有小结节状状影、肺气肿及支气管扩张,可见多发小囊状影(图3-14-7)。

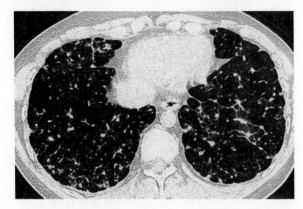

图3-14-7 肺特发性肺含铁血黄素沉着症(慢性期)的CT表现

CT轴位肺窗示两肺广泛间质纤维化、小叶间隔增厚,伴小结节及粟粒结节影

【诊断要点】

1. 多见于1~7岁儿童,急性起病,伴咯血。痰液、支气管肺泡灌洗液或肺活检组织中可找到典型的含铁血黄素巨噬细胞对诊断有较大价值。

2. 影像学表现有特点,急性期病变表现多种多样,呈斑点、斑片样磨玻璃密度影及小结节或粟粒结节影,多位于双侧中下肺,弥漫性对称性分布;肺门、纵隔淋巴结可肿大。慢性期表现为肺内广泛间质纤维化、肺气肿及支气管扩张改变。

【影像报告书写的注意事项】

1. 注意描述病变分布特点。

2. 注意描述病变多种多样特点。

3. 紧密结合临床检查,是重要的参考信息。

【鉴别诊断】

表现为肺弥漫性斑点、斑片样磨玻璃密度影、小结节或粟粒结节影的病变较多,本病主要需与以下疾病进行鉴别诊断:

1. 继发性肺含铁血黄素沉着症 最常见是继发于心脏病,如二尖瓣狭窄和各种原因引起的慢性心脏衰竭。由于肺淤血,患者可出现反复咯血,含铁血黄素沉积于肺内,巨噬细胞吞噬,可见含铁血黄素的巨噬细胞。结合临床心脏病史、心脏衰竭体征、肺淤血及胸腔积液,一般不难鉴别。

2. 尘肺 有长期吸入粉尘职业病史。首先在两上肺野出现多个类圆形小结节影,两侧对称,以外侧更为明显,肺尖不受累及。病灶向中下肺野发展,病灶可融合。肺门淋巴结可增大,伴蛋壳样钙化。

3. 肺泡微石症 多见于30~50岁男性,多数无症状,多于体检时发现。咳出微结石痰对诊断有较大价值。影像学表现为两肺弥漫分布粟粒状高密度、边界清楚、形状不规则的微结石,可呈"沙暴样"改变。

【诊断价值】

1. 胸部X线片 可初步显示特发性肺含铁血黄素沉着症病灶分布情况;但对其细小及磨玻璃密度病灶显示较差。

2. CT检查 CT对特发性肺含铁血黄素沉着症细小及磨玻璃密度病灶、各种病灶形态特点、小叶间隔增厚、肺门或纵隔淋巴结增大及支气管扩张等显示很好。HRCT是该病首选的影像检查方法。

3. MRI检查 MRI检查显示肺门或纵隔淋巴结增大有一定优势;对肺内病变形态及信号特点显示较差,其诊断价值很有限。

【注意事项】

1. 流行病学 本病原因不明及发病机制不清,儿童多见。

2. 临床表现 多数患者急性起病,反复咯血,无寒战、高热。痰液、支气管肺泡灌洗液或肺活检组织中可找到典型的含铁血黄素巨噬细胞对诊断有较大参考价值。

【诊断思维与点评】

肺特发性含铁血黄素沉着症影像学表现多种多样,主要表现为双侧中下肺弥漫性对称性分布斑点、斑片样磨玻璃密度影及小结节或粟粒结节影。影像学表现无明显特征性,表现为肺部弥漫性磨玻璃影及实变影病变种类多,存在异病同影及同病异影,诊断有一定困难,需要密切结合临床及实验室检查。需要注意的是,HRCT可清晰显示其细小及磨玻璃密度病灶、各种病灶形态特点、小叶间隔增厚、肺门或纵隔淋巴结增大及支气管扩张等,是目前诊断与评价肺特发性肺含铁血黄素沉着症首选影像学检查方法。能谱CT能显示病灶组织细微变化及能谱特点,对其诊断与鉴别诊断的价值有待去研究探讨。

五、特发性肺间质纤维化

特发性肺间质纤维化(idiopathic pulmonary fibrosis,IPF),又称寻常性间质性肺炎(usual interstitial pneumonia,UIP),是一种慢性、进行性肺间质纤维化疾病,病因不清。起病隐匿、病情逐渐加重或急性加重,死亡率较高。

【病理与临床】

1. 病理改变 特发性肺间质纤维化是广泛性肺间质纤维化疾病的一种。病理改变分为三期①早期:肺泡壁水肿和纤维素沉积,并有淋巴细胞、浆细胞和嗜酸性粒细胞的渗出;②中期:出现成纤维细胞、纤维组织增生,肺泡壁增厚,肺泡受挤而间隙缩小,肺泡上皮细胞可增生、坏死、脱落,肺泡壁间的毛细血管减少;③晚期:间质纤维组织弥漫性增生,伴肺气肿、肺泡壁增厚,肺泡上皮及毛细血管内皮增生,细支管扩张,肺囊性变。

2. 临床表现 本病好发年龄为50~70岁,男性多于女性。以进行性呼吸困难和干咳为主要症状。听诊两肺中下部可闻及吸气末爆裂音或捻发音(Velcro啰音),具有一定特征性。晚期可出现发绀和杵状指,可并发肺源性心脏病。合并呼吸道感染时,有发热、咳嗽及脓痰。

【影像学表现】

1. X线表现 早期肺泡炎X线显示无异常或可见云雾状、微小点状的弥漫性阴影,类似磨玻璃密度影。中晚期可见肺部纤维条状影,呈纤细的网织状、粗大网织状或呈网织结节状。可有大小不等的囊状影,呈蜂窝肺样。病灶常为双侧、不对称性分布。肺体积缩小,膈肌上抬,叶间裂移位(图3-14-8)。

2. CT表现

(1) 磨玻璃密度影:见于胸膜下区域肺外周,呈肺叶、肺段分布,表现为肺密度增高,边缘模糊,病灶内可见肺血管及支气管穿行,代表活动性肺泡

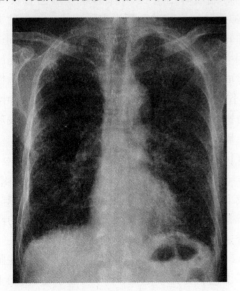

图3-14-8 特发性肺间质纤维化的X线表现

X线平片示两肺中下野弥漫分布纤维条状、网织状及小结节状影

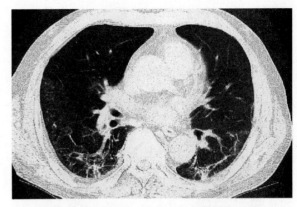

图3-14-9 特发性肺间质纤维化的CT表现

CT轴位肺窗示两肺下叶磨玻璃密度影、长索条状阴影及胸膜下线

炎症(图3-14-9)。

(2) 线状影:表现为与胸膜面垂直的细线形影,长1~2cm,宽约1mm,多见于两下肺,提示胸膜下的小叶间质增厚。肺内小叶间质增厚,表现为肺内中内区域分支状线形影或多边形影(图3-14-10)。

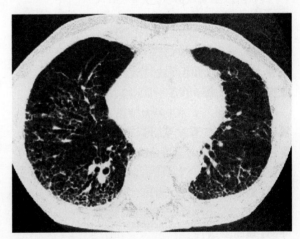

图3-14-10 特发性肺间质纤维化的CT表现

CT轴位肺窗示两肺多发线网状阴影、大小不等蜂窝状影及支气管扩张

(3) 胸膜下弧线状影:表现为与胸膜平行走向的弧线形阴影,位于胸膜下0.5cm以内(图3-14-9)。

(4) 蜂窝状影:表现为数毫米至2cm大小的圆形或椭圆形含气囊腔,当中夹以增厚或融合的小叶间隔。多发的含气囊腔弥漫分布呈蜂窝状。见于病变后期,代表肺末梢气腔,包括呼吸性细支气管、肺泡管、肺泡囊和肺泡的代偿性扩张(图3-14-10)。蜂窝状影是特发性肺间质纤维化的典型HRCT表现。

（5）肺内小结节影：在蜂窝状、线状影基础上可见少数小结节影，其边缘较清楚，是增厚的小叶间隔或间隔汇合处的轴位图像，或是闭塞的细支气管断面，以两中下肺周围区域多见（图3-14-11）。

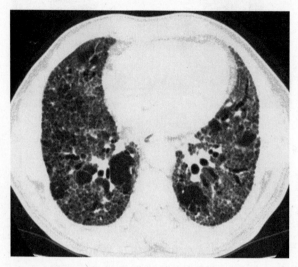

图 3-14-11 特发性肺间质纤维化的 CT 表现
CT轴位肺窗示两肺多发磨玻璃样影、小结节影、线状阴影、蜂窝状影和支气管扩张

（6）肺气肿：以小叶中心型肺气肿多见，表现为无明确边界的不规则低密度区；部分为全小叶肺气肿，表现为局部小叶或更大范围含气量增加区，此区血管细而疏。

（7）支气管扩张：多为肺段以下支气管扩张，表现为柱状支气管扩张，可与支气管扭曲、并拢并存，多见于病变较严重的区域（图3-14-10、图3-14-11）。

（8）肺实变：表现为斑片状密度增高影，其内可见支气管气相，多见于并发两肺感染时。

【诊断要点】

1. 好发年龄为50~70岁，男性多于女性。以进行性呼吸困难和干咳为主要症状。两肺中下部可闻及吸气末爆裂音或捻发音具有一定特征性。

2. 影像学表现：X线胸片对于特发性肺间质纤维化的诊断有一定局限性，不应该作为其诊断依据。HRCT最主要特征是以"肺尖-底梯度分布"的较严重肺间质纤维化，如蜂窝肺表现。

3. 支气管肺泡灌洗液检查细胞总数增高，中性粒细胞比例增加是特发性肺间质纤维化较典型的改变。

【影像报告书写的注意事项】

1. 注意描述病变分布特点。

2. 注意描述病变特点，如磨玻璃密度影、胸膜下弧线状影、纤细的网织状影、粗大网织状影、网织结节状影或蜂窝状影。

3. 临床及支气管肺泡灌洗液等检查都是重要的参考信息。

【鉴别诊断】

特发性肺间质纤维化有多种影像表现，这些征象都不是特征性的，也可见于其他病因引起的肺间质纤维化，诊断需密切结合临床表现和实验室检查，确诊需开胸活检。需要与特发性肺间质纤维化鉴别疾病包括肺胶原血管性疾病、石棉肺、癌性淋巴管炎等。

1. **肺胶原血管性疾病** 包括类风湿性关节炎、进行性多发性硬化、系统性红斑狼疮等疾病。影像表现与特发性肺间质纤维化类似。类风湿性关节炎及进行性多发性硬化多呈蜂窝状影、索条状影，伴牵引性支气管扩张。肺内结节及胸膜下结节为类风湿性关节炎的特征性表现。多发性肺实变多为系统性红斑狼疮特征性表现；胸腔积液、胸膜增厚以系统性红斑狼疮最多见。胸膜钙化及肺内少量钙化为进行性多发性硬化特征性表现。结合不同肺胶原血管性疾病临床实验室特点及HRCT的影像表现特征可与特发性肺间质纤维化进行鉴别诊断。

2. **石棉肺** 特发性肺间质纤维化与石棉肺的体征、影像表现十分相似。石棉肺有石棉纤维确切的职业接触史、动态影像观察病情进展较慢、多伴有胸膜斑改变等可以进行鉴别。

3. **癌性淋巴管炎** 肺部癌性淋巴管炎是肺内/肺外肿瘤经肺淋巴管为主形成的一种少见类型的肺转移，原发肿瘤常见于肺、乳腺及胃肠道等。CT主要表现为病变自肺门向肺内放射状排列的树枝状或索条状影，支气管血管束结节状/光滑性增厚、小叶间隔增厚，形成小叶间隔线最多见；伴网织结节影，沿支气管血管束及胸膜下区分布，表现为淋巴周围分布性小结节。

【诊断价值】

1. **胸部 X 线片** X线胸片对小叶间隔改变、胸膜下弧线状影及支气管扩张显示能力有限。适用于特发性肺间质纤维化合并感染治疗后的随诊复查。

2. **CT 检查** CT检查可很好显示特发性肺间质纤维化病变分布范围、小叶间隔改变、胸膜下弧线状影及支气管扩张等表现。HRCT是其首选影像检查方法。

3. **MRI 检查** MRI检查对肺内病变形态特点

显示较差,对诊断与评价特发性肺间质纤维化价值有限。

【注意事项】

1. **流行病学** 特发性肺纤维化病变局限在肺,好发于中老年人群,病因不清,多数学者认为是机体细胞免疫和体液免疫功能紊乱的结果,预后差。

2. 临床上以进行性呼吸困难和干咳为主要症状。听诊两肺中下部闻及吸气末爆裂音或捻发音(Velcro啰音)有一定特征性。

3. 支气管肺泡灌洗液细胞总数增高,中性粒细胞比例增加是特发性肺间质纤维化较典型的改变。

【诊断思维与点评】

特发性肺间质纤维化病变早期可无异常或可见云雾状、微小点状的弥漫性阴影,诊断较困难。中晚期影像学可见双侧不对称性肺部网织状、网织结节状及蜂窝肺样影,对诊断有一定帮助。需要注意的是,首先,肺部弥漫性网织状、网织结节状及蜂窝肺样影病变种类多,存在异病同影及同病异影,且多数病例CT表现缺乏特异性,需紧密结合临床和CT表现加以综合分析,且常需排除药物性间质性肺炎、胶原血管性疾病、其他类型间质性肺炎等才能做出正确的诊断。其次,需要仔细分析是否有微结节、空气滞留征、非蜂窝肺的囊腔影、广泛的磨玻璃影及实变,或沿支气管血管为著的分布特点,如果伴有以上影像特点,均提示为其他病变的诊断。HRCT可清晰显示肺内细微结构,是目前诊断肺弥漫性病变的首选方法。

六、肺结节病

结节病(pulmonary sarcoidosis,PS)是一种病因未明的非干酪性肉芽肿疾病,多见于中、青年女性,可累及全身各处,但以肺和胸部淋巴结最常受累;也可累及浅表淋巴结、皮肤、眼、扁桃体、肝、脾、骨髓等处。

【病理与临床】

1. **病理改变** 结节病是一种病因未明的非干酪性肉芽肿疾病,可累及全身各处,但以肺和胸部淋巴结最常受累及。主要病理表现为非特异性肺泡炎、非干酪样坏死性肉芽肿及病变晚期不同程度的肺间质纤维化。其肉芽肿在病理形态上具有以下特点:肉芽肿大小较一致,边界清楚,少有融合;结节中心无干酪样坏死,结节周围浸润的淋巴细胞较少。肺内病变主要沿支气管血管束、小叶间隔、胸膜下间质及叶间裂浸润。

2. **临床表现** 多见于20~40岁青、中年人。女性多于男性。临床症状多数较轻,或无症状。常见的症状为咳嗽、咳痰、胸痛、低热、疲乏和体重下降等。部分患者存在肺外表现,主要是皮肤损害及眼部症状等,可有皮疹、关节疼痛、肝脾肿大、浅表淋巴结肿大及结膜炎、视网膜炎、白内障、虹膜睫状体炎。少数患者也无任何症状在体检时发现。实验室检查Kveim试验阳性率高,血清血管紧张素转换酶(SACE)活性升高、高血钙、高尿钙、碱性磷酸酶增高。本病有自愈倾向,病程常小于2年。约25%发展为弥漫性、不可逆的肺纤维化,出现限制性通气障碍,甚至呼吸衰竭而死亡。

【影像学表现】

1. **X线表现** 肺部病变广泛对称地分布,可见1~3mm的结节、斑点状或磨玻璃影絮状阴影。多见对称性两侧肺门淋巴结肿大,表现为肺门增大及密度增高,呈土豆状(图3-14-12、图3-14-13)。部分可见肺纹理增粗、扭曲、聚拢、间隔线增厚呈网状改变。少数肺部X线检查阴性,肺部清晰。

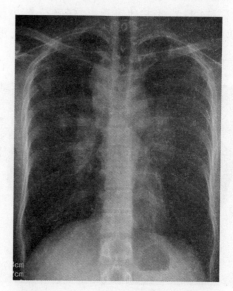

图3-14-12 肺结节病的X线表现
X线平片示两肺野结节影及斑片状影,右侧明显,双侧肺门及升主动脉旁多发淋巴结肿大

2. **CT表现**

(1)肺实质病变:肺部可有以下表现:①支气管血管束增粗,边缘不规则或呈结节状;②小叶间隔结节状增厚,呈"串珠"征,淋巴管周围分布为主的大小不等的结节影形成网状结节,结节直径多为2~10mm,多数两侧对称性分布,以中上肺为主,小

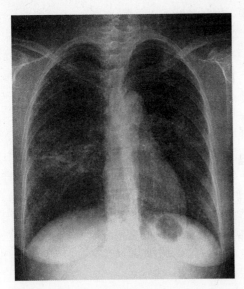

图 3-14-13 肺结节病的 X 线表现

X 线平片示两肺中下野结节影及斑片状影，右侧明显

结节数量增加时可融合呈大结节影，形成"结节星系征"，即大结节周围包绕很多卫星结节，每一构成小结节边缘均独立清晰；③局灶性磨玻璃影，表现为肺部弥漫对称地分布斑片状磨玻璃影，边界较模糊（图 3-14-14）；④其他表现，如任意分布小结节影、实变影、线状高密度影、纤维灶及空气滞留征等。

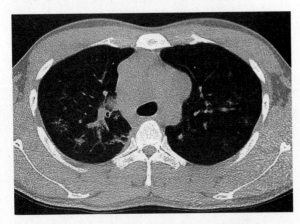

图 3-14-14 肺结节病的 CT 表现（肺实质病变）

CT 轴位肺窗示两肺中上野小结节影及斑片状磨玻璃密度影

（2）淋巴结病变：两侧肺门淋巴结肿大最常见，多为对称性。有时伴有纵隔淋巴结肿大，常见于支气管旁和主动脉前组淋巴结。有时仅有明显肺门淋巴结肿大，但很少见有明显纵隔淋巴结肿大而无肺门淋巴结肿大者。肿大的淋巴结密度均匀，边缘清楚，相互间很少融合。淋巴结可发生钙化，

呈蛋壳样或斑点样。增强扫描时，淋巴结均匀一致轻至中度强化（图 3-14-15 ~ 图 3-14-17）。

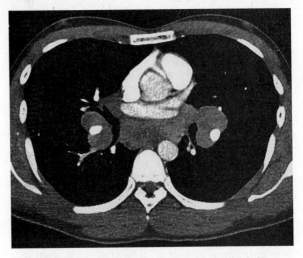

图 3-14-15 肺结节病的 CT 表现（淋巴结病变）

CT 增强纵隔窗示两侧肺门及纵隔对称性淋巴结肿大，呈轻度强化

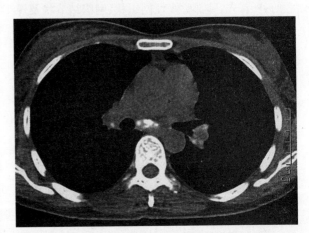

图 3-14-16 肺结节病的 CT 表现（淋巴结病变）

CT 平扫纵隔窗示两侧肺门及纵隔对称性淋巴结肿大伴钙化

3. MRI 检查　MRI 对显示肺门和纵隔淋巴结肿大较好，表现为两侧肺门淋巴结对称性肿大；可伴有支气管旁和主动脉前淋巴结肿大。肿大的淋巴结信号较均匀，T_1WI 呈中等稍低信号，T_2WI 呈中等稍高信号，边缘清楚，相互间很少融合。MRI 增强扫描时，淋巴结呈均匀一致轻至中度强化。

4. 结节病分期　根据肺部及纵隔、肺门淋巴结的影像表现进行分期：

0 期　肺部 X 线检查阴性，肺部清晰。

Ⅰ 期　两侧肺门和（或）纵隔淋巴结肿大，约占 51%。

Ⅱ 期　肺门淋巴结肿大，伴肺部浸润。肺部病

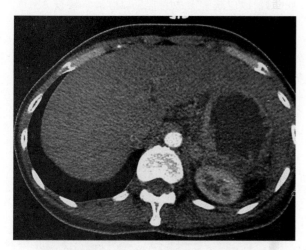

图 3-14-17 肺结节病的 CT 表现（淋巴结病变）
CT 增强纵隔窗示腹主动脉旁淋巴结肿大，呈中度强化

变广泛对称地分布于两侧，呈 1～3mm 的结节状、点状或絮状阴影，约占 25%。

Ⅲ期 仅见肺部浸润，而无肺门淋巴结肿大，约占 15%。

Ⅳ期 包括进行性肺纤维化形成蜂窝肺，肺门收缩，肺大泡，囊肿形成，肺气肿。

【诊断要点】

1. 女性多见，发病年龄多在 20～40 岁。起病隐匿，症状轻微，与肺内病灶严重程度不相符，部分患者可有皮疹、关节疼痛、肝脾肿大、浅表淋巴结肿大及结膜炎、视网膜炎、白内障、虹膜睫状体炎等肺外症状等。

2. X 线胸片显示肺内病灶、肺门和（或）纵隔肿大淋巴结有一定局限性，典型表现为肺门淋巴结对称性肿大，呈"土豆"征。HRCT 可显示两肺内弥漫对称分布的支气管血管束增厚、小结节、斑片状磨玻璃影、纤维化等，肺内结节分布以淋巴周围分布型为主，可伴有"串珠"征及"结节星系"征。两侧肺门对称性淋巴结肿大，和（或）伴纵隔淋巴结肿大，且肿大的淋巴结无融合，增强后均匀强化。

3. 实验室 Kveim 试验阳性率高。

【影像报告书写的注意事项】

1. 注意描述病变分布特点，是否为弥漫对称性，Z 轴方向上分布是以上中肺为主，还是以下肺分布为主。

2. 注意描述病变特点，肺内结节分布是淋巴周围分布型还是随机分布型；支气管血管束是光滑性增厚，还是结节状增厚；肺内有无磨玻璃密度影及纤维化程度。

3. 注意描述肺门及纵隔淋巴结肿大累及区域及增强后强化方式。

4. 注意描述累及全身其他部位的影像表现。

【鉴别诊断】

结节病主要表现为对称性肺门淋巴结肿大及两肺对称性弥漫性小结节，可伴有纵隔淋巴结肿大。需与多种病变进行鉴别，主要包括纵隔恶性淋巴瘤、血行播散性肺结核、肺血行转移瘤等。

1. 纵隔恶性淋巴瘤 纵隔淋巴结多组广泛肿大，以累及前纵隔、胸骨后淋巴结和支气管周围淋巴结为主，肺门淋巴结侵犯相对较少。肿大的淋巴结相互融合及界限不清，气管支气管可受压，且可侵犯纵隔大血管结构，增强后不均匀强化为主，常伴有心包及双侧胸腔积液。

2. 血行播散性肺结核 急性血行播散型肺结核常有明显的结核中毒症状，如高热、盗汗、消瘦、咯血、胸痛。影像表现为两肺弥漫分布的直径 1～3mm 的粟粒结节影，结节呈典型的"三均匀"，即大小、密度、分布均匀。慢性或亚急性血行播散性肺结核起病缓慢，病程迁延，临床症状可表现为发热、盗汗、乏力等。影像表现为以上中肺野为主的 3～7mm 的结节影，其大小、密度及分布不均匀。部分患者伴纵隔和（或）肺门淋巴结肿大，可伴不同程度的胸腔积液或胸膜增厚。

3. 肺血行转移瘤 两肺结节一般为多发，大小不等，以中、下肺为多见，呈随机分布特点。大多有原发恶性肿瘤史，可伴有胸腔积液、胸椎或肋骨等骨质破坏。

【诊断价值】

1. 胸部 X 线片 可初步显示结节病肺内病灶、肺门或纵隔增大的淋巴结，对细小病灶显示能力有限。可用于肺结节病治疗后随诊复查。

2. CT 检查 CT 检查对结节病肺内细小病灶、病灶形态特点及分布范围、肺门或纵隔增大的淋巴结等显示很好，有助于病变分期。HRCT 是其首选影像检查方法。

3. MRI 检查 MRI 检查对显示肺门和纵隔淋巴结有较大优势，对肺内病变分布、形态特点显示较差。

【注意事项】

1. 流行病学 结节病是多系统多器官受累的肉芽肿性疾病，在寒冷地区较为多发，黑人较白人多见，欧洲发病率最高。女性多于男性，多见于 20～40 岁中青年人。病因尚不清楚，多数学者认为是某些致结节病抗原作用下机体细胞免疫和体液免疫功能紊乱的结果。

2. 临床上大部分患者起病隐匿,症状轻微,且无特异性,呼吸系统症状有不同程度的咳嗽、咳痰、咯血、胸闷、气急等。部分患者有皮肤损害及眼部等肺外症状,对诊断可能有参考价值。

3. 实验室 Kveim 试验阳性率高,血清血管紧张素转换酶(SACE)活性升高、高血钙、高尿钙、碱性磷酸酶增高对诊断一定参考价值,但 Kveim 试验检查目前较少开展。

【诊断思维与点评】

典型的肺结节病影像学表现具有特征性,表现为两肺弥漫对称分布小结节、斑片状磨玻璃影,两侧肺门对称性淋巴结肿大,和(或)伴纵隔淋巴结肿大,诊断并不困难。需要注意的是,首先伴肺部弥漫性小结节、斑片状磨玻璃密度影的病变种类多,存在异病同影及同病异影,且多数病例 CT 表现缺乏特异性,需紧密结合临床和 CT 表现加以综合分析,才能做出正确的诊断。其次如果以肺门淋巴结或和纵隔淋巴结肿大为主,需要仔细分析肿大淋巴结的分布部位、是否相互融合、钙化、坏死及增强特点,以便进行与淋巴瘤、淋巴结转移瘤及淋巴结结核鉴别。HRCT 可清晰显示肺内细微结构,是目前诊断肺弥漫性病变的首选方法。

七、肺韦格纳肉芽肿

韦格纳肉芽肿(Wegener granulomatosis,WG)是一种原因不明的坏死血管炎性肉芽肿病,全身器官及组织均可受侵,但以上、下呼吸道、肾和皮肤为主。可仅侵犯呼吸道,为局灶型,在肺内形成坏死性肉芽肿。

【病理与临床】

1. 病理改变 病理主要以小动脉、静脉及毛细血管壁的炎症为特征。肺及皮肤小血管类纤维蛋白变性,血管壁有中性粒细胞浸润,出现局灶性坏死性血管炎。

2. 临床表现 男性稍多于女性,好发年龄为40~50岁。临床表现多样,可累及多系统。典型的韦格纳肉芽肿有三联征:即上呼吸道、肺和肾脏病变表现。上呼吸道及肺症状有鼻塞、流涕、咽痛、声嘶,进而有咳嗽、咯血和胸痛等,常伴有发热、体重减轻和贫血。肾脏病变表现为蛋白尿、红、白细胞及管型尿。眼部症状有眼球突出、结膜炎、角膜溃疡、表层巩膜炎、虹膜炎、视网膜血管炎、视力障碍等。皮肤病变表现为紫癜、多形红斑、斑疹、瘀点(斑)、丘疹、皮下结节、坏死性溃疡形成以及浅表皮肤糜烂,以皮肤紫癜最为常见。血清学检查 ANCA 呈阳性。

【影像学表现】

1. X 线表现 表现为肺内多发结节团块状、斑片状影,大小不一,边缘锐利或模糊,可不规则,可见坏死、空洞形成,可伴胸膜增厚(图3-14-18)。

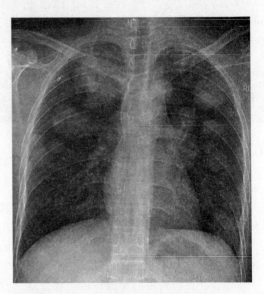

图 3-14-18 肺韦格纳肉芽肿的 X 线表现
X 线平片示两肺多个结节团块状影,大小不一,边界清楚,以两上肺明显

2. CT 表现 肺部病灶主要表现为多发结节团块状、斑片状实质性病变,无明显特异性,但有以下特征:

(1)多样性:可为团块、结节、粟粒、斑片状,以团块状或结节状为最常见表现(图3-14-19)。病灶大小不一,最大的可达10cm,多为2~3cm,边缘锐利或模糊,可不规则,密度均匀或出现坏死,常见空洞形成,空洞壁可厚可薄,一般较厚,空洞内壁可不规则,有壁结节。肿块或结节周围常见血管滋养征或支气管充气征,且伴有出血所致的晕征。

(2)多发性:大多数为多发病灶,常侵犯两肺,或一侧肺上下肺野,单个病灶极少见。

(3)多变性:肺内浸润性阴影表现为斑片状阴影,密度不均,可有支气管充气征,为肺部血管炎所致的肺出血和肺梗死,常呈楔形,病灶在短期内可消失,而另一处又出现新的病灶。

(4)其他:纵隔及肺门淋巴结少见,可出现少量胸腔积液。常合并鼻窦炎、鼻部软组织肿块及邻近的骨质破坏。常合并喉部肉芽肿阻塞及气道狭窄。

【诊断要点】

1. 男性稍多于女性,好发年龄为40~50岁。

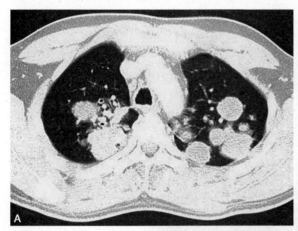
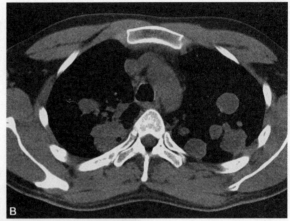
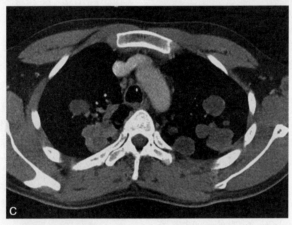

图 3-14-19　肺韦格纳肉芽肿的 CT 表现

A. CT 平扫肺窗示两肺上叶多个结节团块状影,大小不一,边界清楚,周围见少量斑片状影;B. CT 平扫纵隔窗示结节团块状影密度较均匀;C. CT 增强纵隔窗示病灶轻度强化

临床表现呈多系统及多样性。典型的韦格纳肉芽肿有三联征:即上呼吸道、肺和肾脏病变,表现为鼻塞、流涕、咽痛、声嘶、咳嗽、咯血、胸痛;蛋白尿、红、白细胞及管型尿;皮肤紫癜、结节、溃疡和坏死等。

2. X 线及 CT 显示肺部多发结节团块状、斑片状影,具有多样性、多空洞性、多发性、多变性等特点。可伴有副鼻窦黏膜增厚等炎症影像表现。

3. 血清学检查 ANCA 呈阳性。

【影像报告书写的注意事项】

1. 注意描述病变分布特点。

2. 注意描述病变特点,如团块状、结节状、粟粒状、斑片状,是否有空洞,结节肿块有无晕征及血管滋养征等特点,并注意随访病灶的多变性。

3. 临床多系统受累及血清学检查 ANCA 呈阳性都是重要的参考信息。

【鉴别诊断】

韦格纳肉芽肿肺内病变无特异性,要与肺结核、肺炎性假瘤、周围型肺癌等鉴别。有时鉴别较困难,需要注意病灶的多样化、多发性、多变性及多空洞性的特点,再结合临床症状来考虑,最后确诊有赖于鼻咽部或肺病变的活检。

1. 肺结核　病灶多发生在肺上叶尖后段、下叶背段。病灶形态多样,呈现渗出、增殖、纤维、钙化、空洞和干酪性病变。可伴有支气管播散和胸腔积液、胸膜增厚与粘连。结核球直径多在 3cm 以内,周围可有卫星病灶。PPD(结核菌纯化蛋白衍生物)试验阳性。

2. 肺炎性假瘤　病灶边缘光滑锐利,直径多在 1~4cm,密度较均匀,周围肺野清晰,肿块周围可见长毛刺,CT 增强扫描强化较明显。可伴有胸膜增厚,粘连。病灶增长缓慢或无增长。

3. 周围型肺癌　周围型肺癌多为肺内孤立性圆形或椭圆形肿块、结节,轮廓不规则,有分叶或切迹,边缘见细短的毛刺影,中心部分坏死液化,可形成厚壁空洞,壁内缘凹凸不平,多无液平面。

【诊断价值】

1. 胸部 X 线片 可初步显示韦格纳肉芽肿肺内结节病灶及其分布特点,对病灶内部结构如坏死、空洞显示有一定局限性。可用于其治疗后随诊。

2. CT 检查 CT 检查对韦格纳肉芽肿肺内病灶及其分布特点、病灶内部结构如坏死、空洞显示很好。

3. MRI 检查 MRI 检查组织分辨率很高,对肺内较大病灶及其内部结构如坏死、空洞显示有一定价值。

【注意事项】

1. 流行病学 是一种原因不明的坏死血管炎性肉芽肿病,累及全身器官及组织,以上、下呼吸道、肾和皮肤为主。男性稍多于女性,好发年龄为 40~50 岁。临床表现多样,对诊断可能造成一定困难。

2. 要注意结合临床表现三联征:即上呼吸道、肺和肾脏病变。

3. 血清学 ANCA 检查结果对诊断有重要价值。

【诊断思维与点评】

典型的韦格纳肉芽肿影像学表现为肺内多发结节团块状、斑片状影,大小不一,边缘锐利或模糊,可不规则,可见坏死,空洞形成。病灶具有多发性、多空洞性、多样性及多变性特点。需要注意的是,首先韦格纳肉芽肿多数病例影像表现缺乏特异性,需要紧密结合临床和 CT 表现加以综合分析,才能做出正确的诊断;其次 CT 可清晰显示病灶内细微结构,是目前诊断肺韦格纳肉芽肿的首选检查方法。

八、肺泡微石症

肺泡微石症(pulmonary alveolar microlithiasis, PAM),是一种少见的慢性肺部疾病,以肺泡内广泛存在的播散性含钙、磷盐为主的微小结石为其特征。病因至今不明,50%~77% 有家族发病倾向,均限于同胞之间,考虑可能为一种常染色体隐性遗传性疾病。另认为与先天性的代谢紊乱及异常刺激或感染渗出后钙盐沉积有关。

【病理与临床】

1. 病理改变 主要病理改变为肺泡内见大量钙磷复合物组成颗粒,直径 0.1~0.3mm,呈同心圆状分层结构,似洋葱头皮,无明显炎性反应及间质变化。外观肺质坚硬,切面有砂粒感。

2. 临床表现 本病可发生于任何年龄,发病年龄多在 30~50 岁,性别无明显差异。影像学改变明显而临床症状轻微是肺泡微石症的一大特点。多数患者在发病前无症状,常在体检时发现。可有咳嗽,偶尔咳出微结石痰,听诊肺底呼吸音减低。严重者出现活动后气短、呼吸困难、发绀、咯血和杵状指趾。病程发展缓慢。

【影像学表现】

1. X 线表现 两肺弥漫分布的小结节影,密度高,边缘清楚,形状不规则,可呈"沙暴"样改变。多位于两肺中下肺野中内带,少数呈磨玻璃或片状阴影。病灶发展较慢。可有肺不同程度纤维化、肺气肿、肺大泡、气胸等。晚期可出现肺动脉高压及肺心病。

2. CT 表现 表现为两肺弥漫分布粟粒状高密度、边界清楚、形状不规则的微结石影,直径 <1mm,多位于两肺中下肺中内带,少数重叠呈磨玻璃或片状阴影。可伴有小叶间隔增厚、肺纤维化、肺气肿、肺大泡、气胸(图 3-14-20)。晚期出现肺动脉高压及肺源性心脏病。病灶发展较慢。

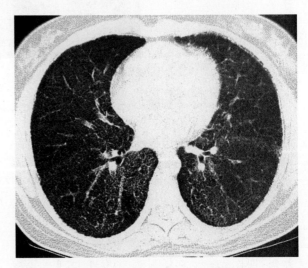

图 3-14-20 肺泡微石症的 CT 表现
CT 平扫肺窗示两肺弥漫分布粟粒状高密度、边界清楚的微结石影,少数重叠呈磨玻璃密度影。部分小叶间隔增厚

3. 影像学分级 影像学根据病灶的范围和密度将其分为轻、中、重三度:①轻度:中下肺野有弥漫性微结石影,微结石之间边界较清,上肺野清晰,肺门正常,膈肌、肋膈角、心膈角和心影轮廓清晰,多无临床症状,实验室检查多正常;②中度:两肺弥漫性微结石影多位于第二肋间以下分布,微结石无融合,左右心缘部分被遮盖,大多数仅有轻度临床

症状,肺功能检查有换气功能障碍;③重度:整个肺野见弥漫性微结石影,以中下肺野更明显,心脏外形、肋膈角、横膈轮廓均被掩盖消失,肺门淋巴结不肿大。

【诊断要点】

1. 多见于30～50岁,多数发病前无症状,常体检发现。咳出微结石痰对诊断有较大价值。

2. 影像学表现有一定特点,两肺见弥漫分布粟粒状高密度、边界清楚、形状不规则的微结石影,多位于两肺中下肺野中内带,可呈"沙暴样"改变。

【影像报告书写的注意事项】

1. 注意描述病变分布特点。

2. 注意描述病变特点是微结石影。

3. 临床检查是重要的参考信息。

【鉴别诊断】

表现为肺弥漫性小结节或粟粒状阴影的病变较多,本病主要需与以下疾病进行鉴别诊断:

1. 尘肺 有长期吸入粉尘职业病史,首先在两上肺野出现多个圆形小结节影,两侧对称,以外侧更为明显,肺尖不受累及。病灶向中下肺野发展,病灶可融合。肺门淋巴结可增大及蛋壳样钙化。

2. 特发性肺含铁血黄素沉着症 多见于儿童,多有反复咯血、气急、发热和缺氧发绀等症状。两肺可出现密度较淡的、大小不等的结节状阴影和片状浸润,结节密度远比肺泡微石为低。

3. 肺血行转移瘤 结节一般为多发,大小不等,两肺分布,以中、下肺多见,结节密度远比肺泡微石为低。大多有恶性原发肿瘤病史,可伴有胸腔积液、胸椎或肋骨等骨质破坏。

【诊断价值】

1. 胸部X线片 可较好全面显示肺泡微石影在肺部分布情况,但对细小微石影显示能力有限。

2. CT检查 CT检查对细小微石病变分布范围、形态特点、肺大泡等显示很好。HRCT是其首选影像检查方法。

3. MRI检查 MRI检查对微石病变形态及信号特点显示较差,对诊断与评价肺泡微石症价值有较大限制。

【注意事项】

1. 流行病学 本病可发生于任何年龄,多数患者在发病前无症状,常在体检时发现。因原因不明及发病机制不清,临床症状较轻,对诊断可能造成一定困难。

2. 临床表现无寒战、高热及可有咳出微结石痰对诊断有参考价值。

【诊断思维与点评】

典型的肺泡微石症影像学表现具有一定特征性,表现为两肺弥漫分布粟粒状高密度、边界清楚、形状不规则的微结石影,多位于两肺中下肺野中内带,诊断并不困难。需要注意的是,HRCT可清晰显示细小微结石形态及分布特点,是目前诊断肺泡微石症首选方法。能谱CT能显示病灶组织细微变化及能谱特点,对肺泡微石症的诊断价值有待去研究探讨。

九、硅沉着病

硅沉着病(silicosis)是由于长期吸入大量含游离二氧化硅的粉尘所引起的以肺纤维化改变为主的肺部疾病。硅沉着病是最多见的职业性肺病(尘肺)的最常见类型。

【病理与临床】

1. 病理改变 硅沉着病是由于长期吸入大量含游离二氧化硅的粉尘所引起的以肺纤维化改变为主的肺部疾病。主要病理改变为肺组织内硅结节和弥漫性间质纤维化。硅结节是硅沉着病的特征性病变,由呈同心圆状或旋涡状排列的、已发生玻璃样变的胶原纤维构成;边界清楚,直径2～5mm,呈圆形或椭圆形,灰白色,质硬,触之有砂样感;可发生坏死,形成硅沉着病性空洞。可伴胸膜增厚及肺门淋巴结硅结节形成和钙化。

2. 临床表现 早期多无明显症状,中晚期出现症状且多无特异性。主要表现为咳嗽、咳痰,偶有咯血、活动后呼吸困难、胸闷和紧缩感,听诊呼气音延长、呼吸音减弱等,合并感染时两肺可听到干湿啰音。

【影像学表现】

1. X线表现

(1)肺部改变:最早的表现为肺内出现圆形或类圆形结节影,大小相似,形态一致,密度比较接近,直径一般为1～3mm,多分布在两肺中下野外带,以右侧为多(图3-14-21)。晚期硅结节病灶融合成团块状大阴影,边界清楚,伴条索阴影与肺门或胸膜相连。融合团块可呈单个或多个,多见于两肺上野外带,往往呈八字形、翼状或香肠状。气管纵隔移位、变形、扭曲;心脏被牵拉移位;肺门上移致使增粗的肺纹呈"垂柳状";膈胸膜因粘连收缩呈现天幕状阴影。肺门淋巴结肿大,增大巴结边缘形成一层很薄而很致密的"蛋壳样"环状钙化阴影,为硅沉着病特征影像。肺间质纤维化呈现不规则致

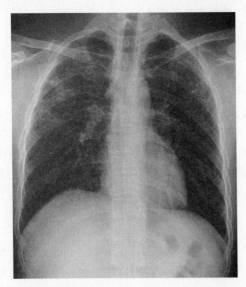

图 3-14-21 硅沉着病的 X 线表现
X 线平片示两肺弥漫分布小结节影,边界较清楚,少数可见钙化

密线条状阴影。

(2)胸膜改变:胸膜肥厚及粘连、肋间隙变窄、肋膈角消失及纵隔心包粘连等。

2. CT 表现

(1)肺部改变:两侧中下肺胸膜下区域分布圆形或类圆形结节影,大小相似,形态一致,密度较高且比较接近,直径一般为 1~3mm(图 3-14-22)。结节可融合成团块状大阴影,边界清楚,伴条索阴影与肺门或胸膜相连。融合团块多位于两肺上叶,可呈八字形、翼状或香肠状对称性分布。气管、纵隔

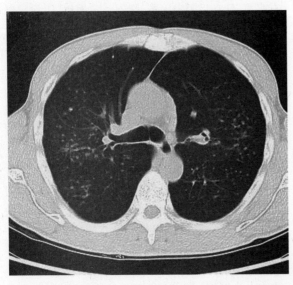

图 3-14-22 硅沉着病的 CT 表现
CT 平扫肺窗示两肺弥漫分布小结节影,边界较清楚,部分病灶见钙化

及心脏被牵拉移位。肺门淋巴结肿大,边缘可见"蛋壳样"环状钙化阴影,为硅沉着病特征影像。肺间质纤维化表现为不规则致密线条状阴影、小叶间隔增厚,肺内或呈"磨玻璃样"改变(图 3-14-23)。

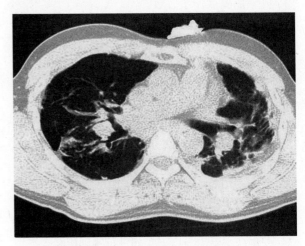

图 3-14-23 硅沉着病的 CT 表现
CT 平扫肺窗示两肺弥漫分布小结节影、肺间质纤维化及胸膜增厚

(2)胸膜改变:胸膜肥厚、粘连及纵隔心包粘连。

【诊断要点】

1. 有游离二氧化硅职业接触史。

2. 影像学表现特点 两侧中下肺圆形或类圆形结节影,大小相似,形态一致,密度较高;结节可融合成团块状大阴影,多位于两肺上叶外周区域,可呈八字形;肺门淋巴结肿大及"蛋壳样"环状钙化;肺间质纤维化。

【影像报告书写的注意事项】

1. 注意描述病变分布特点。

2. 注意描述病变形态特点,包括硅结节、融合及钙化特点。

3. 要紧密结合临床职业接触史。

【鉴别诊断】

肺弥漫性结节及纤维化病变较多,本病主要需与以下疾病进行鉴别诊断:

1. 继发性肺含铁血黄素沉着症 最常见是继发于心脏病,如二尖瓣狭窄和各种原因引起的慢性心脏衰竭。由于肺淤血,患者可出现反复咯血,含铁血黄素沉积于肺内,巨噬细胞吞噬,形成多发肺内密度较高的细小结节影。结合临床心脏病史、心功能衰竭体征、肺淤血及胸腔积液,一般不难鉴别。

2. 血行播散性肺结核 有结核中毒症状。急性粟粒型肺结核影像表现为两肺大小、密度、分布

三均匀的粟粒小结节影。亚急性和慢性血行播散性肺结核表现为两上中肺野大小不等、密度不均的病灶。抗结核治疗有效。

3. 肺结节病　可累及全身多系统，最常累及双肺及纵隔/肺门淋巴结，表现为对称性肺门淋巴结肿大，伴有肺部浸润，肺部病变广泛对称地分布于两侧肺，呈支气管血管束光滑性或结节性增粗，伴有弥漫性淋巴周围分布性结节，可见串珠征及结节星系征。Kveim 试验阳性。

【诊断价值】

1. 胸部 X 线片　X 线胸片可全面显示硅沉着病病灶分布情况。但对其早期细小结节及磨玻璃样病灶显示能力有限。可用于其治疗后随访观察。

2. CT 检查　CT 检查对硅沉着病肺内细小结节及磨玻璃样病灶、各种病灶形态特点、小叶间隔增厚、肺门或纵隔淋巴结增大及钙化等显示最佳，有利于其诊断与鉴别诊断。HRCT 是硅沉着病首选影像检查方法。

3. MRI 检查　MRI 检查对诊断硅沉着病肺门或纵隔淋巴结肿大有一定优势。对其肺内病变形态及信号特点显示较差。

【注意事项】

1. 流行病学　有游离二氧化硅职业接触史。

2. 临床表现早期多无明显症状，中晚期出现肺部进行性呼吸困难等症状且多无特异性。

3. 硅沉着病常合并肺结核或肺癌，在与常见肺部弥漫性结节性疾病鉴别时，仍需与这两类疾病鉴别。

【诊断思维与点评】

硅沉着病影像学主要表现为双侧中下肺野弥漫性、对称性分布的圆形或类圆形结节影，大小相似，形态一致，密度较高；结节可融合成团块状大阴影，可呈八字形；肺门淋巴结肿大及"蛋壳样"环状钙化。影像学表现有一定特征性，有助于其诊断。硅沉着病属于职业性肺病，需严格结合游离二氧化硅职业接触史。HRCT 可清晰显示硅沉着病细小结节、磨玻璃样病灶、小叶间隔增厚及肺门或纵隔淋巴结肿大及钙化等，并评估双肺累及程度，是目前诊断与评价硅沉着病的首选影像学检查方法。

十、肺淋巴管平滑肌瘤病

肺淋巴管平滑肌瘤病(pulmonary lymphangio-leiomyomatosis，PLAM)是一种罕见的原因不明的弥漫性肺部疾病。主要病理改变为淋巴管、小血管、小气道及其周围类平滑肌细胞的异常增生，形成结节或肿块，引起淋巴管、小血管、小气道管腔狭窄和阻塞。

【病理与临床】

1. 病理改变　主要病理表现为淋巴管、小血管、小气道及其周围类平滑肌细胞的异常增生。终末细支气管外、肺泡壁和胸膜上有不典型的平滑肌细胞，呈饱满梭形具有圆形或卵圆形核，胞浆苍白。肺泡内主要为增生的 II 型肺泡上皮细胞及含铁血黄素巨噬细胞。肺泡、淋巴管极度扩张和扭曲。肺组织活检免疫组化染色显示平滑肌有特异性改变及胸腔积液中找到未成熟的平滑肌细胞具有确诊价值。

2. 临床表现　均发生在绝经前妇女，约70%发生在 20～40 岁之间。慢性进行性呼吸困难、咯血较常见；50% 有反复自发性气胸；25% 的患者发生单侧或双侧乳糜胸是本病的特征性改变。体格检查可有呼吸音减弱或消失，约22%的患者可闻及呼气末啰音。杵状指趾少见。另常见因乳糜液回流受阻引起的腹腔积液、纵隔、肺门及腹膜后淋巴结肿大。

【影像学表现】

1. X 线表现　早期可无明显异常，或表现为磨玻璃密度影。随病情发展出现弥漫性均匀性分布小结节影，从粟粒状到中等大小的结节状或网状结节影，同时有不规则的网状和线条状阴影。肺野中可见模糊不清的少量囊性变，肺体积明显增大，类似肺气肿(图 3-14-24)。淋巴阻塞可形成 Kerley B 线。同时可见单侧或双侧乳糜性胸腔积液且反

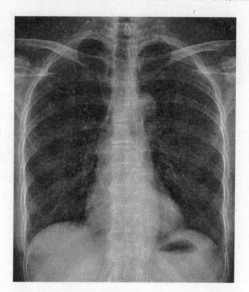

图 3-14-24　肺淋巴管平滑肌瘤病的 X 线表现
X 线平片示两肺纹理稍多，两肺隐约见多个囊状透亮区

复发生。常伴有气胸或纵隔气肿发生。

2. CT表现 可以明确显示出普通胸片显示不清的肺囊肿。常规CT表现为两肺密度减低，体积增大，呈肺气肿样改变，易误诊为肺气肿。HRCT可见：

（1）两肺弥漫性肺含气囊肿：肺囊肿具有显著特点，表现为全肺均匀分布的大小不等的薄壁含气囊肿，直径在0.5~5cm之间，囊壁厚度多<2mm，囊腔间肺组织相对正常（图3-14-25）。早期囊肿较小，随病情发展囊肿加大，部分可融合成肺大疱。可见肺小血管影可位于囊状影边缘，但绝不出现于囊腔中央。

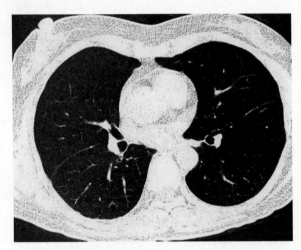

图3-14-25 肺淋巴管平滑肌瘤病的CT表现
CT平扫肺窗示两肺支气管血管束稍多，两肺见多个大小不等囊状含气低密度影

（2）约50%患者伴有气胸，甚至纵隔气肿。

（3）约5%患者可见小结节影，为肿大的囊肿压迫小淋巴管、小血管及小气道，管壁周围平滑肌细胞过度生长所致。

（4）少数合并肺出血，可见斑片状阴影，发生肺泡含铁血黄素沉积时，可见肺内斑点状略高密度影及小叶间隔增厚。

（5）其他：部分可见纵隔淋巴结肿大。可反复发生单侧或双侧乳糜性胸腔积液。晚期出现两肺弥漫分布的网状影及网状结节影。腹部可表现为肾血管平滑肌脂肪瘤及腹腔后腹膜淋巴结肿大、淋巴管瘤、腹腔积液。

【诊断要点】

1. 育龄妇女出现进行性呼吸困难、类似肺气肿的临床表现，并反复发生自发性气胸和（或）乳糜胸应考虑本病的可能。

2. 影像学表现 全肺均匀分布的大小不等的薄壁含气囊肿，随病情发展囊肿加大；可出现反复气胸及单/双侧乳糜性胸腔积液。

3. 肺组织活检免疫组化染色显示平滑肌有特异性改变及胸腔积液中找到未成熟的平滑肌细胞具有确诊价值。

【影像报告书写的注意事项】

1. 注意描述病变分布特点。

2. 注意描述病变特点，特别是肺囊肿、气胸及单侧或双侧乳糜性胸腔积液，并仔细观察囊腔中央有无小血管影。

3. 临床表现慢性进行性呼吸困难、咯血及胸腔积液等都是重要的参考信息。

【鉴别诊断】

肺淋巴管平滑肌瘤病需与能引起进行性呼吸困难、易发生自发性气胸和肺内出现弥漫性多发性气囊的疾病相鉴别，如先天性支气管肺囊肿、小叶中央型肺气肿、肺组织细胞增生症等。

1. 先天性支气管肺囊肿 是一种肺部先天性畸形，影像表现为边界清晰的圆形或椭圆形的致密影，合并感染或与支气管相通时，呈圆形或椭圆形壁薄的透亮空腔影，可伴气液平。多发肺囊肿可呈蜂窝状。不伴有单侧或双侧乳糜性胸腔积液。

2. 小叶中央型肺气肿 HRCT上也表现为两肺内弥漫性类圆形低密度影，但无壁，且分布不均，以两上肺最多见，低密度区中央可见点状肺小血管影。且常见于有吸烟史的中老年男性患者。

3. 肺组织细胞增生症 约90%见于吸烟者，且多见于20~40岁，无明显性别差异。病灶多位于两肺中上肺野，呈对称性均匀分布。自发出现的小结节、空洞和囊性变是较为特征性的影像表现。可伴有肋骨溶骨性改变。不伴有单侧或双侧乳糜性胸腔积液。支气管肺泡灌洗液朗格汉斯细胞组织细胞比例>5%。

【诊断价值】

1. 胸部X线片 X线胸片对显示肺淋巴管平滑肌瘤病的肺囊肿、磨玻璃密度影、小结节影及网状结节影有一定局限性，可用于肺淋巴管肌瘤病治疗后的随诊复查。

2. CT检查 CT检查对肺淋巴管平滑肌瘤病的肺囊肿、磨玻璃影、小结节影、网状结节影及病变分布范围显示很好。HRCT是其首选影像检查方法。

3. MRI检查 MRI检查对肺内病变形态特点，特别是肺囊肿显示较差，对诊断与评价肺淋巴管肌瘤病价值有较大局限性。

【注意事项】

1. 流行病学 均发生在绝经前妇女,约70%发生在20~40岁之间,病因不清。

2. 临床上慢性进行性呼吸困难、咯血、反复自发性气胸及乳糜胸是本病的特征性改变。

3. 胸腔积液中找到未成熟的平滑肌细胞具有确诊价值。

【诊断思维与点评】

肺淋巴管肌瘤病早期可无异常或可见磨玻璃密度影,诊断较困难。典型影像学表现为全肺均匀分布、大小不等的薄壁含气囊肿,随病情发展囊肿加大,可有反复气胸及单侧或双侧乳糜性胸腔积液,再结合育龄期妇女的好发年龄及性别特征及进行性加重的呼吸困难病史,对其诊断有较大帮助。HRCT可清晰显示肺内细微结构,是目前显示肺淋巴管肌瘤病肺内含气囊肿特征并与肺内其他疾病鉴别的首选影像学检查方法。肺淋巴管肌瘤病可累及腹部,故常建议同时行腹部增强CT检查,了解有无合并肾血管平滑肌脂肪瘤、腹腔后腹膜淋巴结肿大、淋巴管瘤及腹腔积液等。

十一、肺组织细胞增生症

肺组织细胞增生症(pulmonary cell hyperplasia, PCH)为一种少见的原因不明疾病,病理特征为组织细胞异常增生且具有朗格汉斯细胞特征。肺组织细胞增生症可以原发于肺,也可是全身系统性病变的一部分。

【病理与临床】

1. 病理改变 主要病理表现为朗格汉斯细胞构成的肉芽肿组织,伴有淋巴细胞和炎性细胞浸润。肉芽肿组织中的朗格汉斯细胞形态与正常组织中的朗格汉斯细胞形态大致相仿。肺朗格汉斯细胞肉芽肿病变呈灶性分布,其间被正常的肺组织所分隔。

2. 临床表现 肺组织细胞增生症可发生于任何年龄。仅累及肺脏的肺组织细胞增生症多发生于20~40岁,无明显性别差异。约25%的患者无临床症状,仅在体检时偶然发现。最常见的症状是干咳和呼吸困难;其他临床症状包括胸痛、乏力、体重下降、发热及反复发作的气胸。约半数的患者发病前有鼻炎的病史。

【影像学表现】

1. X线表现 结节病灶呈两肺对称性中上肺野分布。早期特征性表现为直径小于5mm、边界模糊的小结节状阴影。典型表现为网状结节影,伴囊性病变同时存在。晚期结节状阴影通常消失,表现为多发肺囊性变、假肺气肿、肺容积的增加、反复气胸和肋骨溶骨性改变。多无纵隔淋巴结肿大,胸膜多无受累。

2. CT表现 早期主要表现为双侧中上肺对称性均匀分布的直径小于5mm、边界模糊的小叶中央性结节阴影。部分病例可见空洞形成,并伴有壁厚薄不等的囊性改变。病变进一步发展,主要表现为大小不等的囊性病变,囊腔直径常小于1cm,囊腔可以为孤立样,或互相融合,部分形成肺气肿。自发出现的小结节、空洞和囊性变是肺组织细胞增生症较为特征性的表现(图3-14-26)。

【诊断要点】

1. 多见于20~40岁,无明显性别差异。约25%的患者无临床症状,体检时偶然发现。最常见

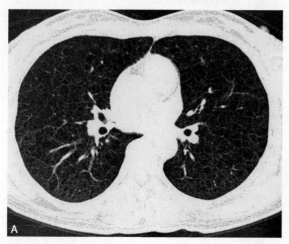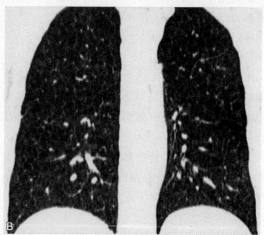

图3-14-26 肺组织细胞增生症的CT表现

A、B. CT平扫轴位及MPR冠状位肺窗示两肺大小不等囊性病变及小结节影,部分囊性病变互相融合

的症状是干咳和呼吸困难。

2. 影像学表现 病灶多位于两肺中上肺野，对称性均匀分布。自发出现的小结节、空洞和囊性变是较为特征性的影像表现。可伴有肋骨溶骨性改变。

3. 支气管肺泡灌洗液朗格汉斯细胞组织细胞大于5%对确诊有较大价值。

【影像报告书写的注意事项】

1. 注意描述病变分布特点。

2. 注意描述病变特点，特别是小结节、空洞和囊性变。

3. 临床及支气管肺泡灌洗液等检查都是重要的参考信息。

【鉴别诊断】

肺组织细胞增生症需与特发性肺间质纤维化、先天性支气管肺囊肿、肺大泡等鉴别。

1. 特发性肺间质纤维化 影像表现以网格影和蜂窝肺为主要特征，经常伴有牵拉性支气管扩张，其中蜂窝肺是诊断肯定重要的依据。病灶分布特征是以双下肺和外带分布为主，呈不对称性。支气管肺泡灌洗回收液细胞总数增高，中性粒细胞比例增加是特发性肺间质纤维化比较典型的改变。

2. 先天性支气管肺囊肿 是一种肺部先天性畸形，影像表现为边缘清晰的圆形或椭圆形的致密阴影，或壁薄的透亮空腔影，囊肿中可有液平面。多发肺囊肿可呈蜂窝状。

3. 肺大泡 肺大泡是由于各种原因导致肺泡腔内压力升高、肺泡壁破裂、互相融合，在肺组织形成的含气囊腔。影像表现为肺野内大小不等、数目不一的薄壁空腔。大泡周围可有受压致密的肺组织阴影，有时（如合并感染时）内可见液平面。多无网状影、网状结节影表现。

【诊断价值】

1. 胸部X线片 X线胸片对肺组织细胞增生症的肺内囊性改变、小结节影及小空洞影显示能力有限，但可用于肺组织细胞增生症治疗后随诊复查。

2. CT检查 CT检查影像对肺组织细胞增生症的病变分布范围、肺内囊性改变、小结节影及小空洞影等显示很好，HRCT是肺组织细胞增生症的首选影像检查方法。

3. MRI检查 MRI检查无X线辐射，对肺组织细胞增生症的肺内病变及形态特点显示较差，诊断价值有较大局限性。

【注意事项】

1. 流行病学 多发生于20～40岁，无明显性别差异。病因不清。

2. 临床上部分患者无临床症状，体检时偶然发现。最常见的症状是干咳和呼吸困难。

3. 支气管肺泡灌洗液朗格汉斯细胞组织细胞大于5%对确诊有较大价值。

【诊断思维与点评】

肺组织细胞增生症早期可无异常。影像学上典型病灶多位于两肺中上肺野，呈对称性均匀分布，伴自发出现的小结节、空洞和囊性变。可伴有肋骨溶骨性改变。不伴有单侧或双侧乳糜性胸腔积液。支气管肺泡灌洗液朗格汉斯细胞组织细胞大于5%对其诊断有较大帮助。需要注意的是，首先以肺部弥漫性囊性低密度影为主要表现的病变种类多，且多数病例CT表现缺乏特异性，需紧密结合临床和CT表现加以综合分析，才能做出正确的诊断。其次，HRCT可清晰显示肺内细微结构，是目前诊断肺组织细胞增生症的首选影像学检查方法。

【思考题】

1. 肺泡蛋白质沉着症的影像表现特点及鉴别诊断是什么？

2. 肺结节病的影像表现特点及鉴别要点是什么？

3. 肺韦格纳肉芽肿的影像表现特点及鉴别诊断是什么？

4. 以肺弥漫性网状影为主的常见疾病有哪些及鉴别要点是什么？

5. 以肺弥漫性结节影为主的常见疾病有哪些？鉴别诊断是什么？

6. 以肺弥漫性高密度实变影为主的常见疾病有哪些？鉴别诊断是什么？

7. 以肺弥漫性低密度为主的常见疾病有哪些？鉴别诊断是什么？

（谭理连　陆普选）

第十五节　肺部结缔组织疾病

结缔组织疾病是一组自身免疫性疾病，易侵犯关节以及脏器的结缔组织、血管等。结缔组织疾病主要包括系统性红斑狼疮、干燥综合征、类风湿性关节炎、系统性硬化、炎性肌病等。结缔组织疾病容易侵犯肺脏，但其胸部影像表现缺乏特征性，故肺结缔组织疾病的定性需结合临床特点、实验室检查、胸部影像表现以及病理学检查做出综合诊断。

一、系统性红斑狼疮

【病理与临床】

1. 病理改变　系统性红斑狼疮易累及胸膜和肺，主要表现为胸膜、心包的增厚和渗出，以及肺内的感染、狼疮肺炎及纤维变。感染、肾功能衰竭、中枢神经系统损伤、心血管系统等合并症是死亡的主要原因。

2. 临床表现　多见于青年女性，临床表现复杂多样。早期症状不典型，不易诊断。病变反复发作、侵犯多脏器后，可出现相应的临床症状。全身症状主要为发热、体重减轻、乏力等；皮肤黏膜症状主要为皮肤红斑、光过敏、口腔溃疡、雷诺现象等；骨骼肌肉系统症状主要为僵硬、关节疼痛、肌痛等；呼吸系统症状常有干咳，或咳少许黏痰并有气急和胸痛；还可出现淋巴结肿大、肝脾肿大、心包炎等症状。颜面部蝶状红斑为急性皮肤红斑狼疮的特殊性表现，但出现率不超过50%。

3. 实验室检查　常表现为溶血性贫血、白细胞降低、血沉加速；血清 γ 球蛋白升高，C3、C4 降低；抗核抗体（ANA）、抗 ds-DNA、抗 SM 抗体、抗 RNP、抗 SSA、抗 SSB 阳性。胸腔积液为渗出液，白细胞计数不高，以单核细胞为主，积液 ANA 阳性，积液 ANA:血浆 ANA≥1。

【影像学表现】

早期胸部影像表现多正常，大部分患者可在病程的某一阶段出现某些异常表现。

1. X 线胸片

（1）少量或中等量胸腔积液，经激素治疗可消失，部分可自行消失。大量胸腔积液往往提示合并感染。胸膜增厚较轻。

（2）急性狼疮肺炎表现为密度不均匀的斑点状或片状气腔实变或磨玻璃样密度影，呈肺叶段分布或散在分布，可呈游走性，常合并胸膜病变，用激素治疗效果良好。慢性狼疮肺炎表现为网状索条影或网状结节状阴影，以两中下肺多见，多伴有代偿性肺气肿、肺大泡。晚期可出现蜂窝状肺、肺体积缩小、膈肌升高等。

（3）狼疮晚期肾功能衰竭引起肺水肿，表现为两肺门周围及中下肺野绒毛状或蝴蝶翼状实变阴影。预后差，病死率高。

（4）心包（炎症和积液）和心肌病变可引起心影普遍性增大，肾性高血压可引起左室增大。

（5）系统性红斑狼疮累及呼吸肌，患者可出现肺萎缩综合征，表现为双侧膈肌抬高、肺容积缩小、呼吸困难及限制性通气障碍。

（6）较少发生肺动脉高压和肺栓塞。

2. CT 检查

（1）半数以上的患者可见少量至中等量的胸腔积液（图 3-15-1），胸膜粘连、增厚较常见。

（2）早期表现为肺内结节、斑片或磨玻璃样变，多位于中下肺和胸膜下，内常可见支气管充气征，用激素治疗后病变可短期内吸收。中晚期常表现小叶间隔增厚和胸膜下线。肺泡出血常表现为肺内斑片或磨玻璃样变（图 3-15-2）。

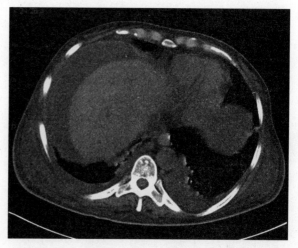

图 3-15-1　系统性红斑狼疮患者胸腔积液的 CT 表现
纵隔窗示双侧胸腔积液伴左肺下叶膨胀不全，并可见腹腔积液

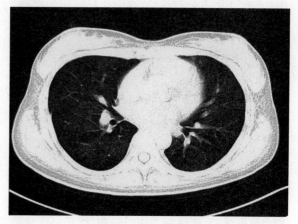

图 3-15-2　系统性红斑狼疮患者肺泡出血的 CT 表现
肺窗示双肺弥漫的磨玻璃样影

【诊断要点】

系统性红斑狼疮的胸部影像表现是非特异性的，必须结合临床资料和影像表现考虑肺内病变性质。

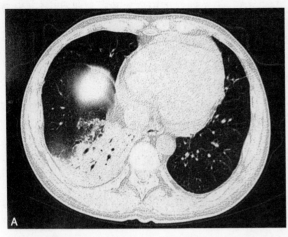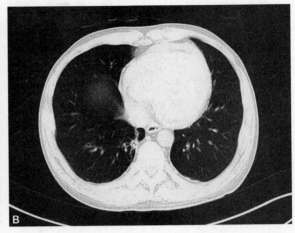

图3-15-3 系统性红斑狼疮患者肺内感染的CT表现

A. 肺窗示右肺下叶内、后基底段大片实变,内可见支气管充气征;B. 抗感染治疗后,肺窗示右肺下叶病灶吸收

【鉴别诊断】

1. 系统性红斑狼疮继发性肺内感染　亦表现为浸润性阴影,故诊断急性狼疮肺炎时,首先要除外病毒、细菌、真菌、结核等感染性肺炎。患者发热,血白细胞增高,抗生素治疗有效,多为肺内感染(图3-15-3)。合并霉菌或病毒感染,则鉴别比较困难。

2. 结核性胸膜炎　系统性红斑狼疮性胸腔积液应与结核性胸膜炎鉴别,后者积液量较大且单侧性居多,肺内尚有结核病灶,结核菌素试验强阳性。

3. 恶性肿瘤　系统性红斑狼疮性胸腔积液及心包积液应与恶性肿瘤所者鉴别,后者多为血性。

【诊断价值】

胸部HRCT为首选,X线胸片仅能用于初筛,胸部MRI检查极少应用。

二、类风湿性关节炎

【病理与临床】

类风湿性关节炎是以关节慢性炎症和毁损为主要表现的全身性疾病,可累及肺、胸膜。类风湿性关节炎影响肺部的形式是多种多样的。类风湿性关节炎愈严重,并发肺间质纤维化的机会愈多,占2%~5%。

1. 病理改变　类风湿性关节炎累及肺部,早期为淋巴细胞、浆细胞等间质浸润,之后以纤维组织增生为主。类风湿性肺结节表现为胸膜下或肺间质的坏死性结节,结节的中心为不规则的类纤维蛋白坏死,外周由排列成栅栏状的大单核细胞和一层肉芽组织包围,组织结构与类风湿性皮下结节相同。

2. 临床表现　类风湿性关节炎的女性发病率高于男性,但男性易出现肺部受累。关节疼痛、变形及周围软组织肿胀为常见症状。呼吸系统的症状主要为气急、咳嗽、胸痛和杵状指。有皮下结节者,较多并发肺部间质性病变。

3. 实验室检查

(1) 免疫学检查:类风湿性因子阳性,部分患者ANA阳性。

(2) 胸腔积液检查:一般为草黄色渗出液,少量呈脂性乳糜状。蛋白及乳酸脱氢酶增高。胸腔积液内糖降低甚至无糖而血糖正常,这是诊断类风湿性胸腔积液的重要指标,也是与狼疮性胸腔积液的鉴别诊断要点。补体C3、C4降低。部分患者的胸腔积液中类风湿性因子浓度高于血液浓度或类风湿性因子仅存在于胸腔积液中。

【影像学表现】

1. 胸膜炎　多为没有临床症状的无痛性胸膜炎,表现为胸膜增厚和胸腔积液,多为单侧胸腔积液,少数为双侧胸腔积液。胸腔积液可为少量至大量不等,可短时间吸收或变成慢性。

2. 弥漫性肺间质纤维化　早期表现为双肺下部弥漫性斑片、实变或磨玻璃样阴影,内常可见支气管充气征(图3-15-4);随后表现为弥漫性大小不等的网状结节状阴影;晚期表现为蜂窝状肺,肺容积缩小,膈升高。

3. 类风湿性肺结节　较少见,通常见于重度类风湿性关节炎和有多发皮下结节的患者。结节可为单发亦可多发,多分布在胸膜下,大小不等,平均直径为1~2cm,最大者直径可达7cm,边缘光整,有的可形成空洞。结节的进展与缩小与类风湿性关节炎的病情相并行(图3-15-5)。

4. 类风湿尘肺或Caplan综合征　指同时患

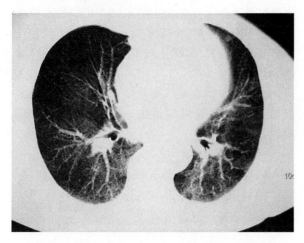

图 3-15-4　类风湿性关节炎患者肺间质性病变的 CT 表现

肺窗示双肺弥漫的磨玻璃样阴影

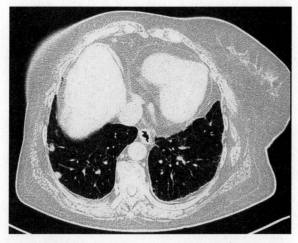

图 3-15-5　类风湿性肺结节的 CT 表现

肺窗示右肺下叶胸膜下两个小结节,其一内可见支气管充气征。左肺下叶胸膜下小叶内间隔/小叶间隔增厚(轻度)

有硅沉着病和类风湿性关节炎的患者在肺周边出现结节。结节单发或多发,边界清晰,直径 0.5 ~ 5cm,半数可见空洞。该结节出现相对较快,而硅沉着病的大块状纤维化发展缓慢。

5. **两上肺纤维化合并囊状气腔/空洞**　多伴肺叶收缩,肺门上提。多数发生在出现关节症状之后,偶发生在关节症状出现前数年。

6. **肺动脉炎和肺动脉高压**　偶尔发生,常与雷诺现象同时存在。还可并发 BOOP、支气管扩张等。

【诊断要点】

类风湿性关节炎的胸部影像表现是非特异性的,必须结合临床资料和影像表现考虑肺内病变性质。胸膜、肺的损害出现在关节炎症状之前时诊断

困难。

【鉴别诊断】

1. 胸腔积液内糖降低甚至无糖而血糖正常、类风湿因子阳性是鉴别类风湿性胸腔积液与狼疮性胸腔积液的要点。

2. 单发类风湿肺结节需与肺结核球、周围型肺癌鉴别,前者常伴有关节症状,类风湿因子阳性,有时需进行活检以明确诊断。

3. 类风湿性关节炎的肺间质纤维化需与特发性肺间质纤维化鉴别,后者肺组织免疫荧光染色无类风湿因子阳性反应,前者临床症状较轻微,发展缓慢。

【诊断价值】

胸部 HRCT 为首选,X 线胸片仅能用于初筛,胸部 MRI 检查极少应用。

三、硬皮病

硬皮病以系统性硬化和局灶性硬皮病最常见,系统性硬化是一种缓慢进展的结缔组织病,以皮肤炎症、变性、增厚和纤维化进而硬化和萎缩为特征,可引起消化道、肺、心脏、肾等多器官损害。女性发病率是男性的 3 倍,发病年龄多在 30 ~ 50 岁之间。

【病理与临床】

1. **病理改变**　表现为广泛的肺小动脉、毛细血管等增生、闭塞和纤维变或纤维性肺泡炎,进展至肺间质纤维化。

2. **临床表现**　雷诺现象见于 90% 的患者,常为本病首发症状。皮肤改变是诊断硬皮病的主要依据,病程可分 3 个阶段即水肿期、硬化期和萎缩期。水肿期皮肤红肿、红斑、水肿、增厚、缺乏弹性;硬化期皮肤呈蜡样,皱纹和皱襞消失,全身性黑色素沉积,出现毛细血管扩张及皮下钙化现象,皮肤硬化致患者面部缺乏表情;萎缩期皮肤萎缩变薄。病变累及呼吸系统常出现咳嗽、气急、呼吸困难、发绀等。

3. **实验室检查**

(1) 免疫学异常:约 90% 的患者 ANA 阳性,抗 ds-DNA 抗体多阴性。

(2) 肺功能异常:表现为肺功能低下、肺容量降低和限制性通气障碍。

【影像学表现】

1. **X 线胸片**　25% ~ 82% 患者有不同程度的肺间质性病变,表现为两肺弥漫性线条状、网状或网状结节阴影,以两中下肺为著。晚期形成蜂窝肺,常可见肺大泡和小气囊。少数患者可见胸膜增

厚、胸腔积液。

2. HRCT 早中期表现为磨玻璃样密度影、小叶间隔增厚、胸膜下线,多位于中下肺及胸膜下;逐渐出现为双肺网状影;晚期呈蜂窝肺。部分患者有胸膜增厚或心包积液。部分患者可见肺动脉高压、肺动脉扩张和右心扩大(图3-15-6)。

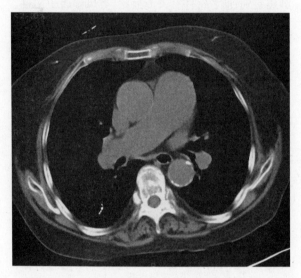

图 3-15-6 硬皮病患者肺动脉高压的 CT 表现
纵隔窗示主肺动脉明显增粗

3. 食管造影 食管有不同程度的扩张,蠕动减弱以致消失,食管排空时间延长、黏膜皱襞消失,后期可并发食管裂孔疝或食管炎(图 3-15-7)。

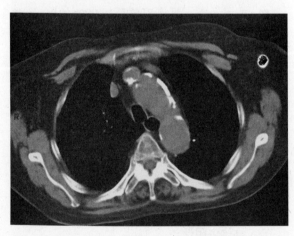

图 3-15-7 硬皮病患者食管扩张的 CT 表现
纵隔窗示食管扩张,管壁光整

【诊断要点】

硬皮病的胸部影像表现是非特异性的,必须结合临床资料和影像表现考虑肺内病变性质。

【鉴别诊断】

1. 类风湿性关节炎 硬皮病如有关节畸形应注意与类风湿性关节炎相鉴别,两者的实验室检查有明显不同。硬皮病若仅有肺内改变,而皮肤表现不明显或缺如者,诊断比较困难,必要时可进行皮肤或肺的活检。

2. 贲门失迟缓症 硬皮病若食管有不同程度的扩张,蠕动减弱以致消失,应与贲门失迟缓症鉴别。

【诊断价值】

胸部 HRCT 为首选,X 线胸片仅能用于初筛,胸部 MRI 检查极少应用。

四、多发性肌炎和皮肌炎

多发性肌炎和皮肌炎为主要累及皮肤和肌肉的原因不明的横纹肌非化脓性炎症,并可侵犯结缔组织和内脏。在各种结缔组织疾病中,皮肌炎伴发恶性肿瘤的概率最高,多见于 40 岁以上的患者,以鼻咽癌的发病率最高,其次为乳腺癌、肺癌、女性生殖器癌、胃肠道癌等。

【病理与临床】

1. 病理改变 表现为大量巨噬细胞及炎性细胞浸润,肺间质纤维化和肺血管壁增厚,与特发性肺间质纤维化无明显区别。

2. 临床表现 发病年龄 30~60 岁,女性是男性的两倍。起病缓慢,患者常出现对称性近端肌无力,伴低热、四肢轻度疼痛、皮疹等。呼吸系统的症状有气急、声音嘶哑、呼吸困难、发绀等。

3. 实验室检查

(1)血液学异常:ESR、肌红蛋白、肌酸激酶升高。

(2)免疫学异常:部分患者 ANA 阳性,多数合并肺间质纤维化的患者抗 JO-1 抗体阳性,血清中可出现 PL-7、PL-12、Ku 抗体。C3、C4 降低,γ 球蛋白增高。

(3)肌电图:表现为肌源性损害。

(4)肺功能检查:表现为限制性通气障碍和弥散性通气障碍。

【影像学表现】

1. X 线胸片 早期表现为磨玻璃样阴影,随后表现为索条状、网状或网织结节状影,以中下肺野为显著。部分患者可见胸膜增厚、胸腔积液、膈肌运动减弱、盘状肺不张、慢性进行性心脏普遍性增大、肺动脉高压或肺心病等征象。咽部及食管上段肌肉发炎、萎缩无力易引起吸入性肺炎。大量肾上腺皮质激素的应用容易引起机遇性感染。

2. CT 检查 早期表现为小斑片状气腔实变

或磨玻璃样密度影,多位于中下肺。随后可见小叶间隔增厚、胸膜下线,中下肺可见弥漫的网状影。蜂窝肺少见。

【诊断要点】

多发性肌炎和皮肌炎累及胸部主要表现为肺间质性病变。

【鉴别诊断】

1. 多发性肌炎和皮肌炎所致肺间质病变应与引起肺间质病变的其他疾病相鉴别,必须结合临床资料和影像表现考虑肺内病变性质。

2. 若出现胸部肿块,要特别注意是否合并恶性肿瘤(图 3-15-8)。

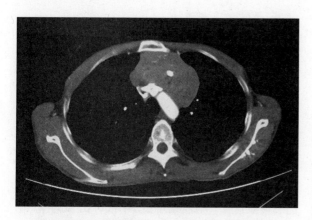

图 3-15-8 多发性肌炎和皮肌炎患者合并 B1 型胸腺瘤的 CT 表现

增强纵隔窗示前纵隔肿块轻度强化,与邻近大血管分界不清

【诊断价值】

胸部 HRCT 为首选,X 线胸片仅能用于初筛,胸部 MRI 检查极少应用。

五、干燥综合征

干燥综合征,又称为 Sjögren 综合征,是一种主要累及全身外分泌腺的慢性自身免疫性疾病,以唾液腺、泪腺为主,其他器官、系统也可受累。干燥综合征易出现肺假性淋巴瘤和恶性淋巴瘤。干燥综合征常常合并其他结缔组织病,最常见的为类风湿性关节炎,其次为系统性红斑性狼疮、硬皮病等。

【病理与临床】

1. 病理改变 呼吸道损害的病理表现为外分泌腺体、上下呼吸道黏膜的淋巴细胞浸润,腺体上皮先增生,随后萎缩,最终被增生的纤维组织取代。细支气管病变可使管腔出现不同程度的狭窄阻塞。肺间质病变也可为局部血管炎引起。肺假性淋巴瘤可见肺内淋巴组织浸润(成熟的淋巴细胞),淋巴

结不被累及,没有恶性淋巴瘤的表现。恶性淋巴瘤可见肺组织内有未成熟的淋巴细胞浸润。

2. 临床表现 女性与男性患病率比例为 9:1,好发于 50 岁以上的老年人。口眼干燥为主要的症状,约 10% 的患者出现呼吸道症状。呼吸系统的症状有干咳、声嘶、发绀和杵状指。

3. 实验室检查

(1)免疫学检查:多数患者抗核抗体阳性,以抗 SSA 抗体、抗 SSB 抗体阳性率高。可见高球蛋白血症。部分患者类风湿因子阳性。

(2)肺功能检查:表现为限制性通气功能障碍和弥散功能下降。

(3)腮腺唾液流量降低,唇黏膜活检可见淋巴细胞或单核细胞浸润。

【影像学表现】

1. 肺间质性病变 表现为两中下肺胸膜下小叶间隔增厚、网状影、磨玻璃样小结节或小斑片状磨玻璃样密度影,可互相融合呈大斑片,甚至出现蜂窝状肺(图 3-15-9)。

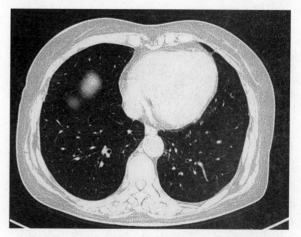

图 3-15-9 干燥综合征患者合并淋巴细胞间质性肺炎的 CT 表现

肺窗示双肺散在磨玻璃样影伴囊状气腔

2. 肺假性或真性淋巴瘤 假性淋巴瘤表现为两肺弥漫性的大小不等的结节、腺泡状浸润,最后可融合成大片状阴影,类似大叶性肺炎,可见支气管气像,但吸收缓慢,预后较好,可存活多年。恶性淋巴瘤表现为大小不等的结节、弥漫性网状结节或两肺基底部明显的肺泡浸润、肺门淋巴结肿大等,偶尔出现胸腔积液。当患者出现单克隆高 γ 球蛋白血症、巨球蛋白血症、IgM 降低且类风湿性因子转阴时,表示有潜在淋巴瘤的可能,预后不良(图 3-15-10)。

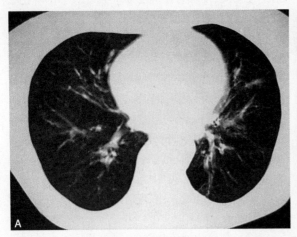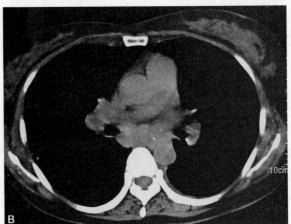

图 3-15-10 干燥综合征患者合并淋巴瘤的 CT 表现

A. 肺窗示双肺支气管血管束增厚；B. 纵隔窗示纵隔淋巴结肿大

3. 其他表现 如胸膜增厚和积液、膈肌炎、肺内血管炎或肺内淀粉样变性等。

【诊断要点】

干燥综合征累及胸部主要表现为肺间质性病变。

【鉴别诊断】

1. 引起弥漫性纤维化的疾病 干燥综合征的弥漫性纤维化应与特发性肺间质纤维化、结节病及其他结缔组织病鉴别。干燥综合征有口眼干燥症状，腮腺唾液流量降低，唇黏膜活检可见淋巴细胞或单核细胞浸润，而其他疾病没有。

2. 大叶性肺炎 干燥综合征合并淋巴瘤如表现为肺实变，应与大叶肺炎鉴别，后者有典型的呼吸道感染症状，外周血白细胞、中性粒细胞分类有升高。

3. 肺转移瘤 干燥综合征合并淋巴瘤如表现为多发肺结节，应与肺转移瘤鉴别，后者多有原发恶性肿瘤病史。

【诊断价值】

胸部 HRCT 为首选，X 线胸片仅能用于初筛，胸部 MRI 检查极少应用。

六、结节性多动脉炎

结节性多动脉炎引起全身广泛性中小动脉壁的进行性炎性病变和坏死，多见于血管分叉处，以血管节段性病变为特征，有时也可侵犯小静脉。病变最易累及肾、心脏、肾上腺，其次为胃肠道、肝、脾和肺部。

【病理与临床】

1. 病理改变 表现为动脉壁全层粒细胞、单核细胞浸润，类纤维蛋白变性和坏死，可发生动脉瘤样扩张、破裂，并有血栓形成。晚期由于内膜增生和血栓形成，血管腔狭窄、闭塞。肺内肉芽肿或肺梗死可形成单个或多发的肺结节。

2. 临床表现 早期症状为乏力、发热和肌肉疼痛，以后可出现皮肤病变（即沿动脉排列的皮下结节）及多器官或系统症状，以高血压、腹痛及肾功能衰竭最常见。冠状动脉受累时，可出现胸闷，但很少引起心肌梗死。呼吸系统的症状较少，有咳嗽、血痰和胸痛等，有些患者伴有支气管哮喘。

3. 实验室检查

（1）外周血白细胞及中性粒细胞增多，部分患者外周血嗜酸性粒细胞增多；部分患者乙肝表面抗原 HBsAg 或乙肝表面抗体 HBsAb 阳性。

（2）γ 球蛋白增高，ANCA 阳性少见。累及肾脏时，血尿素、肌酐增高，尿中可见红细胞、白细胞、管型和蛋白。

【影像学表现】

1. X 线胸片 可出现肺内单发或多发斑片影、结节影，偶见空洞，有继发感染者可有气液平面。可出现肺内网状阴影或网状小结节影。少部分患者可见胸腔积液；心肌病变可引起心影增大；肺动脉高压可致肺门血管影增粗；肾功能衰竭者，可出现肺水肿的 X 线表现。

2. CT 表现为双肺边界较清晰的斑片状实变影，多位于中下肺。也可出现双肺多发结节，边界清楚，有时可见空洞。部分患者可见胸腔积液、心包积液。

3. 血管造影 可见多发性动脉瘤及闭塞血管，肾动脉和肠系膜动脉常受累（图 3-15-11）。需

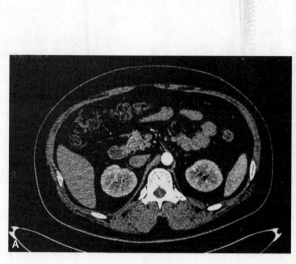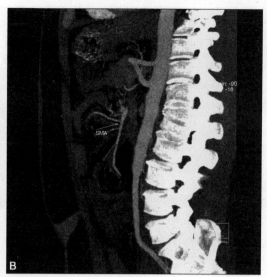

图 3-15-11 结节性多动脉炎患者的 CT 及血管造影表现

A、B. 增强 CT 及 CTA 示肠系膜上动脉(SMA)始段纤细、闭塞(箭)

除外动脉粥样硬化或肌纤维发育不良等其他原因。

【诊断要点】

结节性多动脉炎的影像学表现缺乏特征性,必须除外其他常见类似的疾病,才可考虑本病,HRCT 只能作为综合诊断的参考。

【诊断价值】

胸部 HRCT 为首选,X 线胸片仅能用于初筛,胸部 MRI 检查极少应用。

七、白塞病

白塞病(Behcet's disease)是一种以口腔溃疡、外阴溃疡、眼炎及皮肤损害为临床特征的,累及多系统、多器官的全身性疾病。病程呈反复发作和缓解交替过程。

【病理与临床】

1. 病理改变 表现为毛细血管、不同口径的动脉和静脉的节段性血管炎,血管周围有中性多形核细胞、淋巴细胞、单核细胞浸润,管壁纤维素样坏死和免疫复合物沉积,造成血管局限性狭窄和(或)动脉瘤。此外血管内血栓形成,也可使血管腔变窄。动脉瘤较动脉阻塞多见,大静脉以阻塞多见。

2. 临床表现 表现为复发性口腔溃疡及外阴溃疡、皮肤结节红斑、毛囊炎、眼葡萄膜炎等。呼吸系统常表现为咯血、呼吸困难、咳嗽等。

3. 实验室检查 抗核抗体、ANCA 等阴性。60% 以上患者出现针刺反应阳性。累及肺部后,部分患者出现阻塞性通气能障碍,V/Q 肺显像示肺灌注缺损。

【影像学表现】

1. X 线胸片 肺动脉瘤表现为肺门血管影突出或肺门快速增大,肺门周围见边界清晰的类圆形致密影。肺动脉瘤破裂或肺血管炎表现为肺内局限性或弥漫性浸润影。肺梗死表现为肺实变、胸腔积液。上腔静脉血栓或头臂静脉血栓表现为上纵隔增宽。

2. CT 检查 肺内动脉瘤平扫表现为肺内边界清晰的结节或肿块,中心肺动脉增粗,周围肺动脉呈枯枝样改变,上腔静脉可增粗。增强后,肺动脉瘤强化程度与血管强化程度一致,血栓呈相对低密度(图 3-15-12)。上腔静脉血栓呈相对低密度,其上方可见明显强化的结节或条形影,为扩张的侧支循环血管。

3. 肺动脉造影 慎用。常表现为肺动脉高压、肺动脉狭窄或闭塞、肺动脉瘤。

【鉴别诊断】

多种结缔组织疾病都可出现口腔溃疡、关节炎和血管炎,应结合实验室检查、影像学检查进行鉴别。

【诊断价值】

胸部 HRCT 为首选,增强胸部 CT 对鉴别是否存在血管瘤十分有用。X 线胸片仅能用于初筛,胸部 MRI 检查极少应用。

八、变态反应性肉芽肿和血管炎

变态反应性肉芽肿和血管炎,又称为 Churg-Strauss 综合征(Churg-Strauss syndrome,CSS),是主

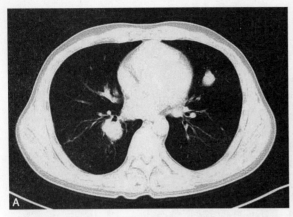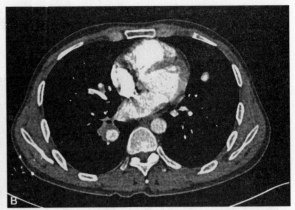

图 3-15-12 白塞病合并肺动脉瘤患者的 CT 表现

A. 肺窗示双肺边界光滑的结节,密度较均匀;B. 增强纵隔窗示结节中心部强化程度与大血管相似,边缘见不规则无强化的血栓

要累及中小动脉和静脉的坏死性血管炎。

【病理与临床】

1. 病理改变　表现为血管壁嗜酸性粒细胞浸润、血管外肉芽肿及坏死性血管炎。

2. 临床表现　除变应性鼻炎、哮喘外,皮疹、多发性单神经根炎也较常见。

3. 实验室检查　外周血嗜酸性粒细胞明显升高。血清 IgE 升高,多数患者 ANCA 阳性。

【影像学表现】

1. X 线胸片　多表现为肺内斑片状磨玻璃样阴影,吸收较快;肺气肿,肺内纹理细小;边缘不规则结节状阴影;胸腔积液。

2. CT　多表现为磨玻璃样阴影,多位于胸膜下;肺外周动脉可见星状或不规则的扩张;实性肺结节,内可见支气管充气征,空洞少见(图 3-15-13)。

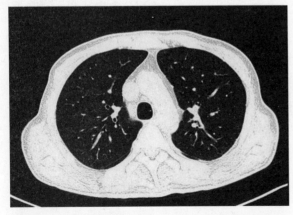

图 3-15-13 变态反应性肉芽肿和血管炎患者的 CT 表现

肺窗示双肺磨玻璃样影

【鉴别诊断】

1. 韦格纳肉芽肿　韦格纳肉芽肿多累及上呼吸道,多发结节空洞多见,易累及肾脏;而本病患者多有哮喘,嗜酸性粒细胞明显升高,很少累及肾脏,多发结节性空洞少见。

2. 结节性多动脉炎　很少累及肾脏、肺,患者无哮喘。有时需进行活检以明确诊断。

【诊断价值】

胸部 HRCT 为首选,X 线胸片仅能用于初筛,胸部 MRI 检查极少应用。

九、大动脉炎

大动脉炎(Takayasu's arteritis)主要累及大动脉及其重要分支,冠状动脉、肺动脉、主动脉瓣也可受累。

【病理与临床】

1. 病理改变　表现为淋巴细胞、浆细胞浸润血管,血管肉芽肿性炎症,管壁破坏致血管狭窄或闭塞、动脉扩张、动脉瘤,血管腔内常有血栓形成。

2. 临床表现　多表现为高血压及组织或器官缺血症状,如头晕、中风、心肌梗死等。

3. 实验室检查　ESR 和 C 反应蛋白升高。

【影像学表现】

1. X 线胸片　常表现为主动脉弓增宽,降主动脉不规则。

2. 胸部 CT 及 MRI　增强 CT 及 MRI 表现为大动脉节段性、向心性狭窄,管壁增厚,腔内常可见血栓。大动脉分支开口处亦常受累,表现为管腔狭窄或闭塞,常伴血栓形成(图 3-15-14)。还可见动脉管腔扩张、动脉瘤。

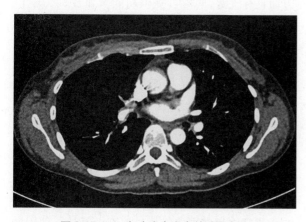

图 3-15-14　大动脉炎患者的 CT 表现
增强 CT 纵隔窗示右下肺动脉管壁增厚,管腔略狭窄

3. 血管造影　大动脉及大分支管腔狭窄,动脉扩张、动脉瘤亦可见。

【鉴别诊断】

大动脉炎应与白塞病鉴别,大动脉炎无口腔溃疡、外阴溃疡,常累及大血管,主动脉瓣亦可受累。

【诊断价值】

胸部增强 CT 为首选,增强胸部 MRI 检查也可应用,X 线胸片通常不用于诊断。

【思考题】

1. 肺结缔组织疾病患者胸部 CT 显示双肺散在气腔实变,应如何诊断与鉴别诊断?

2. 肺结缔组织疾病患者胸部 CT 显示双肺多发结节,应如何诊断与鉴别诊断?

3. 患者胸部 CT 显示双肺小叶间隔增厚,应如何诊断与鉴别诊断?

（宋伟　刘士远）

第十六节　影像学技术诊疗价值

一、技术应用综合评价

现代影像设备和检查技术的发展日新月异,功能和作用日益强大,但也各具优势与不足。在支气管和肺疾病诊疗过程中常用的影像技术包括:X 线胸片、计算机体层 X 线摄影(CT)、磁共振成像(MRI)和正电子发射计算机断层显像(PET)等,如何正确评价、合理使用这些技术,对减少过度检查、提高诊疗效价比有着重要的临床意义。

（一）发现及定位病变的能力

X 线平片空间分辨率高,但对比分辨率差,5mm 以下的软组织密度病灶不容易被发现。目前

CT 空间分辨率为亚毫米级,密度分辨率亦很好,可发现微小病灶。MRI 空间分辨率较低,5mm 以下病灶及磨玻璃密度影(ground-glass opacity,GGO)发现率低,不作为肺部疾病的常规检查方法。PET-CT 目前对于磨玻璃密度结节与直径小于 1cm 的结节诊断比较困难,病灶越大、密度越高、代谢越高,越容易被发现。

在肺部病灶定位方面,设备空间分辨率越高,影像断面越丰富,则其解剖分辨率越高,定位的能力也更强。CT 定位能力最佳,MRI 及 PET 定位较差;但 MRI 多断面成像及软组织分辨率高的特点使其对肺尖部、胸廓入口处、纵隔周围、横膈附近以及中央型肺癌的定位及鉴别诊断具有优势。

（二）对病变定性的能力

支气管与肺病变的主要定性依据是病灶的形态学特征,对肺部病变形态学特征的显示 CT 最佳,CT 优秀的密度分辨率使其对于病变内部坏死、钙化、有无强化、空泡征及支气管征等的显示非常敏感。MRI 对肺内病变的定性能力不如 CT,但具有重要补充价值,如对瘤体内部坏死、纤维化、胸膜凹陷征内容物、胸壁受累及区分肿块及继发性肺不张方面优于 CT。应用 PET/CT 可以通过一次检查观察到全身代谢状况,不易漏诊,同时具有较高的敏感性和特异性。

（三）对病变血流动力学及功能信息的显示

在肺癌的诊断和治疗中,CT 灌注成像(CTP)可提供血流动力学信息,PET 可提供功能学信息,而 MRI 某些功能成像技术如 DCE-MRI、DWI、PWI 及体素内不相干运动(IVIM)弥散加权成像等,既可以提供血流动力学信息也可以提供功能学信息。

从目前研究结果来看,DCE-CT 及 DCE-MRI 可以在增强峰值、增强模式以及增强时间-密度曲线等方面评价肺结节。灌注成像可以评价肺组织或肿瘤的灌注状态,其中血容量(BV)及表面通透性(PS)对于鉴别病灶良、恶性具有重要意义。DWI 有助于肺结节良恶性及肺癌组织类型的鉴别。PET 可以评价病变的代谢状态,进而进行特异性诊断或疗效评价。

（四）对 TNM 分期的价值

由于 CT 密度分辨率高,测量病灶大小和判断外侵情况时通常以 CT 为准。MRI 由于软组织分辨率高,因此在判断胸壁或纵隔侵犯、肺动脉受累方面有优势。PET 影像边缘模糊,通常不作为测量病变大小的依据。CT、MRI 依据淋巴结的大小诊断淋

巴结转移情况,判断标准是淋巴结短径超过1.5cm,但其假阳性率和假阴性率较高。PET根据病灶葡萄糖代谢率判断淋巴结是否存在转移,灵敏度及特异度均高于CT和MRI。PET可通过一次检查观察全身,因此有利于发现肿瘤的远处转移。全身MRI作为一种全身成像技术已经应用于肿瘤患者的远处转移的评价,其中全身弥散加权成像(whole body DWI,WB-DWI)用于非小细胞肺癌(NSCLC)远处转移评价的精确性与PET/CT相当。对于远处转移,每种方法都有各自的优点,全身MRI更有利于脑和肝脏转移瘤检出,PET/CT有利于发现淋巴结和软组织的转移。

(五)肺癌预后、随访及疗效评价

肺癌经手术、放疗或化疗等治疗后,评估是否有残留、复发、局部淋巴结和远处转移,对于预后判断、随访及疗效评价十分重要。

1. 肺癌患者预后判断及随访 一般肺癌患者术后3个月的胸部增强CT可作为随访对比的基线,以后每半年CT平扫随访,发现形态学异常时进一步增强检查进行诊断。但肺癌经治疗后往往形成纤维化、坏死及瘢痕组织,单纯依靠CT很难从形态学上与肿瘤的残留、复发鉴别。MRI利用软组织分辨力高的优势,可以较好地区分纤维疤痕组织和复发的肿瘤组织,在治疗后评估有无复发方面优于CT。PET利用肿瘤组织葡萄糖代谢旺盛,而坏死、纤维化组织代谢极低甚至无代谢的特点,能较好地进行鉴别,及时发现复发及转移。肿瘤的SUVmax值越高,提示肿瘤预后越差。

2. 对化疗早期的疗效评价 影像学方法对肺癌化疗早期的疗效评价包括形态学和功能性两方面。形态学的评定主要遵守实体瘤疗效评价标准(response evaluation criteria in solid tumors,RECIST),即在CT图像上观察肿瘤体积变化及是否有新发病灶。功能性评定可通过CT灌注成像、MRI-DWI成像及PET-CT实现。CT灌注成像可通过比较化疗前后血流灌注参数变化进行疗效评价。MR-DWI能够通过监测人体水分子的弥散运动,间接反映肿瘤细胞密度以及细胞膜完整性等信息。

综上所述,用于肺癌诊疗评估的多种影像学方法各有优势及缺陷,临床中应根据具体需求合理选用,灵活搭配,使影像信息优势互补,诊断效能才能最大化。目前,CT是发现肺部微小病灶的最佳方法,不仅显示病灶形态学特征,亦可提供血流动力学信息,对原发肿瘤T分期起到重要作用。MRI在评估胸廓入口病变、胸壁及横膈侵犯、肿瘤复发等方面具有优势,同时可提供功能及血流动力学信息,其WB-DWI成像可进行全身转移灶的评估。当肺部占位性病变不典型时,PET可提供有助于鉴别良、恶性质和反映其功能的生物学信息,对肺癌N、M分期以及疗效评估具有重要作用。

二、热点及展望

1. CT肺功能成像 CT肺功能成像主要是指通气成像和灌注成像。

CT肺通气成像必须使用气体对比剂,主要包括非放射性的氙气、氪气和碘剂,其中氙气是通气成像研究中最常用的气体对比剂。氙是一种辐射穿不透的气体,其原子序数是54。一般吸入30%的氙气(30%氙气与70%氧气混合)90秒后即可行能量CT扫描,生成氙气通气图。正常人群的通气图显示全肺通气分布均匀,而肺气肿、哮喘及引起气道阻塞的疾病均可清晰显示通气缺损区。已有学者用吸入低浓度氙气成功地进行肺通气成像,不仅能同时提供全肺的解剖信息,而且能反映全肺和局部的肺通气功能信息,在肺通气功能的评价中受到重视。目前该技术的临床应用主要包括慢性阻塞性肺病、哮喘、闭塞性细支气管炎、支气管闭锁等通气功能障碍性疾病和预测肺癌患者术前、术后的肺功能情况。但氙气作为气体对比剂,价格昂贵,同时还存在头痛、嗜睡、恶心、呕吐等并发症,因此很难得到临床推广应用。氪气的化学性质极不活泼,原子序数较高(36),不含毒性,并安全应用于核医学数十年,稳定的氪气可以替代氙气应用于功能通气成像。已有应用氪气(浓度为80%)行肺通气成像鉴别正常肺组织和肺气肿的研究。碘剂应用于临床多年,作为X线对比剂的有效成分广泛应用于血管内,其增强效果好,尤其是非离子型碘使用安全且价格低廉,容易获得。但碘主要以液态的形式存在,没有现成气态的碘,要想获得并且顺利吸入肺内需经过雾化才能实现。碘气吸入行CT肺通气显像尚未应用于人体,仅停留在动物实验阶段。

CT肺灌注成像是指静脉注射对比剂后,对比剂首次通过肺循环时快速扫描获得肺组织血流灌注状态,同时获得时间-密度曲线(time-density curve,TDC)。根据该曲线利用不同的数学模型计算出各灌注参数值,灌注参数包括血流量(blood flow,BF)、血容量(blood volume,BV)、对比剂平均通过时间(mean transit time,MTT)、对比剂峰值时间(time to peak,TTP)、表面通透性(permeability surface,PS)等,以此来评价组织器官的灌注状态。多排螺旋CT （multi-detector computed tomography，MDCT）肺灌注成像的技术方法为先行定位相扫描，确定灌注扫描的靶层面，然后经静脉注射对比剂进行连续动态扫描，要求患者屏气，以保证图像质量和计算的准确性。所得扫描图像由随机灌注软件进行后处理，得到时间-密度曲线和一系列CT灌注参考图，在灌注参考图上可得到兴趣区各项灌注参数，以便进行定量、半定量分析。双能量肺灌注成像是通过2种能量状态下（比如80kVp和140kVp）对肺组织内碘对比剂的分布情况进行分析，从而显示肺组织的血流灌注状态，可同时提供解剖病理学和功能信息。肺灌注成像主要用于肺动脉栓塞、肺癌及COPD患者的诊断和疗效评价。有研究发现CT肺灌注在检测COPD早期改变方面比肺功能敏感，即某些肺功能正常的吸烟者的灌注图像出现了灌注减低区。CT肺灌注成像能区分肺功能正常的吸烟者与Ⅰ级COPD患者，是COPD早期诊断的有效方法。CT肺灌注参数与肺功能指标呈正相关。肺灌注成像还可预测术后肺功能，预测准确率高于核素肺灌注显像。

目前CT肺部通气成像才刚起步，广泛应用临床还有一段距离。CT肺部灌注成像已用于临床疾病的研究，但主要集中在肺动脉栓塞及其疗效评价方面，在其他方面的研究尚处于探索阶段。随着技术的不断改进，CT肺功能成像在肺部慢性病变诊断、治疗方案的选择、预后的评估及随访方面将有十分广阔的应用前景。

2. MRI肺功能成像　MRI肺功能成像主要包括通气成像和灌注成像。MRI肺通气成像是指通过吸入气体对比剂进行MRI成像，获得反映肺部形态和通气状况的肺部影像，实现对肺部疾病的可视化检测。MRI肺通气方法主要有超极化惰性气体（^{129}Xe、^{3}He）成像、O^2增强质子成像、氟化气体成像、超极化^{13}C成像、钆喷酸葡胺雾化吸入成像等。目前研究较多的是超极化惰性气体成像。超极化气体肺成像包括静态成像和动态成像。静态成像指被检者吸入超极化气体后立刻屏气扫描，正常受检者气道通畅，超级化气体吸入后均匀充满肺部，得到均匀增强的图像，T1WI呈高信号。肺疾病患者则由于肺部结构和功能改变而使极化气体分布不均，病变区域MR信号不均匀，表现为低信号或信号缺失。肺动态成像是利用快速成像序列，在自由呼吸状态下观察整个呼吸周期的动态变化。随着技术的进步，动态成像图像质量正逐步改善，使检测肺部气体流动可视化成为可能。超极化气体

磁共振肺部成像能准确评估多种肺部疾病如COPD、哮喘、肺囊泡纤维化等的通气障碍区域。也可用于吸烟人群及不吸烟老年人的筛查，对于临床前期的通气障碍区域十分敏感。对于行放射治疗的肺癌患者，可以显示放射性损伤的区域，从而帮助制定和调整放射治疗计划。近年来^{129}Xe逐渐取代^{3}He在超级化惰性气体肺MRI中的应用，不仅实现了肺通气成像，还能够评估气血交换和气血屏障的功能信息。随着技术进一步提高，超级化气体肺MRI有可能成为临床肺部成像的有效工具。

氧增强MRI肺通气成像速度慢、图像对比度差，现已很少使用。氟化气体成像主要有CF$_4$、C$_2$F$_6$、SF$_6$、C$_3$F$_8$以及^{19}F等的尝试，^{19}F不需极化，价格低，不溶于血液，无毒副作用，因此有可能比^{3}He在MRI通气成像方面更具有潜力。同时^{19}F T1值与周围氧分压之间存在线性依赖关系，意味着有可能在活体中测量局部氧分压值。超极化^{13}C成像可获得高时间分辨率和高空间分辨率的肺实质图像。^{13}C克服了由于SI较低不能进行定量功能分析的局限性，挑战了传统的肺实质成像方法，所以液相超极化^{13}C对比剂可能会成为临床研究肺血管和肺实质的理想方法。Gd-DTPA雾化吸入成像不良反应小，使用较为安全。作为肺部MRI对比剂已成功应用于大鼠及狗的肺部MRI，但尚未应用于人体。

MRI肺灌注成像是指利用快速扫描技术显示组织的微血管分布及血液灌注情况，提供组织的血流动力学信息，从影像学角度评估组织活力和功能的成像方法。MRI肺灌注成像的方法主要有对比剂首过技术（first-pass contrast agent technique）和动脉自旋标记技术（arterial spin labeling，ASL）等。首过法指静脉团注对比剂后利用快速成像序列显示组织毛细血管水平的血液灌注情况，可敏感显示肺灌注状态。三维梯度回波（gradient echo，GRE）联合部分并行采集技术，如肝脏快速容积采集（liver acceleration volume acquisition，LAVA）是对比增强MRI肺灌注的最佳序列。动脉自旋标记（arterial spin labeling，ASL）技术的原理是以磁化标记的血管内自由流动的水质子作为内源性示踪剂。此技术优点在于不用静脉内注射对比剂，具有完全非侵入性。目前，MRI肺灌注研究焦点主要在临床疾病中的应用，主要针对肺动脉栓塞疾病、慢性阻塞性肺疾病严重程度的评价（图3-16-1，见文末彩插）、肺肿瘤性和炎症性疾病以及先天性肺血管疾病、肺移植和减容手术等研究。但MR肺灌注的量化研

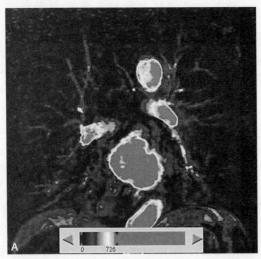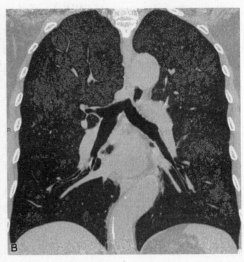

图 3-16-1　COPD 患者的肺灌注成像表现

A. 中度 COPD 患者的 MRI 首过灌注成像;B. 其对应的 CT 冠状面图像,蓝色为 CT 值低于-950HU 的区域

究均建立在较多假设的基础上,仍处于半量化研究水平,绝对量化仍有很多困难。MR 灌注成像在检测肺组织灌注缺损方面与 SPECT 有很高的相关性,可以发现细微的灌注异常。但由于肺内气体/组织界面较大,磁敏感性不均匀,肺灌注的绝对定量研究受到了较大的限制。MRI 灌注在 COPD 的早期诊断中具有重要价值,能检测高危患者早期血流的异常改变,鉴别高危患者与早期 COPD,同时可评估 COPD 的严重程度。

磁共振肺通气、灌注成像目前尚存在成像速度慢、空间及对比分辨率低等缺点,但由于具备反映肺功能信息和气血交换信息等潜在意义,值得深入持续研究。随着磁共振各种新技术新序列以及肺部对比剂的发展,相信磁共振肺通气灌注成像将在肺部疾病的评价中发挥越来越重要的作用。

3. 放射组学　放射组学(radiomics),又称影像组学,指借助计算机科学将常规影像图像转换为可供挖掘的高通量数据。放射组学的图像处理过程包括图像数据采集、图像分割、特征提取及筛选、数据分析四大环节。它可以将 CT、MRI、PET 原始图像转换成高通量的数据,进行更深入的图像信息分析,实现对患者影像特征的深度、高纬度分析,从而建立疾病早期诊断预测模型、生存分析模型、疗效评价模型等一系列临床应用模型,将在个体化精准医疗方面发挥重要作用。放射组学还可以揭示影像学特征相关的肿瘤表型和基因特征,用宏观主观评价信息间接反映微观分子水平信息。但目前尚无全自动的图像分割方法,特征提取及筛选的方法较多,尚无对同一组织器官大样本的多个特征提

取及筛选方法的对照研究,每个方法的优劣尚不明确,均处于探索阶段。且组学特征受机器型号及重建方法的影响,研究发现不同机器扫描的 NSCLC 的组学特征存在差异,提示在实际应用中需要考虑扫描机器之间的差异,将这些差异最小化是今后的一个研究方向。

放射组学最早应用于头颈部鳞癌和肺癌,在肺部的应用主要集中于肺结节的自动识别和分割、肺癌组织学类型、肺腺癌病理亚型、肺癌远处转移、肺腺癌基因突变的 CT 和 PET/CT 的放射组学研究。由于肺结节的不均质性,或与邻近血管、支气管、胸膜粘连,或磨玻璃密度结节与背景肺组织的对比度较低等多种原因,使得肺结节的自动识别和分割存在一定的困难。目前基于 toboggan 的自动生长分割算法(toboggan based growing automatic segmentation approach,TBGA)能明显提高肺结节的全自动检出率和分割正确率,肺结节的检出率高达 96.35%,其自动分割效能与手动分割效能相当,而且分割速度非常快(8 秒之内)。有学者从肺癌的大小、形状、强度和纹理方面提取了 440 个 CT 组学特征,发现组学特征与肺组织学(腺癌、鳞癌)类型之间存在明显的相关性,基于放射组学的多变量分类器可以准确地预测肺癌的病理类型,有助于指导精准治疗。利用神经网络人工智能算法的特征分析也能预测肺腺癌的侵袭性。CT 放射组学特征在预测肺腺癌的远处转移方面有一定价值,有研究发现 35 个组学特征可以预测肺癌的远处转移,12 个特征可以预测肺癌的生存期。放射基因组学是将组学特征与肿瘤的基因表型相结合,分析组学特征预测肿瘤基

因表型的能力。已有研究发现肺腺癌的 ALK、ROS1 和 RET 融合基因突变具有特定的 CT 和 PET/CT 组学特征。肺癌的 PET/CT 放射组学研究主要集中于 PET/CT 放射组学特征的稳定性、可重复性、采集方式的研究。NSCLC 的 PET/CT 放射组学绝大多数特征具有较高的可重复性，类似于或优于单独的 SUV 测量值。肺癌 PET/CT 常规 3D 采集和呼吸门控采集所得图像的放射组学特征之间存在差异，这种差异主要源于呼吸运动。SUV 值作为 PET/CT 的一个重要的量化参数，其标准化的方法影响放射组学的特征及结果的解读，说明 SUV 标准化方法在放射组学分析中是非常重要的。在肺癌放射治疗的疗效评价及放射性肺炎方面，放射组学也有一定价值。基于放射组学的 CT 特征与辐射剂量和肺部放射性肺炎发展变化存在一定的相关性，说明放射组学作为一个定量、个体化的方法在肺癌疗效评价中具有较大潜力。除肺癌之外，基于分形维数分析的放射组学可以应用于肺部其他疾病，如慢性阻塞性肺疾病、哮喘、结核的诊断和病情监测，目前已有动物模型的初步探索性研究。

放射组学作为一个无创、廉价的定量影像方式，在肺癌的早期诊断、组织亚型分类、预后预测、疗效评价、基因突变预测及肺部其他病变等方面均具有较大的应用潜力。

4. **基于深度学习的人工智能**　1956 年，John McCarthy 教授在达特茅斯会议上首次使用了"人工智能"（artificial intelligence）这一术语，正式开启了人工智能领域的专门研究。深度学习不同于"专家系统"自上而下（即从人类对世界和事物的认知出发来定义特征，然后寻找特征）的建模思路，而是自下而上地构建模型（即从对事物本身出发来定义特征，然后寻找特征之间的关系和逻辑）。其实，早在 20 世纪 70 年代，深度学习的主要框架，即人工神经网络就已经被提出了。人工神经网络的启发来源于人类大脑的生物学结构，但又区别于生物学上的神经结构，人工神经网络有着清晰的层次，"神经元"单元的相连更为规律，信号传送的方向也非常明晰。比如说，模型在分析处理某一张图片的时候，它会首先将图片分解成一个个像素单元然后输入人工神经网络的第一层。接下来，信息会被传递到第二层进行处理。等第二层网络完成处理，处理的结果信息会被继续传递到第三层。像这样依层处理，随后传送到下一层，直至信息到达最后一层，模型显示分析结果。在每一层的分析

处理过程中，深度学习神经网络中的"神经元"会赋予其接收到的信息一个权重（某一信息对模型任务的重要程度，例如某信息在多大程度上可以帮助判断胸片中是否有结节）。模型最终的分析结果相当于是所有信息权重的一个汇总和总结。深度学习能够提取比"专家"认知（例如直径 2 毫米深灰色圆形这样具体的特征）小的多得多的特征单位来描述图像。在此基础之上，深度学习还可以利用现代强大的计算能力，分析和建立比传统逻辑方法复杂数万倍的模型，然后更好地完成图像识别和分类等任务。

目前深度学习在图像识别、语音识别等领域都颠覆了传统的方法，并在各大应用场景带来巨大突破，如围棋、无人驾驶车、自然语言处理、人脸识别等。这些突破从侧面可以反映出人工智能，特别是深度学习技术，在医学影像诊断领域潜在的几大优势。首先，当工作负荷过重的时候，医生的诊断准确率和速度难免会受影响。像无人驾驶这样的人工智能系统可以迅速做出正确的判断且不会受到疲劳的影响，人工智能的医学诊断效率也会更为稳定，从而把医生从一部分负荷重的重复劳动中解放出来。再者，不同于"专家系统"，深度学习的准确率可以像人类医生一样会随着经验的增加（机器阅片数量的增加）而提高，从而逐步进化；同时，又区别于人类医生，深度学习能够不受时间和疲劳感的限制不停地、快速地学习。深度学习可以通过学习海量的医学影像达到并且最终超越医生在特定场景的判断准确率。最后，"专家系统"模型使用的特征库大多来自医生们过往的经验。虽然人类的认知能力的客观局限性会影响医生对于医学影像特征的归纳但深度学习通过微观化传统定义的特征，可以使得对医学影像特征的分析更接近影像的本质（基本单位像素），从而提高准确率。

数据的数量和质量是实现人工智能医学影像诊断的必要条件，同时也是潜在的局限。首先，深度学习的一大特性就是其准确率会随着数据数量级的提升而稳步提升，但是将训练数据扩大几个数量级本身并不是非常容易。其次，就有监督的深度学习而言，高质量的数据是高质量模型的前提。医生过往病例诊断的准确率会影响到模型本身判断的准确性，因此有病理证明作为金标准的影像数据训练出的模型会相对更加可靠。其次，一些罕见的疾病，要收集到海量的训练数据非常的困难，深度学习的技术在短时间内可能并不是此类应用场景

的最佳方法。

人工智能技术在国外医疗产业最近几年发展迅猛。目前主要形成两大流派：以 Google、IBM、Flatiron 等公司为首的，从电子病历、临床教学文本库为入口，根据历史经验，优化、智能化临床诊断流程的医疗大数据分析公司；以及从基因检测、一滴血血液检测为入口，丰富个人医疗档案，寻找疾病早诊早治方案的公司。随着人工智能深度学习技术的异军突起，Google DeepMind 公司旗下的智能围棋系统 AlphaGo 在刚刚击败世界围棋冠军李世石后，便宣布与英国国家医疗服务体系（NHS）合作，展开关于患者风险因素提前预警的研究。Enlitic 已在美国使用深度学习技术来辅助医学影像的自动识别。

在国内，也有创业公司进行医疗人工智能方面

的研发，推想科技使用深度学习技术来辅助医学影像的病变识别，帮助医院进行筛查与质量控制。其基于深度学习的肺结节检测模型已经在多家医院上线，并取得了良好效果（图 3-16-2）。百度也已推出自己的智能导诊工具。医疗健康领域中最核心同时也是最匮乏的资源是高水平的临床医生，而训练一名有经验的医师往往需要 8 ~ 10 年，需求远远大于供给的状况是任何国家地区的基本现状。自人工智能技术诞生以来，能否将机器智能应用到医疗健康领域、辅助医生诊断与优化临床路径、提高医疗质量、降低误诊率，大大提升效率一直是核心热点话题。未来基于深度学习的肺部影像学的研究方向主要包括：①智能体检与特定病种筛查；②诊断及鉴别诊断；③患者预后分析以及治疗方案制定。

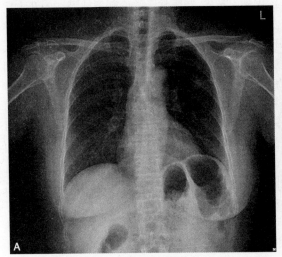
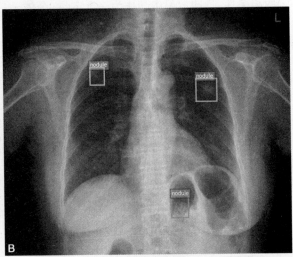
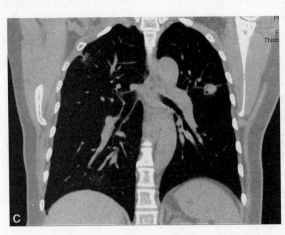
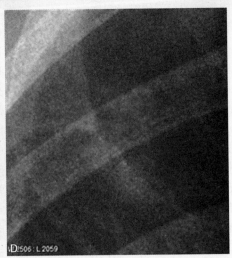

图 3-16-2　基于深度学习的人工智能应用

A. 正位胸片上左肺上叶见一明确的结节影；B. 基于深度学习的人工智能系统识别的结节（框）；C. 同一患者
CT 冠状面显示左肺上叶实性结节及右肺上叶混杂磨玻璃密度结节；D. 回顾并将胸片进行局部放大，右肺上叶
的确有另一结节显示，但人工阅片时极易漏诊，而基于深度学习的人工智能系统准确地识别了该结节

【思考题】

1. 肺部疾病多发,诊断相当困难,许多问题依然解决不理想。比如对于小气道病变如何准确定量? 如何对其功能进行影像学评价?

2. 对于肺实质的功能成像如何进一步推进? 如何对肺气血交换信息进行捕捉和量化?

3. 对于肺内结节或肿块,如何提高诊断的特异性? 将来有无可能将高特异性的靶向对比剂应用于临床?

4. 对于治疗后的患者,如何使用现有影像手段进行疗效评价,尤其是早期疗效的准确评价?

(刘士远)

第四章 肺血管疾病

第一节 概　述

　　肺血管疾病是指各种原因所致的肺动、静脉异常，可伴有或不伴有病变血管所管辖肺组织的异常。其病变包括数十种，根据病变血管的大小分为两大类：肺大血管病变和肺小血管病变。前者较常见的有肺动脉栓塞、肺动静脉瘘及肺动脉瘤等，后者以多发性肺小动脉炎为代表。根据病因又可分为先天性和后天性两种。前者包括肺动脉狭窄、肺动静脉畸形、肺静脉异位引流等；后者包括肺动脉栓塞、继发性肺动脉高压等。

　　肺血管疾病的诊断除根据相应基础疾病的症状体征外，心电图、超声心动图、X 线、数字减影血管造影（DSA）、CTA、MRA 以及放射性核素灌注通气扫描等均可用于协助诊断。20 世纪 90 年代以前，肺血管病变的确诊主要依赖 DSA，这是一种有创性技术，费用较昂贵并具有一定的危险性。随着科学技术的进步，CTA（ER-4-1-1）和 MRA（ER-4-1-2）技术使得肺血管病变诊断发生了革命性的变化，当今影像学正向着从有创到无创、从形态学向形态与功能并存的方向发展。其中 CTA 有较高的空间和时间分辨力，使肺血管显示更直观、准确，对肺血管疾病及其周围结构的空间关系也更加清楚，为临床的诊断与治疗提供准确信息，已基本取代 DSA 技术而作为确诊的首选方法。

ER-4-1-1　肺血管显示技术

ER-4-1-2　肺血管显示技术

（萧毅　伍建林）

第二节　解剖、生理

　　肺动脉主干短而粗，位于心包内，起自于右心室，在升主动脉前方向左后上方斜行，至主动脉弓下分为左、右肺动脉。其中，左肺动脉走行到左肺门处分为上、下两支，分别进入左肺上、下叶。右肺动脉走行到右肺门处分为上、下两支，一支到肺上叶，另一支再分两支，分别进入右肺中、下叶（ER-4-2-1、ER-4-2-2）。在肺动脉干分叉处与主动脉弓下缘之间连接一条结缔组织索，称动脉韧带，是胎儿时期动脉导管的遗迹。肺动脉入肺以后，伴随支气管分支而分支，一般行走于相应支气管的背侧和下方，最终在肺泡壁形成稠密的毛细血管网，其血液与肺泡进行气体交换，使静脉血变为动脉血。

ER-4-2-1　肺动静脉解剖

ER-4-2-2　肺动静脉解剖

肺动脉系统先天性变异,包括肺动脉发育不良,肺动脉起源异常(如肺动脉吊带),特发性肺动脉扩张及肺动脉分支的变异等。

肺静脉左右各有两条,分别称为左肺上静脉与左肺下静脉、右肺上静脉与右肺下静脉。肺内毛细血管网静脉端逐渐汇合成小静脉,肺内各级的静脉汇合成为肺静脉干,然后出肺门,向内汇入到左心房后部的两侧(ER-4-2-1、ER-4-2-2)。正常情况下,每一侧肺有两条肺静脉干分别汇入左心房。在心包内段的肺静脉部分被心包的浆膜层覆盖。肺静脉与左心房交界处没有静脉瓣结构,左心房肌束延伸至肺静脉口作袖套状深入管腔达 1~2cm,生理上起到类似括约肌的作用,当心房收缩时作相应的收缩,可减缓肺静脉的血液逆流。

肺静脉除收纳含氧丰富的肺静脉血外,也收集肺、胸膜和支气管等处的毛细血管血液,因此也收纳一部分静脉血。肺内较大的静脉包括段内静脉和段间静脉。许多肺静脉的属支走行在肺段之间,收集邻近两肺段的静脉血,同时在手术中,还可以作为肺段局部切除的重要标志。

肺静脉的变异主要包括肺静脉数目的变异和肺静脉汇入点的变异。有研究显示,标准的四支肺静脉解剖在总体人群中占70%,约23%的肺静脉可以多于或少于四支。肺静脉常见的变异主要包括:①一侧肺静脉共干,多见于左侧;②独立肺静脉;③肺静脉有多个分支,以右侧多见。肺静脉汇入点的变异主要指部分或全部的肺静脉没有汇入正常的左心房,而是直接汇入右心房及其属支,多见于先天性疾病。

肺的另一套血液循环是体循环中的支气管循环分支,它主要供给气管、支气管以及肺的营养。

(萧毅　伍建林)

第三节　正常影像学表现

一、正常 X 线表现

1. X 线正位片　肺门影为肺动脉、肺静脉、支气管的综合投影;肺动脉和肺静脉的大分支为肺门影的主要组成部分。在正位片上,肺门位于两肺中野内带,通常左侧肺门较右侧高 1~2cm(图4-3-1)。左、右门门均可分为上、下两部。右肺门上部由上肺静脉干、上肺动脉及下肺动脉干后回归支构成;下部由右下肺动脉干构成,因其内侧由于含气的中间支气管的衬托而轮廓清晰,正常成人右下肺动脉干宽度不超过15mm。上下两部相交形成的较钝夹角,称右肺门角。左肺门主要由左肺动脉及上肺静脉分支

构成,上部由左肺动脉弓形成,呈边缘光滑的半圆形影,易被误为肿块;下部由左下肺动脉及其分支构成,大部分为心影所掩盖。在 X 线胸片上,肺的血管与支气管系统称为肺纹理(lung marking),表现为从肺门中央向外围发散分布的血管影(中外围支气管难以显影),由粗变细、由少变多、逐渐变细。

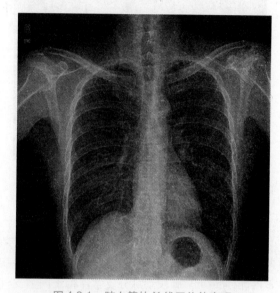

图4-3-1　肺血管的 X 线正位片表现

正位片上心影右缘上段为上腔静脉,下段为右心房;左缘上段为主动脉结,中段为肺动脉段(心腰),下段为左心室缘。左肺门稍高于右肺门,右肺门角成钝角。可见由中心向四周发散的肺纹理逐渐移行变细

2. X 线侧位片　两侧肺门影大部分重叠,右侧肺门略偏前,似一尾巴拖长的逗号,前缘为上肺静脉干,后上缘为左肺动脉弓,拖长的尾巴由两下肺动脉干构成(图4-3-2)。在侧位胸片上,肺纹理影自肺门的中心部位,主要向四个方向发散:上组肺纹理向上沿气管中轴线走向肺上端,下组肺纹理顺气管中轴线走向膈面,舌段肺纹理斜向前下,背段肺纹理沿横轴线向后。

二、正常 CT 表现

肺内血管的 CT 表现主要取决于管径的大小和走行的方向,近肺门的大血管容易显示,而肺内小血管分支显示率不等。肺动脉和肺静脉在常规胸部 CT 平扫和增强中密度无差异,需要依据与支气管的位置和连续层面分析。肺门区的肺静脉、肺动脉与主支气管的关系从前往后依次为:肺上静脉、肺动脉和支气管,左右两侧排列相同。而在上下关系上,左右两侧排列不同,右侧由上至下依次为右上叶支气管、肺动脉、中下叶支气管和肺上静脉;左侧由上至下依次为肺动脉、支气管和肺上静脉。

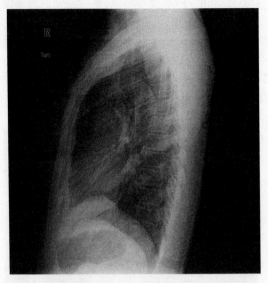

图 4-3-2　肺血管的 X 线侧位片表现

侧位片上两侧肺门影大部分重叠,前缘为上肺静脉干,后上缘为左肺动脉弓,拖长的尾巴由两下肺动脉干构成

两侧的肺下静脉均位于支气管的下方,被包于肺韧带内,位置最低。肺段动脉分支常伴行于同名支气管,多位于支气管的前、外或上方。肺段静脉主干位于同名支气管的后、内或下方,多不与支气管并行,从外围引流汇合成肺静脉主干而导入左心房后上部。CT 增强扫描并进行后处理三维重组有助于显示上述肺、动静脉的立体关系(图 4-3-3 ~ 图 4-3-8,图 4-3-7、图 4-3-8 见文末彩插、ER-4-3-1、ER-4-3-2)。

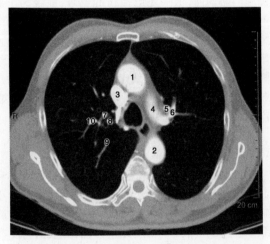

图 4-3-3　CT 横轴位的左肺动脉干层面

血管分支编号代表的名称分别为:1. 升主动脉;2. 降主动脉;3. 上腔静脉;4. 左肺动脉;5. 左肺尖后段静脉;6. 左肺前段动脉;7. 右肺尖段动脉;8. 右肺后段动脉;9. 右肺后段静脉;10. 右肺尖段静脉

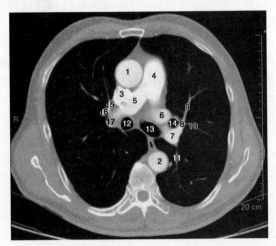

图 4-3-4　CT 横轴位的左右肺动脉分叉层面

血管分支编号代表的名称分别为:1. 升主动脉;2. 降主动脉;3. 上腔静脉;4. 肺动脉干;5. 右肺动脉;6. 左上肺静脉;7. 左肺下叶动脉;8. 左肺舌段动脉;9. 左肺上舌段动脉;10. 左肺下舌段动脉;11. 左肺背段动脉;12. 右肺中间支气管;13. 左主支气管;14. 左肺上叶支气管;15. 右肺前段静脉;16. 右肺尖段静脉;17. 右肺后段静脉

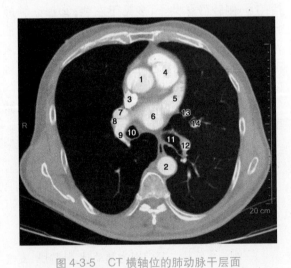

图 4-3-5　CT 横轴位的肺动脉干层面

血管分支编号代表的名称分别为:1. 升主动脉;2. 降主动脉;3. 上腔静脉;4. 肺动脉干;5. 左心耳;6. 左心房;7. 右上肺静脉;8. 右肺中叶动脉;9. 右肺下叶动脉;10. 右肺下叶支气管;11. 左肺下叶支气管;12. 左肺下叶动脉;13. 左肺舌段静脉;14. 左肺舌段动脉

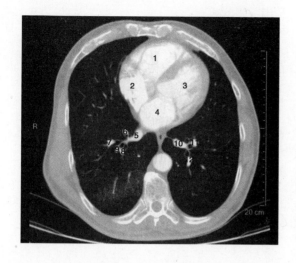

图 4-3-6 CT 横轴位的两下肺静脉干层面

血管分支编号代表的名称分别为：1. 右心室；2. 右心房；3. 左心室；4. 左心房；5. 右下肺静脉；6. 右肺内基底段动脉；7. 右肺前基底段动脉；8. 右肺后基底段动脉；9. 右肺外基底段动脉；10. 左肺基底段总静脉；11. 左肺内前基底段动脉；12. 左肺外后基底段动脉

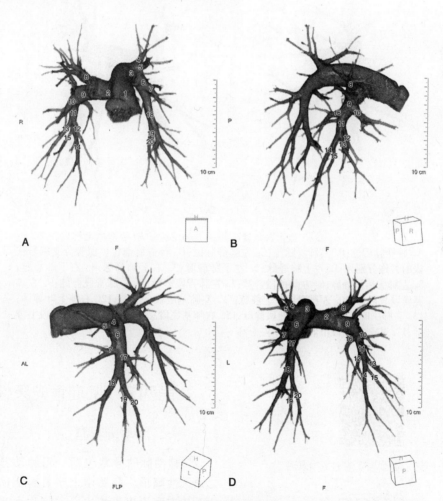

图 4-3-7 CTA 显示各角度肺动脉主干及其分支

A. 肺动脉前位；B. 右侧肺动脉位；C. 左侧肺动脉位；D. 肺动脉后位。血管分支编号代表的名称分别为：1. 肺动脉干；2. 右肺动脉；3. 左肺动脉；4. 左肺尖后段动脉；5. 左肺前段动脉；6. 左肺下叶动脉；7. 左肺舌段动脉干；8. 左肺上叶动脉；9. 右肺叶间动脉；10. 右肺中叶动脉；11. 右肺下叶动脉；12. 右肺内基底段动脉；13. 右肺前基底段动脉；14. 右肺后基底段动脉；15. 右肺外基底段动脉；16. 右肺背段动脉；17. 左肺背段动脉；18. 左肺内前基底段动脉；19. 左肺外基底段动脉；20. 左肺后基底段动脉

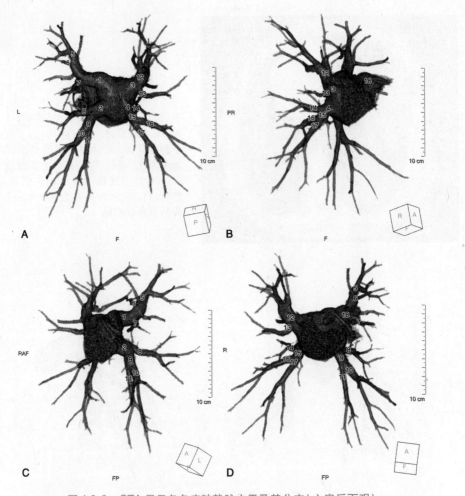

图 4-3-8　CTA 显示各角度肺静脉主干及其分支（心房后面观）

A. 肺静脉后位；B. 右肺静脉位；C. 左肺静脉位；D. 肺静脉前位。血管分支编号代表的名称分别为：1. 左上肺静脉；2. 左下肺静脉；3. 右上肺静脉；4. 右下肺静脉；5. 左肺尖后段静脉；6. 左肺前段静脉；7. 左肺舌段静脉；8. 左肺背段静脉；9. 左肺基底段总静脉；10. 左肺基底段上静脉；11. 左肺基底段下静脉；12. 右肺上叶静脉；13. 右肺中叶静脉；14. 右肺背段静脉；15. 右肺基底段总静脉；16. 右肺基底段上静脉；17. 右肺基底段下静脉；18. 左心耳

ER-4-3-1　肺血管正常影像学表现

ER-4-3-2　肺血管正常影像学表现

（萧毅　伍建林）

第四节　肺血管先天性畸形

一、肺动脉异常

　　肺动脉的异常包括一组肺动脉或其分支的先天性畸形。胚胎学上半月瓣上的主肺动脉主干与右室流出道均由心球衍生而来，左、右肺动脉则由第六对主动脉弓的腹侧部分所形成，原始的肺芽自食管腹侧分出后，有起自食管周围的内脏血管丛（即后鳃肺血管丛）与之伴行，后者演变成各级肺内的动脉分支，并与第六对主动脉弓形成的左、右肺动脉主干相吻合，构成完整的肺动脉系统。胚胎早期如左或右侧第六主

动脉弓的腹侧不发育或过早闭塞，不能与后鳃肺血管丛正常相连，则形成一侧肺动脉缺如的先天畸形。第六对主动脉弓的发育不全伴有心球的发育缺损则形成各种类型的中心型肺动脉狭窄，特别是累及心球者，常并发各种心内的复杂畸形。而一侧或双侧主要累及第二、三级肺动脉分支的多发性狭窄，则可能为后鳃肺血管丛本身的发育不全所致。

（一）肺动脉干及分支狭窄

肺动脉干及分支狭窄属于肺动脉瓣狭窄的一种类型（瓣上型），较为少见。先天性肺动脉干及分支狭窄，可独立存在（约占40%），也可合并其他心脏畸形。可单发或多发，累及主肺动脉、左右肺动脉或肺叶段动脉分支。目前常用的分类是1963年Gay和French提出的4分类方案（图4-4-1）：Ⅰ型，主干或左右肺动脉狭窄，包括主干内局限性管状狭窄或隔膜样狭窄，左、右肺动脉局限性狭窄或长管状狭窄；Ⅱ型，主干分叉部并延伸至左、右肺动脉狭窄，包括短或长管状狭窄；Ⅲ型，周围分支多发的梗阻性狭窄；Ⅳ型，主干及其周围分支均有狭窄。常存在狭窄后的肺动脉扩张。有时合并肺动脉瓣、右室漏斗部狭窄。

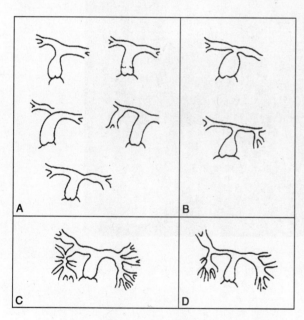

图4-4-1 肺动脉干及分支狭窄的常见分型
A. Ⅰ型，累及主肺动脉、左右肺动脉主干；B. Ⅱ型，右肺动脉和左肺动脉分叉处单发狭窄；C. Ⅲ型，多发性周围性狭窄；D. Ⅳ型，周围型和中央型狭窄共存

【病理与临床】

病理改变主要为肺动脉内膜纤维性或纤维肌性增生导致节段性狭窄，较小分支可完全闭塞，狭窄远端的管腔扩张，管壁可变薄或静脉化等。

临床症状取决于肺动脉干及分支狭窄程度，轻度者可不明显；多发或重度狭窄可引起中心肺动脉高压，右心室收缩压升高，右心室肥厚及右心功能衰竭等，引起相应临床表现，可出现易疲乏、劳累后心悸及气急等。可听到肺动脉区喷射音，心脏杂音于出生时即存在，较为特征性。症状出现早晚、轻重与肺动脉高压和右心损害程度密切相关。

【影像学表现】

1. X线表现 单独肺动脉干及分支狭窄的表现与狭窄类型及有无肺动脉高压等因素有关。一般肺动脉段均有不同程度突出与搏动增强，多发和重度狭窄可引起肺动脉高压、右心肥厚，表现为肺动脉段圆隆，心脏呈"二尖瓣"型。肺门动脉随狭窄类型或左右肺动脉受累情况可正常、缩小、扩张或两侧不对称。当病变累及一侧或两侧外周肺动脉分支时，可出现两侧肺血管纹理不对称（患侧肺血减少、纹理纤细、稀疏，健侧肺血增多），或出现肺纹理粗细不均。当肺血减少与肺动脉段明显膨突形成鲜明对比时，具有一定特征性。

2. CT表现 CT增强显示狭窄的肺动脉可呈局限性或累及较长范围，内腔光滑，常伴狭窄远端的狭窄后扩张。周围型可见肺内分支断面显示粗细不均，可呈串珠状。CT横轴位对多发性外周肺动脉分支病变全貌显示有限度，而肺动脉CTA技术通过对肺动脉进行三维及多平面重组，可显示肺动脉及其各分支全貌，更加直观显示血管受累情况，有助于提高诊断的准确性与全面性（图4-4-2，见文末彩插）。

3. MRI表现 与CT表现类似，对中心型狭窄显示较清晰，可见病变处的肺动脉内腔狭窄及管壁情况；可在任意方位成像，易显示主、肺动脉、瓣口及右室流出道情况，对于观察是否并发心脏结构性畸形有一定帮助。对周围型肺动脉狭窄诊断能力有限，增强MRA可以提高诊断效能（图4-4-3）。

4. 血管造影表现 DSA可显示主肺动脉、左右肺动脉及其分支单发或多发性狭窄、狭窄程度以及范围，病变局限者常见狭窄后扩张，狭窄严重或范围较长者其远侧分支可出现完全闭塞。伴有肺动脉高压者可见主肺动脉扩张、右心室扩大、三尖瓣关闭不全等征象。

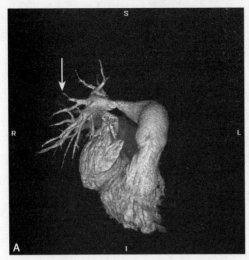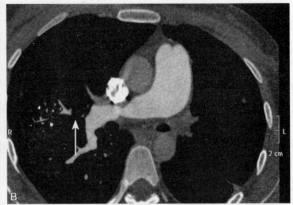

图 4-4-2　肺动脉干狭窄的 CT 表现

A. CT 三维重建显示一侧肺动脉缺如,健侧肺动脉主干扩张伴有中央型局限性狭窄(箭);B. CT 横轴位图像,显示狭窄的肺动脉未见管壁增厚,内腔光滑(箭)

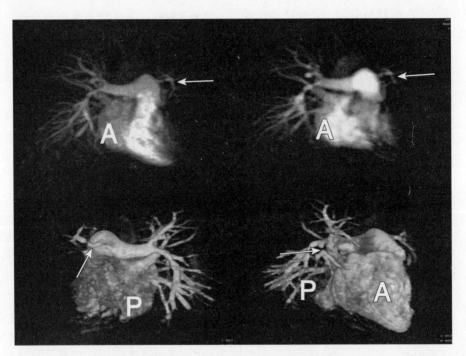

图 4-4-3　周围型肺动脉狭窄的 MRI 表现

增强 MRA 示周围型肺动脉狭窄,可见两侧肺动脉段以下分支串珠样改变,管腔光滑(白箭)。A:前面;P:后面

【诊断要点】

肺血减少与肺动脉段明显膨突形成鲜明对比,在 X 线平片诊断上颇具特征性。CT 及 MRI 横轴位图像及三维重组、多轴面成像图像可更加清晰、直观地显示管腔局限性或节段性变细、狭窄以及狭窄后扩张等表现,管壁一般无增厚。

【影像报告书写的注意事项】

1. X 线发现特征性肺动脉段异常及肺血改变时,要注意结合临床体征及病史。

2. CT 及 MRI 图像要逐支、逐层分析肺动脉走行、管腔情况,描述狭窄的长度、部位、狭窄前后的管腔变化以及狭窄处管壁本身的变化。

3. 除了对狭窄的肺动脉进行描述,还需注意心腔内有无伴随的异常改变。

【鉴别诊断】

1. X线平片显示右肺门影缩小变形者需与肺动脉缺如或发育不全等鉴别,进一步的 CTA 或 MRA 检查可以明确诊断。

2. 先天性多发性肺动脉狭窄需与大动脉炎的肺动脉病变相鉴别。后者主要累及较大的叶、段肺动脉,出现狭窄或阻塞,尤以局限或节段性重度狭窄和阻塞居多,常为多发性,主要特点是动脉管壁常有不同程度增厚,累及全周,也可见新月形的局部增厚(图 4-4-4)。

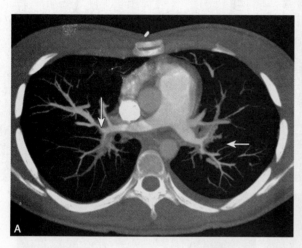
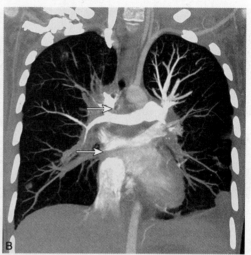

图 4-4-4 大动脉炎累及肺动脉的 CT 表现

A. CT 横轴位图像显示肺动脉主干增粗,两肺动脉分支节段性狭窄伴有管壁显著增厚(箭),为大动脉炎累及肺动脉改变;B. CT 冠状面 MIP 图像显示肺动脉分支狭窄(箭)

【诊断价值】

1. X线胸片　有助于显示继发性肺动脉高压及右心增大,但对肺动脉及其分支病变与复杂改变的诊断价值十分有限。

2. CT 检查　横轴位图像可以为狭窄的部位提供解剖学信息。CTA 可准确分析、定性定位及定量评价肺动脉狭窄,可提高外周型肺动脉狭窄的检出率,也可显示肺动脉发育和侧支循环建立情况。

3. MRI 检查　可显示中心型肺动脉狭窄部位、血流速度以及管壁厚度。同时,心脏 MRI 可显示心内伴发的病变,如右心室腔大小、室壁厚度、三尖瓣形态等。

4. 血管造影检查　一直是肺血管病变诊断的金标准,在外周型肺动脉狭窄的显示和诊断方面优于 CTA 和 MRA。

【注意事项】

CT 横轴位扫描对外周肺动脉分支狭窄不如主干狭窄易于检出,需要辅助以三维重组图像全面观察,以提高检出率。

【诊断思路与点评】

本病通过典型体征、X 线胸片、CTA、MRA、肺动脉造影等检查多可明确诊断。其中 CTA 和 MRA 可无创性显示肺动脉发育、肺动脉管壁和侧支循环建立情况,可以作为肺动脉狭窄的筛选手段。目前,肺动脉造影(DSA)检查仍是诊断本病的金标准。

(二) 一侧肺动脉缺如

肺动脉缺如是少见的先天畸形,可单独存在,亦可并发于其他的先天性心血管异常,尤其是法洛四联症以及主动脉缩窄、永存动脉干等。多是由于胚胎时期第六对主动脉弓发育异常或早期闭塞所致。该疾病通常在儿童期被发现,可合并其他先天性心脏病。在成年人,肺动脉近端中断常为独立存在,右侧比左侧更常见,常伴有右位主动脉弓。

【病理与临床】

一侧肺动脉近端缺如表现为血管腔闭锁,伴同侧肺发育不全、肺静脉异位引流,对侧肺血流量代偿性增加,可引起不同程度的肺动脉高压。单发的一侧肺动脉缺如,患侧供血主要来自支气管动脉,少数可来自体动脉,一般无重要的血流动力学异常。

临床上,单发的一侧肺动脉缺如一般无明显症状,少数可出现反复呼吸道感染及咯血,并发肺动脉高压者可出现呼吸困难、第二心音亢进及右心衰竭等。

【影像学表现】

1. X线表现　患侧肺动脉影缺如,肺内纹理稀疏、减少,患侧肺透亮度增高,患侧胸廓变小、横膈抬高、肋间隙变窄、纵隔向患侧移位;健侧肺血增多,肺纹理增粗,与患侧形成鲜明对比。

2. CT表现　左或右肺动脉主干缺如时,可在主肺动脉分叉部显示患侧肺动脉完全缺如,断段光滑无充盈缺损,患侧肺发育差,肺容积缩小,肺静脉异位引流,主肺动脉干与健侧肺动脉扩张。行CTA检查时可清晰显示迂曲扩张的支气管动脉或发自主动脉的侧支血管(图4-4-5,见文末彩插)。

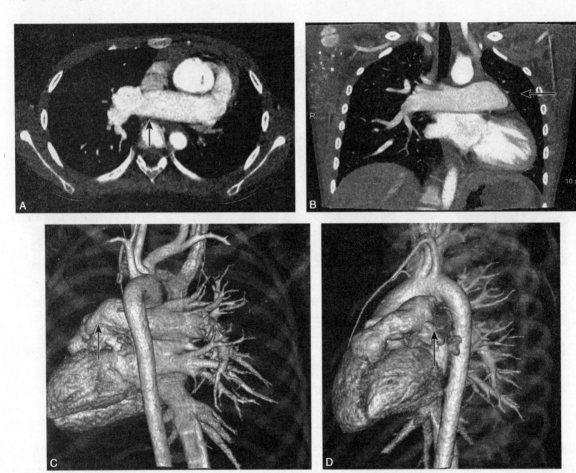

图4-4-5　左肺动脉缺如的CT表现

A. CT横轴位图像显示右肺动脉增粗(箭),左肺动脉未见显示;B. 冠状面重组图像显示左肺体积缩小,左侧胸廓塌陷,左肺动脉缺如(箭);C、D. VR重建图像显示左肺动脉缺如,断端光整(箭)

3. MRI表现　MRI增强与CT所见类似。一侧肺动脉缺如表现为该侧肺动脉自根部缺失,常伴有不同程度的胸廓缩小,健侧肺动脉扩张。MRA可显示患侧动脉侧支循环血管。左侧肺动脉缺如多并发法洛四联症等心内畸形。

4. 血管造影表现　右心室和肺动脉造影显示,患侧肺动脉于开口处缺失呈弧形或杵状盲端,肺动脉及分支不显影,对侧肺动脉及分支常有不同程度的扩张。全心造影可见迂曲扩张的支气管动脉或发自主动脉的侧支血管。

【诊断要点】

1. 患侧肺门影细小或缺如,一侧肺动脉自分

叉部缺如,末端光滑无血栓。

2. 患侧肺容积缩小,肺纹理稀疏,可伴肺静脉异位引流。

3. 健侧肺动脉及肺动脉主干不同程度扩张,两侧肺纹理不对称。

4. 患侧可见迂曲扩张的支气管动脉或发自主动脉的侧支血管。

【影像报告书写的注意事项】

1. 从心脏大血管连接处开始描述,由近至远仔细、全面观察病变。

2. 着重描述病变位置的形态特征及其周围改变。

3. 注意对侧支动脉的重建和描述,以及肺静脉和心脏是否合并先天异常。

【鉴别诊断】

成年人单纯先天性一侧肺动脉缺如需与肺动脉栓子导致的一侧肺动脉闭塞、累及单侧肺动脉的纤维性纵隔炎等进行鉴别。前者肺动脉断段光滑无充盈缺损,周围及纵隔无异常肿块影,可见肺发育异常及肺静脉异位引流等,有助于与后两者鉴别。

【诊断价值】

1. X 线检查 为初步和筛查性常规检查手段。典型的一侧肺动脉缺如表现为患侧肺门血管影消失,肺纹理稀疏,肺容积缩小,可提示诊断。但合并心脏复杂畸形或其他畸形时,则诊断价值受限。

2. CTA 和 MRA 检查 既可显示患侧肺动脉发育不良及缺如,又可了解患侧供血和侧支循环建立情况,还可明确是否合并心内结构性畸形,可部分性取代肺动脉血管造影,作为该疾病检查与诊断的一线影像学方法。

3. 血管造影检查 在没有 CT、MRI 的条件下,血管造影仍然是目前诊断最可靠的方法。如果需要评价右心负荷压力或拟进行介入治疗,则需进行心血管造影检查,获得血流动力学资料。

【注意事项】

鉴于影像学检查宜遵循"早、快、准、简单代替复杂、无创代替有创"的原则,以最低的风险和最佳的效果为标准,对于单纯的一侧肺动脉缺如患者,有时 X 线胸片即可提供重要线索;采用 CT 时以低剂量 CTA 检查为宜,对高度怀疑伴有先天性心脏病而前两者不能确诊时可考虑 MRI 检查;对疑难病例仍需行心血管造影检查。

【诊断思路与点评】

当影像学上显示肺纹理不对称、单侧肺门影变小或消失、呈光滑的盲端,患侧肺容积缩小及异常血管供血时,基本可以提示一侧肺动脉缺如的诊断。当充分了解病理生理变化时有助于理解影像特征,从而做出正确全面的诊断。

(三)迷走的左肺动脉

迷走的左肺动脉是一种肺动脉起源异常,又称肺动脉吊带(pulmonary artery sling,PAS),是一种罕见的先天性心血管畸形。PAS 可以是整个左肺动脉起源于右肺动脉,也可以是左上肺动脉正常起源于左肺动脉干而左下肺动脉异常起源于右肺动脉,此种迷走类型更为罕见。

【病理与临床】

PAS 通常指左肺动脉异常起源于右肺动脉的后方,呈半环形跨过右主支气管向左穿行于食管前和气管后到达左肺门,常合并气管下段、右主支气管和食管不同程度的受压。此外,动脉导管或韧带向左后方与降主动脉相连,此结构和异常的左肺动脉一起形成的血管环可压迫左主支气管。PAS 常伴发气管狭窄及畸形,尤其多见于伴有完整气管软骨环、气管远端及支气管发育不良者。还可合并其他先天性心脏病,如房间隔缺损、动脉导管未闭、室间隔缺损等。

临床上,该病可无症状,当伴发先天性气管或支气管狭窄时可出现呼吸困难或反复肺部感染症状。气道不全梗阻引起的通气障碍是本病最突出的临床表现。阵发性呼吸困难和反复肺部感染是患儿就诊的常见原因。如无外科治疗本病病死率约 90%。

【影像学表现】

1. X 线表现 正位胸片显示左肺门纤细,位置较低,左肺血管纹理较右侧细小。侧位胸片显示气管下段后方的圆形或卵圆形密度增高影,钡餐造影示食管前缘有局限性压迹。

2. CT 表现 CT 平扫对本病诊断价值有限。增强扫描可显示左肺动脉异常起源于右肺动脉,并向后穿行于气管、食管之间,最后进入左肺门,形成血管环压迫气管支气管树,支气管及食管有不同程度的狭窄。CTA 可整体直观显示主肺动脉、左、右肺动脉、肺动脉起源位置和走行路径,可以多角度观察异常起源的左肺动脉与相邻气管和食管的关系以及定量测量等(图 4-4-6,见文末彩插)。支气管树重建图像可显示气管左、右主支气管不同程度狭窄,并可以测量最窄处的内径及狭窄的长度。

3. MRI 表现 三个方位成像能够整体显示主肺动脉、左、右肺动脉、肺动脉起源位置和走行的路径,可多角度观察异常起源的左肺动脉与相邻气管和食管的关系,并测量相关的数据。同时可以显示心内、心外的畸形。

4. 血管造影检查 可显示左肺动脉的起源及走行异常,且不与主肺动脉相连接。右肺动脉分支正常,左肺动脉及分支均较细小,直径为对侧的 1/3～1/2。

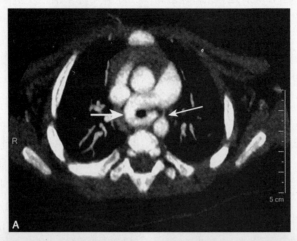

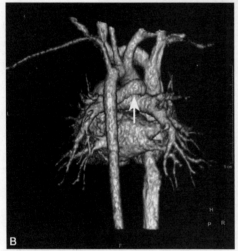
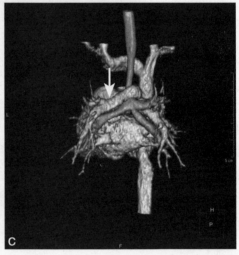

图4-4-6 迷走的左肺动脉的CT表现

A~C. CT增强横轴位和CTA容积重建图像显示左肺动脉(粗箭)起自右肺动脉,并向后穿行于气管与食管之间,最后进入左肺门,可见残存的左侧导管韧带(细箭),形成血管环压迫气管及支气管

【诊断要点】

1. 阵发性呼吸困难、咳嗽、喘鸣、气急和反复肺部感染是患儿的主要临床表现。

2. 左肺动脉异常起源于右肺动脉,并向后穿行于气管与食管之间,最后进入左肺门,形成的血管环压迫气管、支气管。

【影像报告书写的注意事项】

1. 在横轴位图像上测量左肺动脉横径时测量部位一般选择在第一分支发出前。

2. 要明确有无阻塞性肺不张、阻塞性肺气肿及阻塞性肺部感染,明确是否合并其他心内、心外畸形。

3. 多角度观察异常起源的左肺动脉与相邻气管和食管的关系,测量异常起源的左肺动脉起始部与主肺动脉分叉处的距离,并测量受压气道最窄处的内径及狭窄的长度。

【鉴别诊断】

根据典型的肺动脉CTA及MRA表现通常即可明确诊断。

【诊断价值】

正侧位X线胸片和食管吞钡检查可提供一定的诊断线索,CT和MRI增强检查十分必要,可提供更多信息并作出明确诊断。有气管、支气管和食管压迫症状而需外科处理者,术前确诊和评估病情通常需要行血管造影检查。

【注意事项】

因该畸形缺乏典型心血管方面体征,早期诊断较为困难,因此,对婴儿早期出现反复呼吸困难、喘鸣、肺部感染等呼吸道症状者,影像学检查时要注意有无先天性PAS的可能,以减少漏诊和误诊。

【诊断思路与点评】

气道不全性梗阻引起的通气障碍为本病最突出的临床表现，CTA 和 MRA 可以同时观察到患者肺部及血管情况，结合 X 线平片及超声心动图检查可为临床诊治本病提供可靠的影像学依据。

二、肺静脉畸形

随着胚胎发育，后鳃肺血管丛出现血管间隔，形成了肺的毛细血管网，将肺芽水平的原始动、静脉丛分隔开，静脉丛逐渐融合成各级肺静脉，最后汇成左右肺静脉主干引入左心房中。原始肺静脉丛的融合异常即形成肺静脉的先天畸形。

(一)肺静脉畸形引流

肺静脉畸形引流(anomalous pulmonary venous connection, APVC)是指部分或全部肺静脉未能直接与左房相连，而直接与右心房、腔静脉或其主要分支相连通，致使肺循环血液回流到右心房的畸形。前者称部分型肺静脉畸形引流(partial APVC, PAPVC)，占60%~70%，有1~3支肺静脉未与左心房正常连接而直接引流入右心系统。后者为完全型肺静脉畸形引流(total APVC, TAPVC)，占30%~40%，4支肺静脉均引流入右心系统(右心房或腔静脉)，该类患者绝大多数伴有房间隔缺损或先天性卵圆孔未闭。

【病理与临床】

1. 病理改变　PAPVC 可单独存在，或合并其他先天性心血管畸形，最常见的是静脉窦型房间隔缺损。其表现型很多，如右上肺静脉直接汇入上腔静脉、右肺静脉汇入右心房、右肺静脉汇入下腔静脉、左肺静脉汇入左侧头臂静脉等，最常见的是右肺静脉直接引流入上腔静脉。病变的轻重程度主要取决于异位引流的肺静脉支数，即导致左向右分流量的大小、是否有心房水平分流存在和异位引流的肺静脉是否存在梗阻。

TAPVC 是肺静脉分别或汇成一支后引流到右心-腔静脉系统，而不引流入左心房，导致右心房、右心室增大。根据有无并发畸形可分为单纯性和复杂性，根据有无引流静脉狭窄，分成梗阻与非梗阻型。但多数学者将其分为4型：①心上型，肺静脉汇入右心房以上水平的上腔静脉系统，多是无名静脉；②心内型，肺静脉直接汇入右心房或经冠状静脉窦、永存静脉窦入右心房；③心下型，肺静脉汇入右心房之前的下腔静脉系统，以汇入门静脉系统更为常见(均为梗阻型)；④混合型，上述情况同时存在2种或以上。

2. 临床表现　TAPVC 是一种严重的发绀型先天性心脏病，患儿出生后第1年仅20%存活。由于左心供血不足，体格发育较差，大多数患儿有不同程度疲乏、气急、青紫、肺部反复感染，最终导致右心衰竭，出生后未经手术治疗且存活超过1年者常伴有较大房间隔缺损。随年龄增长，部分患者肺循环阻力逐渐加重，形成重度肺动脉高压。

PAPVC 症状和体征与第二孔型房间隔缺损相仿，早期病情较 TAPVC 者轻，可表现为心悸、气急、乏力、咳嗽、咯血等。因较大量左向右分流长期存在，可逐渐导致肺动脉高压从而影响生存。

【影像学表现】

1. X 线表现　PAPVC 根据异位引流的程度而表现不同，较轻的单支肺静脉异位引流，异位引流的肺静脉大多不增粗，常无任何发现，仅在胸部 CT 检查时偶尔发现。较重者肺血增多，右心房、右心室增大，肺动脉段突出，多与房间隔缺损难以区分。少数可显示较特殊的征象，如下肺静脉部分引流入下腔静脉及其属支时构成"镰刀综合征"(scimitar syndrome)，表现为自肺门下部沿右心缘或心左缘、向下走行的较粗弯曲血管影，如镰刀或弓状，常伴有同侧肺动脉和肺发育异常。

TAPVC 表现与其类型有关，可显示肺血管扩张增多、肺动脉段凸出、肺门"舞蹈"征、右心增大、主动脉结缩小等。典型心上型左侧异位引流(入左侧头臂静脉)时，可见上纵隔影向两侧增宽，使心影呈"雪人"征或"8"字形；心上型右侧异位引流(肺静脉引流入上腔静脉)时，只有上腔静脉明显扩张，表现为半个头"雪人"征。心内型 TAPVC 表现缺乏特点，类似巨大房间隔缺损，心脏明显增大，右心房膨出，上纵隔无特殊变化。心下型者几乎总是合并回流梗阻，故肺血改变以肺淤血为主，表现为肺野透亮度降低，肺纹理增粗，肺门影模糊及少量胸腔积液。

2. CT 及 MRI 表现　两者的横轴位图像有助于确定其最终引流部位，发现肺静脉异位引流类型。肺静脉可单支、单独引流入腔静脉-右心系统，也可多支汇合为一支静脉干再引入腔静脉-右心系统。合并肺动脉高压时，常有肺动脉增宽、右心房室增大等征象(图4-4-7~图4-4-10，图4-4-7、图4-4-10见文末彩插)。CTA 与 MRA 可准确显示肺静脉异位引流的直接征象、间接征象以及伴发病理改变。CT 重建如 MIP 及 MPR 可多角度显示各支肺静脉异位引流的直接征象，对判断异位引流的类型及是否梗阻很有帮助。

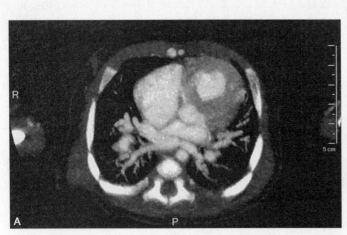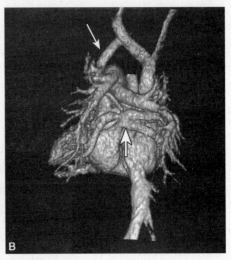

图 4-4-7 完全型肺静脉异位引流混合型的 CT 表现

A、B. CT 增强横轴位及三维重建图像显示两侧肺静脉通过冠状静脉窦（粗箭）回流入右心房，同时可见左上肺静脉（细箭）经垂直静脉回流入上腔静脉

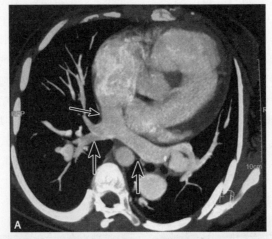

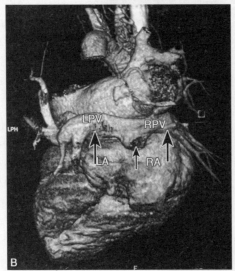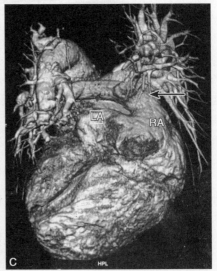

图 4-4-8 完全型肺静脉异位引流心内型的 CT 表现

A ~ C. CT 横轴位及三维重建图像显示两侧肺静脉（粗箭）汇成一总干（细箭）后回流入右心房，可见肺动脉主干及主要分支扩张。LPV：左肺静脉；RPV：右肺静脉；LA：左心房；RA：右心房

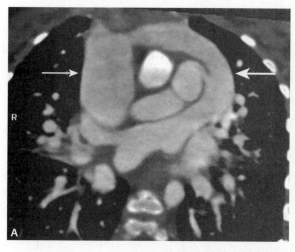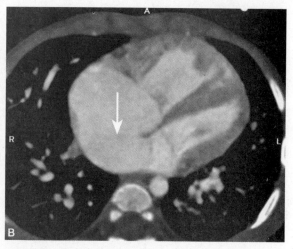

图 4-4-9　完全型肺静脉异位引流心上型的 CT 表现

A. CT 增强斜位 MIP 图像显示 4 支肺静脉于心后汇合呈一支肺静脉干,经纵隔左缘垂直静脉(粗箭)向上汇入左侧头臂静脉继而进入上腔静脉(细箭),头臂静脉及上腔静脉明显增粗,肺内血管增粗;B. CT 上 4 腔心层面横轴位图像显示较大的房间隔缺损(粗箭)

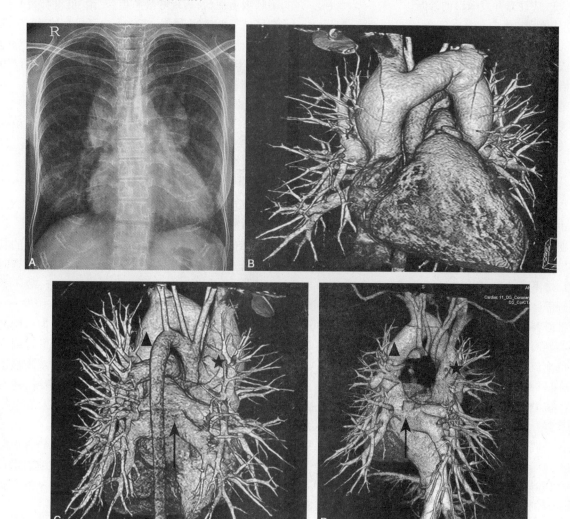

图 4-4-10　完全型肺静脉异位引流心上型的 X 线及 CT 表现

A. X 线平片显示上纵隔影向两侧增宽,整个心影呈"雪人"征;B～D. CTA 三维重建图像显示 4 支肺静脉于心后汇合呈一支肺静脉干(粗箭),经垂直静脉(箭头)向上汇入左侧头臂静脉继而进入上腔静脉(星号),头臂静脉及上腔静脉明显增粗

3. 血管造影表现 可进行选择性肺动脉造影或肺静脉造影。当疑诊 TAPVC 可采用选择性肺动脉造影,而 PAPVC 可采用选择性肺静脉造影。逐支观察肺静脉及其引流是诊断的关键,同时心导管检查可提示右心房高压,肺血流量与肺动脉压亦增高。

【诊断要点】

X 线平片对心上型完全性肺静脉异位引流有相对特征,心影呈"雪人"征或"8"字形。CT 或 MRI 上如发现肺静脉与左心房之间非正常连接关系,则提示有肺静脉异位引流。

【影像报告书写的注意事项】

1. 应逐层分析肺静脉与左心房关系,观察是否每支肺静脉均引流入左心房。

2. 注意肺静脉异位引流的部位和有无狭窄。

3. 应注意并发畸形的诊断。

【鉴别诊断】

X 线胸片存在前后重叠,对复杂的肺静脉异位引流易和部分先心病的异位引流血管混淆。当采用恰当的影像学检查方法时诊断不难。诊断的关键是熟悉各型的变异,以及逐条追踪各肺静脉的连接关系,此时 CTA 和 MRA 对明确诊断和理清血管的关系可起到重要的作用。

【诊断价值】

X 线胸片对心上型 TAPVC 有相对特征性可提示诊断,对静脉狭窄所致的肺静脉高压及肺水肿征象也有一定帮助,但对其他类型者诊断价值不大。心血管造影虽为"金标准",但属有创性检查,且肺动脉内注射对比剂可诱发或加重肺水肿等风险。相比之下,CT 和 MRI 增强扫描可全面直观显示各型肺静脉异常引流的形态与变化,并可同时观察胸腹部脏器,对内脏转位、其他复杂心血管畸形的分析与判断均有重要价值,但不足之处是难以提供详尽的血流动力学信息。

【注意事项】

应全面显示和仔细观察左、右心房及与其连接的肺静脉、腔静脉等,判断连接的部位与周围解剖关系、肺静脉异位引流途径上有无狭窄、有无并发的其他畸形等,并注意肺血等改变。

【诊断思路与点评】

解剖性显示是诊断的关键,各支肺静脉汇入情况的精确显示是进一步分型的基础。通常需要 CTA 或 MRA 检查明确诊断,但心上型或心下型的单支肺静脉异位引流亦可在非增强扫描中获得诊断。

(二) 先天性肺静脉狭窄或闭锁

肺静脉狭窄及闭锁是一种罕见且严重的心脏畸形,可致狭窄局部肺楔压和肺静脉压增高,患者出现气短、咳嗽和咯血等临床症状,晚期可出现肺动脉高压,导致病情恶化。

【病理与临床】

1. 病理改变 发生机制为肺静脉局部结缔组织细胞过度增生、肺静脉中膜增生及内膜纤维化,胚胎时期肺总静脉未与左心房连接则导致肺静脉闭锁。随着病程延长和病变加重,增殖性增生可累及远端肺静脉,导致管腔弥漫性狭窄以及血管萎缩,引起肺血淤积、回流障碍等,最终出现进行性肺动脉高压样病理改变。

2. 临床表现 与血管狭窄程度及累及血管支数相关。大部分婴幼儿出生后数月至一年内有明确呼吸道症状,表现呼吸急促、发绀、反复肺炎和病变区域局部肺水肿等,部分儿童可出现咯血,疾病进展至后期,可出现重度肺动脉高压。需要注意的是,近半数的先天性肺静脉狭窄为单发畸形,仅表现为肺动脉压升高。

【影像学表现】

1. X 线表现 X 线胸片表现为病变肺体积缩小,见网状影及间隔线、磨玻璃密度影及肺实变、胸腔积液等,肺内病变常呈不均匀分布。

2. CT 及 MRI 表现 CTA 可清楚显示肺静脉病变部位、范围及程度,可部分取代血管造影检查。三维重建如 VR 等技术可多角度显示狭窄部位,还可三维显示肺静脉口、肺静脉狭窄及可能伴发的其他心脏及血管病变。MRI 亦可诊断本病,但检查时间较长,患儿尚需在麻醉状态下进行检查,故不常使用。

3. 血管造影表现 血管造影检查仍为诊断的"金标准"。心导管选择性肺小动静脉造影可明确诊断肺静脉狭窄,通过相应肺静脉回流可清晰显示肺静脉血管的内径、病变长度以及侧支情况,还可鉴别不全性和完全性闭锁,有助于指导介入治疗。

【诊断要点】

全面观察肺血管发育情况,判断有无异常血管走行、连接以及缺如等。CTA 及后处理重建技术可三维显示肺静脉口、肺静脉狭窄及可能伴发的心脏与血管病变。

【影像报告书写的注意事项】

1. 对肺动、静脉各支逐一进行描述,书写各支发育情况,对相关直径进行测量。

2. 注意观察肺内及心腔内的结构,不要遗漏并发的其他畸形病变。

【鉴别诊断】

X 线胸片所见不易与支气管炎或肺炎鉴别,应进一步行 CT 增强和 CTA 检查。

【诊断价值】

有多种成像技术可观察肺静脉,但 CTA 是肺静脉狭窄的主要检查手段,其时间与空间分辨率高,可提供更多诊断细节,尤其是狭窄段和远端肺静脉的分布和走行情况。但合并复杂心内畸形时对比剂再循环后肺静脉显影不清,易高估病变。其他检查技术均存在不同的缺点,如经食管超声难以观察下肺静脉;MRA 检查时间长、有禁忌证、需患者高度配合、受心率限制且检查费用较高,不易在婴幼儿及儿童中施行。

【注意事项】

对于 X 线胸片发现的反复发作的支气管炎、肺炎,应结合病史注意排查有无先天性肺静脉疾病的可能。

【诊断思路与点评】

对肺静脉解剖及胚胎学的理解是准确诊断与评价肺静脉畸形或病变的基础,影像学检查不仅有助于诊断,而且还可鉴别临床表现类似的肺静脉疾病。

三、先天性肺动静脉畸形

肺动静脉畸形(arterial venous malformation, AVM)是指肺动脉与肺静脉(约95%)或体循环动脉与肺静脉(约5%)间的异常血管交通,也称肺动静脉瘘。以 30 ~ 40 岁成人多见,女性发病率约为男性两倍,独立发病占40%,多合并其他畸形或病变。在多发性 AVM 中约 1/3 伴 Rendu-Osler-Weber 综合征或称遗传性毛细血管扩张症。形成原因主要是血管间隔形成发育障碍,使毛细血管的发育不完全,即出现一处或多处的肺动静脉瘘。

【病理与临床】

1. 病理改变　肺 AVM 好发于两肺下叶,多为单侧,约 1/3 呈多发性,瘘口多接近胸膜。包括 3 种类型:①单纯型,约占79%,由单个扩张的动脉瘤囊连接伴行的一条动脉和一条静脉,该型约95%由肺动脉供血,少数由体循环动脉供血或两者同时供血,受累的动静脉常弯曲扩张,静脉常见变性和钙化;②复杂型,约占21%,扩张的动脉瘤囊和两根以上的动脉和(或)两根以上的肺静脉相连;③肺毛细血管扩张型,更少见,以两肺散在多发的微小动静脉瘘为特征。

2. 临床表现　较小时(直径<2cm)常无症状。咯血是相对常见的症状,量多少不等。严重者可出现右向左分流的症状,如缺氧、发绀、杵状指等。若肺 AVM 位于近胸膜面,可在相应的胸壁处闻及杂音。

【影像学表现】

1. X 线表现　扩张的动脉瘤囊可呈边界清楚、分叶状的圆形或类圆形结节或肿块影,大小 1 至数厘米不等,可见索状结构自病灶向肺门延伸(供血动脉和引流静脉)。弥漫型肺纹理增粗、迂曲,呈网状、逗点样,伴有肺动脉高压等改变。

2. CT 表现　扩张的动脉瘤囊表现为边界清晰、密度均匀的结节或肿块影,可见一支或多支粗大的血管影与其相连。CT 增强后,结节或肿块迅速强化,若有血栓则强化不均匀;相连的粗大血管影也明显强化;当肺动脉显影时,左心房即可提前显影。弥漫型表现为肺内多发明显强化的小结节及扭曲的血管。三维重建可直观显示迂曲、增粗的引流血管,以及瘤囊的形态、大小及数目(图 4-4-11、图 4-4-12,见文末彩插)。

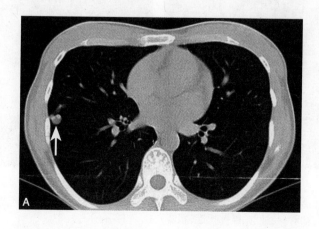

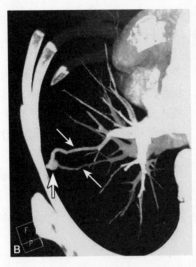
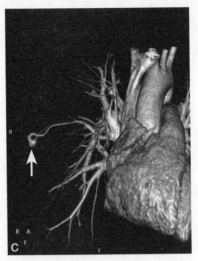

图4-4-11 单发单纯型肺动静脉畸形的CT表现

A. CT横轴位图像显示右肺胸膜下类圆形结节（粗箭），边缘光滑，边缘可见血管影相连；B、C. CT三维重建图像显示明显强化的瘤囊（粗箭）及单支供血动脉和引流静脉（细箭）

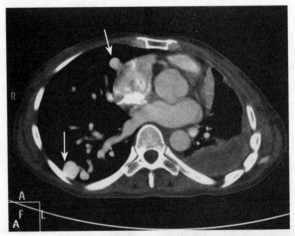

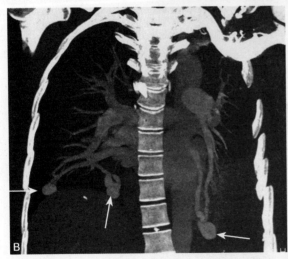
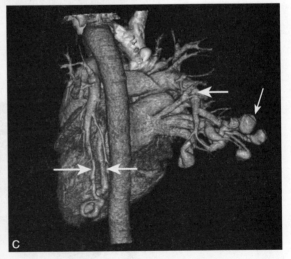

图4-4-12 多发肺动静脉畸形的CT表现

A. CT横轴位增强图像显示两肺近胸膜下多发明显强化的类圆形结节（细箭），边缘光滑；B、C. CT三维重建图像显示多个强化的瘤囊（细箭）与肺动、静脉相连（粗箭）

3. MRI 表现　与 CT 类似,但受技术的限制,MRI 对小的动静脉畸形及配合不佳的患者诊断价值有限。在 SE 序列上较大的结节或肿块呈等信号影,内见流空信号;在梯度回波序列上呈高信号,周围可见弧形走行的引流静脉影。三维增强 MRA 可显示供血动脉、引流静脉及其与肿块的关系等(图 4-4-13)。

4. 血管造影表现　可明确显示供血血管、引流血管及动静脉畸形的瘤囊,特点是肺动脉及其分支显影后,肺静脉提前显影。对于扩张的瘤囊,可表现为囊内对比剂充盈,排空延迟,输入与输出血管粗大。对于弥漫型者,可表现为肺内弥漫小圆形血管池,肺动脉与静脉直接交通处呈囊状,肺动脉及其分支显影后肺静脉提前显影,病灶呈迂曲血管团。

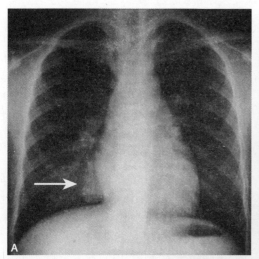
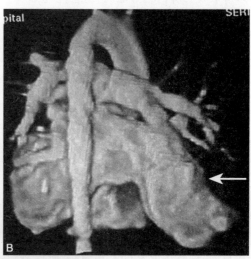
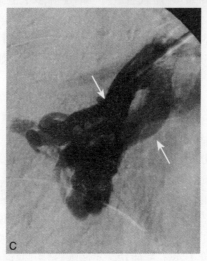

图 4-4-13　单发复杂性动静脉畸形的影像学表现
A. X 线正位片显示右心缘分叶状肿块影(白箭),边缘光滑;B. MRA 三维重建图像显示右下肺动脉与右下肺静脉异常沟通(白箭),瘤囊显示不清;C. DSA 图像显示右肺下叶多支动静脉异常沟通(白箭)

【诊断要点】
1. 纯血管性病变,有供血的动脉和引流的静脉。

2. CT 和 MRI 检查可清楚显示瘤囊、供血动脉和扭曲扩张的引流静脉,可呈单发或多发大小不等的结节或肿块影,呈圆形、椭圆形或分叶状,密度均匀,边缘清晰。

3. 增强扫描的特点是瘤囊和连接血管迅速强化,瘤囊峰值出现的时间与右心室和肺动脉一致,或与主动脉接近。三维重建可显示肺 AVM 的完整形态学特征。

4. 在肺动脉及其病变强化显影期,如出现左心房提前显影,则表明肺动静脉间有血流短路,是诊断肺 AVM 特征性征象之一。

【影像报告书写的注意事项】
1. 应详细描述肺动静脉的走行、分布和连接关系。

2. 准确描述肺畸形血管团的部位、形态、范围。注意观察和描述供血的动脉来源与支数、扩张的瘤囊大小与数目以及引流静脉的数量及其回路。

3. 应明确肺动静脉畸形的分型及有无合并其他先天性畸形。

【鉴别诊断】

当 AVM 表现为肺内结节灶时,需首先与肺实质的结节灶鉴别。肺 AVM 强化呈血管样,有与之相连增粗的动脉、静脉血管;而肺实质结节灶边缘、形态和内部结构常有一定特征性可资鉴别。

其次需与其他血管性病变鉴别。肺静脉曲张为肺静脉的局限性扩张,很罕见,可能与肺静脉壁先天性缺陷或肺静脉压升高有关,CT 上表现为两下肺内带圆形、椭圆形和管状影,有明显强化,与左心房 CT 值接近,但无肺 AVM 特征性的伴行动脉和静脉。肺动脉瘤为单纯动脉性病变,没有异常引流静脉。

【诊断价值】

X 线胸片是首选筛查手段,但不能确定诊断。传统血管造影是确定诊断的"金标准",但属有创检查,有一定危险,目前逐步为 CTA 和 MRA 所代替。后两者是全面评价 AVM 最佳影像学技术,可从空间层面完整评价瘤囊及其连接血管,可充分显示供血动脉和引流静脉的来源与回路,并确定分型,有助于指导临床治疗。

【注意事项】

肺 AVM 的瘤囊表现不仅取决于自身形态,而且与扫描层面及方向有关,可呈圆形或椭圆形,边界清晰,边缘多光整,但可出现深分叶或脐凹等征象,很少显示毛刺征。其增强特征是鉴别诊断重要依据。常规 MRI 检查中常见序列的涡流信号可干扰诊断,对弥漫型诊断价值亦有限。

【诊断思路与点评】

影像学上显示肺内单发或多发大小不等的结节或肿块影,边界清晰,边缘多光整,可有深分叶而无毛刺征,密度均匀,周边伴多支条状血管影,尤其伴扭曲粗大血管影者有助于提示该病诊断。CT 或 MRI 增强后显示瘤囊及连接的血管迅速强化,程度与主动脉接近,肺动脉期出现左心房提前显影等征象,是诊断该病的强有力征象。CTA 可清晰显示段以上各级肺血管,三维重建可显示各肺血管空间分布及其彼此关系,为临床治疗及评价预后提供重要的信息。

【思考题】

1. X 线平片显示单侧肺门影缩小、变形,可见于哪几种疾病?

2. 肺静脉畸形引流的常见分型和相应的影像学表现是什么?

3. 肺动静脉畸形的影像学表现及相关疾病的鉴别是什么?

(萧毅 伍建林)

第五节 肺动脉栓塞

肺动脉栓塞(pulmonary embolism,PE),简称肺栓塞,是指内源性或外源性栓子栓塞肺动脉,引起肺循环障碍的综合征。因症状无特异性,极易误诊或漏诊,早年被认为是少见疾病,通常在尸检时才被明确。随着多层螺旋 CT 在心血管疾病的广泛应用,PE 的检出率明显增加。

【病理与临床】

1. 病理改变 造成肺栓塞的栓子中,最常见的为血栓,少见的有空气、脂肪、羊水等。血栓可以是微血栓也可是大块血栓,多来自于下肢深静脉。肺栓塞多为双侧多发,也可单侧发生;右肺多于左肺,下肺多于上肺;约 10% 发生于肺动脉主干。肺动脉内多为新鲜血栓,时间长久亦可机化和纤维化,并致肺动脉管腔狭窄和继发性肺动脉高压。闭塞肺动脉的供血肺组织失代偿后可发生肺梗死(pulmonary infarct),但急性期少见,多在慢性肺栓塞时出现。

2. 临床表现 呼吸困难是最常见的症状,尤以活动后明显。胸痛也是常见的症状,多突然发生,常与呼吸有关,咳嗽时加重。较大的栓子则可引起剧烈的挤压痛,多位于胸骨后,可向胸部和肩部放射,极易被误诊为心绞痛。咯血症状多提示有肺梗死,一般在梗死后 24 小时内发生,为少量鲜红色血,数天后可变成暗红色。其他症状还有惊恐、咳嗽、晕厥、腹痛等。

【影像学表现】

1. X 线表现 约 12% 的肺栓塞可表现为 X 线胸片正常。肺栓塞的 X 线异常征象多在 12~36 小时或数天内出现。继发肺动脉高压时,肺动脉圆锥部膨凸,右下肺动脉主干扩张,最大宽径>15mm;而远端肺动脉则狭窄甚至闭塞,致肺纹理突然变纤细,可呈"残根"样。肺梗死时,肺的外周出现楔形或截断的圆锥形实变阴影,其宽基底与胸膜相连,尖端指向肺门,以下肺肋膈角区多见。当较大的肺叶、段肺栓塞时,可显示阻塞区域纹理减少及局限性肺野透亮度增高(图 4-5-1)。

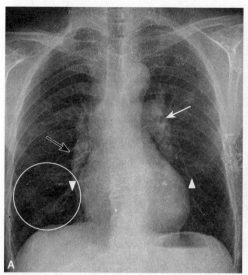
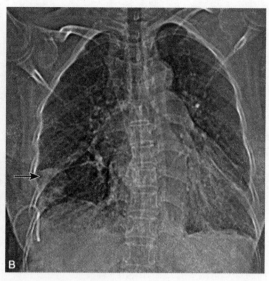

图 4-5-1　肺栓塞的 X 线继发征象

A. 肺栓塞致肺动脉高压及肺内纹理稀疏。X 线示主肺动脉及左肺动脉（白箭）、右下肺动脉主干（黑箭）均扩张，右下肺动脉主干最大宽径约 18mm，右心房、右心室略增大（箭头）；右肺下野灶性纹理稀疏致透光度不均（圆圈），左肺下野纹理稀疏致透光度增加；B. 肺栓塞致肺梗死。X 线示右肺下野楔形实变影（黑箭），宽基底紧贴右下侧胸膜，尖端指向肺门

2. CT 肺动脉成像（CTPA）表现

（1）直接征象：急性肺栓塞时，可见左右肺动脉和（或）叶、段、亚段级肺动脉内低密度充盈缺损。刚由下肢深静脉上行的新鲜血栓，在管腔内中流动可呈现"漂浮征""蜂窝征"和"轨道征"；垂直于血管者横轴位图像则显示为血管中央的低密度充盈缺损；当新鲜血栓沉降附着于管壁时，与管壁呈锐角（图 4-5-2）。慢性肺栓塞时，血栓附着于管壁并与管壁呈钝角，大而长的附壁血栓可致管腔狭窄甚至闭塞（图 4-5-3），长期血栓可伴钙化，但较少见。

（2）继发征象（图 4-5-4）

1）肺动脉高压：主肺动脉扩张，管径≥30mm，或栓塞近端肺动脉段扩张，右心房、右心室增大。

2）肺梗死：胸膜下楔形实变灶，宽基底紧邻胸膜，尖端指向肺门，实变灶内无空气支气管征。梗死灶可单发也可多发。

3）肺内灶性密度减低（马赛克征）：梗死叶或段肺组织内显示肺纹理稀疏、密度减低，而周围肺组织内血管代偿性充血、纹理增多、密度增高，呈现马赛克征。

4）其他征象：急性肺栓塞时常伴有单侧或双侧胸腔少量积液。

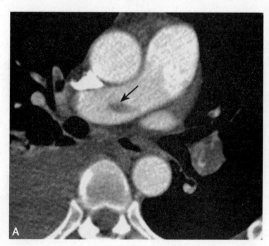
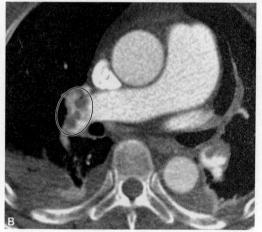

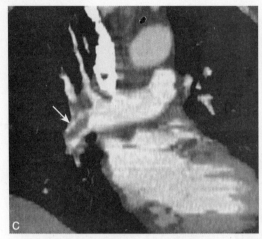
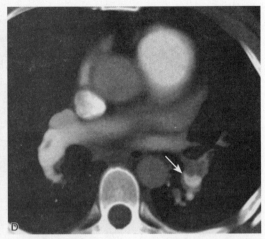

图 4-5-2 急性肺栓塞的 CT 征象

A. 右肺动脉主干内管腔中央漂浮的低密度充盈缺损影,呈"漂浮征"(黑箭);B. 右肺动脉主干末端管腔内多发点状低密度充盈缺损,呈"蜂窝征"(圆圈);C. 右中间段肺动脉管腔内低密度条形血栓位于管腔中央,呈"轨道征"(白箭);D. 新鲜血栓附着于管壁时与管壁呈锐角(白箭)

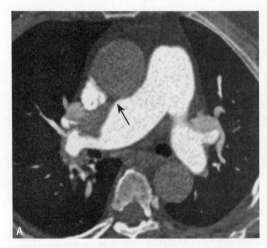
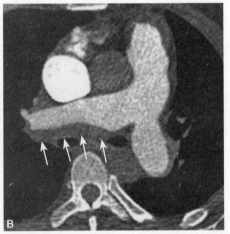

图 4-5-3 慢性肺栓塞的 CT 征象

A. 右肺动脉主干内陈旧性血栓附着于管壁时与管壁呈钝角(黑箭);B. 右肺动脉主干大而长的陈旧性附壁血栓(白箭)致管腔狭窄

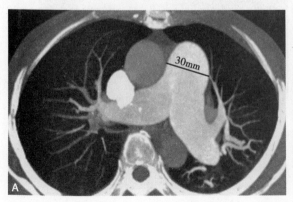
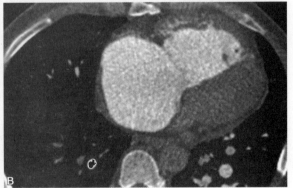

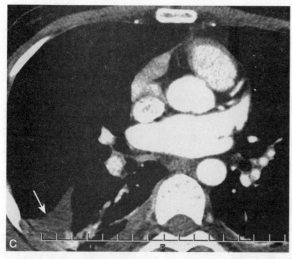
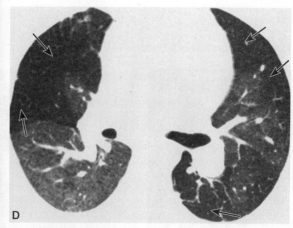

图 4-5-4 肺栓塞的 CT 继发征象

A、B. 肺栓塞致主肺动脉及双侧肺动脉主干扩张,主肺动脉管径约 30mm,右心房、右心室继发性增大;C. 右肺下叶胸膜下楔形实变灶,宽基底紧邻右侧后胸膜,尖端指向肺门,实变灶内无空气支气管征(白箭);D. 双肺野内多发灶性密度减低区(黑箭),其余肺组织密度相对增高,呈"马赛克征"

3. CT 动态增强或双能量 CT 肺灌注成像表现可显示狭窄或闭塞肺动脉供血肺叶的低灌注(图 4-5-5,见文末彩插)。

4. MRI 肺动脉成像及灌注成像表现

(1) MRI 肺动脉成像(MRPA):在 T_1WI 上血流显示为流空低信号,血栓则为中等信号,在 T_2WI 上血栓多为低信号。MRPA 可清晰显示增强后的肺动脉,经最大信号强度投影(MIP)技术重建,可获得完整的肺动脉及各级分支图像,单层图像则可显示高信号肺动脉主干甚至段级分支内低信号的血栓栓子,或显示栓塞肺动脉的截断征象(图 4-5-6)。

(2) MRI 肺灌注成像:栓塞肺动脉远侧的肺实质由于血供减少,强化后的信号强度增高不明显,而正常灌注的肺实质信号强度明显升高,与低信号区形成鲜明对比。当肺动脉成像未能直接显示栓子时,肺灌注显示的局灶性低灌注征象可帮助间接推测有无肺动脉栓塞的存在(图 4-5-7),是 MRPA 诊断肺栓塞的很好补充方法。

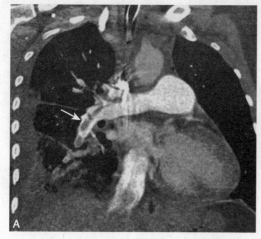
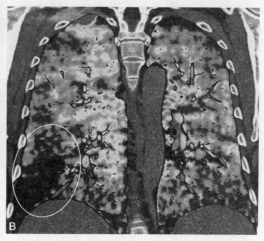

图 4-5-5 肺栓塞的 CTPA 及肺灌注表现

A. 斜冠状位 CT 图像示右下肺动脉(白箭)及分支内多发低密度血栓并致管腔狭窄;B. 肺灌注伪彩重建图像示右肺下叶灌注较其他部位明显减低(圆圈)

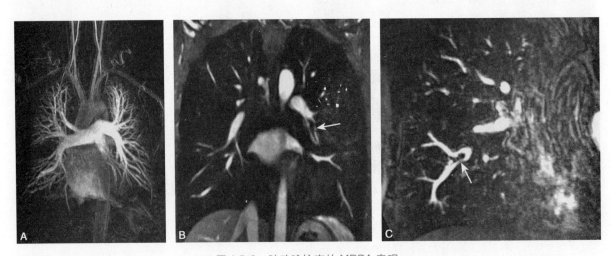

图 4-5-6　肺动脉栓塞的 MRPA 表现

A. MRI 动态增强 MIP 图像清晰显示肺动脉主干及两侧各级分支；B. MRI 肺动脉增强冠状位图像示左下肺动脉主干内低信号充盈缺损（白箭）；C. MRI 肺动脉增强冠状位图像示右下肺动脉段级分支内低信号充盈缺损（白箭）

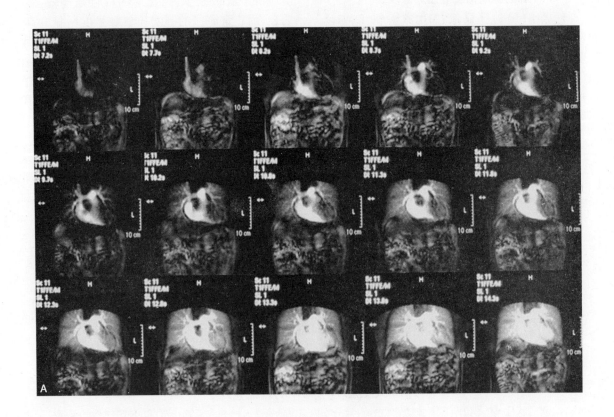

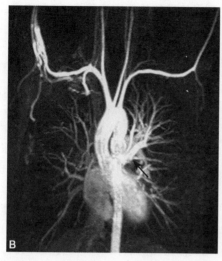
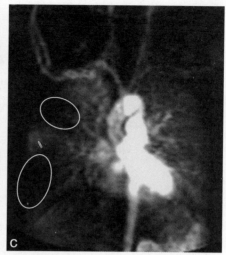

图 4-5-7　MRI 动态肺灌注表现

A. MRI 动态肺灌注多图像显示对比剂流经上腔静脉、右心房、右心室、肺动脉、肺野的过程；B、C. MRI 动态增强 MIP 图像示左肺动脉(黑箭)及各级分支显示良好，右肺动脉主干及各叶级分支未见明确显示，提示右肺动脉及各叶级分支肺栓塞，上叶及中叶部分肺小动脉分支隐约显影；动态肺灌注图像仅显示右肺上叶和下叶部分段级灌注缺损(圆圈)，其余肺叶灌注良好，提示部分未显影的肺动脉分支并未完全被血栓栓塞，肺野内仍有部分血供

【诊断要点】

1. 有下肢深静脉血栓病史。常见症状为呼吸困难、胸痛、咯血等。

2. 肺动脉不同节段内低密度充盈缺损，常为双侧、多发。

3. 主肺动脉及双侧肺动脉主干继发性扩张，主干最大宽径>29mm，右下肺动脉扩张，最大宽径>15mm。

4. 肺内出现楔形实变灶，内无空气支气管征。

5. 肺内出现透光度增加或灶性密度不均，呈现"马赛克征"。

【影像报告书写的注意事项】

1. 应熟悉肺动脉各级分支的解剖，按各主干、叶、段、亚段及亚亚段肺动脉顺序观察并描述各节段的肺动脉受累情况，不能有遗漏。

2. 应描述急性或慢性血栓的特点，并在诊断结论中给予明确提示，以帮助临床的治疗决策。

3. 当段以上大的肺动脉内没有血栓时，不要轻易做出肺动脉正常的诊断，应仔细观察外周细小肺动脉内有无血栓，避免漏诊。

4. 应全面描述肺栓塞的继发征象，包括有无肺动脉高压、肺梗死、肺内纹理减少(透光度增加)或密度减低(马赛克征)，以及有无胸腔积液等。

5. 溶栓治疗后的报告书写，应仔细对比描述所有受累肺动脉内的血栓大小和狭窄程度变化，以

及继发征象的变化。

【鉴别诊断】

肺栓塞的影像学诊断不难，除了外周亚段以下细小肺动脉内的血栓可能漏诊，其余多可明确诊断。但应注意与肺动脉内血液涡流造成的低密度伪影和肺动脉恶性肿瘤进行鉴别。

1. 肺动脉内低密度伪影　受到扫描时相、对比剂流率或肺动脉自身情况的影响，肺动脉期增强扫描时肺动脉内血流可能会出现涡流，造成低密度充盈缺损的假象。这种情况在临床并不少见，极易被误诊为肺栓塞，需仔细辨认，必要时可加扫一个期相以明确诊断(ER-4-5-1)。伪影因是涡流造成，虽然也是低密度，但较为浅淡，且边界略模糊不清晰，不像血栓是实性物质，低密度充盈缺损的边界十分清晰。

ER-4-5-1　类似肺栓塞的肺动脉伪影的 CTA 表现

2. 肺动脉恶性肿瘤　当肿瘤堵塞肺动脉主干致肺动脉狭窄甚至闭塞时，临床也可出现呼吸困难等症状。影像学检查中可见单侧肺动脉或跨左右

肺动脉主干的不规则低密度充盈缺损,边缘可呈分叶状,低密度病灶内可出现强化(ER-4-5-2)。

ER-4-5-2 肺动脉血管肉瘤的 CTA 表现

【诊断价值】

1. 胸部 X 线片 虽可显示肺动脉高压和肺梗死等继发征象,但无法直接显示肺动脉内有无血栓,不作为诊断肺栓塞的必要检查。

2. CT 为首选检查,对肺动脉的成像快速、准确,在临床广泛应用。CTPA 可清晰显示肺动脉各叶、段、亚段甚至亚亚段内血栓所致的低密度充盈缺损,可同时评估多发受累部位和造成的狭窄甚至闭塞等,还可显示肺栓塞导致的继发征象,如肺动脉高压、肺梗死、肺内灌注不均导致的马赛克征等。CT 动态增强或双能量增强扫描可在评估肺动脉病变的同时,进行肺灌注成像,显示缺血低灌注的肺组织区域,帮助全面诊断肺栓塞。其限度是有 X 线辐射,但随着近年 CT 低剂量技术的广泛开展应用,辐射剂量已大幅度降低。

3. MRI MRI 肺动脉成像虽可显示肺段甚至亚段一级的肺动脉以及栓塞发生的具体部位、范围,肺段以上的大分支还可区分栓子的急慢性及栓塞程度,但对亚段以下肺动脉及管腔内血栓显示欠佳,不如 CTPA 显示清晰明确。有时也可通过肺动脉截断征象间接提示肺栓塞的部位。MRI 肺灌注成像可显示低灌注的肺叶或段,间接提示相应肺动脉内的狭窄或闭塞。虽无 X 线辐射的优势,但在全面显示肺动脉内血栓,尤其是外周细小肺动脉内血栓方面无优势,且检查时间长,价格相对昂贵,仅作为 CT 增强扫描禁忌时的补充检查手段。

【注意事项】

1. 亚段以下的外周细小肺动脉内的血栓极易被漏诊,当临床表现高度可疑时,做出肺动脉正常的影像诊断应慎重,需仔细观察亚段、亚亚段以下肺动脉内细节,甚至应经 MIP 图像整体观察是否有外周肺动脉的局灶性稀疏,从而提示外周细小肺动脉内可能有血栓,以免漏诊。有条件者增加肺灌注重建图像可能有助于寻找局部栓塞的肺小动脉并作出全面诊断。

2. 肺动脉内,尤其是较细小的肺动脉内可出现涡流导致的低密度伪影,极易被误诊为肺栓塞,需仔细辨别,必要时增加扫描期相以助明确诊断。

【诊断思路与点评】

肺栓塞 CT 和 MRI 的影像学表现具有特征性,直接征象表现为肺动脉内低密度或低信号的充盈缺损,常累及双侧肺动脉的多个节段,且多合并肺动脉高压、右心增大及肺梗死、肺实质内密度不均、胸水等继发征象,诊断并不困难。值得注意的是,当段以上肺动脉主干内未见明确的肺栓塞时,应重点观察亚段及亚亚段以下肺动脉内的细节,以免漏诊外周肺动脉内小血栓,必要时可经肺灌注伪彩重建图像帮助诊断。另外,肺动脉增强扫描时常会出现类似血栓的涡流伪影,应注意识别,以免误诊为肺栓塞。CT 和 MRI 肺灌注重建图像对于评价肺栓塞后肺内的灌注情况是很好的方法,有助于全面诊断肺栓塞。

【思考题】

1. 肺动脉 CT 造影(CTPA)时肺动脉管腔内出现的低密度充盈缺损都是肺栓塞吗?需要排除哪些其他可能?

2. 如果肺动脉 CT 造影(CTPA)显示正常,肯定能排除肺栓塞吗?如何通过影像学方法进行验证?

(郑敏文 伍建林)

第六节 肺动脉高压

肺动脉高压(pulmonary arterial hypertension,PAH)是最常见的一种肺血管性疾病,是指以肺血管阻力进行性增高,并导致右心室衰竭及死亡为特征的一组疾病。肺动脉高压指标为静息时平均肺动脉压>25mmHg(3.33kPa),或运动时平均肺动脉压>30mmHg(4kPa)。

【病理与临床】

1. 病理改变 肺动脉高压最新的分类主要包括了特发性肺动脉高压、危险因素和相关因素致肺动脉高压、肺静脉闭塞症和肺毛细血管瘤、先天性体-肺循环分流致肺动脉高压。各型肺动脉高压有着相同的肺微循环阻塞性病理学改变,提示它们有相似的病理生理学发展过程。由于肺血管阻力为肺动脉平均压和肺静脉平均压之差与肺血流量之比,因此,凡导致肺血流量增加、肺血管阻力和肺静脉压增高的因素均可引起肺动脉高压。

(1)肺动脉血流量增加:如房室间隔缺损、动脉导管未闭等各种左向右分流的先天性心血管畸形。

（2）肺周围血管阻力增加：包括①肺动脉栓塞引起的肺血管床缩小；②肺动脉管壁的先天性狭窄、炎症和特发性肺动脉高压等；③肺纤维化或肺间质肉芽肿；④低氧血症导致的肺血管痉挛等。

（3）肺静脉压增高：各种原因导致的肺静脉狭窄或闭塞，或左心功能不全、二尖瓣病变引起的左心房压力增高等心脏病变均可引起肺静脉压力增高。

2. 临床表现　肺动脉高压的症状是非特异性的，可包括原发病的症状和肺动脉高压引起的症状。轻度肺动脉高压可无症状，随病情发展可有劳力性呼吸困难、乏力、晕厥、心绞痛或胸痛、咯血、声音嘶哑等。晚期可出现慢性阻塞性肺气肿、慢性肺

源性心脏病、右心衰竭等并发症。当肺动脉压明显升高引起右心室、右心房扩大时可出现以下体征：心尖部第二心音 P2 亢进，颈静脉搏动时"a"波突起，肺动脉瓣区搏动增强，右心室抬举性搏动，肺动脉瓣区收缩期喷射性杂音，三尖瓣区收缩期反流性杂音，右心室性第 3、4 心音；右心衰竭后可出现颈静脉怒张，肝脏肿大，肝颈静脉回流征阳性，下肢水肿等体征。

【影像学表现】

1. X 线表现　轻度肺动脉高压时 X 线示肺动脉段"圆锥部"膨突，右下肺动脉干扩张，最大宽径大于 15mm，肺门增宽，心胸比率增大，右心房、右心室扩大不明显。重度肺动脉高压时，肺动脉段"圆锥部"膨突及右下肺动脉干扩张更明显，肺门影增大模糊，心胸比率明显增大，右心房、右心室增大明显（图 4-6-1）。

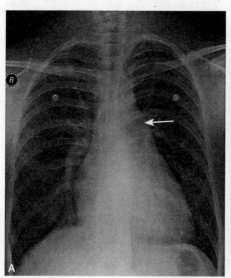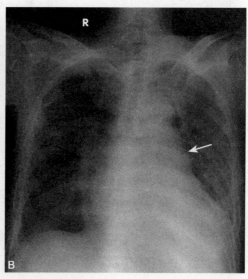

图 4-6-1　肺动脉高压的 X 线表现

A. 轻度肺动脉高压，X 线示心左缘肺动脉圆锥部轻度膨凸（白箭），右下肺动脉扩张（黑箭），肺门影增大，心胸比略增大；B. 重度肺动脉高压，X 线示心左缘肺动脉段圆锥部明显膨凸（白箭），右下肺动脉明显扩张（黑箭），肺门影增大模糊，心胸比明显增大，右心房、右心室增大明显

2. CT 肺动脉成像（CTPA）表现

（1）特发性肺动脉高压：可显示主肺动脉及左右肺动脉明显扩张，主肺动脉直径大于相同层面升主动脉直径，一般超过 29mm，右心房、右心室不同程度增大（图 4-6-2）。CT 对于特发性肺动脉高压的诊断应先排除各种继发性因素。

（2）继发性肺动脉高压：除了显示肺动脉高压本身的征象如主肺动脉及左右肺动脉扩张和右心房、右心室增大外，CTPA 还可显示各种导致肺动脉高压的病因。重要的是，即使肺动脉狭窄程度还未

导致肺动脉高压，CT 仍然可以显示导致肺动脉狭窄的各种病因，这对诊断和进一步治疗是极为有价值的。

1）先天性心血管畸形致肺动脉高压：CT 可明确诊断导致肺动脉高压的部分左向右分流先天性心脏病，如房间隔缺损、室间隔缺损、动脉导管未闭等。CT 可显示房、室间隔连续中断和继发性肺动脉、右心房、右心室扩张；也可显示主动脉-肺动脉之间的异常交通血管和主肺动脉的继发性扩张（图 4-6-3）。

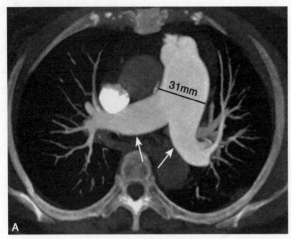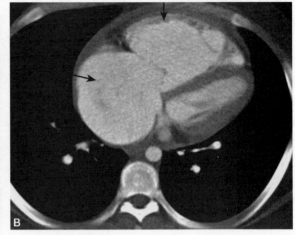

图 4-6-2 特发性肺动脉高压的 CT 表现

A. CT 轴位 MIP 图像示主肺动脉和左、右肺动脉(白箭)明显扩张,主肺动脉最大宽径约 31mm;B. CT 轴位图像示右心房(长黑箭)、右心室(短黑箭)明显增大

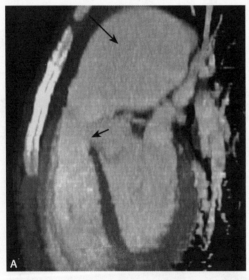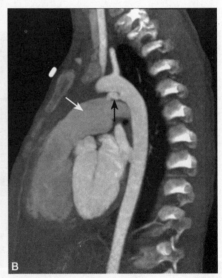

图 4-6-3 先天性左向右分流疾病致肺动脉高压的 CT 表现

A. 先天性室间隔缺损患者,CT 斜位图像示室间隔膜部连续性中断(短黑箭),致左向右分流,右心室扩大,主肺动脉重度扩张(长黑箭);B. 先天性动脉导管未闭患者,CT 斜矢状位 MIP 图像示主动脉峡部可见发出一支异常的迂曲管状血管(黑箭)与主肺动脉异常交通,致左向右分流,主肺动脉扩张(白箭)

2)后天获得性肺动脉高压:CT 可显示各种引起肺动脉狭窄并致肺动脉高压的继发因素。如慢性肺栓塞导致的肺动脉狭窄、闭塞和继发的肺动脉高压(见第五节)、大动脉炎累及肺动脉致肺动脉狭窄及继发肺动脉高压(图 4-6-4)、纤维素性纵隔炎导致的肺动脉炎并致肺动脉狭窄及肺动脉高压(图 4-6-5)、肺间质纤维化致肺动脉高压、肺静脉狭窄或闭塞引起的继发肺动脉高压,以及二尖瓣病变引起的左心房增大、肺静脉回流受阻和继发肺动脉高压等(图 4-6-6)。

3. MRI 表现 采用横轴位及矢状位多层快速自旋回波序列(FSE)或自由运动稳态成像序列

(SSFP),可显示心脏的基本形态。MRPA 成像可显示肺动脉高压征象如肺动脉增宽及进行性右心房、右心室增大。心室中部右心室与左心室直径之比多大于 1。扩大的右心室使得室间隔向左偏移,在短轴切面,左心室呈"D"型,而右心室由新月形变为圆形(图 4-6-7)。此外 SSFP 电影序列可评估肺动脉高压患者的右心结构,获得右心室心肌质量、右心室容量等功能指标,可用于评估预后及药物疗效。相位对比速度编码 MRI 成像技术则可直接测得主肺动脉横断面的血流速度、瞬时流量等血流动力学功能指标。

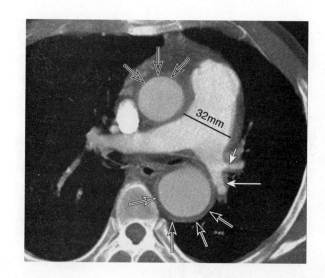

图4-6-4 大动脉炎累及肺动脉致肺动脉高压的 CT表现

多发性大动脉炎患者,CT轴位图像示升主动脉（空黑箭）及胸主动脉（空白箭）均可见环形管壁增厚,提示大动脉炎。右肺动脉显示正常,左肺动脉主干（长白箭）受累,管壁轻度增厚并明显狭窄,左上肺动脉主干（短白箭）亦受累狭窄,主肺动脉明显扩张,最大宽径约32mm

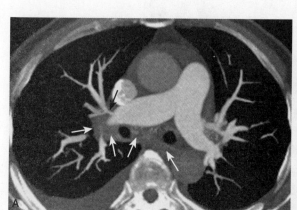

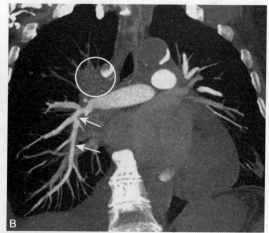

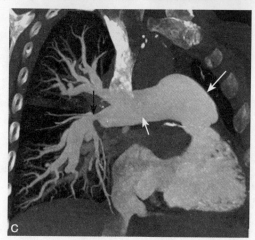

图4-6-5 纤维素性纵隔炎致肺动脉狭窄及高压的CT表现

A. CT轴位MIP图像示纵隔及右肺门（白箭）弥漫增厚的软组织影,并致右上肺动脉开口狭窄（黑箭）;B. CT斜冠状位MIP图像示弥漫性增厚的软组织影（圆圈）致右上肺动脉及分支闭塞,右下肺动脉（白箭）受累,全程显示纤细狭窄;C. CT斜冠状位MIP图像示右中间段肺动脉受累,局限性重度狭窄（黑箭）,右肺动脉主干（短白箭）及主动脉（长白箭）明显扩张

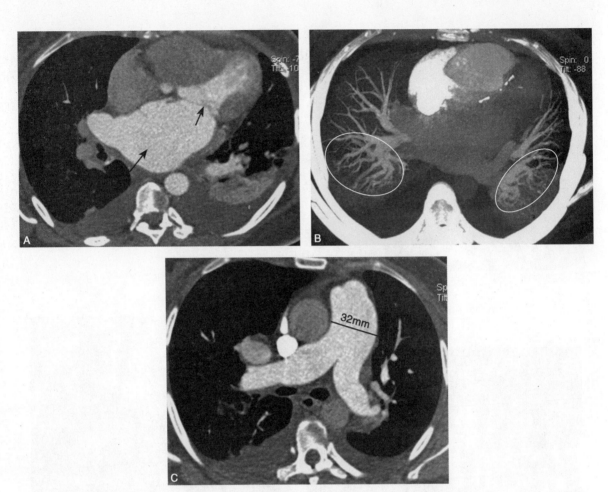

图 4-6-6 二尖瓣狭窄致肺动脉高压的 CT 表现

A. CT 轴位图像示二尖瓣狭窄（短黑箭），致左心房明显增大（长黑箭）；B. CT 轴位 MIP 图像示双下肺野内肺小动脉继发性扩张迂曲（圆圈）；C. CT 轴位图像示主肺动脉（白箭）明显扩张，直径约 32mm

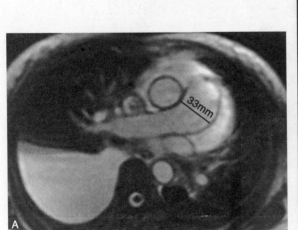
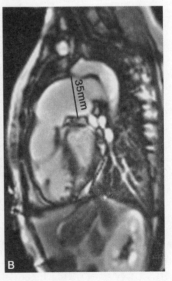

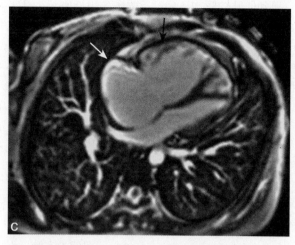

图 4-6-7 肺动脉高压的 MRI 表现

A. MRI 轴位平扫图像示主肺动脉明显扩张,最大宽径约 33mm,右侧中量胸腔积液;B. MRI 斜矢状位增强图像示主肺动脉明显扩张,最大宽径约 35mm;C. MRI 轴位增强图像示右心房(白箭)、右心室(黑箭)较左心室明显增大,室间隔左移

【诊断要点】

1. 肺动脉高压的病因及病理多源、复杂,应熟知相关知识。

2. 肺动脉高压的临床表现包括肺动脉高压本身和致肺动脉高压疾病引起的症状和体征,常见症状为劳力性呼吸困难、乏力、晕厥、胸痛、咯血等。

3. 肺动脉高压的典型影像学表现是主肺动脉及双侧肺动脉主干扩张。主干最大宽径>29mm;右下肺动脉扩张,最大宽径>15mm,右心房、右心室大于同一层面的左心房、左心室。

4. 即使影像学表现没有显示肺动脉扩张和右心增大,也应进一步观察有无肺动脉狭窄,并逐一排除引起狭窄并致肺动脉高压的一系列先天性或后天获得性疾病。

5. 肺动脉高压的影像学诊断应循序渐进、全面诊断。首先观察肺动脉,明确有无肺动脉扩张和右心增大。其次明确病因,婴幼儿或年轻人需首先排除有无先天性左向右分流心脏病导致的肺动脉高压,成年患者则需明确有无肺动脉狭窄,如有则再进一步排除诊断导致肺动脉狭窄的一系列原发疾病,如慢性肺栓塞、大动脉炎、肺静脉狭窄或闭塞、二尖瓣狭窄等病变。观察血管之后还应观察纵隔,明确有无导致肺动静脉狭窄的炎症、肿瘤或纤维增殖性病变等,还应进一步观察双侧肺野,明确有无间质纤维化、结核等相关肺内疾病,最后还应观察双侧支气管及分支有无管壁增厚及管腔狭窄甚至闭塞等。

【影像报告书写的注意事项】

1. CTPA 图像的观察和报告的书写应按照一定的顺序:即肺动脉及其各级分支的走行、右心房右心室、左心房左心室、房室间隔、肺静脉、主动脉、纵隔、双肺门、双肺野、双侧支气管及各级分支,不能仅描述肺动脉及其病变。应熟悉肺动脉各级分支的解剖及走行,逐支逐段观察并描述。应测量并记录主肺动脉、双侧肺动脉主干及双下肺动脉主干的最大宽径。除了肺动脉以之外,主动脉和心脏各部分的细节描述是必要的,可排除或明确导致肺动脉高压的先天性疾病。

2. 需描述纵隔和双肺门有无增厚的软组织或结节或肿块等,可帮助排除导致肺动脉高压的纵隔炎、结节病、肿瘤压迫等病因。需描述双侧肺野内的病变,明确有无导致肺动脉高压的肺内相关疾病。需描述双侧支气管及其各级分支有无增厚、狭窄及闭塞,明确有无支气管阻塞性病变。

【鉴别诊断】

肺动脉高压与其他肺动脉疾病不存在诊断的鉴别,主要是特发性和继发性肺动脉高压之间的鉴别。

1. 继发性肺动脉高压 致肺动脉高压的病因众多。已引起右心肥大、劳损或右心衰竭者经临床及影像学检查比较容易诊断肺动脉高压,但患者病情往往危重,已到了疾病的晚期,治疗困难,预后不好。因此,应尽可能做到在出现肺动脉高压前,通过影像学方法早期诊断出致肺动脉高压的各种原发疾病,从而指导早期治疗。婴幼儿肺动脉高压的常见病因是先天性心脏病,成年人的常见病因是慢性肺部疾病。此外,慢性肺栓塞、大动脉炎累及肺动脉致狭窄以及纵隔炎、结节病、结核等引起的肺动脉狭窄,也是后天获得性肺动脉高压的主要原因。影像学检查可帮助早期诊断这些病因(ER-4-6-1)。

ER-4-6-1　先天及后天疾病致肺动脉高压的 CT 表现

2. 特发性肺动脉高压　凡患者出现无法解释的劳力性呼吸困难、运动中发生昏厥者,应疑及本病。若 P2 亢进,结合 X 线、心电图、超声心动图和心导管检查,排除先天性心脏病及其他相关疾病后即可确诊。

【诊断价值】

1. X线胸片　可显示主肺动脉及双下肺动脉的扩张和右心房、右心室的扩大,以及肺内改变。但无法直接显示肺动脉各级分支有无狭窄以及造成狭窄及肺动脉高压的各种先天性和后天性病因,价值有限。

2. CTPA　CT 增强扫描对肺动脉的显示快速便捷,临床应用最多。可清晰显示主肺动脉及各级分支有无病变和狭窄、闭塞,并可直接测量主肺动脉及双侧肺动脉管径,评估有无肺动脉高压,还可显示观察有无右心的扩大等。最为重要的是,可同时观察其他心血管解剖结构有无异常,以及纵隔、肺门、双肺野、双侧支气管等结构有无相关病变,从而明确病因诊断,对肺动脉高压早期诊断与治疗有重要价值。

3. MRI　平扫及 MRPA 可显示并测量肺动脉最大宽径,评价右心增大及右室肥厚的程度。肺动脉管径与肺动脉压之间呈线性相关,通过测量主肺动脉的最大宽径及右心室大小可评价肺动脉高压的严重性。肺动脉高压时可出现肺血流的慢流现象,也是引起肺栓塞的重要原因之一。肺动脉高压时肺动脉反流比明显增加,反流量可作为诊断肺动脉高压的重要参考指标。此外,MRI 的优势还体现在无辐射剂量、组织分辨率高、可反复多次检查,对诊断部分肺动脉高压的病因、判断病情均有很高的

临床应用价值。其限度主要是对肺实质成像较差,无法同时诊断肺内及支气管病变,且成像速度慢、价格昂贵等。

【注意事项】

1. 肺动脉高压的影像学诊断是较为复杂的,不仅需诊断有无肺动脉高压,还需进一步明确有无导致肺动脉高压的各种先天或后天性病因。

2. 影像学图像的观察和报告的书写应按照一定的顺序,逐一评估肺动脉及其各级分支、右房右室、左房左室、房室间隔、肺静脉、主动脉、纵隔、双肺门、双肺野、双侧支气管及各级分支等,以避免遗漏可能的病因诊断。

3. 即使没有肺动脉扩张和右心扩大的影像学改变,在报告中进一步明确有无肺动脉狭窄和致狭窄的相关病因也是必需的。

【诊断思路与点评】

典型肺动脉高压的影像学诊断不难,影像学上也很有特点,主要表现为主肺动脉及双侧肺动脉的扩张和右心增大,不存在和其他肺动脉疾病的鉴别问题。但需要指出的是,通常明确诊断的肺动脉高压治疗困难,预后较差,尤其是特发性肺动脉高压,从明确诊断到死亡通常不超过 5 年。因此,肺动脉高压的预后很大程度上取决于对致肺动脉高压各种潜在疾病的成功治疗。当影像学检查显示肺动脉扩张和右心增大时,说明肺动脉高压已形成,治疗困难。因此,影像学检查的目的和价值更在于早期检出导致肺动脉高压的各种病因并指导临床早期治疗,即当症状不明显及肺动脉高压未出现时,排除导致肺动脉高压的潜在病变。

在所有影像学检查中,CTPA 是最佳的解剖成像方法,除了可以观察肺动脉及其各级分支有无管壁及管腔内病变外,还可显示其他心血管结构的先天畸形及后天病变。此外,CTPA 检查可一站式同时显示纵隔及肺门病变、肺内相关病变及双侧支气管病变,对于全面排除致肺动脉高压的诸多病因具有很好的临床应用价值。MRI 也是逐渐受到关注的无创性检查方法,除了能检出肺动脉高压外,较 CT 更具优势的是可以评估右心功能指标及血流动力学指标,从而评估预后及治疗后疗效。X 线平片检查因无法全面诊断致肺动脉高压的各种潜在病因,在临床应用上存在很大的限度。

【思考题】

1. 肺动脉高压有哪些先天及后天获得性原因?在影像诊断的过程中该如何逐步排除这些病因并明确诊断?

2. 肺动脉 CT 造影（CTPA）的图像阅读,应对哪些解剖部位分别观察并逐一排除可能的病变?

（郑敏文　伍建林）

第七节　肺血管炎

血管炎是一组以血管壁炎症与破坏为主要病理改变的异质性疾病。局灶性血管炎可致血管瘤形成甚或破裂,节段性血管炎则可致血管狭窄甚至闭塞。血管炎症状可因受累血管的大小、部位及病理特点的不同而各异。

系统性血管炎种类繁多,通常按照受累血管的大小可分为大血管性血管炎(巨细胞动脉炎、大动脉炎等)、中等血管性血管炎(结节性多动脉炎、川崎病等)和小血管炎。因抗中性粒细胞胞浆抗体(ANCA)与小血管炎高度相关,通常将一组以小血管壁的炎症和纤维素样坏死、血清 ANCA 阳性为主要特征的系统性自身免疫性疾病统称为 ANCA 相关性小血管炎。主要包括肉芽肿性多血管炎(GPA,既往称为韦格纳肉芽肿)、显微镜下多血管炎(MPA)、变应性肉芽肿性血管炎(CSS)等,是最常见的系统性小血管炎。

肺血管炎(pulmonary vasculitis)是各种系统性血管炎累及肺血管的局部改变,包括:①累及大的肺动脉的血管炎,如肺动脉受累型大动脉炎;②累及中等肺动脉的血管炎,如白塞病;③累及肺微脉系统的血管炎,如肺毛细血管炎。因累及肺血管的系统性血管炎病种众多,且均为少见甚至罕见疾病,而最常见的肺血管炎是 ANCA 相关性小血管炎累及肺部的改变,故本节以 ANCA 相关小血管炎肺部受累为代表进行描述。

ANCA 相关性小血管炎常致全身多器官受累,以肺和肾脏受累最为突出。常累及的脏器和系统包括:皮肤(skin)、肾脏(kidney)、肺(lung)、耳鼻喉(ENT)和神经系统(nerve)等,因此,有学者将其总结为"SKLEN",符合 3 项即应考虑系统性血管炎可能,结合 ANCA 阳性可进行临床初步诊断,但确诊需病理支持。其中,GPA 诊断标准需同时符合 1990 年美国风湿病学会韦格纳肉芽肿分类标准和 2012 年 Chapel Hill 会议制定的血管炎新分类命名。

【病理与临床】

1. 病理改变　肺血管炎的病理特点是肺血管壁的炎症反应,常常贯穿管壁全层,且多以血管为病变中心,血管周围组织也可受累。炎症常伴纤维素样坏死、内膜增生及血管周围纤维化。因此,肺血管炎可导致血管的闭塞而产生闭塞性肺血管病变。

2. 临床表现　ANCA 相关性小血管炎临床均有多系统损害表现,如发热、乏力、体重减轻、肌肉痛、关节痛、肾脏疾病、皮肤和周围神经受累等,最常累及的是肺和肾脏,可引起肺-肾综合征,表现为咯血、肺部浸润、肾小球肾炎、血尿等。肺毛细血管炎则可引起弥漫性肺泡出血综合征,表现为弥漫性肺泡渗出、咯血和血红蛋白降低。较特异的症状为呼吸道过敏反应(如变应性鼻炎、鼻窦炎、支气管哮喘等);如心脏受累则预后差,是导致死亡的主要原因;胃肠道受累可致腹痛、腹泻及消化道出血;关节炎、肌痛等在 GPA 的血管炎性期较常见。

(1) GPA:曾被称为韦格纳肉芽肿。大部分患者以上呼吸道病变为首发症状,通常表现为持续流鼻涕,且不断加重。肺是最常受累及的部位之一,可表现为胸闷、气短、咳嗽、咯血以及胸膜炎等症状。大量肺泡性出血较少见,一旦出现,则可发生呼吸困难和呼吸衰竭。

(2) MPA:约半数患者有肺泡毛细血管炎致肺部损害,由于弥漫性的肺间质改变和炎症细胞的肺内浸润,约 1/3 的患者出现咳嗽、咯血、贫血,其中大量的肺出血可导致呼吸困难,甚至死亡。部分患者可在弥漫性肺泡出血的基础上出现肺间质纤维化。

(3) CSS:即 Churg Strauss 综合征,也称变应性肉芽肿性血管炎。特征性的临床表现为哮喘、外周血嗜酸性粒细胞增多以及血管炎的三联征。首发症状多以憋喘起病,也可以过敏性鼻炎、四肢麻木疼痛、腹痛和腹泻等起病。几乎所有的患者均以肺部症状为主要临床表现。肺部的浸润性病变一般出现在疾病的第二阶段,可同时伴有哮喘和嗜酸性粒细胞增多,与嗜酸性粒细胞性肺炎的临床表现很相似。

【影像学表现】

1. ANCA 相关性小血管炎的肺内 X 线表现　多表现为肺间质纤维化,其他表现包括:有肺部浸润渗出性阴影甚至弥漫性肺泡出血表现,以及肺部结节性病变。不同病因的 ANCA 相关性血管炎导致的肺部损害各特点,MPA 主要表现为肺部浸润影、肺间质纤维化和弥漫性肺泡出血,GPA 最常见的表现为结节性病变。在 ANCA 相关性血管炎疾病活动期,GPA 和 MPA 患者双肺可出现弥漫性渗出阴影,弥漫性肺泡出血者表现为双肺多发渗出阴影或集中于肺门的"蝶翼状"阴影(图 4-7-1)。

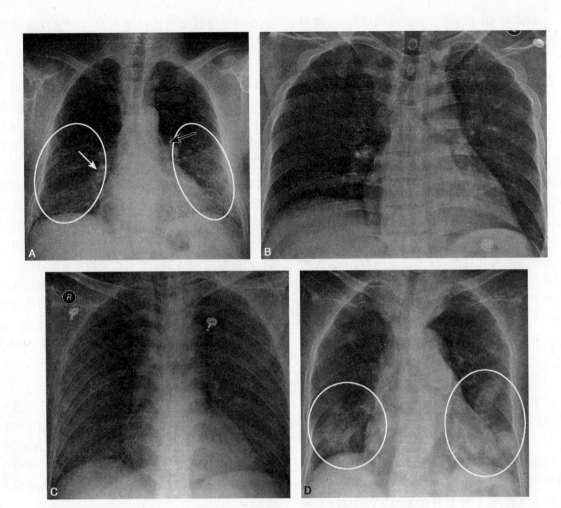

图 4-7-1　ANCA 相关性小血管炎的肺内 X 线表现

A. MPA 患者，X 线示双肺野弥漫性索条及网纹状阴影，以中下肺为著（圆圈），其内隐约可见微小结节，心左缘肺动脉圆锥段膨凸（黑箭），右下肺动脉扩张（白箭）；B. MPA 患者，X 线示肺内可见多发浅淡渗出病灶；C. MPA 患者，X 线示双肺野弥漫性磨玻璃样阴影，以右侧为著；D. GPA 患者，X 线示双肺多发大小不等渗出或结节影，以双下肺为多（圆圈）

2. ANCA 相关性小血管炎的胸部 CT 平扫表现

（1）GPA：可表现为肺实质、肺血管、气道和胸膜等的异常。肺内病变常双侧受累，下肺重于上肺，右侧重于左侧。肺内病变表现为渗出、多发结节（<3cm）、肿块（>3cm）、实变或磨玻璃影等。结节常呈多发，可有空洞，空洞壁厚可不规则。累及支气管树时，CT 可显示气管和支气管壁黏膜或黏膜下增厚，并导致管腔的狭窄和钙化。较有特征性的 CT 改变是与胸廓平行和（或）沿着血管支气管树分布的多发渗出或结节影。同一病例中多种性质的病变可同时存在（图 4-7-2）。

（2）MPA：肺内表现包括肺间质及肺实质病变。肺间质病变更为常见，如小叶间隔增厚、血管支气管束增粗等，严重时可表现为肺间质纤维化，可合并蜂窝样改变，以肺底及胸膜下多见。肺实质病变表现为弥漫性肺泡内出血，甚至肺实变和空气支气管征，肺实变的病理基础亦是肺泡出血。磨玻璃影则可与间质或实质病变同时出现。其他非特异性的胸部表现还有纵隔淋巴结肿大、胸膜增厚、胸腔及心包积液等（图 4-7-3）。

（3）CSS：肺内浸润常见，CT 表现多样，可呈斑片状，边缘不整齐，局灶或弥漫性分布，还可表现为结节、磨玻璃影、实变等，常较为短暂，可迅速消失，无肺叶或肺段分布特点等。有时也可见有肺间质的浸润和双侧弥漫性结节性浸润，但很少形成空洞。有近半数的患者有胸膜受累，表现为胸腔积液，但一般出现较晚。有时可见肺门淋巴结肿大（图 4-7-4）。

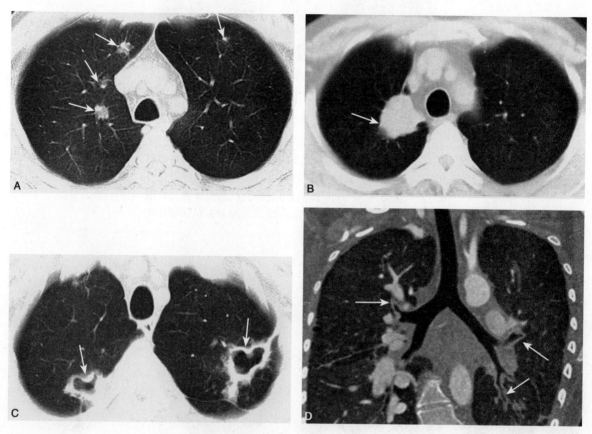

图 4-7-2　肉芽肿性血管炎（GPA）的肺部 CT 表现

A. 双肺多发结节（白箭），结节实质密度不均匀，边缘欠光整，可见小分叶及毛刺征；B. 右肺上叶尖段肿块（白箭），长径约 4cm，肿块实质密度均匀，边缘光整，分叶不明显，可见少许毛刺征；C. 双肺多发结节，部分结节内可见空洞（白箭），空洞壁厚薄不均，空洞周围可见渗出、磨玻璃影或结节样改变；D. 双侧支气管壁弥漫性增厚并管腔狭窄（白箭）

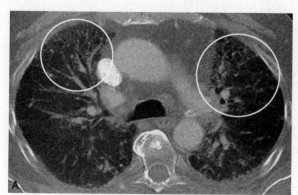

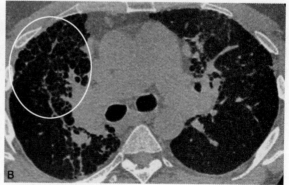

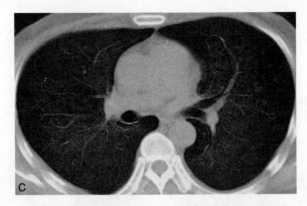

图 4-7-3 显微镜下多血管炎(MPA)的肺部 CT 表现

A. 双肺间质纤维化,双肺胸膜下可见弥漫性网格样间质增厚改变,以双肺中叶(圆圈)及下叶为著;B. 双肺间质纤维化合并蜂窝肺改变,右肺中叶(圆圈)可见蜂窝状囊泡样透光度增高区;C. 双肺实质内弥漫性肺泡出血,可见双肺野呈弥漫性浅淡磨玻璃样改变

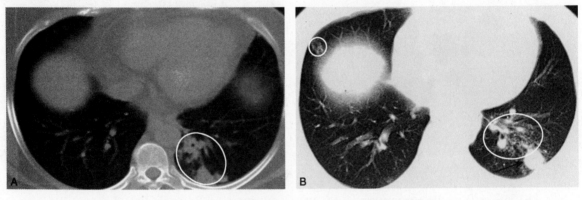

图 4-7-4 变应性肉芽肿性血管炎(CSS)的肺部 CT 表现

A. 左肺下叶浸润病变,局部可见小的渗出及实性斑片状影(圆圈);B. 双肺见多发间质浸润(圆圈)和实性结节(黑箭)

3. 肺血管炎的胸部增强 CT 表现 较大的血管可见到管壁增厚及管腔狭窄,中等大小的血管如叶、段级分支亦可见弥漫性管壁增厚和狭窄、纤细,有时管壁增厚显示不明显,但 MIP 图像上血管主干可呈鼠尾状改变,且分支明显稀疏,提示狭窄和闭塞。中等大小的肺动脉炎性病变还可表现为多发局限性管腔瘤样扩张。狭窄的肺动脉内,可继发血栓形成导致管腔闭塞(图 4-7-5)。

4. ANCA 相关性小血管炎的胸部 MRI 表现 MRI 通常不用于血管炎肺内病变的成像与诊断。

【诊断要点】

1. GPA 确诊标准为 1990 年美国风湿病学会制定的诊断标准,即①鼻或口腔炎性反应:痛性或无痛性口腔溃疡,脓性或血性鼻腔分泌物;②胸部影像学异常:结节、固定性浸润病灶或空洞;③尿沉渣异常:镜下血尿(红细胞>5 个/高倍视野)或出

现红细胞管型;④病理性肉芽肿性炎性病变:动脉壁或动脉周围,或血管(动脉或微动脉)外区域有中性粒细胞浸润形成肉芽肿性炎性反应。符合以上 2 条或 2 条以上时可以确诊。

2. MPA 诊断要点包括①各年龄均可发病,男性稍多;②早期可表现为腓肠肌痉挛,晚期可出现全身性血管炎损害;③主要受累器官为肺、心、肾、皮肤和外周神经,也可出现关节病变;④典型表现为三联征:呼吸道过敏(过敏性鼻炎、鼻息肉和哮喘等)、血嗜酸性粒细胞增多、组织内嗜酸性粒细胞浸润(表现为一过性肺浸润及胃肠炎);⑤急性期绝大多数患者 ANCA 阳性,主要是 p-ANCA 阳性。对有哮喘、副鼻窦炎病史、多系统与多器官受累表现、外周血嗜酸性粒细胞比例增高大于 10%、胸部影像学有异常表现者,需高度怀疑 MPA 的可能。

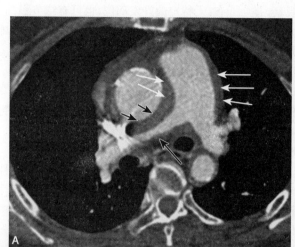
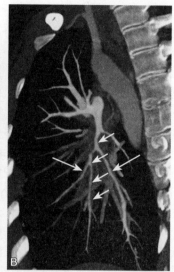
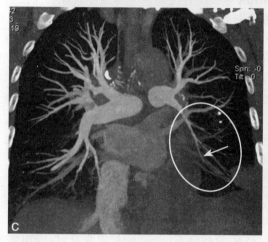
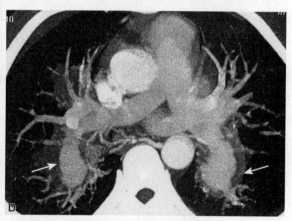

图 4-7-5 不同大小肺血管炎的增强 CT 表现

A. 大动脉炎患者,CT 轴位增强图像示主肺动脉(白箭)和右肺动脉主干(短黑箭)均可见管壁增厚,右肺动脉管腔明显狭窄(黑长箭);B. 大动脉炎患者,CT 矢状位薄层 MIP 图像示左下肺动脉主干(短白箭)及其分支(长白箭)管壁均增厚并明显狭窄、纤细;C. 白塞病患者,CT 冠状位 MIP 图像左下肺动脉主干狭窄并渐闭塞,末梢呈"鼠尾"状(白箭),分支明显稀疏(圆圈);D. 白塞病患者,CT 斜轴位 MIP 图像示双下肺动脉主干局限性瘤样扩张(白箭),瘤腔内均可见低密度附壁血栓形成

3. CSS 1990 年美国风湿病学会 CSS 的诊断标准,即①哮喘;②嗜酸性粒细胞增多(≥10% 或绝对值≥$1.5×10^9$/L);③单发或多发神经病变;④非固定性肺浸润;⑤鼻窦炎;⑥血管外嗜酸性粒细胞浸润。以上 6 条符合 4 条者可诊断为 CSS。p-ANCA 明显升高有助于 CSS 的诊断。另外,腓肠肌神经、肌肉、肺、肠、肝、肾等组织活检的病理学也可帮助诊断,其病理特点为坏死性血管炎、嗜酸性粒细胞浸润和血管外的肉芽肿形成,但不一定会在同一个 CSS 患者中同时出现。

【影像报告书写的注意事项】

1. 图像的观察和报告的书写应按照肺实质、肺间质、支气管、纵隔与肺门、胸膜的顺序分段观察与描述,以免遗漏病变。

2. 应详细观察并描述肺实质病变的特点,比如结节大小,有无空洞,是否沿支气管血管束分布或与胸膜平行等。

3. 应详细观察并描述肺间质病变的特点,如小叶间隔有无增厚,肺泡内有无间质增厚,有无蜂窝病变或磨玻璃病变并存等。

4. 需描述两侧支气管各级分支有无管壁增厚、狭窄甚至闭塞等。

5. 需描述纵隔及肺门有无淋巴结肿大,以及有无胸腔积液等。

6. 如有胸部肺动脉 CT 增强扫描,应观察并描述肺内小动脉有无迂曲扩张或狭窄闭塞等,应在

MIP 图像上仔细观察外周肺小动脉分支有无稀疏等整体变化。

7. 应避免遗漏对肺静脉及其属支的观察,描述有无狭窄、闭塞以及血栓等改变。

【鉴别诊断】

肺血管炎是系统性血管炎全身多器官及多系统受累的一部分。最常见的肺血管炎是 ANCA 相关性小血管炎累及肺部。影像学表现呈多样性,不管是肺实质、肺间质还是支气管病变均无特异性,不仅要和常见的肺内感染、炎症、结核、肿瘤、普通的肺间质纤维化、肺栓塞等疾病相鉴别,不同的 ANCA 相关性小血管炎之间也需互相鉴别。

1. GPA 诊断 GPA 要基于临床和病理两个方面。鉴别诊断主要是其他系统性血管炎伴外周血嗜酸性粒细胞增多的某些疾病,如结节性多动脉炎、过敏性紫癜、其他 ANCA 相关性血管炎及嗜酸性粒细胞增多性疾病。重点需鉴别高嗜酸性粒细胞综合征,该病表现为嗜酸性粒细胞增多和多系统受累,但病理上几乎无血管炎及肉芽肿的改变,且少有迟发型哮喘的发生。GPA 的胸部 CT 表现无特异性,可累及肺实质、肺血管、气道和胸膜等。肺内病变多样,可有渗出、结节、肿块、实变或磨玻璃影等。结节常多发,可有空洞(ER-4-7-1)。较具特征性的 CT 表现是肺内多发渗出或结节影沿着血管支气管树分布和(或)病灶分布与胸廓平行。

ER-4-7-1 肉芽肿性血管炎(GPA)的影像表现

2. MPA MPA 和 GPA 均多为多器官受累,肺内影像学改变均可有肺泡出血、间质性肺病等(ER-4-7-2)。不同的是,MPA 合并间质性肺病者明显多于 GPA,肾脏受累也更多见,而 GPA 出现耳鼻喉表现明显高于 MPA。与 GPA 相比,MPA 患者往往高龄、易发生严重感染,且病情重、进展快、生存时间短、病死率高。

ER-4-7-2 肉芽肿性血管炎(GPA)的影像表现

3. CSS 胸部影像学表现以肺内浸润为主,多变性为其特点,主要表现为斑片样渗出,弥漫分布,无特定的好发部位,也可有结节影,但很少形成空洞。肺泡出血较 MPA 少见。鉴别诊断的疾病谱同 GPA。

【诊断价值】

1. X 线胸片 可显示非特异性的 X 线征象,但即使正常也并不能完全排除肺部已受累。诊断价值有限。

2. 胸部 CT

(1)平扫:可显示各种 ANCA 相关性小血管炎在肺内的受累表现,可观察肺间质、实质内病变,以及支气管系统、纵隔、胸膜等的改变,较普通 X 线胸片更有助于进行病灶细节的观察和诊断。并在 ANCA 相关血管炎累及肺部的疗效观察及预后评价中具有重要价值。

(2)增强扫描:可明确显示亚段以上肺动脉主干的病变,有可能显示肺外周小动脉的狭窄、扩张等改变,有时肺外周微小动脉无法识别有无狭窄或闭塞时,可通过 MIP 图像观察小动脉分支整体有无稀疏,从而间接提示小动脉的狭窄和(或)闭塞。另外,对肺静脉及其属支有无病变的观察与评价也是有价值的。

【注意事项】

1. 当胸部 CT 显示肺泡内出血性改变时,应警惕系统性血管炎肺内受累的可能。

2. 当胸部 CT 平扫怀疑血管炎时,应加做 CT 增强扫描,重点加强对肺动脉及其各级分支、肺静脉及其属支的观察,有可能为明确诊断提供重要线索。

3. 当仅有小肺动脉分支内出现血栓栓塞,但肺动脉高压的影像及临床表现过于严重,且患者无深静脉血栓病史时,不要轻易做出肺栓塞的诊断,应想到肺血管炎的可能,此时肺动脉内的血栓可能是肺动脉受累狭窄后的继发病变。

【诊断思路与点评】

肺血管炎少见,虽然多数患者通过临床表现和常规检查即可鉴别,但因胸部影像学改变缺乏特异性,影像学误诊及漏诊率极高。CT 平扫及增强扫描对于该病的诊断、治疗以及疗效的评估是必不可少的。为了减少误诊,首先应提高影像科医师对肺血管炎的诊断意识,尽可能积累对肺血管炎的影像诊断经验,更为重要的是,一定要全面了解患者的临床症状,尤其是多系统损害的症状,还有实验室检查、活检病理等重要信息,只有这样才有可能做出正确的诊断。

肺血管炎是一个可治疗的疾病,早期活动期进行激素和(或)免疫抑制剂治疗,将阻止炎性病变的发展,减轻肺血管的狭窄和闭塞,减少肺动脉高压的形成。当肺血管炎炎性病变稳定后,则可行肺血管介入治疗解除肺血管主干局限性狭窄。因此,肺血管炎的早期诊断和治疗将明显影响预后。通过各种影像学检查方法,早期全面检出胸部和其他全身多系统损害是影像学检查的任务和研究方向。

【思考题】

1. ANCA 相关性血管炎和系统性血管炎、肺血管炎的概念及关系是什么?

2. ANCA 相关性血管炎中的肉芽肿性多血管炎、显微镜下多血管炎和变应性肉芽肿性血管炎的相对特异的胸部 CT 征象是什么?

(郑敏文　伍建林)

第八节　影像技术诊疗价值

一、各种技术优势

1. 肺血管先天性畸形　由于影像重叠和无法直接显示心血管解剖结构,X 线平片对于肺血管疾病的诊断价值十分有限。由于无 X 线辐射损伤,MRI 特别适用于婴幼儿的心血管成像,是肺血管解剖畸形的最佳成像方法。同样 CT 增强扫描也具有一定的 X 线辐射,原则上不作为婴幼儿的首选检查方法,但采用最新的低剂量成像技术,CT 也可对婴幼儿行超低剂量 CT 扫描。由于扫描速度快,心脏搏动伪影小,CT 可较 MRI 更好地显示心血管解剖细节,且三维重建可立体显示复杂的心外大血管畸形,达到与术中直视一样的效果。

2. 肺栓塞　肺栓塞在 X 线胸片上的表现缺乏特异性,也无法显示肺动脉及其腔内的栓子以及管壁、管腔改变等直接征象。X 线平片虽然对排除其他肺内疾病具有一定作用,但对诊断肺栓塞的敏感度和特异度均较低,价值不大。CT 肺动脉造影(CTPA)是目前公认的诊断急性肺栓塞的首选检查方法,已广泛应用于临床确诊可疑的肺栓塞患者。不同螺旋 CT 诊断肺栓塞的敏感度为 75% ~100%,特异度可达 80% ~100%。MRI 肺动脉成像诊断肺栓塞的敏感度、特异度均可达 95% 以上,联合应用 MRI 肺通气灌注技术则可进一步提高肺栓塞的诊断准确性。此外,MRI 还具有潜在的识别新旧血栓的能力,这可能为将来确定溶栓方案提供依据。但

该项检查技术的空间分辨率相对较低,无法可靠评价周围型肺栓塞,且检查时间较长,目前尚不能作为肺栓塞的首选检查方法。

3. 肺动脉高压　多数无症状的肺动脉高压患者 X 线胸片可显示正常,当出现肺动脉段明显突出及右下肺动脉扩张等征象时则提示严重的肺动脉高压。X 线胸片对致肺动脉高压的原发疾病及肺内异常提供的信息十分有限。而 CTPA 可三维显示肺动脉形态,精确测量肺动脉直径,提示肺动脉高压,并可同时显示肺实质、间质及纵隔和心脏等结构,为肺动脉高压的病因诊断提供更多准确的信息,已经成为肺动脉高压诊断和治疗评价的重要方法之一。MRI 可显示肺动脉解剖,测量肺动脉管径,提示肺动脉高压,亦可作为肺动脉高压形态学诊断的较理想的方法;重要的是,MRI 电影成像还可评估右心室大小和功能、心肌增厚、慢性血栓栓塞疾病、心肺压力等,对于诊断肺动脉高压及明确其病因、判断病情有很高的临床价值。但该项检查空间分辨率较低,肺实质成像质量较差,检查时间长,限制了其较广泛的临床应用。

4. 肺血管炎　系统性血管炎累及肺血管引起的肺血管炎的肺内改变,如常见的 ANCA 相关性小血管炎,不论是 X 线胸片还是胸部 CT,其影像学的表现均无特异性。对有肺部受累的多系统损害者,特别有咯血时,应想到本病的可能,最终诊断应结合实验室 ANCA 等指标,并排除其他结缔组织疾病。MRI 通常不用于肺小血管炎的诊断。

二、技术综合应用

1. X 线胸片　对于肺血管疾病,无论是先天性畸形还是其他疾病,X 线胸片的价值均十分有限。由于无法直接显示心脏各个心腔和肺动静脉血管的细节,几乎所有的肺血管先天性畸形均无法经 X 线胸片做出明确的诊断。此外,X 线胸片也无法直接显示肺动脉内有无栓子或狭窄、扩张等病变,无法显示肺静脉有无狭窄、闭塞或血栓形成。X 线胸片对于肺血管有限的价值在于:可通过肺动脉段的明显突出或其高度 ≥3mm 和右下肺动脉直径 ≥15mm 等征象提示肺动脉扩张及肺动脉高压;可通过心左缘和心右缘的膨凸征象间接提示有右心房、右心室增大;可通过中心肺动脉扩张与外周血管纹理纤细形成的"残根征"或"截断征"提示严重的肺动脉高压。

2. CT 平扫　不是增强扫描,胸部 CT 平扫无法清晰显示肺动、静脉及其他心血管解剖结构,故

对于先天性肺血管畸形、急慢性肺栓塞、各种致肺动脉高压的复杂病因的诊断价值有限。但该检查对各种系统性血管炎累及肺血管引起的肺内改变有重要的显示价值。胸部 CT 平扫可显示肺实质改变如渗出、磨玻璃影、肺泡出血、结节、肿块、实变、空洞等；显示肺间质改变如小叶间隔或间质增厚、间质渗出、蜂窝变等；显示支气管病变如管壁的不规则增厚和管腔狭窄等；显示纵隔及肺门的淋巴结肿大；还可显示胸膜侵犯引起的胸腔积液等。尽管这些 CT 征象大部分并不具特异性，但随着影像科医师对该类疾病的逐渐认识和经验的积累，结合临床表现及实验室检查等，CT 的诊断提示将会越来越准确。更大的价值在于，经激素和（或）免疫抑制剂治疗后的胸部病变的疗效评估，胸部 CT 扫描是必不可少的，最为理想的影像学方法。

3. CT 增强扫描　胸部 CT 增强扫描对于肺血管疾病的诊断是非常重要的。通常仅行 CTPA 扫描即可满足诊断，必要时则可追加主动脉期扫描以观察主动脉、左心和肺静脉。对于肺栓塞，CTPA 目前被推荐为首选的影像学检查方法，能够全面显示肺血管的结构，直接观察栓子的大小、形态、位置，同时可排除其他病因所致的肺动脉狭窄及高压。CTPA 在肺栓塞、肺动脉高压的确诊、病情严重程度判断、肺动脉内膜切除术可行性评估及预后判断中具有重要意义。对于先天性肺血管畸形，为了降低 X 线辐射剂量，扫描应尽可能在一个期相完成，该期相应能同时保证肺动脉和右心系统、主动脉和左心系统的显示。CTPA 可显示肺动脉主干及其各级分支的解剖，显示肺动脉管壁病变如增厚、钙化，显示管腔内病变如血栓、肿瘤等，同时全面显示血管的狭窄、扩张等改变；可准确测量主肺动脉、左右肺动脉的直径，当主肺动脉内径与升主动脉内径之比 >1，或成人主肺动脉内径 >29mm 则提示肺动脉高压；还可同时显示肺动脉外病变如肺、支气管、纵隔、肺门及胸膜病变等。主动脉期 CT 增强扫描则可显示主动脉、左心腔及汇入的肺静脉，观察有无大动脉炎等致肺动脉狭窄和高压的病因，明确有无肺静脉狭窄或闭塞、血栓等。先天性心脏病胸部 CT 增强扫描时，可显示肺动脉有无狭窄或闭锁，有无一侧肺动脉起源异常（肺动脉吊带）或缺如等畸形，也可同时显示肺静脉有无部分或完全型畸形引流，汇入左心房的肺静脉主干有无狭窄或闭锁，以及肺动-静脉有无异常交通等。此外，胸部 CT 增强扫描还可显示其他并存的心血管畸形，从而对所有心血管畸形做出全面的形态学诊断，可为各种肺动

静脉疾病的病因诊断提供明确的信息，已成为先天性肺血管畸形、肺栓塞、肺动脉高压等疾病诊断和疗效评估的重要方法。

采用双能量 CT 增强扫描可同时评估肺动脉及肺灌注缺损情况。双能量 CT 肺灌注血容量软件可提供解剖图像、碘图和两者的融合图像，能够一次检查同时获得全肺的解剖形态和灌注功能信息，有助于评估疾病严重程度，还可帮助提高肺栓塞尤其是亚段及更远端肺动脉分支栓塞的检出率。

4. MRI 增强扫描　MRI 具有高组织分辨率、无电离辐射、多序列成像等特点，可显示心肺形态及功能改变，对于肺动脉疾病的确诊以及右心功能的评估具有重要价值，但因扫描时间长、价格昂贵以及扫描条件高等缺陷，目前在临床上并不作为肺动脉疾病的首选检查方法。

MRI 肺动脉成像主要采用平扫和对比增强 MR（CMR）肺动脉成像。前者无需对比剂即可显示肺动脉及管腔内的充盈缺损以及完全阻塞等征象，但对于远端及小的栓子检出能力有限；CMR 肺动脉成像则可清晰地显示肺动脉全程及血管内血栓和肿瘤等病变，并可测量肺动脉管径、评估肺动脉高压程度。肺动脉高压患者多表现为进行性右心房、右心室扩大及肺动脉增宽，心室中部右心室与左心室直径之比多 >1。扩大的右心室使得室间隔向左偏移，在短轴切面，左心室呈 "D" 形，而右心室由新月形变为圆形。

比 CTPA 更有价值的是，CMR 可显示房室、瓣膜形态以及右心室功能异常，还可测量肺动脉血流动力学参数变化。SSFP 电影序列可获得右心室质量，间接提示心肌的肥厚程度；还可获得右心室收缩末期和舒张末期容量以及右室每搏输出量、右室射血分数等定量指标。右心室功能与肺动脉高压患者的病情严重程度、生存状况以及预后密切相关，心脏 CMR 是目前测量右心室容积和评估右心室功能最准确的方法，可以量化分析右心室收缩功能与右心室后负荷，常用于评估患者治疗后右心室功能恢复程度。心肌灌注延迟扫描则可以发现在部分肺动脉高压患者的肥厚右心室壁内存在局灶性强化区域。

三、热点及展望

（一）低剂量 CTPA 成像

近年来，CTPA 成像在临床广泛应用，但潜在的致癌风险值得关注。在扫描时，通过个体化的扫描方案降低 CTPA 成像的辐射剂量是可行也是必

须的。

与 CT 辐射剂量相关的参数包括管电流、管电压、螺距、扫描范围、迭代重建算法等,其中辐射剂量与管电压的平方成正比,因此降低管电压是降低辐射剂量最有效的方法。研究证实,将管电压由120kV 降至100kV,辐射剂量可降低约53%,且不影响肺栓塞的诊断符合率。最近的研究甚至将管电压降低至70kV,结合迭代重建技术,显著降低了CTPA 的辐射剂量,同时保持图像的信噪比和对比噪声比。降低管电流也是降低辐射剂量的有效方法之一,但幅度较降低管电压要小,可作为降低辐射剂量的微调方法。

增大螺距可有效降低螺旋 CT 扫描时的辐射剂量,但也意味着更大的扫描缝隙和更多数据的丢失。大螺距采集技术是双源 CT 特有的技术,因是双球管扫描,增大螺距仍可做到无缝隙数据采集。研究表明,大螺距采集技术可使 CTPA 成像的辐射剂量降低约47%。

迭代重建技术(iterative reconstruction,IR)通常在降低管电压和管电流时联合使用,是一种间接降低辐射剂量的方法。当降低管电压或管电流时,虽辐射剂量降低,但图像噪声明显增加,影响图像观察及诊断。迭代重建技术可去除更多的图像噪声和伪影,同时改善图像的空间分辨率,在这一技术的保障下,使得大幅度降低管电压和管电流成为可能。

(二) 低对比剂 CTPA 成像

CTPA 成像时含碘对比剂的使用存在对比剂相关肾损害的风险,因此,降低对比剂负荷也是近年来研究的热点之一。随着后 64 排 CT 在临床的广泛应用,扫描速度的提高使得减少碘对比剂用量成为可能。另外,由于降低管电压能够增加高原子序数物质如碘的光电效应,提高含碘对比剂的 CT 值,因此在降低管电压的同时使用低浓度对比剂,在保证靶血管的显示密度(CT 值)的基础上,可减少进入人体的总碘量。有研究表明,采用双源 CT 大螺距扫描技术,联合 70kV 低管电压和迭代重建技术,可将对比剂用量降至 40ml,且不降低诊断符合率。

(三) CMR 右心功能评估

近年来 CMR 在评价右心室形态、血流以及功能方面逐渐受到重视。由于 CMR 具有较好的组织显像能力,可以较好地评价肺动脉高压患者的右心结构和血流动力学特征、评估预后及用于药物疗效观察。

1. 右心室心肌质量指标　SSFP 电影序列可获得右心室质量,反映心肌的肥厚程度。肺动脉高压患者右心室扩大、右室壁增厚。但有研究显示肺动脉高压患者的右心室心肌质量与右心功能不全无关。新近的研究还发现,右心室腱索质量与右室射血分数相关,右心室腱索质量增大可能提示右心室功能下降。心室质量指数(VMI)为右心室质量与左心室质量的比值,研究证实 VMI 与导管法肺动脉平均压有关,但目前 VMI 评价肺动脉高压右心功能的价值尚不明确。

2. 右心室容量指标　SSFP 电影序列可获得右心室收缩末期和舒张末期容量以及右室射血分数等容量指标,研究证实其准确性较高,且重复性好。目前 CMR 右心室容量指标对右心功能异常诊断的价值尚不明确,需大样本病例的研究结果进一步验证,以期制订 CMR 对肺动脉高压患者的危险分层标准。

CMR 右心功能指标也可以反映肺动脉高压患者的预后,如 CMR 示右房增大、右室舒张末期容量增大($>84ml/m^2$)、每搏输出量减少($<25ml/m^2$)都提示预后不良。CMR 右心功能指标也可用于评价肺动脉高压药物的疗效,但还需大样本结果及多种药物疗效观察的深入研究。

3. 心肌灌注延迟扫描　可发现在部分肺动脉高压患者的肥厚右心室壁内存在局灶性强化区域,并有研究认为这些延迟强化区域的范围与一些右心功能指标存在相关性,但对于肺动脉高压患者其真正的临床意义仍未明确。

4. 心肌磁共振标测技术　可追踪心肌的运动,评价心脏整体和局部的收缩和舒张功能,国外有研究运用该技术发现肺动脉高压患者存在左、右心室收缩不同步,最终影响到左室充盈。该技术也可检测心肌应变及应变率。

【思考题】

1. 在肺血管疾病的成像中,X 线胸片、CT 和MRI 各自有着什么技术优势和限度?

2. CT 和 MRI 对于肺动脉疾病的成像与诊断有哪些新的技术应用与进展?

(郑敏文　伍建林)

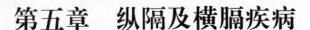

第五章 纵隔及横膈疾病

第一节 概　　述

纵隔(mediastinum)是左右胸腔之间的屏障,系左右纵隔胸膜之间所有器官、结构及组织的总称。纵隔疾病是指起源于纵隔和(或)累及纵隔内结构的病变,其种类繁多、结构复杂,有时诊断困难,大致分为肿瘤性与非肿瘤性疾病。前者指原发于纵隔的肿瘤性病变,通常其好发部位具有一定规律性,如神经源性肿瘤好发于后纵隔,胸腺瘤与生殖细胞瘤好发于前纵隔,淋巴瘤好发于中纵隔,但许多肿瘤可发生于纵隔任何部位。纵隔非肿瘤性疾病包括炎症、气肿、血肿及瘤样病变等,后者最常见的包括胸内甲状腺肿、支气管囊肿、食管囊肿、心包囊肿等。据统计,成人外科手术中,最常见的纵隔病变为神经源性(17%~23%)、胸膜来源(20%~25%)和淋巴来源(10%~20%);其次是囊肿、甲状腺来源和生殖细胞肿瘤等(各约占10%)。

胸部X线平片、CT、MRI是检出和诊断纵隔疾病的重要影像学手段。X线平片可大体观察纵隔形态、宽度与位置等,从而发现体积较大或位置比较靠近纵隔边缘的病变,但体积较小或重叠在纵隔阴影内者难以显示。CT扫描是无重叠的断层图像,可清晰直观显示纵隔内正常组织结构的解剖情况以及病变的形态学信息,有时可准确判定病变内脂肪、钙化等成分,增强扫描还有助于确定病变范围、与周围结构关系、内部结构以及血供程度等重要信息,因此是检出和诊断纵隔病变的最常用的影像学方法。MRI检查具有良好的组织对比度及黑血技术,在检出纵隔病变和判断与大血管关系等方面有其优势,对后纵隔神经源性肿瘤还可准确提供其与椎管内结构关系的信息,但MRI检查时间较长、价格较贵、易受心脏搏动伪影影响。

横膈(diaphragm)是分隔胸腹腔脏器的肌纤维结构,主要的疾病包括膈膨升、膈麻痹、膈疝、横膈肿瘤、膈囊肿和膈包虫病等,其中以膈膨升较为多见。X线平片可发现或提示膈膨升、膈麻痹等,但难以发现体积较小或位于膈下的肿瘤及肿瘤样病变;CT及其三维重组技术是重要的影像学补充手段;MRI三维成像及高组织分辨能力可进一步对横膈疾病的定位与定性诊断提供有价值的信息。

(于晶　伍建林)

第二节　解剖、生理

一、纵隔解剖及生理

1. **解剖**　纵隔(mediastinum)是左右侧纵隔胸膜之间所有器官、结构及结缔组织的总称。纵隔上窄下宽,分隔左、右胸膜腔,位居胸腔正中稍偏左,前界为胸骨,后界为脊柱胸段,两侧为纵隔胸膜,上界为胸廓上口,下界为横膈。

纵隔分区对定位病变和指导临床治疗具有重要价值。目前常采用四分区法,即在X线侧位片上,以胸骨角至第4胸椎体下缘为界,将纵隔分为上、下两区,后者再以心包的前、后壁为界分为前、中、后纵隔,胸骨后缘与心包前壁之间为前纵隔,心包后壁与脊柱之间为后纵隔,心包前、后壁之间为中纵隔。

血管、气管与主支气管组成了纵隔的大部分结构。胸腺占据了前纵隔的绝大部分区域,不同时期其体积差别十分明显。淋巴结广泛分布于纵隔各区内,约95%的正常纵隔淋巴结直径小于10mm。在CT和MRI轴位图像上,均可见气管与食管结构,后者上至下颈部,下至横膈处,约80%正常者可见少量气体影。

2. **生理**　纵隔形态因人而异,成年人若为瘦长体型,则纵隔狭长;若为矮胖体型,则纵隔宽短。纵隔随呼吸运动而形态改变,站立及吸气时纵隔伸长,卧位及呼气时纵隔缩短。纵隔还受双侧胸腔压力的影响,平静呼吸时,纵隔内为负压,有利于静脉回流,尤其是促进腔静脉的血流回流到右心房。

由于纵隔内各脏器、结构之间的间隙较大,内有疏松结缔组织,因此,炎症、气体或血肿极易扩散;当纵隔严重外伤时易发生出血、气肿的弥散,或可导致纵隔变形及移位;开胸手术时,开胸侧胸腔由负压变成正压,可推移纵隔向健侧移位。

二、横膈解剖与生理

1. 解剖 横膈(diaphragm)由薄层肌腱组织构成,两侧膈肌脚起自第1~3腰椎椎体水平,弓向前上;肌性部分附着于第7~12肋及胸骨剑突。横膈分左右两侧,介于胸、腹腔之间,呈穹隆状封闭胸廓下口,其穹隆右高左低。横膈位置可因年龄、体位、呼吸状态和腹腔器官充盈状态不同而各异,小儿膈位置较老年人高。膈上面紧邻胸膜腔、肺和心包腔,下面毗邻肝脏、胃和脾。横膈上有多个连接胸腹腔结构的裂孔:①主动脉裂孔,有主动脉、奇静脉、胸导管和内脏神经通过;②食管裂孔,有食管及迷走神经通过;③腔静脉裂孔,有腔静脉通过;④胸腹膜裂孔及胸骨旁裂孔,无器官结构通过,为横膈的薄弱区,是膈疝的好发部位。

2. 生理 平静呼吸下,横膈的运动幅度为1~2.5cm,深呼吸时可达3~6cm,横膈运动两侧大致对称。横膈的局部发育较薄弱或张力不均时,可向上呈半圆形凸起,称为局限性膈膨出,多发生于前内侧,右侧较常见,深呼吸时明显,为正常变异。有时在深吸气状态下横膈呈波浪状,称为波浪膈,系因膈肌附着于不同的肋骨前端,在吸气时受肋骨的牵引所致。

(于晶　伍建林)

第三节　正常影像学表现

一、纵隔

【检查技术与适应证】

1. X线检查 X线胸部正位及侧位片可快速、直观显示纵隔的位置、形态及是否增宽等改变;对引起纵隔位置偏移、宽度异常的病变显示良好。

2. CT检查 CT扫描是检出和诊断纵隔病变的主要检查方法,如发现病变需同时行增强扫描。CT可清晰显示纵隔内结构及各种病变的位置、形态、界限、大小及密度等改变;CT增强有助于显示病变的血供、判断病变性质以及与纵隔大血管的关系等;CT适用于几乎所有纵隔病变的检查与治疗后的随访。

3. MRI检查 MRI检查具有软组织分辨率高、多方向与多参数成像、血管流空效应及脂肪抑制等特点,可清晰显示纵隔内结构与病变,尤其不

注射对比剂即可显示大血管情况,因此适用于大多数纵隔病变的检查,尤其对脂性、出血性病变具有较高诊断价值。但其检查时间长、价格较高、有禁忌证,应合理与安全选择该项检查。

4. DSA检查 DSA检查系血管性病变诊断的"金标准",可适用于观察和诊断纵隔内肺动脉、主动脉以及支气管动脉的病变,对血管狭窄及扩张性疾病亦显示良好。

【正常影像学表现】

1. X线表现 纵隔内主要器官与结构包括:心脏、大血管、气管、淋巴组织、神经、脂肪及胸腺等。在X线正位片上,呈上窄下宽的形态,上中部可分辨出气管、隆突及主支气管结构,但其他结构因缺乏对比仅可显示其外形或轮廓,如心脏两缘、主动脉弓等。在X线侧位片上,纵隔分区对描述病变和提示诊断较为重要,目前已简化为三分区法,即在侧位胸片上,将纵隔纵向划分为前、中、后三部分。

前纵隔系位于胸骨后,心脏、升主动脉和气管前的狭长三角形区域。中纵隔相当于心脏、主动脉弓、气管和肺门所占据的区域。食管前壁为中、后纵隔的分界,食管及胸椎旁的区域为后纵隔(图5-3-1)。

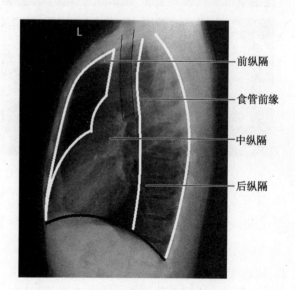

图5-3-1　纵隔X线侧位片上三分区法示意图

2. CT表现 纵隔结构主要通过CT纵隔窗观察,在低密度脂肪组织背景的衬托下,纵隔内正常结构主要呈软组织密度影。CT上亦可采取与X线侧位片相同的分区法进行病变的显示,但2014年JART(Japanese Association for Research on the Thymus)提出新的纵隔分区法可能更适用于CT描述

与定位,即在 CT 横轴位纵隔窗图像上,将纵隔分为:上纵隔、前纵隔、中纵隔与后纵隔四个区。

(1)上纵隔:位于胸骨后方,胸椎前方,上界为胸廓入口,下界为左头臂静脉下缘,侧界为两侧胸膜。

(2)前纵隔:位于血管前,上界为上纵隔下缘,下界为膈肌,前界为胸骨,后界为心包、左头臂静脉、上腔静脉、上下肺静脉及升主动脉的前缘以及

主动脉弓的侧面。

(3)中纵隔:上界为上纵隔下缘,下界为膈肌,前界为左头臂静脉、上腔静脉、双侧主肺动脉、升主动脉及心包后缘,后界为降主动脉前缘及椎体前缘后方1cm 的水平线。

(4)后纵隔:上界为上纵隔下缘,下界为膈肌,前界为中纵隔后界,后界为胸壁,侧界为脊柱边缘(图 5-3-2,见文末彩插)。

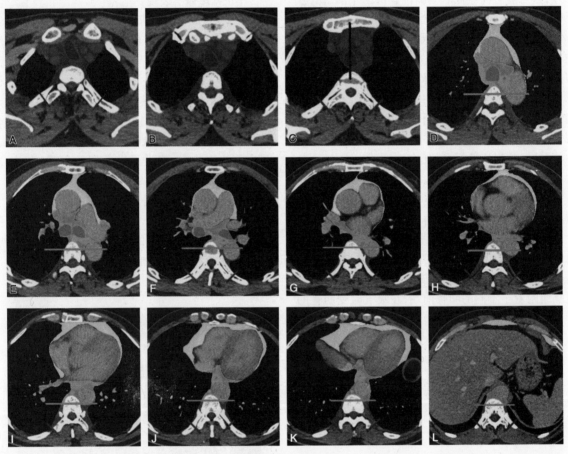

图 5-3-2　CT 横轴位上纵隔四分区法示意图

注:蓝色为上纵隔,黄色为前纵隔,粉色为中纵隔,绿色为后纵隔。CT 上各代表层面包括:A. 锁骨上缘;B. 胸锁关节;C. 左侧头臂静脉跨越气管中央线;D. 主动脉弓;E. 气管隆嵴;F. 右肺动脉主干;G. 肺动脉干;H. 左心房;I. 三尖瓣;J. 双心室;K. 肝膈顶部;L. 胸$_{12}$椎体中央线

胸腺是前纵隔的重要器官,多位于前纵隔上部,随着年龄不同,CT 上其形态、大小及密度差别很大。例如,新生儿期胸腺相对较大、较致密,分左右两叶似箭头状;青春期后则逐渐萎缩、密度减低;成人期则明显萎缩被脂肪组织所替代(图 5-3-3)。正常时,纵隔内淋巴结直径多小于 10mm。

1. MRI 表现　青春期胸腺可表现较均匀一致信号影。随着年龄增长,胸腺组织逐渐被脂肪组织所替代,T_1WI 上信号略低于脂肪,T_2WI 上与脂肪信号相似。淋巴结在 T_1WI 和 T_2WI 上均表现为直

径小于 10mm 的小圆形或椭圆形的中等信号影。心脏、大血管由于流空效应表现为无信号区。气管、支气管由于腔内为流动气体亦呈无信号黑影。

2. DSA 表现　可分为经静脉与经动脉 DSA,主要观察主动脉及肺动脉血管性病变。如经肘静脉或股静脉穿刺插管并置于右心房中部注射对比剂时则主要观察肺动脉;经股动脉插管并置于升主动脉时可观察主动脉及其分支,如观察降主动脉及胸腹主动脉交界部则将导管置于主动脉弓远端。

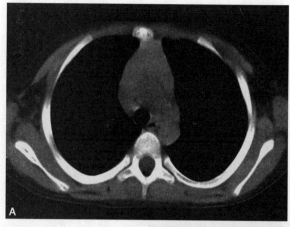
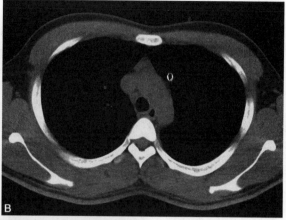
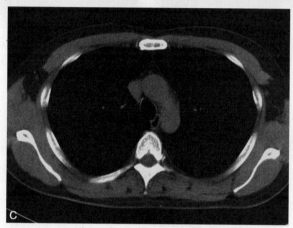

图 5-3-3 不同年龄正常胸腺 CT 表现
A. 3 岁幼儿;B. 20 岁青年人;C. 45 岁中年人

【纵隔结构正常值】

1. 气管与支气管 气管长度 10~12cm,宽度 1.5~2.0cm。右主支气管长约 2.0cm,左主支气管长约 5.0cm。在胸部 X 线正位片上,上叶前段支气管直径约为 0.5cm,略大于伴行的肺动脉直径。小气道是指内径小于 2~3mm 的小支气管。

2. 支气管与伴行肺动脉的直径关系 正常成年人两者的比例约为 0.7,如大于 1.0 则视为异常,但老年人可介于 1~1.5 之间。如大于 1.5 则视为不可逆支气管扩张。

3. 食管 管壁厚度取决于膨胀的程度,一般不超过 3mm。

4. 淋巴结 尸检报告纵隔淋巴结平均数为 64 个。CT 上正常纵隔淋巴结直径为 6~14mm,其中左头臂静脉、膈上和膈脚后等部位的淋巴结正常时很少大于 6mm,而右侧气管支气管区、主肺动脉窗和隆突下淋巴结最大径平均为 11mm 左右。

二、横膈

【检查技术与适应证】

1. X 线检查 X 线正侧位胸片可快速、直观显示横膈位置及形态,是诊断横膈异常的主要方法;结合动态 X 线观察可判断膈肌功能与膈肌"矛盾运动"等改变;但无法通过 X 线检查鉴别横膈本身及其膈下的病变,对导致横膈异常病因的诊断价值有限。

2. CT 检查 CT 横轴位图像可通过两侧对比观察,做出一侧性横膈异常抬高的诊断;通过增强扫描或冠状位及矢状位重组图像有助于显示膈肌占位性病变、外伤性膈肌及疝入的内容物成分等,还可了解导致横膈异常的病因等。

3. MRI 检查 该技术的多方向扫描和软组织分辨率高等优点有助于双侧膈肌的显示及其病变的观察,尤其对膈下病变的发现具有重要价值,但应选择好合适的扫描序列及控制好心脏搏动与呼吸运动的影响。

【正常影像学表现】

1. X线表现　横膈呈圆顶状,正常时右膈顶多在第5~6前肋水平,相当于第9~10后肋水平,右膈顶较左膈高1~2cm。横膈圆顶偏内侧及前方,呈内高外低、前高后低状。

正位X线胸片上,两膈上缘呈清晰锐利、凸面向上的弧线影,膈内侧与心脏形成心膈角,外侧与胸壁间形成尖锐的肋膈角(图5-3-4);侧位X线胸片上,膈前端与前胸壁形成前肋膈角,与后胸壁形成后肋膈角,位置最低而深。

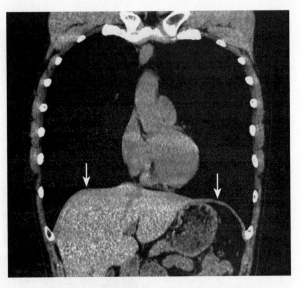

图5-3-5　正常横膈的冠状位CT重组表现

冠状位CT图像显示双侧膈肌呈圆顶状(箭),左侧因膈下低密度脂肪的衬托可清晰显示膈肌本身及膈下的胃和脂肪等脏器或组织

（于晶　伍建林）

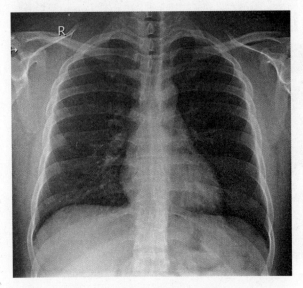

图5-3-4　正常横膈的胸部X线表现

胸部X线正位片显示双侧膈面呈圆顶状,右侧膈顶略高于左侧

2. CT表现　CT轴位上大部分横膈与相邻脏器如心脏、肝脏、脾脏等实质器官重叠而难以清楚显示其完整轮廓;但冠状位重组图像可较好显示膈肌本身及其膈下脏器,尤其是左侧者(图5-3-5)。在横膈的后下部可形成两侧膈肌脚,为膈肌与脊柱前纵韧带相延续而形成,可呈弧线或条索状,偶可呈结节状。

3. MRI表现　膈脚呈凹面向后的曲线状低信号影;冠状位及矢状位图像可直观显示两侧横膈的位置与形态,其信号强度多低于肝脾的信号强度,表现为弧线状影。

【横膈结构正常值】

正常情况下,右侧膈顶较左侧高1~2cm。在平静呼吸状态下,膈肌的运动幅度为1~2.5cm,深呼吸时可达3~6cm。膈肌的正常厚度为0.22~0.28cm;成年人的胃底距膈顶的平均距离男性为0.5cm,女性为0.4cm。

第四节　纵隔肿瘤

一、胸腺上皮性肿瘤

胸腺上皮性肿瘤(thymic epithelial tumor,TET)起源于胸腺上皮,是相对少见的肿瘤类型,占人体所有肿瘤的0.2%~1.5%,为成人前纵隔最常见的肿瘤,占纵隔肿瘤的15.0%~21.7%,占前纵隔肿瘤的47%。TET具有多变的生物学行为和多元组织学特征,其诊断和治疗决策仍存在挑战。

【病理与临床】

1. 病理改变　TET由上皮细胞和淋巴细胞按不同比例组成,其形态学、生物学行为、临床表现及预后等方面存在很大差异。根据2004年和2015年版WHO组织病理学分类标准,TET分为以下6种病理亚型:A、AB、B1、B2、B3型胸腺瘤及胸腺癌。根据上皮细胞的形态分为A型和B型胸腺瘤。A型肿瘤上皮细胞呈椭圆形或梭形,缺乏核的不典型。B型瘤细胞呈圆形或多边形,根据上皮状瘤细胞及上皮状淋巴细胞所占的比率及细胞的异型性将病变进一步分为B1、B2、B3型,从B1型到B3型明显代表了一个由淋巴细胞占优势到上皮细胞占优势的谱系。AB型肿瘤同时具有A型和B型胸腺瘤特点。胸腺癌失去了胸腺的器官样结构特征,具有明显的细胞异型性和核的多形性,其中鳞状细胞癌最为常见。

胸腺神经内分泌肿瘤是起源于胸腺中具有神经内分泌功能的 Kultschitzky 细胞（K 细胞）的恶性肿瘤，属于前肠源类癌，由 Rosai 和 Higa 在 1972 年提出。大体上可表现为巨大囊实性肿块。镜下肿瘤由呈团巢状分布的小圆形细胞构成或呈片状实体性分布，部分细胞排列呈菊形团样，核深染，核分裂象多见。免疫组织化学显示瘤细胞 CKpan（+）、CK8（+）、Syn（+）、CgA（+/-）、Ki67（+）、CD56（-）。WHO 根据形态学将神经内分泌肿瘤分为 4 型，即典型类癌、非典型类癌、大细胞神经内分泌癌和小细胞神经内分泌癌。

临床分期被认为是能够预测 TET 患者临床过程和预后的独立指标。目前被广泛接受并长期应用的分期由 Masaoka 等 1981 年提出，具体如下：Ⅰ 期，肿瘤局限在包膜内，肉眼及镜下均无包膜浸润；Ⅱ 期，肿瘤超出胸腺包膜，或侵犯邻近脂肪组织或胸膜；Ⅲ 期，肿瘤侵犯邻近组织或器官，包括心包、肺或大血管；Ⅳa 期，肿瘤广泛侵犯胸膜和（或）心包；Ⅳb 期，淋巴或血行转移。Ⅰ 期常为非侵袭性胸腺瘤，Ⅱ 及以上为侵袭性胸腺瘤和胸腺癌。

2. 临床表现　TET 好发于 50~60 岁，儿童和青少年罕见，无性别差异。早期多无临床表现，肿瘤增大后压迫或侵犯周围结构后才出现相应临床表现，如咳嗽、胸痛、上腔静脉综合征、呼吸困难或声音嘶哑等。胸腺瘤与自身免疫紊乱密切相关，大约 1/3 的胸腺瘤患者伴有重症肌无力（MG），也可伴有各种血液系统疾病、结缔组织疾病等。而胸腺癌与重症肌无力没有关联。胸腺神经内分泌肿瘤可分泌肾上腺皮质激素，25%~40% 患者可出现库欣综合征。TET 患者预后与 WHO 组织病理学分型、Masaoka 临床分期及手术切除范围等密切相关。主要治疗方法包括手术、放疗和化疗，以手术切除为主，对于 Masaoka 分期在 Ⅲ、Ⅳ 期的患者，目前提倡新辅助放化疗并手术切除，可以减少患者术后复发并提高生存率。

【影像学表现】

1. X 线表现　早期肿瘤较小，X 线正位片易漏诊。肿瘤较大时，X 线正侧位片可见前纵隔占位性病变，多位于前纵隔中部、偏向一侧（图 5-4-1）。肿瘤呈类圆形或不规则形，边缘光滑或分叶状改变，内部常可见高密度钙化灶。侵袭性胸腺瘤或胸腺癌可见邻近纵隔胸膜或心脏大血管受侵犯，与肺相邻界面可呈分叶状，与纵隔大血管或心包膜分界不清。

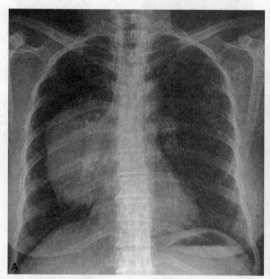
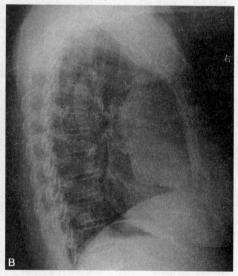

图 5-4-1　胸腺瘤的胸部 X 线表现
A~B. 胸部 X 线正侧位可见前纵隔中部巨大肿块影，突向右侧肺野，呈类圆形，边缘光滑

2. CT 表现　TET 大部分位于前纵隔中部胸腺区，并不同程度地偏向纵隔一侧。肿块大小不等，通常为 5~10cm；形态呈类圆形、分叶状或不规则形；边缘清晰或不清；包膜完整或不完整。影像学难以确定 TET 特定的 WHO 亚型，通常使用 Jeong 简化分型，即分为低危胸腺瘤（A、AB、B1 型）、高危胸腺瘤（B2、B3 型）及胸腺癌，各分型的 CT 表现如下：

（1）低危胸腺瘤：多呈圆形或类圆形实性肿块，形态规则，边缘光整，部分肿瘤呈多结节样外观,多见于 AB 及 B1 型胸腺瘤。密度多均匀,平扫 CT 值与胸壁肌肉相似,增强后多呈均匀性强化;A 型与 AB 型胸腺瘤可出现显著强化,其他类型 TET 多为轻中度强化。部分肿瘤内可见钙化灶,多为致密小结节状的粗糙钙化,坏死囊变少见。少数肿瘤表现为有软组织壁结节样的囊性胸腺瘤(图 5-4-2)。肿瘤与周围组织分界多清楚,极少见纵隔大血管、胸膜及心包膜侵犯,且均不伴有纵隔淋巴结及远处转移(图 5-4-3)。

(2)高危胸腺瘤:多呈浅分叶或不规则形,边缘可不光整,密度多不均匀,常见坏死囊变,可见钙化灶,增强后呈均匀或不均匀强化。可见心包膜或胸膜侵犯,呈不规则增厚,种植转移时可见多发小结节和软组织肿块,并伴有心包或胸膜腔积液。纵隔大血管受侵、纵隔淋巴结及远处转移少见。当肿

块-心脏大血管界面(mass cardiovascular interface, MCI)不清、呈灌铸式生长时提示肿块侵犯大血管;肿块-肺界面(mass pulmonary interface,MPI)呈尖角或锯齿状增厚是纵隔胸膜受侵的可靠征象(图 5-4-4)。

(3)胸腺癌:多呈分叶状或不规则形,密度不均匀,增强后多不均匀强化。可见包膜破坏并侵犯邻近结构,如纵隔脂肪、淋巴结、大血管、心包及胸膜等,出现纵隔淋巴结肿大,心包膜或胸膜结节状增厚,并伴随心包或胸膜腔积液(图 5-4-5)。纵隔大血管多见受侵,表现为肿瘤不同程度包绕、侵犯血管、癌栓形成、血管腔狭窄或闭塞。胸腺癌在病灶较小时即可出现恶性侵袭征象(图 5-4-6),可出现远处转移,肺、肝脏及骨骼系统转移多见。

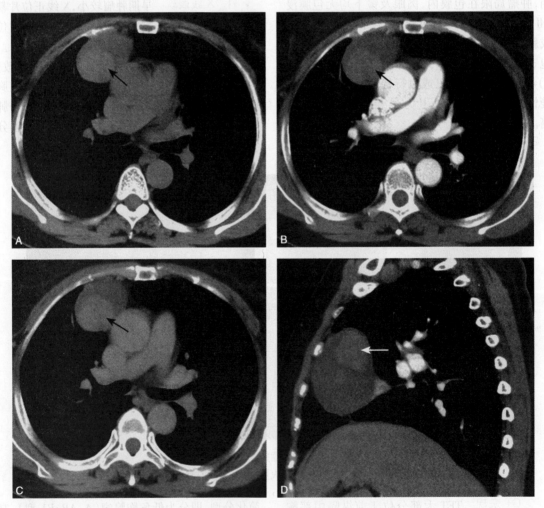

图 5-4-2 囊性胸腺瘤的 CT 表现(WHO AB 型,Ⅰ期)
A. CT 横轴位平扫示右前纵隔类圆形囊性肿块,囊内可见较大的类圆形软组织密度结节影(箭),病变边缘光滑,周围脂肪间隙清晰;B~D. CT 横轴位增强动脉期、静脉期及矢状位重组显示壁结节及部分囊壁呈轻度强化(箭)

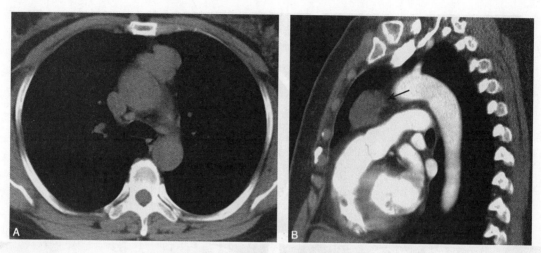

图5-4-3 低危胸腺瘤的 CT 表现(WHO B1 型,Ⅱ期)

A. CT 横轴位平扫示前纵隔椭圆形软组织密度肿块影,其内密度均匀,边缘可见分叶;B. CT 矢状位增强图像示肿块呈均匀性轻度强化,边缘不规则,肿块-脂肪界面模糊(箭),与升主动脉分界清楚

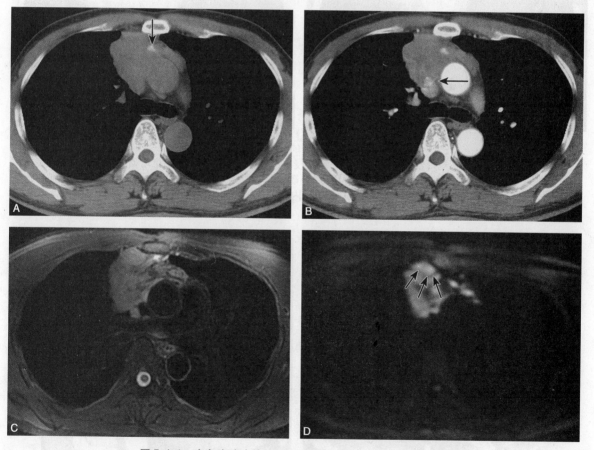

图5-4-4 高危胸腺瘤的 CT 和 MRI 表现(WHO B3 型,Ⅲ期)

A~B. CT 横轴位平扫及增强动脉期显示前纵隔不规则软组织密度肿块影,内部可见小结节状钙化(箭),呈轻度强化,MCI 不清,呈灌铸式生长(箭),MPI 呈锯齿状增厚;C. MRI 横轴位 T2 压脂序列示前纵隔肿块呈不均匀稍高信号,升主动脉及上腔静脉受侵;D. DWI 示肿块不均匀性扩散受限,最小 ADC 值约 0.807mm²/s,肿块前部可见弧形低信号分隔影(箭)

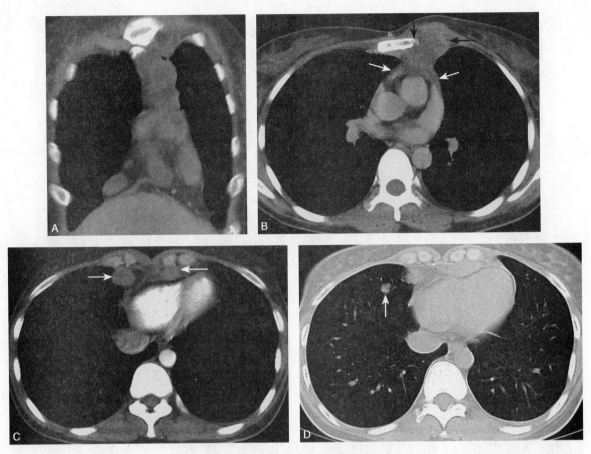

图 5-4-5　胸腺癌的 CT 表现（Ⅳ期）

A. CT 冠状位示前纵隔不规则软组织密度肿块影，广泛侵犯前纵隔间隙；B. CT 横轴位增强静脉期示肿瘤直接侵犯心包膜（白箭）及前胸壁伴其内软组织密度肿物影（黑箭），胸骨左侧骨质破坏（黑箭）；C. CT 横轴位增强动脉期示心膈角区肿大淋巴结（箭）；D. CT 肺窗示右肺中叶内侧段转移结节（箭）

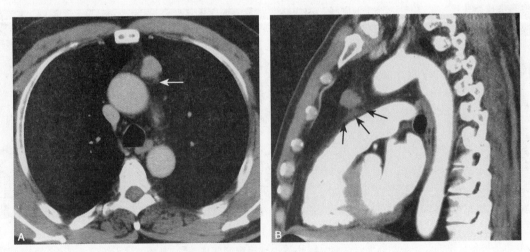

图 5-4-6　胸腺癌的 CT 表现（Ⅲ期）

A. CT 横轴位增强静脉期示前纵隔软组织结节，大小 2.1cm×1.6cm×1.9cm，边缘不规则，周边脂肪间隙密度增高（箭）；B. CT 矢状位增强动脉期示结节边缘分叶及毛刺征，邻近心包膜增厚、粘连（箭）

另外,基于 Masaoka 分期系统的 TET 侵袭危险度 CT 分级标准与患者的治疗方案和预后相关,详见表 5-4-1。

表 5-4-1 胸腺上皮性肿瘤侵袭危险度的 CT 分级标准

级别	对应 Masaoka 分期	CT 特征
I 级	I 期	包膜完整:圆形或椭圆形;边缘光滑;瘤周脂肪间隙正常存在
II 级	IIa 和 IIb 期	微小浸润:圆形或椭圆形;边缘深分叶或棘突;瘤周脂肪间隙模糊或消失
III 级	III 期	广泛浸润:不规则形;直接侵犯邻近纵隔结构,如心包、大血管或肺
IV 级	IVa 和 IVb 期	种植、转移:不规则形;心包膜或胸膜面可见与主病灶不相连的肿瘤结节,或可见纵隔淋巴结肿大,或远隔器官(如肺、肝脏和骨骼系统等)出现转移灶

3. MRI 表现 MRI 可清楚显示 TET 肿瘤的位置、大小、形态及邻近纵隔结构受累情况。对不能应用对比剂患者,常规 MRI 平扫即可显示肿瘤与纵隔大血管关系。MRI 在显示肿瘤包膜、内部间隔、出血及囊变等方面优于 CT。此外,DWI 可通过表观扩散系数(ADC)值评估肿瘤细胞增殖情况,对预测 TET 分型、分期及预后有重要价值。

(1)信号特征:T_1WI 多呈等或稍低信号,T_2WI 呈等或稍高信号,可不均匀。囊变区在 T_1WI 上由于不同的蛋白质含量或出血而呈不同的信号,在 T_2WI 上表现为高信号。胸腺瘤内部多可见低信号纤维分隔(图 5-4-7)。低危 TET 信号相对均匀,高危 TET 和胸腺癌信号多不均匀。

(2)肿瘤包膜:在 T_2WI 上显示为弧形低信号,包膜完整多提示为低危胸腺瘤;包膜不完整或瘤周脂肪线欠清,提示肿瘤突破包膜,为高危胸腺瘤或胸腺癌。

(3)邻近结构侵犯:高危胸腺瘤或胸腺癌可出现邻近纵隔结构受侵,侵犯上腔静脉时可见上腔静脉狭窄、闭塞或癌栓形成;侵犯心包或纵隔胸膜时可出现心包或胸膜结节和积液。与高危胸腺瘤相比,胸腺癌更易出现纵隔淋巴结及远处转移。

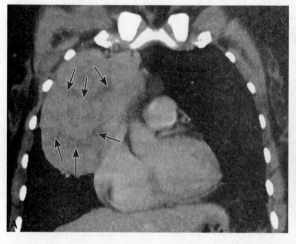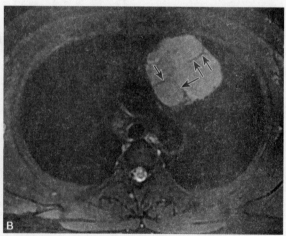

图 5-4-7 胸腺瘤内间隔征的 CT 和 MRI 表现

A. AB 型胸腺瘤,CT 增强冠状位显示瘤内弧形、网状低密度间隔(箭),瘤体呈多结节样改变;B. B2 型胸腺瘤,轴位 T_2 压脂序列显示瘤内线状、弧形低信号纤维分隔影(箭)

(4)DWI:可鉴别肿瘤实性成分、有活性区域和囊变坏死区,鉴别是否为转移淋巴结,在显示胸腺瘤内部纤维间隔上也具有优势。通常低危胸腺瘤 ADC 值高于高危胸腺瘤和胸腺癌。

【诊断要点】

1. 好发于 50~60 岁,瘤体较大可出现压迫症状,如咳嗽、胸痛、上腔静脉综合征、呼吸困难或声音嘶哑等;约 1/3 患者伴有重症肌无力;少数出现库欣综合征等。

2. 前纵隔胸腺区类圆形或分叶状肿块,密度或信号多不均匀,可伴出血、坏死、囊变区及钙化;CT 增强显著强化提示低危(A 或 AB 型)TET,其他类型呈轻中度强化。

3. 胸腺瘤常见瘤内间隔征,胸腺癌无间隔征。

4. 可伴胸膜、心包及纵隔大血管侵犯；胸腺癌常可见纵隔淋巴结肿大。

5. DWI 上肿瘤实性成分扩散受限；低危胸腺瘤 ADC 值高于高危胸腺瘤和胸腺癌。

【影像报告书写的注意事项】

1. 位置　鉴于该病 CT 或 MRI 诊断价值明显优于传统 X 线胸片，故 2014 年国际胸腺恶性肿瘤兴趣组织（The International Thymic Malignancy Interest Group，ITMIG）基于 CT 将病变纵隔定位分为三区：即血管前间隙、内脏间隙和椎旁间隙。新分区法不仅适应新的诊断技术需求，确定肿瘤的解剖位置及其关系也更加明确。

2. 大小　通常采用最大横轴位图像上互相垂直的长径与宽径，以及冠状位或矢状位上的高径表示（a×b×c）。

3. 形态　描述为圆形、类圆形及不规则形。

4. 密度、信号特征　注意肿瘤密度或信号是否均匀，瘤内有无钙化、出血、囊变、间隔等，后者还有助于鉴别诊断。

5. 强化模式　A 型和 AB 型胸腺瘤多呈显著强化，其他类型多为轻中度强化。

6. 包膜及轮廓　其完整与否决定 TET 分期；外缘可不规则，可见分叶、毛刺或棘突等征象。

7. 周围结构侵犯　注意肿瘤周围脂肪、大血管、纵隔胸膜及心包是否受侵，有无心包及胸膜腔积液。增强扫描可显示肿块对肺动脉、肺静脉及上腔静脉侵犯情况。

8. 转移　注意纵隔内有无肿大淋巴结，当淋巴结短径超过 10mm 认为淋巴结肿大，若肿大淋巴结中心出现不规则坏死高度提示淋巴结转移。注意心包或胸膜有无与主病灶不相连的肿瘤结节，或远隔器官（如肺、肝脏和骨骼系统等）有无转移灶。

9. 前后对比　关注放化疗患者病灶有无变化对疗效的判断非常重要。

【鉴别诊断】

1. 胸腺瘤与胸腺癌　①约 1/3 的胸腺瘤伴重症肌无力，而胸腺癌不伴自身免疫性疾病，少数胸腺神经内分泌癌可伴库欣综合征。②胸腺瘤内多可见境界清楚的纤维间隔；胸腺癌无瘤内分隔征，但胸腺鳞癌 T_2WI 和 DWI 可见瘤内片状低信号区。③结节状、单发点状钙化多提示胸腺瘤，边缘壳样钙化仅见于胸腺瘤；胸腺癌钙化多为簇状或点状密集钙化。④显著强化多提示低危胸腺瘤（A 型和 AB 型）；高危胸腺瘤和胸腺癌一般呈不均匀轻中度强化。⑤胸腺瘤少见沿纵隔间隙生长并侵犯纵隔

大血管，罕见纵隔淋巴结转移，而胸腺癌则常见。

2. 胸腺生殖细胞肿瘤　病理上分精原细胞瘤和非精原细胞性生殖细胞肿瘤。前者较多见，常发生于青少年男性，多表现为前纵隔不规则形密度均匀软组织肿块，可合并出血或坏死，β 人类绒毛膜促性腺激素（β-HCG）水平可升高；后者主要包括畸胎瘤、胚胎性癌、卵黄囊瘤和绒毛膜癌（畸胎瘤多见脂肪和钙化，有助于鉴别；余三者均罕见，恶性征象明显，有时与胸腺癌鉴别困难）。

3. 纵隔型肺癌　起自于支气管或肺泡上皮，瘤体多位于胸膜下、肺内，侵犯纵隔结构，与胸膜多呈锐角相连。起自于主支气管的肺癌可直接向纵隔内生长，但主支气管管壁不规则增厚，管腔变窄或闭塞，瘤体主要位于中纵隔，并与支气管病变相延续（ER-5-4-1）。

ER-5-4-1　纵隔型肺癌的 CT 表现

4. 胸内甲状腺肿　影像学上胸内甲状腺肿与颈部甲状腺或甲状腺肿块直接相延续（ER-5-4-2）。

ER-5-4-2　胸内甲状腺肿的 CT 表现

【诊断价值】

1. 胸部 X 线片　较小肿瘤易漏诊。由于重叠和密度分辨率不足等原因，难以较好地鉴别前纵隔肿瘤，也难以对 TET 的侵袭危险度及分期进行评估，故不能作为纵隔肿瘤的首选检查方法。

2. CT 检查　系检出和评估 TET 的首选检查方法，可明确瘤体位置、大小、形态、密度、血供特点、纵隔淋巴结肿大及邻近纵隔结构受侵情况等。多平面重组结合增强薄层图像可更好地显示肿瘤包膜、纵隔脂肪及与邻近纵隔结构关系，有效地评估 TET 的简化分型及危险度分级。

3. MRI 检查　具有较高软组织分辨能力，可同时获得形态学与功能学信息。T_2WI 结合 DWI 在明确纵隔淋巴结转移、大血管及胸壁结构侵犯方面具有优势，在显示肿瘤包膜、肿瘤内分隔或出血方

面优于 CT,但易受患者呼吸及心脏大血管搏动影响,可作为临床评价 TET 的补充检查方法。

【注意事项】

1. 对于较小的 TET,应多层面全面观察 CT 图像,注意瘤周脂肪及与邻近胸膜或心包膜的关系,准确地进行临床分期。

2. 对于部分难以确诊的胸腺肿瘤,除常规 CT 和 MRI 外,应结合功能影像学,如磁共振 DWI 或 DCE 序列。

【诊断思维与点评】

TET 为前纵隔最常见的肿瘤类型,准确诊断、分型及分期对临床治疗方案决策及预后评估具有重要意义。依据其发病位置及特征性影像学表现,一般不难做出诊断。需要注意的是,首先鉴别诊断时应结合临床情况,如 TET 大多发生于中老年人,1/3 的胸腺瘤患者可出现重症肌无力症状等;其次,应准确做出 TET 简化分型和 CT 危险度分级以指导治疗方案的选择;最后,对少数难以鉴别的前纵隔实性肿瘤,应结合多模态影像学,联合磁共振 DWI 或 DCE 等检查方法。

二、淋巴瘤

淋巴瘤(lymphoma)是原发于淋巴结或结外淋巴组织的淋巴网状内皮细胞的恶性肿瘤,分为霍奇金淋巴瘤(Hodgkin lymphoma,HL)和非霍奇金淋巴瘤(non-Hodgkin lymphoma,NHL)两类,前者占 25% ~39%。纵隔淋巴瘤起源于纵隔淋巴结或胸腺,可原发孤立存在,但更常见的是作为淋巴瘤全身病变的一部分,与其他部位的病变同时存在或先后发生。

【病理与临床】

1. 病理改变　淋巴瘤分为 HL 和 NHL 两大类,其中 NHL 又分大 B 淋巴细胞淋巴瘤和前体 T 淋巴母细胞瘤。HL 较 NHL 更易浸润纵隔淋巴结,占 50% ~70%,而 NHL 仅占 15% ~25%。但 NHL 发病率高,故纵隔淋巴瘤中还是 NHL 所占比例更高。原发纵隔淋巴瘤最常见三种亚型为结节硬化型何杰金氏淋巴瘤、纵隔大 B 淋巴细胞淋巴瘤和 T 淋巴母细胞淋巴瘤。

HL 中结节硬化型约占 80%,最常侵犯前纵隔尤其是胸腺,主要病理特征为,镜下瘤组织可见内许多结节,伴炎症性细胞反应的淋巴样细胞被粗大的纤维分隔为结节状,形成 Reed-Sternberg 细胞。其他类型 HL 较少累及纵隔且通常累及淋巴结而非胸腺。NHL 是一组高度异质性、不同病理

亚型、不同恶性程度组成的淋巴组织恶性肿瘤。原发纵隔大 B 细胞淋巴瘤是弥漫大 B 细胞淋巴瘤的一个亚型,来源于胸腺髓质 B 细胞,由无明确边缘的中-大的透明细胞和纤维组织组成;前体 T 淋巴母细胞淋巴瘤常侵犯胸腺、邻近纵隔软组织及纵隔淋巴结。

2. 临床表现　HL 发病率有两个高峰期,分别为 20 ~30 岁和 50 ~60 岁。大多因颈部及锁骨上淋巴结肿大而就诊,1/3 以上患者有发烧、夜间盗汗、体重减轻和其他全身症状。NHL 被诊断时可能已累及全身,大 B 细胞淋巴瘤可由于快速增大的胸腺和有侵袭性的胸腺肿块而引起相应症状,约半数患者有全身症状或上腔静脉综合征。成淋巴细胞淋巴瘤常限于纵隔,男性多见,肿瘤可破溃入纵隔内或侵及邻近结构,引起上腔静脉阻塞综合征,气管及食管受压,心包、肺及胸壁受侵等。

【影像学表现】

1. X 线表现　较小的淋巴瘤可无异常征象,常易漏诊;较大者表现为上纵隔影增宽(图 5-4-8),可以单侧增宽,也可两侧对称性增宽,多见于 HL,两侧增宽且一侧明显者多见于 NHL。瘤体密度多均匀,胸骨后三角间隙消失,气管及主支气管受压变形、移位,累及胸骨者表现为溶骨性骨质破坏。

2. CT 表现　大多表现为前纵隔肿块向两侧生长,部分可偏向纵隔一侧,也可累及后纵隔(图 5-4-9)。肿块大小不一,边缘呈结节状、分叶状。肿块密度可均匀或不均匀,内可见小囊样改变或大片状坏死区。增强扫描呈轻中度强化。肿块可包绕或压迫纵隔大血管,亦可有肺部浸润。

(1)HL:多表现为分叶状肿块或多发淋巴结肿大,肿块呈较均匀的软组织密度,增强时呈轻中度强化,可有出血、坏死、囊变等混杂密度区。小囊样改变增强扫描显示较好,其不同于坏死灶,边缘清楚。放疗前很少有钙化,放疗后可出现钙化。淋巴结受累多为连续性,可引起占位效应,或侵犯邻近纵隔结构、胸膜、肺及胸壁,可出现单侧或双侧胸腔积液。

(2)NHL:与 HL 表现相似,但可出现孤立的中、后纵隔、心脏旁、膈脚后淋巴结增大。原发性纵隔大 B 淋巴细胞和成淋巴细胞淋巴瘤典型者表现为前纵隔内大的分叶状肿块,多大于 10cm,早期即可侵犯上腔静脉、其他大血管、心包、邻近肺组织和胸壁等毗邻结构。肿瘤内可发生坏死,呈不均匀性低密度影,常伴有胸腔积液。

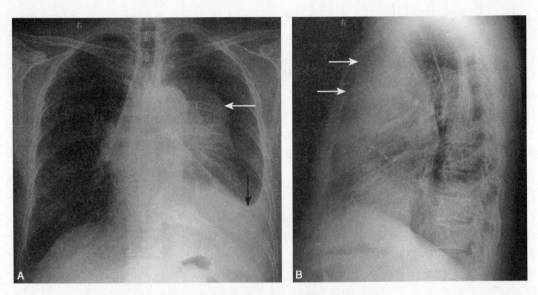

图 5-4-8　前纵隔淋巴瘤的胸部 X 线表现

A、B. 胸部 X 线正侧位可见前纵隔巨大肿块影,纵隔影明显增宽(箭),以左侧增宽为著,胸骨后三角间隙消失(箭),气管及主支气管受压变形,左侧胸腔中等量积液(箭)

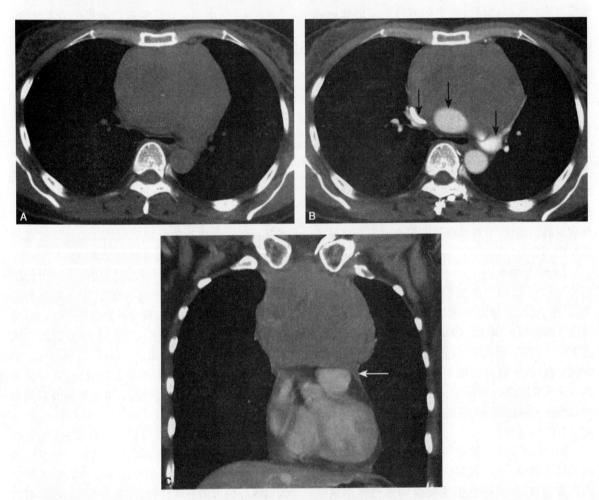

图 5-4-9　胸腺 T 淋巴细胞淋巴瘤的 CT 表现

A. CT 横轴位平扫示前纵隔均匀软组织密度肿块影,由中线向纵隔两侧生长,与邻近纵隔结构分界不清,可见"大血管淹没征",主支气管受压变形、向后移位;B. CT 增强扫描示肿瘤呈轻度均匀性强化,包绕升主动脉(箭),与上腔静脉及左肺动脉干分界不清(箭);C. CT 增强冠状位示邻近的左侧心包受侵、增厚(箭)

3. MRI 表现　原发性胸腺淋巴瘤在 T_1WI 上呈均匀等信号,类似胸壁肌肉信号。在 T_2WI 上有多种信号改变,如肿瘤细胞含有大量水和低比例蛋白质,T_2WI 呈稍高信号;若肿瘤内含有纤维组织,或肿瘤细胞内含较少水和高比例聚合蛋白质,T_2WI 呈稍低信号,主要见于淋巴瘤治疗后。如合并假性囊肿,肿瘤内或周边区可见境界清楚的类圆形水样信号影。增强扫描多呈轻中度强化。易包绕或压迫邻近纵隔大血管,流空的血管腔仍存在;常见心包、邻近肺组织和胸壁等结构受侵(图 5-4-10,见文末彩插)。

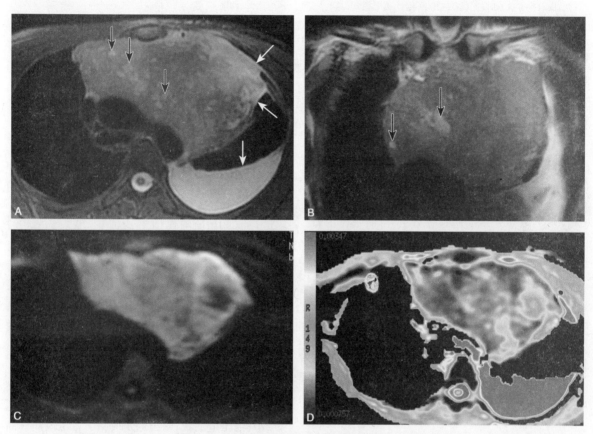

图 5-4-10　胸腺大 B 细胞淋巴瘤的 MRI 表现

A、B. 横轴位 T_2 压脂序列及冠状位 T_2WI 示前纵隔巨大软组织肿块,呈不均匀稍高信号,可见多发境界清楚小囊样改变(箭),肿块上界达胸廓入口,邻近主动脉弓及气管受压向右后方移位,左侧胸膜受侵增厚(白箭),左侧胸腔见中等量积液(白箭);C、D. DWI 示前纵隔肿块显著扩散受限,平均 ADC 值约 0.757mm²/s

【诊断要点】

以下特点有助于本病诊断:青年女性;前中纵隔密度或信号均匀软组织肿块;肿块较大,由中心向纵隔两侧对称性生长;无大片状坏死及钙化;增强扫描呈较均匀轻度强化;沿血管间隙灌铸式生长;瘤内小囊样改变;试验性放射治疗肿块明显缩小。

【影像报告书写的注意事项】

1. 肺门　正常或增大,有无肿块等。

2. 纵隔　注意纵隔有无增宽及有无肿块发现,判断肿瘤的位置,气管是否正中等;注意描述纵隔内肿瘤轮廓、边缘、向两侧肺野内突出情况、对较大气道压迫情况等。

3. 注意肿块对周围结构有无侵犯,包括胸骨、心包、大血管或其他纵隔结构等。

4. 注意前后对比,尤其是放化疗患者病灶有无变化,疗效是否敏感。

【鉴别诊断】

1. 胸腺瘤　发病年龄常>40 岁,可伴有重症肌无力等自身免疫性疾病,常可见瘤内间隔征、钙化及囊变;而原发性胸腺淋巴瘤密度或信号多均匀,治疗前一般无钙化,少数可见小囊样改变。CT 增强时胸腺瘤为轻中度或显著强化,而淋巴瘤多为轻度强化。DWI 上淋巴瘤扩散受限更显著,其 ADC 值低于胸腺瘤。

2. 神经内分泌肿瘤　可伴有神经内分泌症状,多偏向纵隔一侧生长,密度或信号多不均匀,常可见钙化或坏死,多侵犯纵隔大血管,常合并上腔静脉内癌栓形成(ER-5-4-3)。

ER-5-4-3 胸腺神经内分泌癌的 CT 表现

3. 结节病 典型者双侧肺门淋巴结对称性肿大,可同时伴有纵隔淋巴结肿大,仅有纵隔淋巴结肿大而无肺门淋巴结肿大者少见。受累淋巴结很少融合,很少引起上腔静脉综合征。大多预后良好,激素治疗有效。

【诊断价值】

1. 胸部 X 线片 较小肿瘤易漏诊。由于重叠和密度分辨率不足等原因,不能很好地鉴别前纵隔肿瘤,不作为纵隔肿瘤的首选检查方法。

2. CT 检查 为首选检查方法,可清楚显示瘤体的位置、大小、形态、密度、血供特点及对周围组织的侵犯情况。

3. MRI 检查 具有较高的软组织分辨力,可清楚显示胸腺淋巴瘤的均质性信号特征及小囊样改变。T_2WI 及增强 T_1WI 可清楚显示肿瘤形态及周围脂肪累及情况,无需对比剂即可显示纵隔大血管受侵情况。但检查时间较长,受限于患者呼吸及心脏大血管搏动伪影,且价格相对昂贵,可作为临床补充检查手段。

【注意事项】

少数胸腺淋巴瘤与胸腺神经内分泌癌的常规 CT 和 MRI 表现类似,难以鉴别。患者有无神经内分泌症状、血管侵犯特征、瘤内有无钙化及小囊样特征有助于两者鉴别。需要注意淋巴瘤治疗后可出现钙化,故应详细询问患者治疗情况。

【诊断思维与点评】

多数原发性胸腺淋巴瘤具有典型的影像学表现,不难做出正确诊断。部分病例常规 CT、MRI 表现不典型,DWI 有助于鉴别。另外,常规 CT 和 MRI 主要目的在于判断肿瘤对周围组织的侵犯情况,最终确诊仍然需要依靠病理检查。PET/CT 在肿瘤的分期、疗效监测以及残留肿物性质判断方面也具有一定价值。

三、生殖细胞肿瘤

生殖细胞瘤(germ cell tumor,GCT)系纵隔内较常见肿瘤之一。纵隔 GCT 占成人原发纵隔肿瘤的 10% ~20%,大多发生于胸腺或其邻近区域。可分

为畸胎瘤、纯精原细胞瘤及非精原细胞生殖细胞瘤(包括胚胎性癌、卵黄囊瘤、绒毛膜癌和混合 GCT),以畸胎瘤发病率最多,占 60% ~75%,纯精原细胞瘤次之。

【病理与临床】

1. 病理改变

(1) 成熟畸胎瘤:大体上呈圆形或类圆形、有包膜的分叶状囊实性肿瘤,含有 2 ~3 个胚层。多呈多房性囊肿,少数为单房性囊肿或实性为主囊实性肿瘤。瘤内可含有牙齿、皮肤、毛发、脂肪和骨骼等。皮样囊肿是由一个或多个囊肿组成的成熟畸胎瘤亚型。

(2) 精原细胞瘤:大体上多境界清楚,切面呈灰褐色,鱼肉样,质地均匀,略分叶或多结节状肿块。镜下由混杂许多成熟淋巴细胞的圆形或多角形细胞组成。

(3) 非精原细胞 GCT:大体上均表现为体积较大、具有侵袭性的不规则软组织肿块,中央区可有大范围出血、坏死和囊变。镜下胚胎癌由大而无特征性的多形性肿瘤细胞组成,排列成片状或腺状;卵黄囊肿瘤来自卵黄囊内胚层的肿瘤性过度生长,肿瘤细胞排列在血管周围;绒毛膜癌由大的细胞滋养层和合胞体滋养层细胞组成,排列成实性片状。

2. 临床表现

(1) 成熟畸胎瘤:多累及儿童和青年,多无症状偶然发现,瘤体较大时可引起胸痛、咳嗽、呼吸困难或其他压迫症状;咳出毛发或脂肪者是该病诊断的特征性症状。

(2) 精原细胞瘤:多见于 30 ~40 岁男性,多无症状,如有症状多是肿瘤压迫邻近结构所致。

(3) 非精原细胞 GCT:多见于男性,发病年龄平均 30 岁,约 1/4 患者出现 Klinefelter 综合征;肿块较大者可出现上腔静脉综合征;约 3/5 患者甲胎蛋白升高,1/3 患者 β-人绒毛膜促性腺激素升高,半数以上者血清乳酸脱氢酶增高,提示肿瘤较大且生长迅速。

【影像学表现】

1. X 线表现

(1) 成熟畸胎瘤:表现为圆形或分叶状、边缘清楚的前纵隔肿块,可偏于纵隔一侧,边缘可见弧形钙化,少数可见牙齿或骨骼影。

(2) 精原细胞瘤:表现为前纵隔内分叶状巨大肿块,向两侧生长,偶可进入中、后纵隔;如侵犯邻近纵隔结构或肺边缘可呈不规则形。

(3) 非精原细胞 GCT:表现为前纵隔肿块,体

积亦较大,生长迅速;边缘可清楚或模糊,自中线向两侧生长。

　2. CT 表现

　(1) 成熟畸胎瘤:典型者呈多房性囊性肿块,

可见薄的软组织包膜,内有软组织间隔;可见到脂肪和弧线状、结节状钙化,部分肿瘤内可见骨骼或牙齿影;如出现囊内的脂-液平面具有诊断特征性;增强时软组织成分可见强化(图 5-4-11)。

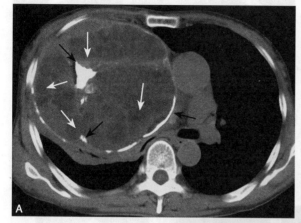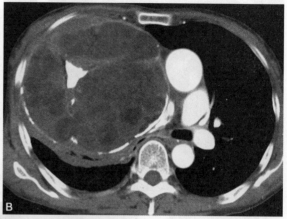
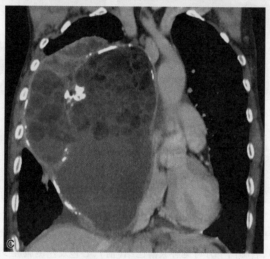

图 5-4-11　前纵隔成熟性囊性畸胎瘤的 CT 表现

A. CT 横轴位平扫示前纵隔巨大类圆形混杂密度肿块影,内可见软组织、液体、脂肪(白箭)及钙化成分(黑箭),邻近右肺组织受压部分不张;B、C. CT 增强横轴位及冠状位显示肿瘤包膜及间隔轻度强化

　(2) 精原细胞瘤和非精原细胞 GCT:表现为前纵隔巨大侵袭性肿块,自中线向两侧生长,偶可进入中、后纵隔。精原细胞瘤密度常较均匀,而后者密度多不均匀,可见出血及坏死区;增强时肿瘤呈不均匀性强化;边缘可清楚或模糊,肿瘤可侵及心包、大血管、胸膜、肺等结构,可伴有纵隔淋巴结和远处转移,常见胸膜腔和心包积液(图 5-4-12、图 5-4-13)。

　3. MRI 表现

　(1) 成熟畸胎瘤:与肿瘤成分有关,多表现为前纵隔混杂信号的肿块影。如 T_1WI 上呈高信号,压脂序列呈低信号,提示为脂肪成分;液性成分呈水样信号;钙化或牙齿 T_1WI 及 T_2WI 均呈低信号。

　(2) 精原细胞瘤和非精原细胞 GCT:通常体积较大,常沿纵隔大血管间隙侵犯进入中纵隔。精原细胞瘤信号常较均匀,而非精原细胞 GCT 的 T_2WI 信号多变,多可见混杂的囊变、坏死及出血成分。邻近的心包、胸膜、大血管及胸壁结构常可见受侵征象,多伴发心包及胸腔积液及肺内转移结节。

　【诊断要点】

　1. 成熟性畸胎瘤　常有混杂的脂肪、钙化、软组织、骨骼或牙齿等成分。

　2. 非畸胎类生殖细胞瘤　均为恶性,几乎仅见于男性。

　3. 精原细胞瘤　密度或信号相对均匀,而非精原细胞 GCT 常见囊变和坏死。

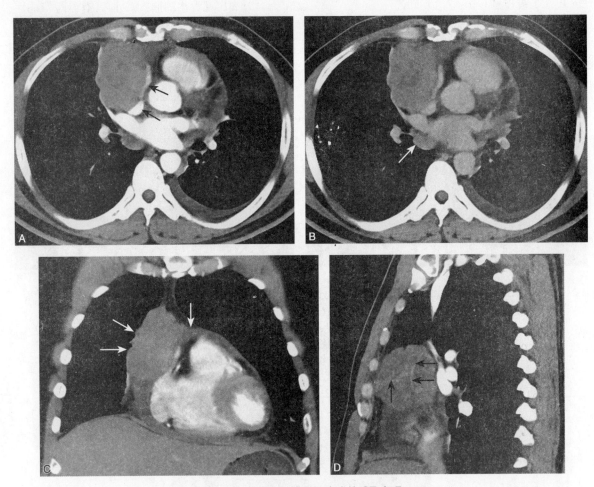

图 5-4-12 前纵隔精原细胞瘤的 CT 表现

A、B. CT 增强横轴位动脉期与静脉期显示前纵隔中部软组织密度肿块影,呈轻度不均匀强化,肿块边缘不规则,右心耳及上腔静脉受侵(箭),右肺门下方可见肿大淋巴结(箭),心包及左侧胸腔少量积液;C. CT 增强冠状位示肿瘤邻近心包增厚(箭),MPI 呈锯齿状改变(箭);D. CT 增强矢状位示肿瘤内可见粗大血管影(箭)

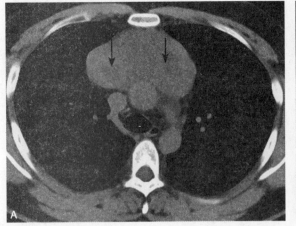
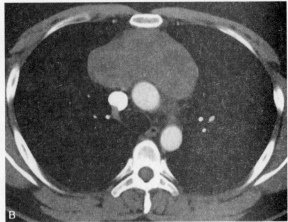

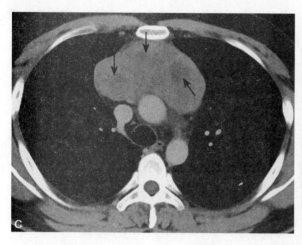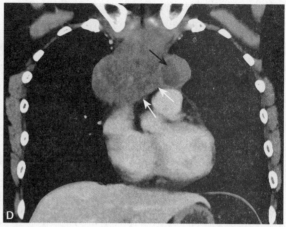

图 5-4-13 前纵隔卵黄囊瘤的 CT 表现

A. CT 横轴位示前纵隔中部软组织密度肿块影,内部密度欠均匀,可见多个界限不清的类圆形稍低密度影(黑箭);B、C. CT 轴位增强动脉期与静脉期示肿瘤不均匀轻度强化,边缘呈环形强化,提示有囊变坏死区(黑箭);D. CT 增强冠状位示肿瘤邻近心包增厚(白箭),瘤内囊变坏死区显示更清楚(黑箭)

4. 实验室检查 血清肿瘤标记物水平升高有助于某些肿瘤的诊断,如 AFP 水平升高与胚胎性癌或卵黄囊瘤成分显著相关;β-HCG 水平升高与绒毛膜癌成分密切相关。

【影像报告书写的注意事项】

1. 肿瘤的部位与范围。

2. 肿瘤的成分与结构:密度与信号特点,如脂肪、钙化、骨骼或牙齿等。

3. 肿瘤与周围组织关系:有无压迫推挤或侵犯,尤其与重要血管之间的关系。

4. 肿瘤侵犯与转移:是否侵犯邻近心包、胸膜、胸壁结构等;有无纵隔肿大淋巴结;肺内有无转移结节等。

【鉴别诊断】

1. 胸腺瘤 好发年龄 40～60 岁,无性别差异;约 1/3 患者伴有重症肌无力;肿瘤多呈均匀密度,瘤内无脂肪成分。详见胸腺上皮性肿瘤章节。

2. 胸腺脂肪瘤 胸腺脂肪瘤以脂肪密度为主,其内混杂有条状、螺纹状或类圆形软组织密度影;而成熟畸胎瘤一般以软组织或囊性成分为主。

3. 其他生殖细胞肿瘤 恶性畸胎瘤如表现为软组织肿块,无脂肪成分,很难与非畸胎类恶性生殖细胞瘤鉴别。

【诊断价值】

1. 胸部 X 线片 较小肿瘤易漏诊,对纵隔 GCT 的诊断价值有限,故不作为纵隔肿瘤的首选检查方法。

2. CT 检查 为首选检查方法,可清楚显示瘤体的位置、大小、形态、密度、血供特点、纵隔淋巴结肿大及对周围组织的侵犯情况。

3. MRI 检查 MRI 具有极好的软组织分辨力,能够清楚显示肿瘤内的不同组织信号特征,如脂肪、出血、囊变等,常无需对比剂即可明确纵隔大血管是否受侵。

【注意事项】

1. 对于前纵隔以软组织肿块为主的肿瘤,注意仔细寻找瘤内有无脂肪密度或信号。

2. 纵隔精原细胞瘤和非精原细胞 GCT 相对少见,与高危胸腺瘤或胸腺癌有时鉴别困难,联合 CT 和 MRI 有助于提高鉴别诊断效能。

【诊断思维与点评】

1. 肿瘤的定位是生殖源性肿瘤诊断的基础。

2. 肿瘤成分的分析对肿瘤性质判断非常重要。

3. 联合 CT 和 MRI 能够提高纵隔 GCT 的鉴别诊断效能,有助于准确判断邻近结构是否受侵以及侵袭的范围。

4. 非畸胎类 GCT 的诊断应结合实验室的血清肿瘤标记物(如 AFP、β-HCG 等)。

四、神经源性肿瘤

神经源性肿瘤是指发生于纵隔内的神经干(迷走神经、膈神经、肋间神经等)或神经节(交感、副交感神经节)的肿瘤,约占原发后纵隔肿瘤的 75%,其中 70% 以上为良性,占成人原发性纵隔肿瘤的 20%,儿童中占 35%,绝大多数发生于脊柱旁沟。

【病理与临床】

1. 病理改变 起源于神经鞘细胞或神经节细胞。组织学上根据肿瘤的细胞起源分成 3 类:①起源于神经鞘的肿瘤如神经鞘瘤和神经纤维瘤;②起源于交感神经节的肿瘤如神经节细胞瘤、神经节母细胞瘤和神经母细胞瘤;③起源于副神经节的肿瘤如副神经节瘤。

(1)神经纤维瘤与神经鞘瘤:前者有完整包膜,常与大神经相连;可多发或丛状生长,部分呈"哑铃"状生长于硬膜内外;镜下由瘤性 Schwann 细胞、神经束膜样细胞和纤维母细胞构成,分布在胶原纤维和黏液基质中。后者起源于周围神经鞘的 Schwann 细胞,组织学上包括致密 Antoni A 型(细胞丰富、排列规则束状型组织,胞核呈栅栏状)和疏松 Antoni B 型(基质丰富、细胞稀疏网状型组织,可见黏液及小囊腔)。

(2)神经节细胞瘤:由 Schwann 细胞、胶原及神经节细胞构成,有完整包膜,呈长椭圆形,质地均匀,部分可呈"哑铃"状外观。组织学上由成熟的大神经节细胞、神经鞘细胞及神经纤维组成。

(3)神经母细胞瘤:为高度恶性肿瘤,由原始神经母细胞形成,呈圆形或不规则分叶状肿块,无包膜;瘤内可见粗大或微小钙化,常见广泛出血、坏死和囊变区。组织学上由神经上皮细胞构成,并见原始未分化小圆细胞。易发生转移。

(4)副神经节瘤:起源于神经外胚层,属自主神经肿瘤,分含有嗜铬细胞和不含嗜铬细胞两类。大体上呈圆形或椭圆形,包膜完整或不完整,恶性者可不规则、无包膜;切面灰红色或棕红色,血管丰富,可伴有出血、坏死、囊变。组织学由硬化血管间质小梁分隔的均匀细胞团组成,可见瘤细胞岛分隔的血管间隙。

2. 临床表现

(1)神经纤维瘤:好发 20～40 岁,男性多见,常无临床症状,可出现压迫性症状,如呼吸困难、吞咽障碍、上肢麻木、胸背疼痛以及高位截瘫等。

(2)神经鞘瘤:好发 30～50 岁,男女发病率无差异,常无临床症状。如出现压迫症状时与纤维神经瘤相仿。

(3)神经母细胞瘤:常见于 10 岁以前儿童,近 80% 在 5 岁前诊断。常表现为疼痛、神经缺陷、Horner 综合征、呼吸困难、运动失调等。

(4)副神经节瘤:发病无年龄、性别差异。可表现为无痛性包块,局部压迫时可引起胸痛、咳嗽、声音嘶哑、吞咽困难或上腔静脉综合征。少数出现儿茶酚胺分泌过多症状,如阵发性高血压、心悸、潮红、多汗等。

【影像学表现】

1. 神经纤维瘤

(1)X 线表现:位于脊柱旁,边缘光滑,圆形或椭圆形或分叶状肿块,病变范围通常为 1～2 个椎间隙,半数患者见肋骨、椎体畸形或椎间孔扩大。

(2)CT 表现:位于脊柱旁的边缘光滑、圆形或椭圆形肿块,密度略低于肌肉组织,通常较均匀,增强后呈轻中度强化。半数患者见肋骨、椎体畸形或椎间孔扩大(图 5-4-14)。

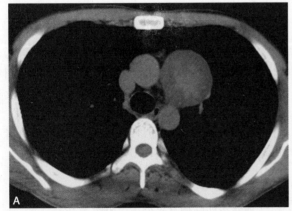
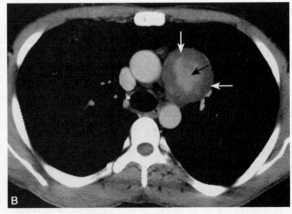

图 5-4-14 中纵隔神经纤维瘤的 CT 表现

A. CT 横轴位平扫示中纵隔主肺动脉窗下类圆形混杂密度肿块,可见典型"靶征",表现为肿块中心区呈等密度,周边区环绕稍低密度影;B. CT 横轴位增强示肿瘤中心部分呈轻度强化(黑箭),周边稍低密度区未见明显强化(白箭)

(3)MRI 表现:T_1WI 上呈均匀低至中等信号,T_2WI 上肿瘤周边信号高于中央区,呈所谓"靶征",可能与肿瘤中心区纤维排列致密、细胞成分较多,而周边区纤维排列松散、黏液基质丰富有关(图 5-4-15)。

2. 神经鞘瘤

(1)X 线表现:类似于神经纤维瘤。

(2)CT 表现:后纵隔脊柱旁圆形或椭圆形肿

块,边界清楚光滑(图5-4-16)。Antoni A 型呈均匀等或略低密度,增强后均匀轻中度强化;Antoni B 型呈均匀低密度,增强后强化不明显。较小者以 Antoni A 型为多;较大伴囊性变者以 Antoni B 型为多。约10%神经鞘瘤可经椎间孔向椎管内生长,呈"哑铃状"或"沙漏状"外观。

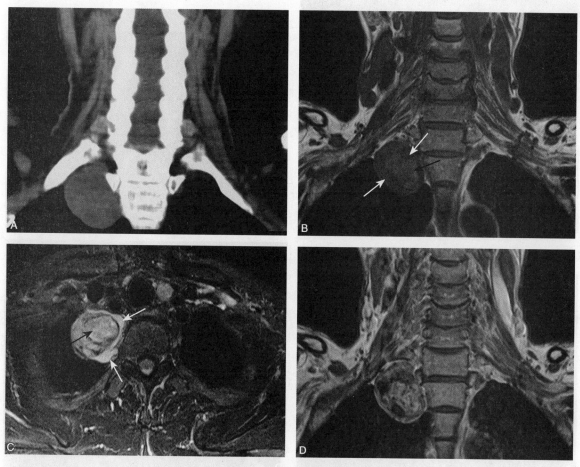

图 5-4-15 后纵隔神经纤维瘤的 CT 和 MRI 表现

A. CT 冠状位重组显示右后上纵隔椎旁类圆形的软组织密度肿块影,边缘光滑;B、C. 冠状位 T_1WI 及横轴位 T_2 压脂序列示肿瘤内信号不均匀,可见典型"靶征",表现为中央区 T_1 稍高信号、T_2WI 高信号(黑箭),周边环状 T_1WI 稍低信号、T_2WI 高信号(白箭);D. T_1WI 增强示肿瘤呈不均匀性显著强化

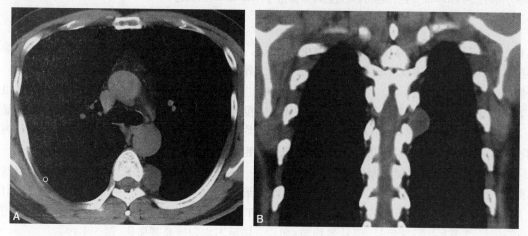

图 5-4-16 后纵隔神经鞘瘤的 CT 表现

A. CT 横轴位平扫示后纵隔(胸5椎体左侧脊柱旁沟内)类圆形稍低密度影,边缘光滑;B. CT 增强后显示瘤体中心未见强化,边缘可见轻度环形强化

（3）MRI 表现：脊柱旁圆形或椭圆形肿块，边界清楚光滑；T₁WI 上呈均匀等低信号，T₂WI 上呈不均匀性等高信号，部分可见明显高信号（图 5-4-17）；增强扫描可见周边部分强化而囊变区无强化。

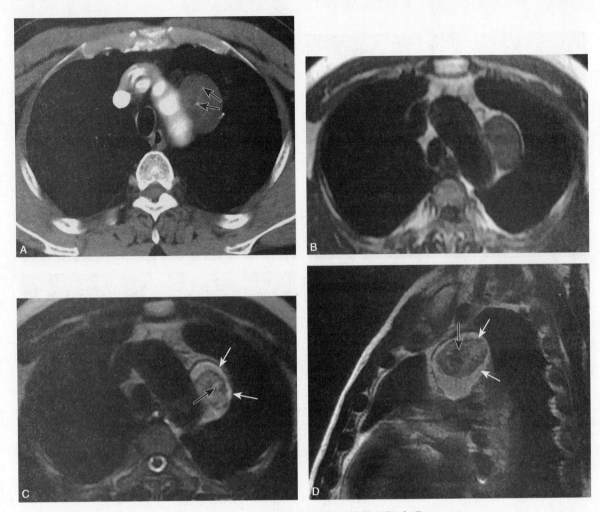

图 5-4-17 中纵隔神经鞘瘤的 CT 及 MRI 表现

A. CT 横轴位增强示主动脉弓旁类圆形混杂密度肿块，边缘光滑，内部可见点状钙化（箭）；B. MRI 横轴位 T₁WI 示肿瘤呈等信号；C、D. MRI 横轴位及矢状位 T₂WI 示肿瘤内信号不均匀，可见典型"靶征"，表现为肿瘤中心区不均匀稍高信号（Antoni A 区，黑箭），周边区环形高信号（Antoni B 区，白箭）

3. 神经母细胞瘤

（1）X 线表现：后纵隔脊柱旁类圆形肿块，常推压侵犯邻近结构、跨越中线生长及伴发广泛骨质破坏，肿瘤内可有钙化。

（2）CT 表现：后纵隔脊柱旁圆形、类圆形或不规则形肿块，无包膜，可见出血、坏死、囊变；常见瘤内钙化，可呈云雾状、斑点状、环状或团块状；增强后呈不均匀轻中度强化；常侵犯毗邻结构如椎管、包绕纵隔大血管等。

（3）MRI 表现：位置及形态与 CT 相仿。T₁WI 上呈稍低信号，T₂WI 上呈高信号，信号欠均匀；如出血在 T₁WI 上可呈高信号，囊变区 T₂WI 呈高信号；增强扫描呈不同程度的强化（图 5-4-18）。

4. 副神经节瘤

（1）X 线表现：表现为主肺动脉窗或椎旁区边界清楚的圆形或椭圆形肿块。

（2）CT 表现：主肺动脉窗或椎旁区软组织密度肿块，密度可均匀或不均匀。增强后多呈显著不均匀性强化，囊变区无强化，部分瘤周或瘤内可见粗大迂曲的供血血管。

（3）MRI 表现：主肺动脉窗、后纵隔脊柱旁圆形、类圆形或不规则形肿块，T₁WI 上呈等低信号，T₂WI 上呈等高信号，有时可见流空血管影；增强扫描呈不均匀性显著强化（图 5-4-19）。

【诊断要点】

1. 肿瘤位置是诊断后纵隔神经源性肿瘤的关键。

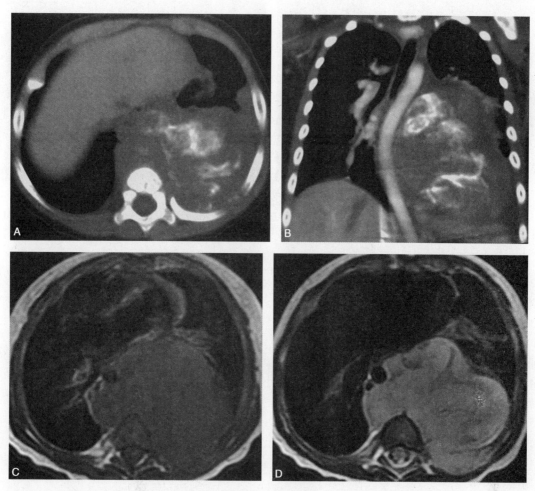

图 5-4-18 后纵隔神经母细胞瘤的 CT 和 MRI 表现

A、B. CT 平扫横轴位及增强冠状位示后下纵隔巨大不规则混杂密度肿块影,其内可见条状及片絮状钙化影,增强后呈轻度不均匀强化。肿块与周围结构分界不清,部分包绕降主动脉;C、D. MRI 横轴位 T_1WI 及 T_2WI 示后纵隔肿块,T_1WI 呈等信号,T_2WI 呈稍高信号,内部可见弧形及小结节状 T_2 低信号。肿块形态不规则,呈分叶状改变,包绕降主动脉

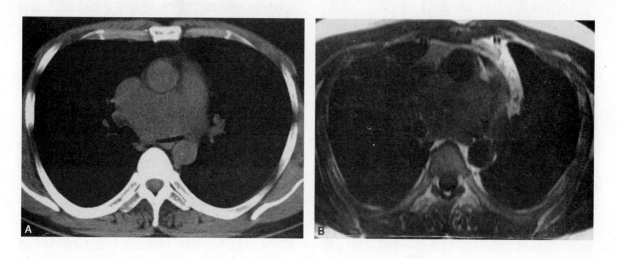

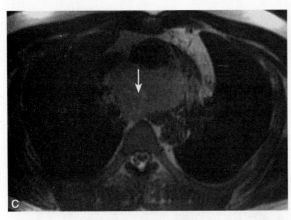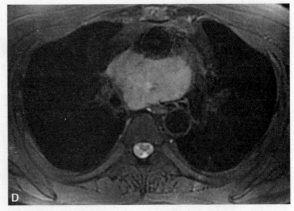

图 5-4-19　中纵隔副神经节瘤的 CT 和 MRI 表现

A. CT 平扫示主肺动脉窗不规则形肿块影，内部呈均匀软组织密度，邻近主支气管受压变形、移位；B ~ D. MRI 横轴位 T_1WI、T_2WI 及 T_2 压脂序列示中纵隔肿块，T_1WI 呈等信号，T_2WI 呈高信号，T_2 压脂呈序列呈稍高信号影，内部可见弧形小片状更高信号影（箭）

2. 发生于儿童、少年者多为恶性，如神经节母细胞瘤、神经母细胞瘤。

3. 神经纤维瘤 CT 增强可呈早期中心强化，T_2WI 上肿瘤周边信号高于中央区，可形成所谓的"靶征"。

4. 肿瘤伸入椎管内并导致同侧椎间孔扩大，呈"哑铃"状改变者，常提示为神经鞘瘤。

5. 脊柱旁肿块境界不清，呈结节状者应首先考虑神经纤维瘤；若肿块内有明显囊变，应考虑神经鞘瘤；若肿块呈分叶状并明显囊变，应考虑恶性神经鞘瘤。

6. CT 延迟强化是神经节细胞瘤征象；MRI 上类似漩涡状强化高度提示神经节细胞瘤。

7. 副神经节瘤 CT 增强时肿块显著强化具有特点。

【影像报告书写的注意事项】

1. 肿瘤的部位、数量。

2. 肿瘤的形态、大小。

3. 肿瘤的密度或信号。

4. 增强扫描后肿瘤的强化情况及特殊征象。

5. 肿瘤与周围组织关系，尤其是与椎间孔、椎管、脊髓之间的关系。

【鉴别诊断】

1. 脊膜膨出　为脊膜经椎间孔或脊柱先天缺损区突出于椎管外而形成。肿块内为均匀脑脊液成分，无实性成分亦无强化。

2. 神经肠源性肿瘤　多发生于 1 岁以内小儿，可与蛛网膜下腔或胃肠道相通；CT 或 MRI 增强扫描无强化，如伴有脊椎先天性异常时可提示诊断。

3. 巨大淋巴结增生症（透明血管型）　多位于淋巴结分布区，形态呈类圆形，边缘光滑，密度均匀；为富血供病变，增强扫描时呈显著强化（ER-5-4-4）。

ER-5-4-4　后纵隔透明血管型巨淋巴结增生症的 CT 表现

【诊断价值】

1. 胸部 X 线片　胸部 X 线正侧位对后纵隔肿瘤的检出和定位、定性诊断价值不大。

2. CT、MRI 检查　对后纵隔占位性病变的定位及定性诊断具有很大优势和很重要价值，尤其是对肿瘤与椎管内关系的判断十分清晰，如判断肿瘤与脊髓的关系，则 MRI 更具有优势。

【注意事项】

1. 神经源性肿瘤诊断相对容易，注意肿瘤与脊椎、神经根、脊髓的关系，以及是否存在侵袭性；有时还应考虑其他部位是否存在多发的病灶。

2. CT、MRI 增强扫描有助于反映肿瘤的血供特点，更加清楚地显示瘤体与邻近结构尤其是与椎管及脊髓的关系，以利于临床治疗方案的制定。

【诊断思维与点评】

后纵隔神经源性肿瘤的诊断根据主要有赖于其发生的位置，以判断肿瘤是否起源于后纵隔。在肿瘤与脊柱、椎管、椎间孔关系的判断上，CT 与 MRI 更具有优势，但应强调行增强扫描以及利用多方位的重组图像进行观察。MRI 在评估肿瘤与椎管、神经根、硬膜囊、脊髓关系及骨髓受累方面明显优于 CT，但 CT 对显示骨质破坏与钙化方面具有优势。对所有怀疑伸入椎管内生长的肿瘤者，术前均应行 MRI 检查评估。

【思考题】

1. 哪些影像学征象提示胸腺上皮性肿瘤已经侵犯心脏大血管或纵隔胸膜？

2. 影像学上部分胸腺淋巴瘤可合并"假性囊肿"，其可能的病理机制是什么？

3. 胸腺上皮性肿瘤与胸腺区生殖细胞瘤应如何鉴别？

4. 纵隔神经鞘瘤在磁共振 T_2WI 上可出现典型的"靶征"改变，该征象的病理基础是什么以及相关的鉴别诊断？

（崔光彬　伍建林）

第五节 纵隔肿瘤样病变

一、胸腺增生

胸腺的大小随年龄而变化，幼儿胸腺常较大，可达 $10 \sim 15g$，青春期发育增大至 $25 \sim 40g$，$20 \sim 25$ 岁胸腺组织可被脂肪组织浸润，之后逐渐退化，40 岁以上 50% 的正常人胸腺完全由脂肪组织取代，因此很难通过重量或体积来判断胸腺增生（thymic hyperplasia）。胸腺增生是重症肌无力的常见原因，病因不明，可能与感染、损伤、化疗等导致反应性肾上腺糖皮质激素水平增加有关。

【病理与临床】

1. 病理改变 胸腺增生可分为真性胸腺增生和胸腺淋巴滤泡增生两种。前者胸腺体积和重量均增大，但镜下结构显示正常；后者胸腺体积和重量正常或稍增大，但胸腺髓质内出现淋巴滤泡增生并生发中心形成，其内见大量的 B 细胞，含有 IgM 和 IgD，增生的淋巴滤泡压迫皮质发生萎缩。

2. 临床表现 多数无明显临床症状，显著增生可出现气管及血管压迫症状。约 65% 的重症肌无力患者伴有胸腺增生，可出现四肢乏力，上眼睑下垂和饮水呛咳等症状。此外，甲状腺功能亢进、Addison 病和自身免疫性疾病亦可见到胸腺增生。激素治疗有效，表现为增生胸腺体积缩小，重症肌无力症状减轻。

【影像学表现】

1. X 线表现 大多数患者 X 线胸片无异常发现；少数可见单侧或双侧纵隔影增宽，边缘光滑；在侧位胸片上可见前纵隔血管前间隙密度增高影。

2. CT 表现 30% ~ 50% 增生患者胸腺体积可正常，或胸腺区仅见小片状软组织密度影。体积增大者多为弥漫性、双侧对称性增大，但形态正常，与周围结构分界清楚（图 5-5-1）。结节样增生者类似低危胸腺瘤。增生的胸腺多密度均匀，呈等密度，无钙化，增强后可呈均匀性轻度强化。

3. MRI 表现 胸腺弥漫性增大表现为厚度超过同龄组，边缘膨隆，但形态基本正常，无明显占位效应（图 5-5-1），在 T_1WI 和 T_2WI 上信号均有所降低。胸腺结节样增大其信号与增生胸腺基本一致。在双回波化学位移成像上，胸腺增生在反相位图像上信号明显降低。

【诊断要点】

以下几点有助于提示该病的诊断：

1. 临床上出现重症肌无力症状。

2. 胸腺体积正常或大于同年龄组者，但形态正常，无占位征象或侵袭性。

3. 密度或信号可均匀或不均匀，亦可见结节样改变。

4. 磁共振双回波化学位移成像提示相应信号的改变。

5. 激素治疗有效。

【影像报告书写的注意事项】

1. 注意胸腺体积及形态，并密切结合患者的临床症状与年龄。

2. 注意内部密度改变或信号特征，以及增强后强化特点。

3. 注意描述与邻近纵隔结构的关系，以及有无周围结构压迫。

【鉴别诊断】

1. 正常退化胸腺 正常成人前纵隔脂肪内可见淋巴结影，易误诊为胸腺增生，需要结合临床有无重症肌无力的病史。

2. 胸腺退化不全 多见于青少年，临床上无重症肌无力症状。CT 或 MRI 可见未退化胸腺形态对称，密度均匀，边缘无隆起。必要时行实验性治疗有助于鉴别。

3. 低危胸腺瘤 详见胸腺上皮性肿瘤章节。

【诊断价值】

1. 胸部 X 线片 对胸腺增生诊断价值有限；少数胸腺体积较大者可提示前纵隔软组织密度影。

2. CT 检查 可清晰显示增生胸腺的体积、形态、密度及有无周围结构压迫。

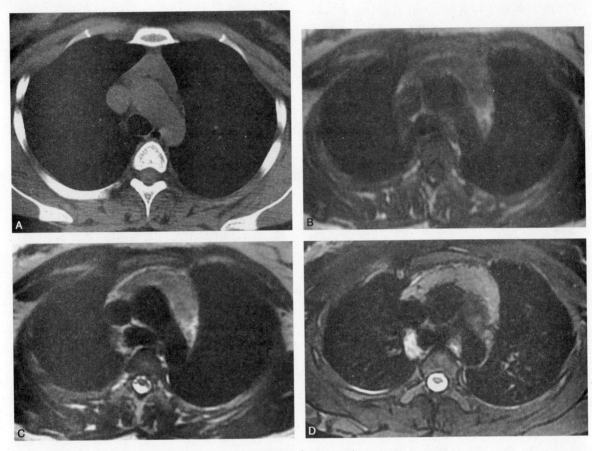

图 5-5-1 胸腺增生的 CT 和 MRI 表现

A. CT 横轴位平扫示胸腺体积弥漫性对称性增大,呈均匀软组织密度影,未见占位及侵袭征象;B ~ D. MRI 横轴位 T_1WI、T_2WI 及 T_2 压脂序列示胸腺弥漫性增大,内部信号均匀,与胸壁肌肉相比,T_1WI、T_2WI 呈稍高信号,T_2 压脂序列呈稍高信号

3. MRI 检查 MRI 软组织分辨力较高,除获得 CT 提供的信息外,磁共振双回波化学位移成像有助于鉴别胸腺增生和胸腺肿瘤。

【注意事项】

1. 部分患者虽然 CT 或 MRI 表现为胸腺增生,但需要结合临床有无重症肌无力病史等其他信息综合判定。

2. 目前影像学尚无法区分真性胸腺增生和淋巴滤泡增生。

【诊断思维与点评】

30 岁以上患者存在重症肌无力症状者,结合典型 CT 或 MRI 表现,胸腺增生不难诊断。但 30 岁以下患者胸腺尚未完全退化,单纯凭借影像学表现难以做出胸腺增生的诊断,需要结合临床是否存在重症肌无力症状、试验性激素治疗或者病理学结果进行综合诊断。

二、囊肿性病变

纵隔囊肿性病变是一类边界清晰、内衬上皮、含有液体的纵隔病变,占纵隔肿瘤的 15% ~ 20%。其种类较多,包括胸腺囊肿、淋巴管囊肿、支气管囊肿、食管囊肿、心包囊肿、神经管原肠囊肿、胸导管囊肿、感染性囊肿(包虫囊肿)等,有时鉴别诊断存在一定的困难。

【病理与临床】

1. 病理改变

(1) 支气管囊肿:为胚胎期前肠腹侧气管支气管树分支或芽发育异常,脱离主干所致。病理上囊壁结构与支气管壁类似,囊壁内衬假复层纤毛柱状上皮或立方上皮、平滑肌和黏液腺组织等,内含清澈的浆液或稠厚的黏液。以中后纵隔气管隆嵴附近、右侧多见。

(2) 食管囊肿:与支气管囊肿同属前肠囊肿,常位于食管附近或壁内。囊肿内的异位胃黏膜可引起出血、穿孔或感染。

(3) 心包囊肿:为体腔形成异常,与心包相连,常位于心膈角区,右侧多见。囊壁由结缔组织和单层间皮细胞组成,内含透亮液体。

(4) 胸腺囊肿:可为先天性或继发性。先天性少见,为胚胎时期胸腺导管或胸腺咽导管的发育异常;继发性可见于胸腺肿瘤或胸部手术后。多为单房,多房常见于感染。

(5)淋巴管囊肿:又称囊状淋巴管瘤或囊状水瘤,多由颈部或腋窝病变延伸至纵隔。大体切面可见多个大小不等的囊腔,囊内多见浅黄色清亮的淋巴液。镜下见淋巴管高度扩张成囊状,囊壁薄,但厚薄不一,间质为纤维组织条索。

(6)皮样囊肿:为至少由 2 个胚层组成的分化良好的囊状肿瘤。上皮成分可以是皮肤、牙齿和毛发;中胚层成分为骨、软骨和肌肉;内皮成分为支气管、胃肠道上皮和胰腺组织。囊壁常衬以分泌黏液的上皮细胞,壁内为毛囊、皮脂腺、肌肉等组织,囊内为皮脂样物质。

2. 临床表现　纵隔内囊肿性病变很少出现临床症状,但囊肿较大时偶尔可出现邻近结构压迫症状,如压迫气管或支气管可引起刺激性咳嗽、喘鸣、呼吸困难等;压迫食管可引起吞咽困难等。囊肿继发感染时可出现感染性症状。胸导管囊肿或胸导管破裂时可引起乳糜胸。

【影像学表现】

1. X 线表现　纵隔囊肿较小时多无异常发现。囊肿较大时可表现为纵隔占位性病变,呈类圆形软组织密度或较淡的阴影,边缘光滑,与周围结构分界清楚。

2. CT 表现　典型纵隔囊肿的共性表现为圆形或类圆形均匀水样密度影,CT 值 0～20HU,边缘光滑清楚,无周围结构侵犯;增强扫描囊壁轻度强化,囊内容物无强化。但不同囊肿可出现其相应或较为特征性的 CT 改变。

(1)支气管囊肿:与气管或支气管相连的圆形、类圆形肿块,多为单发。其内密度因囊液成分而异,可呈水样至软组织样密度,增强后无强化(图5-5-2)。黏液囊肿内蛋白或钙质含量高,CT 值可达100HU 以上。囊壁可见弧形钙化。囊肿伴发感染或与支气管腔相通可出现气体或气-液平面。

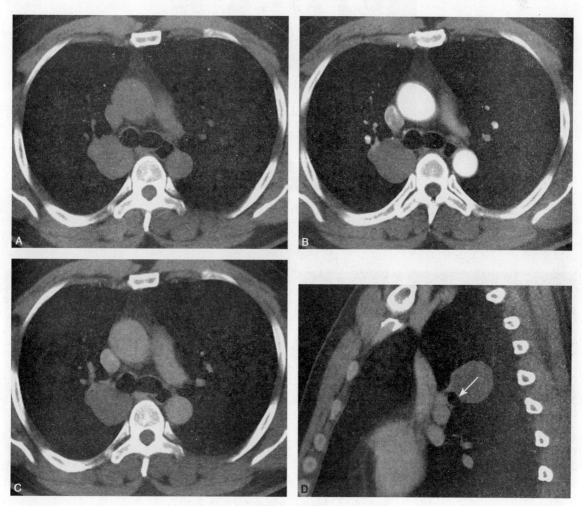

图 5-5-2　中纵隔支气管囊肿的 CT 表现

A. CT 横轴位平扫示右主支气管右侧旁的类圆形软组织密度肿物影,边缘光滑,其内密度均匀;B～D. CT 增强后显示该肿物未见强化,与右主支气管壁呈广基底相贴(箭)

（2）食管囊肿：多位于后纵隔食管旁，呈类圆形或长椭圆形囊性肿物（图5-5-3）。若与食管相通，其内可见气体或气-液平面，钡餐造影囊内可见钡剂潴留。

（3）心包囊肿：与其他纵隔囊肿比较，心包囊肿张力较低，体积较小，呈"泪滴"状，以宽基底与心包相连（图5-5-4）。

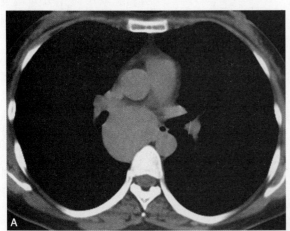
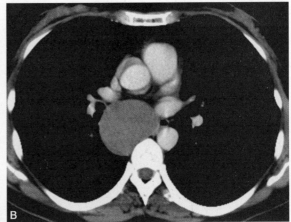
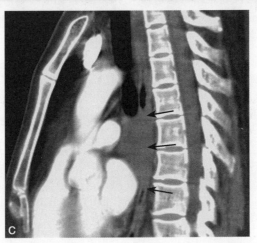

图5-5-3 后纵隔食管囊肿的CT表现

A. CT横轴位平扫示后纵隔食管右侧旁的类圆形软组织密度肿物影，边缘光滑，其内密度均匀；B～C. CT增强后该肿物未见强化，与食管呈广基底相连（箭）

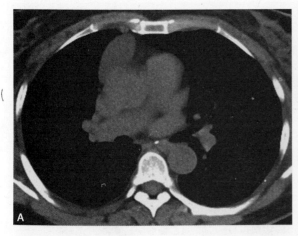
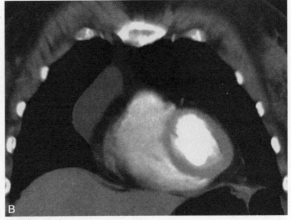

图5-5-4 前纵隔心包囊肿的CT表现

A. CT横轴位平扫示前纵隔心右缘卵圆形水样密度影，囊壁菲薄，内部密度均匀，以宽基底与心包相连；B. CT增强后该病变未见强化

（4）胸腺囊肿：单纯先天性胸腺囊肿符合典型纵隔囊肿的CT表现。多房囊肿则表现为多个囊状肿影，内呈均匀水样密度影，囊壁清晰（图5-5-5）。少数囊壁可见弧形钙化。继发感染或出血时囊内密度可呈不均匀性增高。

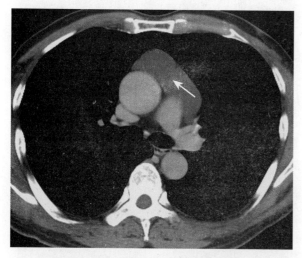

图5-5-5 前纵隔胸腺囊肿的CT表现

CT横轴位增强示前纵隔胸腺区椭圆形水样密度肿物影，囊壁菲薄，囊内分隔纤细并见轻度强化（箭）

（5）淋巴管囊肿：多呈分叶状囊性肿物，可呈单房或多房，其内多为均匀水样密度，有时可见细线样分隔。边缘清晰光滑，可累及多个纵隔分区，穿行或包绕纵隔结构，沿着大血管间隙呈"攀藤"样生长，轻度推移纵隔结构（图5-5-6）。

（6）皮样囊肿：多表现为边缘清楚、密度不均匀的囊性肿物，囊壁厚而不规则，伴有不同程度的囊壁钙化、囊内分隔或呈脂肪密度影。增强后囊壁及间隔可见强化。

3. MRI表现　MRI不仅能提供CT所提供的信息，还可清楚地显示囊内容物的信号特征。如囊内容物为水样液体时，呈均匀 T_1WI 低信号、T_2WI 高信号影，增强时囊壁可强化，囊内容物不强化（图5-5-7）。黏液性囊肿内蛋白含量较高，呈 T_1WI 高信号、T_2WI 稍高信号。囊肿内伴发出血或感染时，囊内信号不均匀，偶可见液-液平面或气-液平面。

【诊断要点】

1. 纵隔内圆形或类圆形囊性病变，多为均匀的水样密度或信号影；囊内容物无强化，囊壁可轻度强化。

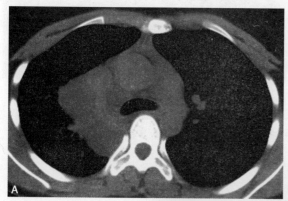

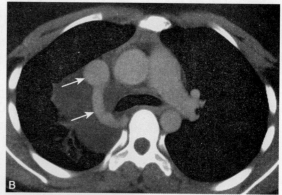

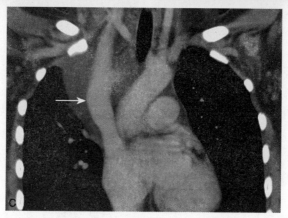

图5-5-6 淋巴管囊肿的CT表现

A. CT横轴位平扫示纵隔右侧分叶状囊状肿物影，囊壁菲薄，囊内为均匀水样密度；B、C. CT增强横轴位及冠状位示该肿物未见强化，累及前、中及后纵隔，穿行于纵隔结构之间，包绕上腔静脉及奇静脉弓（箭）

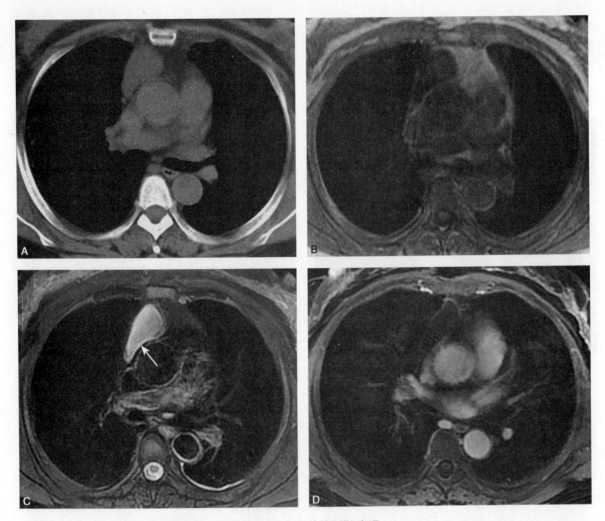

图 5-5-7　心包囊肿的 MRI 表现

A. CT 横轴位示前纵隔右心缘旁椭圆形稍低密度影；B、C. MRI 横轴位 T_1WI 和 T_2 压脂序列示该肿物 T_1WI 呈低信号、T_2WI 呈高信号，以宽基底与心包相连（箭）；D. MRI 横轴位 T_1 压脂增强序列示囊壁出现均匀轻度强化，囊内容物未见强化

2. 支气管和食管囊肿多位于中后纵隔，分别与气管及食管关系密切。

3. 心包囊肿多位于右心缘旁或心膈角区，呈"泪滴"状外观。

4. 皮样囊肿多位于前纵隔，囊壁厚薄不均，囊内有脂肪、钙化及软组织成分。

5. 淋巴管囊肿累及范围较广，常与颈部、腋窝病变相连，多包绕纵隔大血管并沿大血管间隙呈"攀藤"样生长。

6. 胸腺囊肿多位于前纵隔胸腺区，囊壁菲薄，呈液性密度或信号。

【影像报告书写的注意事项】

1. 注意囊肿的位置、大小、形态及有无分隔，囊壁与分隔的特点。

2. 注意囊肿内容物的密度或信号特征，以及是否有软组织、脂肪、钙化及出血等成分。

3. 注意囊肿与毗邻纵隔结构的关系，如关系密切、压迫、包绕等。

【鉴别诊断】

1. 囊性胸腺瘤与胸腺囊肿　前者 1/3～1/2 伴有重症肌无力，影像学表现为囊性肿物伴附壁的软组织密度结节影，或囊壁厚薄不均，增强后可见强化；后者囊壁均匀菲薄，少数伴发感染者囊壁亦可增厚、毛糙，但很少出现附壁结节。

2. 胸腺囊肿与皮样囊肿　前者多呈水样密度/信号，囊壁薄，张力较低；后者囊壁多厚薄不均，囊内可见不同程度的脂肪、钙化及软组织成分（ER-5-5-1）。

ER-5-5-1 皮样囊肿的 CT 表现

3. 复杂性囊肿与纵隔肿瘤 纵隔单纯性囊肿继发出血或感染时,囊内容物密度可增高,需与纵隔肿瘤鉴别。复杂性囊肿外形呈圆形或类圆形,境界清楚,边缘光滑,与周围组织分界清楚,CT 增强后囊内容物无强化,不同于纵隔肿瘤。此外,MRI 信号特征亦有助于两者鉴别。

【诊断价值】

1. 胸部 X 线片 较小囊肿易漏诊,较大囊肿可表现纵隔影增宽,密度增高或气管移位等征象。但 X 线平片难以准确定位和对纵隔囊肿进行鉴别诊断。

2. CT 检查 对纵隔囊肿定位、定性具有较高的敏感度和准确性,多数纵隔囊肿通过 CT 平扫即可明确诊断,而 CT 增强则有助于复杂性囊肿与纵隔肿瘤的鉴别。

3. MRI 检查 不仅能提供 CT 所提供的信息,而且可在不注射对比剂情况下清楚显示囊内容物的信号特征,对部分复杂性囊肿的诊断及鉴别具有重要价值。

【注意事项】

对于部分密度很高、类似于软组织密度的囊肿,有时 CT 平扫易误诊为实性肿瘤,需要行增强 CT 或 MRI 检查,以避免误诊为其他的纵隔肿瘤。

【诊断思维与点评】

1. 纵隔囊性病变的定位是确立诊断的基础。若病变位于血管前间隙,且紧邻胸腺,则应考虑胸腺囊肿;若病变位于前纵隔中部,多考虑囊性畸胎瘤,如发现脂肪或钙化及牙齿则更有助于确诊;若病变位于纵隔结构的间隙内,且与气管及食管关系密切,应考虑支气管或食管囊肿;如位于中、上纵隔,与颈部、腋窝病变相连,或包绕纵隔大血管并沿其间隙呈"攀藤"样生长,则应考虑淋巴管囊肿。

2. 囊壁厚度及囊内容物有助于鉴别诊断。如病变含有脂肪成分则考虑皮样囊肿。MRI 信号特征亦有助于提示某些囊内容物如黏液、陈旧出血等,而 CT、MRI 增强对需要鉴别的复杂性纵隔囊肿具有重要的价值。

【思考题】

1. 影像学上胸腺体积未见明显增大,是否可以提示患者无胸腺增生?原因是什么?

2. 哪些纵隔囊肿性病变的密度或信号表现复杂,其可能的病理机制是什么?

(崔光彬 伍建林)

第六节 纵隔非肿瘤性病变

一、纵隔炎

纵隔炎(mediastinitis)为病原微生物感染引起的纵隔病变,发病率较低。依据其临床病程和发病部位,一般分为:急性纵隔炎、慢性纵隔炎、纵隔脓肿及纵隔淋巴结炎。绝大多数纵隔炎继发于其他病变,自发性纵隔炎罕见。

【病理与临床】

1. 病理改变

(1) 急性纵隔炎:多由细菌感染引起,术后并发症和食管穿孔是引起纵隔炎最常见原因。纵隔内炎症极易扩散,表现为弥漫性炎性渗出、白细胞增多,严重时可引起纵隔蜂窝织炎,而后常演变为多发性脓肿。

(2) 慢性纵隔炎:可由急性纵隔炎迁延不愈所致,也可继发肉芽肿性病变,包括肉芽肿性纵隔炎及硬化性纵隔炎,后者病理上表现为局限性炎性肉芽肿和结缔组织增生、肿胀,后期进展为纤维硬化。

(3) 纵隔脓肿:多由急性纵隔炎症发展而来,即炎症局限化后形成脓腔。

(4) 纵隔淋巴结炎:分为化脓性与非化脓性,常见于结核分枝杆菌感染。肿大淋巴结切面多呈灰白色或干酪样,可见朗格汉斯细胞,外层为纤维细胞包膜。

2. 临床表现 纵隔组织具有良好的吸收能力,故发生急性纵隔炎症时常伴有严重的全身中毒症状,致死率高。病变累及上纵隔时可出现明显的胸骨后疼痛并可放射至颈部。慢性纵隔炎时,由于纤维组织增生,压迫和包绕纵隔重要结构,可引起多种临床表现,如食管受压时可引起吞咽困难,气管支气管受压可有呼吸困难,压迫上腔静脉时可引起上腔静脉综合征。结核性淋巴结炎约半数无症状,部分可出现低热、咳嗽等症状。

【影像学表现】

1. X 线表现

(1) 急性纵隔炎可见纵隔影增宽,外缘变直,以双侧上纵隔为著,有时可见气体影。食管穿孔引起的纵隔炎,行食管造影时可见对比剂通过瘘口流至食管外,但应避免使用钡剂造影以免诱发纵隔炎症。

（2）脓肿形成后有时可见其内气-液平面。

（3）慢性纵隔炎常可见纵隔轻度增宽,纵隔胸膜平直或突向一侧。

（4）纵隔淋巴结结核可伴一侧肺门影增大,有时可伴有肺内病变。

2. CT表现

（1）急性纵隔炎:表现为弥漫性纵隔影增宽,

纵隔内各结构边界不清,脂肪间隙模糊、密度增高,常伴发包裹性积液、积气等征象,也可伴发胸腔积液、心包积液以及纵隔淋巴结肿大。食管穿孔引起的急性纵隔炎可见食管壁增厚,周围脂肪间隙模糊,食管旁纵隔内见异常软组织、液体及气体密度影,使用口服碘剂可以明确显示食管瘘。

（2）纵隔脓肿:表现为局限性软组织密度影,其内常可见积气或气-液平面。增强后脓肿壁呈环状强化,内壁常不光滑,脓肿较大时可引起邻近纵隔结构的受压移位（图5-6-1）。

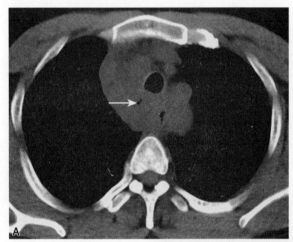
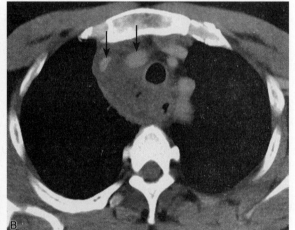
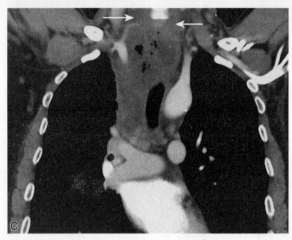

图5-6-1 纵隔脓肿的CT表现

A. CT横轴位平扫示右上纵隔影局限性增宽,纵隔内脂肪间隙密度增高,可见点状气体影（箭）,气管受压向左前方移位；B、C. CT增强后纵隔病变环状强化,包绕纵隔大血管（黑箭）,并向颈部延伸（白箭）

（3）慢性纵隔炎:可见肉芽肿性病变或软组织密度肿块影,有时可见多发局灶性钙化,增强后软组织成分可出现强化。硬化性纵隔炎累及大气道时以右主支气管最常受累,其次是左主支气管,如引起阻塞时可合并阻塞性肺炎或肺不张。

（4）纵隔淋巴结炎:结核性淋巴结炎表现为纵隔偏侧性淋巴结肿大,常伴肺门淋巴结肿大。肿大

淋巴结多边界清楚,少数边界模糊或互相融合,其密度可均匀或不均匀,部分可见钙化,增强后呈环状显著强化,坏死区无强化（图5-6-2）。

3. MRI表现 急性纵隔炎时纵隔影增宽,其内结构界限不清,信号不均匀。纵隔脓肿形成时,可见局限性液体信号影,增强时脓肿壁可见强化而脓液不强化。慢性纵隔炎表现为软组织肿块影,

T_1WI 上为不均匀等信号，T_2WI 上由于纤维化和炎性反应程度的不同而表现各异，增强时肉芽组织出现强化而纤维化成分无或轻度强化。纵隔结核性

淋巴结炎在 T_1WI 和 T_2WI 上均表现为类似肌肉的中等信号，增强后出现明显的周边薄环状及分隔样强化。

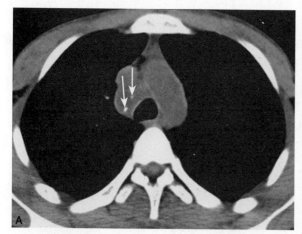
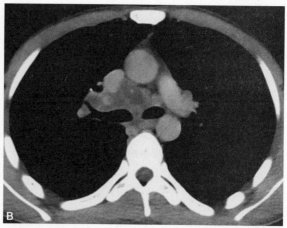

图 5-6-2　纵隔结核性淋巴结炎的 CT 表现

A. CT 横轴位平扫示上腔静脉后气管前间隙、主肺动脉窗软组织密度结节，境界不清，其内见点状钙化（箭）；
B. CT 增强后病变呈多结节融合状，其边缘可见轻度环形强化，内部未见强化。颈部淋巴结穿刺病理证实为结核性淋巴结炎

【诊断要点】

1. 存在感染的病因或诱因是诊断纵隔炎的重要因素。

2. 急性纵隔炎主要与外科手术并发症、食管穿孔以及纵隔邻近部位的感染蔓延有关，常伴严重的全身中毒症状。影像学上呈弥漫性纵隔影增宽，其内脂肪间隙模糊、密度增高，纵隔结构界限不清，可伴积液、积气征象。

3. 纵隔脓肿形成时，表现为局限性软组织肿块，其内常可见气体影或气-液平面。

4. 慢性纵隔炎，多有急性纵隔炎病史，也可继发于肉芽肿性病变，多为增生的纤维组织压迫或包绕纵隔结构而出现相应症状。影像学上表现为纵隔影增宽，外缘平直，可见纵隔内肉芽肿性病变或弥漫性软组织密度肿块。

5. 纵隔结核性淋巴结炎多无症状，也可出现低热、咳嗽等症状。影像学上呈偏侧纵隔淋巴结肿大，常伴肺门淋巴结肿大，增强后呈环形强化，中心坏死区无强化。

【影像报告书写的注意事项】

1. 急性纵隔炎的范围，是否由颈部感染下行引起，是否并发腹膜及腹膜间隙的感染。

2. 急性感染是否伴发积液、积气或脓肿形成，以及对积液量进行评估。

3. 是否存在外科手术后改变，是否有食管损伤或穿孔。

4. 慢性纵隔炎需明确纵隔受累范围，是否伴有支气管、血管、食管等结构的压迫或狭窄。

5. 纵隔结核性淋巴结炎时肿大淋巴结的位置、数量、最大径、强化特征，以及是否伴有肺内或胸膜病变。

【鉴别诊断】

1. 纵隔脓肿与纵隔血肿　临床病史与症状有所不同。CT 或 MRI 增强时可见脓肿壁强化而血肿不强化，MRI 信号特征亦有助于两者鉴别。

2. 慢性纵隔炎与纵隔肿瘤　前者范围较广且缺乏肿瘤的特征；后者可表现为各纵隔分区内不同纵隔肿瘤相应的影像学特征。

3. 纵隔结核性淋巴结炎与淋巴瘤　前者可有结核中毒症状，多呈偏侧性并伴肺门或肺内病变，增强时呈环形强化；后者主要累及中纵隔，肺门淋巴结肿大少见。

4. 纵隔结核性淋巴结炎与结节病　后者主要表现为对称性双侧肺门及纵隔淋巴结肿大，境界清楚，不伴有周围结构侵犯，激素治疗有效。

【诊断价值】

1. 胸部 X 线片　可对急性纵隔炎做出初步提示性诊断，但对纤维化性纵隔炎的敏感度和特异度均很低。

2. CT 检查　对早期发现纵隔炎及观察病变累及的范围具有较高的敏感度，为首选检查方法。可直观显示纵隔积液及范围、积气、心包积液、胸腔

积液、淋巴结肿大等。可观察脓肿腔的位置及毗邻关系,并引导穿刺引流等。慢性纵隔炎时可显示纵隔内肿大淋巴结、纵隔纤维化及钙化;增强时有助于评估血管是否受压。

3. MRI 检查　不作为急性纵隔炎的常用检查方法;当纵隔脓肿形成时,DWI 可显示扩散受限的脓液;慢性纵隔炎时有助于与纵隔恶性肿瘤鉴别;纵隔纤维化者 T_1WI 和 T_2WI 均呈低信号,无需对比增强即可评估纵隔血管是否受压。

【注意事项】

对于下行性纵隔炎的患者,为明确感染源需行颈部 CT 扫描。急性纵隔炎时,有必要对腹膜及腹膜后间隙进行 CT 扫描以排除感染的存在。

【诊断思维与点评】

纵隔炎临床上较为少见,但及时诊断很重要。常见的病因为术后并发症或食管破裂,结合病史、临床表现及影像学检查一般不难诊断。当早期发现局限性纵隔积液或积气对急性纵隔炎具有较高的诊断价值。

二、纵隔气肿

纵隔内气体积聚即称为纵隔气肿(mediastinal emphysema),本质上是纵隔内结构被游离的气体包绕。气体可来源于肺、纵隔内气道、食管、颈部和腹腔。按其原因可分为自发性、创伤性、医源性以及其他原因。

【病理与临床】

1. 病理改变　自发性纵隔气肿多继发于间质性肺气肿,沿气管、血管鞘移行至肺门进入纵隔。创伤性纵隔气肿多具有明确的创伤史,伴有肺部挫裂伤、胸腔积液及胸壁骨折等。医源性纵隔气肿常为诊断性检查及手术后的并发症。

2. 临床表现　常见症状和体征为胸部和颈部疼痛、劳力性呼吸困难、皮下气肿、低血压、吞咽困难及咳嗽,伴发颈胸部皮下气肿时可触及"握雪感"。临床上可分为张力性与非张力性纵隔气肿,前者导致纵隔压力增高,压迫肺和纵隔血管,出现呼吸困难、发绀、颈静脉扩张、快速而微弱的脉搏和低血压,病程进行性加重,多需立即纵隔切开减压或置管引流排气;后者发展缓慢、气体局限,主要表现为轻度呼吸困难等。

【影像学表现】

1. X 线表现　正位胸片上可见纵隔影增宽,内可见透亮气体影,以左上纵隔明显,与心脏间有纵行线样透亮气体影相隔开;向颈部及皮下蔓延,形成皮下气肿。侧位胸片上显示胸骨后透亮区,并衬托纵隔内结构显得更为清晰。

2. CT 表现　可早期发现纵隔少量积气,表现为纵隔内脂肪间隙中分布不均匀的条片状气体密度影,有时主动脉、肺动脉、奇静脉和食管周围可见气体环(图 5-6-3)。还可以清楚显示纵隔内器官与结构受压情况,亦有助于病因的诊断。

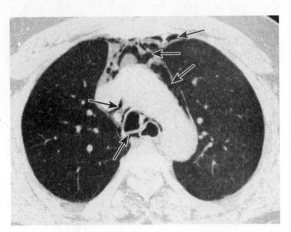

图 5-6-3　纵隔气肿的 CT 表现
CT 横轴位示纵隔脂肪间隙内点状、弧形及条片状气体密度影(箭)

【诊断要点】

1. 临床病史或诱因,如胸部创伤、手术、胸腔置管或气管切开等,或肺泡内压力突然增高所致,如哮喘、咳嗽、打喷嚏、劳动或 Valsalva 动作等导致的肺泡破裂。

2. X 线胸片上可见沿心缘走行的透亮影,常延伸至颈部,或者纵隔内的低密度透亮影。

3. CT 上显示明确的纵隔内气体密度影,可伴有纵隔积液,气管、食管或胸壁损伤等。

【影像报告书写的注意事项】

1. 注意和详细描述纵隔内气肿分布的范围与特点。

2. 注意纵隔内是否伴发积液或气-液平面。

3. 关注纵隔内结构如气管、食管是否有损伤。

4. 描述是否伴有胸部其他结构异常,如肺气肿、肺挫裂伤、胸腔积液、肋骨骨折等。

【鉴别诊断】

1. 纵隔积气与气胸　改变患者体位观察,气体静止者为纵隔积气,如随体位向其他位置移动者为气胸,但二者可同时存在。当纵隔积气局限于心缘一侧时,需与心包积气鉴别,同样可改变患者体位观察,纵隔积气不随体位改变而变化。

2. 真性和假性纵隔气肿　皮肤皱褶内的气体

在 X 线胸片上可表现为纵隔区模糊的线状低密度影，易误认为纵隔气肿，但缺乏纵隔气肿时明显的胸膜线，并随体位变动消失。

【诊断价值】

1. X 线平片　可作为胸部创伤的首选检查方法，多能直接显示纵隔内气体影，另外可显示胸部创伤伴发的肋骨骨折、气胸等。但少量纵隔积气有可能漏诊。

2. CT 检查　对纵隔少量积气也十分敏感，可直接显示和确定纵隔内是否为气体影，可鉴别真性和假性纵隔气肿，也有助于伴发的纵隔结构损伤的判断。

3. MRI 检查　对纵隔内气体显示不佳，不推荐用于纵隔气肿的诊断。

【注意事项】

少量积气常规 X 线平片易漏诊，如怀疑纵隔气肿时，应尽可能行 CT 检查。

【诊断思维与点评】

胸部 X 线平片多能直接显示纵隔旁不同程度的气体透亮影，结合患者的临床病史和症状多容易明确诊断，但应该仔细全面观察，以免漏诊；而对于少量的纵隔积气，X 线平片检查多为阴性，此时最为推荐的检查即为 CT 扫描。

三、纵隔血肿

纵隔血肿（mediastinal hematoma）是指血液积存于纵隔结构间。根据病因分为创伤性和非创伤性，其中绝大多数为创伤性，进一步可细分为钝性胸部创伤、穿透性胸部创伤和医源性创伤。

【病理与临床】

1. 病理改变　在胸部钝性损伤中，以小静脉损伤最为常见；非创伤性纵隔血肿包括主动脉破裂、食管出血、纵隔肿瘤破裂等。血肿形成早期为纵隔间隙或组织内血液聚集，可见大量红细胞，随后少量血液可完全被吸收，血肿较大者可被增生的肉芽组织机化或包裹。

2. 临床表现　与损伤血管大小、出血量多少有关，较小者常无临床症状；外伤后出血量较多形成巨大纵隔血肿者，可压迫心室和心室流出道，出现面色苍白、呼吸困难、低血压和休克等。主动脉瘤破裂引起的出血症状剧烈，主要表现为突发性胸骨后疼痛，同时伴有四肢动脉搏动减弱。

【影像学表现】

1. X 线表现　少量出血常无异常表现；大量出血可表现为纵隔增宽；局限性血肿显示为突入肺野的软组织肿块影；活动性出血时可见进行性上纵隔增宽；出血突入胸腔时可见胸腔积液。

2. CT 表现　多位于上纵隔，表现为弥漫性或局限性、形态不规则的类似软组织密度影，CT 值 60 ~ 80HU；血肿期龄不同，密度可有差异（图 5-6-4）。CT 增强或血管成像有助于对动脉瘤或主动脉夹层做出诊断，如显示血管轮廓外有对比剂外渗则可明确诊断。

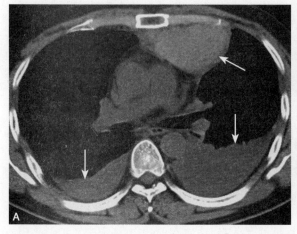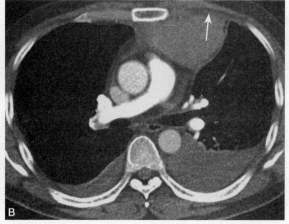

图 5-6-4　前纵隔血肿的 CT 表现

A. CT 横轴位平扫示前纵隔偏左侧可见半月形稍高密度肿块影（箭），内部密度均匀，双侧胸腔可见积液（箭）；

B. CT 增强后病变未见强化，肿块前缘与前胸壁分界不清（箭）

3. MRI 表现　可显示血肿部位、大小及形态，无需对比剂即可清晰显示血管壁和血管内膜损伤，有助于作出病因诊断。在 MRI 上，新鲜血肿 T_1WI 呈等信号，T_2WI 呈高信号，随后出现明显低信号（图 5-6-5）；亚急性期和慢性期血肿 T_1WI 和 T_2WI 均呈不同程度高信号。

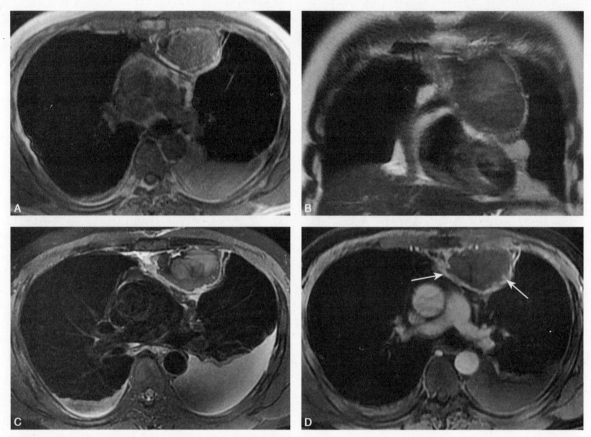

图 5-6-5 前纵隔血肿的 MRI 表现

与 5-6-4 为同一病例。A～C. MRI 横轴位 T_1WI、冠状位 T_2WI 及 T_2 压脂序列示病变呈 T_1WI 等信号、T_2WI 混杂信号,双侧胸腔积液呈 T_1WI 低信号、T_2WI 及 T_2 压脂高信号;D. MRI 横轴位 T_1WI 增强可见病变边缘环形明显强化(箭),病变内血液成分未见强化

4. 血管造影 可显示出血部位,尤其对活动性出血具有重要诊断价值。目前仍然是评估主动脉夹层或破裂的"金标准"。

【诊断要点】

1. 创伤性或医源性出血临床上有创伤或手术病史;非创伤性出血多具有急性病史,或者伴有全身性其他疾病。表现为突发性胸骨后疼痛,可同时伴有四肢动脉搏动减弱。

2. X 线胸片提示纵隔影增宽。

3. CT 呈弥漫性或局限性、不规则形软组织密度影,并伴有胸部其他脏器损伤;增强时可见纵隔大血管异常或对比剂渗漏。

4. MRI 示纵隔内异常信号影,其信号特征符合相应期龄血肿的变化,可伴有动脉瘤或主动脉夹层。

【影像报告书写的注意事项】

1. 注意出血的部位、出血范围或出血量。

2. 创伤性纵隔血肿需注意并发的胸部其他器官损伤,如肺挫裂伤、胸腔或心包积液(血)、肋骨骨折,以及扫描范围内其他脏器的损伤。

3. CT 增强需注意观察纵隔大血管有无异常,有无对比剂渗漏、主动脉形态改变、壁间血肿或夹层等。

【鉴别诊断】

1. 纵隔肿瘤 常无症状,具有特定的发病部位和相应的影像学表现;而纵隔血肿常有明确创伤或手术史,有急性胸背部疼痛症状。MRI 或 CT 增强可鉴别。

2. 纵隔脓肿 常伴纵隔感染病史,脓腔内多可见气体影,脓液在 DWI 上显示明显扩散受限有助于鉴别。

【诊断价值】

1. X 线平片 对纵隔血肿诊断无特异性;少量出血易漏诊,大量出血可表现为纵隔影增宽。

2. CT 检查 系诊断纵隔血肿的首选检查方法,不仅可显示血肿位置、出血量,还可评价胸部创伤并发的肋骨骨折、肺挫裂伤、胸腔及心包积液等。此外,CT 增强扫描或血管成像可明确有无动脉瘤或主动脉夹层。

3. MRI 检查　对急性出血价值有限,对病情严重的胸部创伤性者,由于扫描时间较长而限制其应用,但对亚急性或慢性血肿的诊断具有很高的价值。

4. 血管造影　可显示纵隔的活动性出血部位,对于诊断和评估主动脉夹层或破裂具有重要价值。

【注意事项】

当发现纵隔血肿影不断增大时,应行 DSA 检查以明确具体的出血部位,为进一步的临床治疗提供指导性信息。

【诊断思维与点评】

纵隔血肿的形态和部位具有一定特征性,结合临床病史和影像学表现多可明确诊断。关键要建立对纵隔内血肿快速和准确诊断的意识以及正确的诊断思维。

【思考题】

1. 急性纵隔炎患者临床症状重,且致死率高,哪些影像学征象提示急性纵隔炎?

2. 在影像学上如何鉴别纵隔气肿和气胸?并简述各种影像学方法的优缺点。

3. 临床怀疑纵隔血肿,哪种影像学检查方法可以明确诊断?具体影像学表现是什么?

(崔光彬　伍建林)

第七节　横膈疾病

横膈(diaphragm)既是一个平静呼吸时的主要呼吸肌,也是一个分隔胸腹腔脏器的肌纤维隔。而对于放射科医生来说,则是一个重要的解剖界标,不仅适用于胸腹腔多种疾病的描述和分期,而且也常常发生诸多病理改变,儿童与成人还有可能存在不同。对于横膈疾病的影像观察多数是解剖形态的,也可以是运动功能的。现有的影像技术均可完成解剖成像,而功能影像主要由 X 线透视、超声和 MR 快速成像来完成。

一、膈麻痹

膈麻痹(paralysis of hemidiaphragm)主要是由于一侧或两侧膈神经受到损伤,导致其下行的神经传导被阻断,神经冲动无法到达膈肌使其松弛,而产生了异常上升和运动障碍。

【病理与临床】

膈麻痹的病因可分为创伤性(心脏外科手术)、压迫相关性、感染性、肿瘤性和特发性等。其中,感染性、肿瘤性与特发性是导致非手术和分娩相关膈麻痹最主要的病因,产伤、心脏外科手术或胸部肿瘤切除时膈神经损伤是导致幼儿膈麻痹最常见的原因。肿瘤(如肺癌、胸腺肿瘤)所致的膈神经损伤是导致单侧膈神经麻痹最常见的原因,而脊髓损伤或全身神经肌肉系统疾病(肌萎缩侧索硬化等)所致的膈神经损伤则是导致双侧膈神经麻痹最常见的原因。

膈麻痹的临床症状往往取决于发病年龄及发病原因。单侧膈麻痹多数是由于其他原因行胸部检查时偶然发现的,通常情况下没有胸部不适。而双侧膈麻痹则会出现较为严重的呼吸道症状,表现为呼吸困难、端坐呼吸等。幼儿膈麻痹,即使是单侧膈麻痹的后果往往较为严重,肺膨胀不全、肺炎甚至是呼吸衰竭均较常见。膈肌麻痹患者往往继发肺功能的异常,一是肺容积减少,二是与呼吸肌力量有关的指标下降。

【影像学表现】

1. 胸透表现　是最简单、有效的方式,主要表现为膈升高和矛盾运动,有时膈的升高不明显,但矛盾运动幅度很大。正常情况下,吸气时双侧膈面下降,膈麻痹的特征表现为吸气时患侧膈肌升高,胸腹部矛盾运动。观察膈的运动,可卧位透视,嘱其急促吸气较易显示。

2. X 线胸片表现　往往需要患者卧位条件下,于深吸气末及深呼气末分别曝光于同一胶片,比较两侧膈面高低,是诊断单侧膈麻痹的有效手段。

3. CT、MRI 表现　可用于明确原发病灶,观察原发病灶的部位、大小、形态、范围等以及与膈神经的关系,为进一步诊疗提供指导(图 5-7-1)。MRI 的快速成像序列也可尝试用于膈肌运动的偏移、同步性以及运动速度的定量评估等。

双侧膈麻痹患者由于缺乏健侧膈肌对照,影像学检查可能会得出阴性结果。因此,对临床怀疑双侧膈麻痹的患者,建议结合膈神经刺激或跨膈压测定。同时,CT 检查可以明确有无原发病灶。

【诊断要点】

1. 胸透是最简单、有效的方式,主要表现为膈肌升高和矛盾运动。

2. CT、MRI 主要用于明确有无原发病灶情况。

【鉴别诊断】

膈麻痹、膈膨升与膈疝均表现为膈肌的升高,其三者的鉴别诊断要点见表 5-7-1。

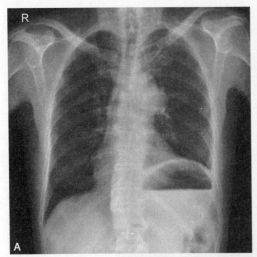

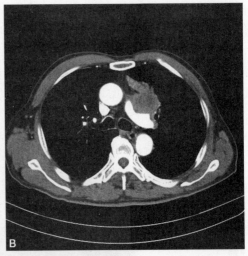

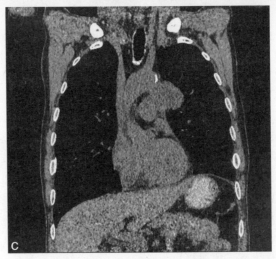

图 5-7-1 左侧膈麻痹的影像学表现

患者,男,60岁,声嘶1个月,左肺上叶中央型肺癌累及左侧膈神经,导致左侧膈麻痹。A. 胸部正位X线片示左侧肺门增大,可见左上肺门软组织结节影,左侧膈肌抬高;B. CT增强扫描动脉期横轴位示左侧肺门上方肺动脉左侧软组织结节影,形态不规则,密度不均匀,紧贴左肺动脉主干;C. CT冠状位重组显示左肺门上方软组织结节影,左侧膈肌抬高

表 5-7-1 膈麻痹、膈膨升与膈疝的鉴别诊断要点

	膈麻痹	膈膨升	膈疝
膈神经受损情况	有	少有	无
膈肌受损情况	膈肌完整、未受损	膈肌完整、部分受损	膈肌不完整、有裂口
膈面升高程度	比较显著	非常显著	可不显著,多为局限性
矛盾运动	常有	常无	无
疝囊	无	无	有
腹腔内容物	膈面水平以下	膈面水平以下	膈面水平以上

【诊断思维与点评】

膈麻痹主要是由膈神经病变引起功能异常,因此,膈肌本身的解剖结构完整。单侧膈麻痹临床症状较轻,通过胸透、胸片观察膈肌升高和矛盾运动即可以明确诊断。而双侧膈麻痹往往伴有较重的气短症状,胸透、胸片由于缺乏健侧膈肌对照,可能

会得出阴性结果,还有可能被误诊为急、慢性心力衰竭或冠心病等,需要引起足够的重视,CT、MRI可以用于明确有无原发病灶累及膈神经的情况。

二、膈膨升

膈膨升(diaphragmatic eventration)主要是指各种原因所导致膈肌部分或完全上移,从而引起一系列的临床症状,包括较严重的通气功能障碍(膈肌运动的呼吸作用占潮气量的30%~60%)以及相应的消化系统症状。

【病理与临床】

依据病因可分为先天性和后天性膈膨升。先天性膈膨升主要是由于膈肌先天性发育不良(膈肌肌层和粗大胶原纤维层缺如),或者是由于膈肌营养障碍而发育不全或萎缩,导致膈肌变薄弱,由于胸腹腔的压力差使发育异常的膈肌不断上抬,并凸向胸腔。后天性膈膨升主要是由于颈部或胸部的炎症、肿瘤、手术、创伤、自身免疫性疾病、代谢性疾病等多种因素导致膈肌或膈神经的损伤。依据形态可分为局限性、完全性及双侧性膈膨升。局限性膈膨升相对常见,大多数出现在60岁以上的老年人。完全性膈膨升大多是先天性的,并常伴发其他先天性畸形,如同侧肺发育不全、胃扭转等。

多数情况下,无特异性临床表现。但是,若膈膨升时膈肌过于抬高,胸腔有效容积显著减少,造成一定的通气功能障碍,可出现气促、呼吸困难等呼吸系统症状。其次,左侧膈肌膨升时,由于胃的位置随之上移,使胃食管的正常解剖关系发生改变,甚至可以引起胃的扭转,可出现腹胀、消化不良、食欲减退、间歇性肠梗阻等消化系统症状。再次,由于患侧膈肌及腹腔脏器位置的上移,导致两侧胸腔的压力不一致,从而引起心脏及大血管的健侧移位,进一步影响腔静脉的回流,可出现心律失常等循环系统症状。

【影像学表现】

1. X线表现 胸部立位平片及胸透都是简单而有效的方式,可确定病变的程度、膈肌的活动度、纵隔(心脏、大血管)是否移位以及胃肠道的形态及位置情况。局限性膈膨升的X线表现为膈顶面局限性抬高,呈半圆形密度增高影凸向胸腔,密度均匀,边缘光整。一侧完全性膈膨升的X线直接征象为膈肌位置显著升高,可达第3、4前肋水平,其形态大致正常;膈肌活动减弱或消失,甚至出现矛盾运动。间接征象为邻近结构的改变,包括心脏大血管的受压移位、邻近肺组织的继发感染或肺膨

胀不全、左膈抬高所导致的胃位置上移甚至胃扭转。

2. CT表现 膈膨升一般不行CT检查,当临床怀疑有膈下病变时,CT成像可有助于鉴别膈疝、有无胸腔及膈下占位性病变等(图5-7-2)。

3. MRI表现 由于MRI具有无辐射性以及多方位、多参数成像的特点,同时可以较完整的显示膈肌周围包绕的纤维层,在膈肌病变的诊断与鉴别诊断中具有较好的应用前景。MRI的快速成像序列也在膈肌生理运动研究中具有一定的应用前景。

【诊断要点】

1. 胸部立位平片及胸透都是简单而有效的方式。直接征象为膈肌位置升高,运动减弱;间接征象为邻近结构的改变,包括心脏大血管、邻近肺组织、胃肠道结构等。

2. CT、MRI检查有助于鉴别膈疝、有无胸腔及膈下占位性病变等。

【鉴别诊断】

膈麻痹、膈膨升与膈疝均表现为膈肌的升高,其三者的鉴别诊断要点见表5-7-1。

【诊断思维与点评】

膈膨升主要是由于各种原因所导致膈肌的完整性受到不同程度的损害,腹腔压力作用下膈肌部分或完全上移,从而引起一系列的临床症状。多数膈膨升程度及临床症状轻,可观察或保守治疗,胸片及胸透都可以明确诊断膈肌的位置与运动情况。因此,影像诊断的核心应该更多的关注膈膨升继发的邻近结构改变(包括心脏大血管、邻近肺组织、胃肠道结构等)、以及有无合并胸腔及膈下占位性病变等,为进一步临床决策提供影像学依据。

三、膈疝

膈疝(diaphragmatic hernia)主要是指腹腔脏器和结构等通过膈肌进入胸腔内的一类疾病。膈肌疾病中膈疝最为常见,膈疝可从多个方面进行分类,依据发病时间分为先天性和后天性,依据致病因素分为外伤性和非外伤性,非外伤性膈疝又依据部位分为食管裂孔疝(esophageal hiatus hernia)、胸腹裂孔疝(Bochdalek hernia,博哈达利科疝)、胸骨旁裂孔疝(Morgagni hernia,莫尔加尼疝),其中食管裂孔疝发病率最高。其他还有例如真性和假性及嵌顿性和滑动性等分类方式。通常将食管裂孔疝归入消化系统疾患,故在此从略。

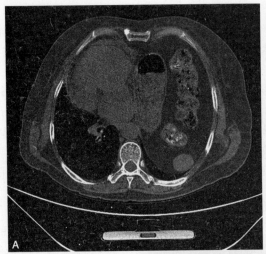
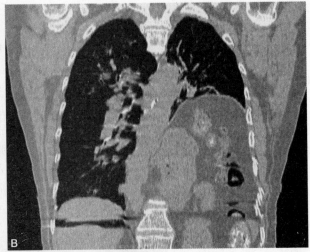
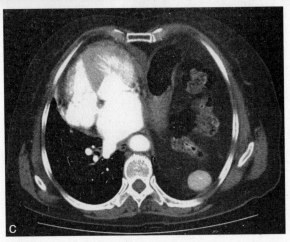

图 5-7-2　左侧膈膨升的 CT 表现

A. CT 横轴位示左侧膈肌升高,腹腔内容物上移,心脏结构向右侧移位;B. CT 冠状位重组示左侧膈肌完整,胃肠道结构位于膈面下;C. CT 动脉期增强横轴位显示膈面下的脾等实在脏器及肠系膜血管结构

(一) 胸腹裂孔疝

胸腹裂孔疝(pleuro-peritoneal hiatus hernia):又称后外侧疝、博哈达利科疝,是最常见的先天性膈疝,据估计每2000～5000 新生儿中就有 1 人发病。大多数情况下(80%)发生于左侧膈肌,结肠、小肠、胃甚至脾、肾等经此疝入左侧胸腔内,发生于右侧时肝脏也可疝入右侧胸腔内。

【病理与临床】

胸腹裂孔左右各一,位于膈肌的后方,在胚胎时期是开放的,出生时为结缔组织封闭,闭合不全时可发生胸腹裂孔疝。由于疝入的组织在肺发育的关键期使肺组织受压,严重时常可合并肺的生理学异常,包括肺发育不全和肺动脉高压等。

胸腹裂孔的大小与胸腹裂孔疝临床症状的轻重及预后有着直接关系。小的胸腹裂孔疝可无任何临床症状,常在体检时偶然发现。大的胸腹裂孔疝由于疝的内容物占据了正常胸腔内空间,常常会继发邻近脏器结构的异常。当邻近心肺组织受压时,可出现胸闷、气短、心率加快和发绀等心肺功能异常的症状,甚至可合并有肺的生理学异常,包括肺发育不全和肺动脉高压等,从而产生严重的呼吸和循环功能障碍。同时,也可伴有胃肠道功能改变,出现腹胀、反酸、吞咽困难甚至是胃肠道梗阻等严重的消化道症状。

【影像学表现】

1. X 线表现　胸片或胸透是诊断胸腹裂孔疝简便、常用的方法。主要表现为患侧胸部的密度增高影,但其密度增高影的大小取决于疝入到胸腔的脏器或组织多少。当胸腹裂孔疝较小时,其疝内容物多为腹膜后脂肪组织,主要表现膈顶后方局限性凸出影。当疝较大而内容物为胃肠道时,多表现为密度不均匀,其内可见不同程度、散在分布的气体影以及气液平面。当疝囊较大时,不仅可见心脏、纵隔向健侧移位,还可见患侧肺的发育不全或膨胀不全改变。

2. 消化道双对比造影表现　不但可以明确疝入器官是胃、小肠或结肠,还可以初步观察膈肌缺损的部位、范围、有无胃肠道梗阻等情况。

3. CT 表现　可直观显示经膈疝入胸腔的疝内容物,当疝入网膜或腹膜后脂肪组织时表现为脂肪密度影;当疝入胃肠道时表现为连续走行的、含气或含液结构,扫描前口服阳性对比剂更有利于明确疝内容物来源于胃肠道。CT 对比增强检查能够更好地显示疝入胸腔的各种脏器情况,如肝脾肾等实质性脏器显著强化;同时,大网膜血管与受压的肺组织也清晰显示。采用薄层 CT 扫描行多平面重组技术,也有助于从不同角度寻找并显示膈肌缺损的部位、程度。CT 也可以直观观察到心脏、纵隔的移位情况、是否合并肺的发育不全或膨胀不全以及肺血管情况等。

4. MRI 表现　具有多方位、多参数成像的特点,冠、矢状面成像也有助于明确膈疝的结构特征以及疝内容物的情况。

【诊断要点】

胸片或胸透是诊断胸腹裂孔疝简便、常用的方法,表现为患侧胸部的密度增高影,其内可能见到充气的胃泡和肠管,肺组织可受压、心脏纵隔移位。同时,综合多种影像学检查可进一步明确显示疝入胸腔的内容及膈肌缺损的部位、有无继发病变等,总体上诊断不难。

【鉴别诊断】

膈麻痹、膈膨升与膈疝均表现为膈肌的升高,其三者的鉴别诊断要点见下表 5-7-1。

【诊断思维与点评】

胸腹裂孔疝的影像学诊断困难不大,但是一旦明确诊断,较大者往往需要尽早手术治疗,以免日久形成粘连或并发肠梗阻、肠绞窄等。因此,影像学检查的核心价值应该更加侧重对于疝内容物的具体情况、邻近心肺结构受推挤情况的综合评估,为进一步手术方案的制定与实施提供依据。

（二）外伤性膈疝

外伤性膈疝(traumatic diaphragmatic hernia)是指外伤引起膈肌破裂,致腹腔脏器疝入胸腔。

【病理与临床】

外伤性膈疝发病率较低,但死亡率较高。膈肌因锐气伤或钝器伤而发生破裂,在胸腹腔压力差的影响下,腹腔脏器逐步被"吸入"胸腔。依据病因可

分为闭合性和穿通性。闭合性外伤性膈疝大多见于车祸,由于腹部挤压伤使得腹腔内压骤然增大,内脏冲击膈肌导致膈肌破裂,多见于左膈;由于肝脏的保护和缓冲,一般右膈不易发生破裂。穿通性外伤性膈疝多见于胸部刀刺伤或枪伤,其膈肌裂口范围比钝性暴力造成的小。但是,膈肌破裂者并不一定立即发生膈疝,外伤性膈疝从形成到发现可以间隔数月甚至十几年,形成迟发型外伤性膈疝,其诊断更加困难,手术并发症及病死率也会增高。

外伤性膈疝使得腹部内容物在腹压作用下向上运动通过裂口进入胸腔引起膈疝,故其症状往往以呼吸系统和消化系统症状为主。临床上如膈肌的损伤严重,疝入胸腔的脏器增多,从而严重压迫心肺结构,可有呼吸困难、发绀,纵隔移位使得回心血量减少,甚至可导致休克。由于胃肠道、大网膜等脏器反复进出疝环,可出现左上腹间歇性隐痛、腹胀等症状,严重者甚至出现肠梗阻症状。疝入的内容物也可刺激膈神经引起左胸痛,并反射到左肩和左臂。

【影像学表现】

1. X 线表现　直接征象表现为左侧膈面部分消失或全部不能显示,左侧胸腔有密度不均匀的异常影。当胃疝入胸腔时,显示胃泡影在胸内形似一个大气囊;当肠管疝入胸腔时,显示多个囊状或蜂窝状透亮影,并与腹部的肠管影相延续,甚至可见气液平面。动态观察短时间内形态变化较大,提示疝内容物为滑动性。间接征象表现为邻近结构的改变,如心脏纵隔向健侧移位,患侧肺因受压而膨胀不全,也可伴有相应部位的骨折征象等。

2. 消化道双对比造影　可清晰显示胃及肠管的移位情况。

3. CT 表现　可通过薄层轴位图像以及冠、矢状位多平面重组图像显示膈肌的不连续性、裂口的部位、大小等。扫描前口服阳性对比剂可显示疝入胸腔的胃肠结构。同时,CT 也有助于观察腹腔实质性脏器及胸壁结构等的损伤情况(图 5-7-3)。

4. MRI 表现　多方位、多参数成像有助于明确显示膈肌的形态结构以及疝内容物的情况。同时,也可观察腹腔实质脏器损伤情况。

【诊断要点】

胸片或胸透是诊断外伤性膈疝简便、常用的方法,若在胸腔内显示积气的胃肠道影时,即可确诊。CT 及后处理技术不仅可显示膈肌裂口,而且还可显示疝入的空腔性、实质性脏器结构,做出明确诊断。同时,诊断外伤性膈疝时,也需要关注其他伴发的邻近脏器、结构的损伤情况,做出全面的评估。

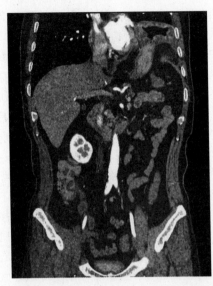

图 5-7-3 左侧外伤性膈疝的 CT 表现
CT 增强动脉期冠状位重组示左侧膈肌抬高,左侧膈肌完整性中断,胃腔、腹腔脂肪上移至膈面以上,胃腔内含气体及口服的对比剂。同时,增强后可清晰显示膈面下的肝、肾等实质脏器及肠系膜血管结构

【鉴别诊断】

本病往往都有非常明确的外伤史,而且,影像学表现也具有一定的特征性,大多数患者可以明确诊断。临床工作中需要关注少数的迟发型外伤性膈疝。如明确外伤的早期有位于下胸壁伤口,需警惕膈肌破裂可能,应动态观察膈肌变化,及早发现迟发型膈疝可能;如存在较长时间前的外伤时,则需要详细追问病史,以免误认为先天性膈疝。

【诊断思维与点评】

由于外伤性膈疝无自愈可能,并且随着病程的延长,疝入物发生嵌顿、坏死可能增大,应尽早明确诊断、手术治疗。尽管常规影像学诊断困难不大,但是从精准诊疗的角度出发,CT 及其后处理技术对于外伤性膈疝的全面诊断与评估具有更加重要的临床价值,不仅可通过后处理技术从不同角度明确显示膈肌裂口的部位、大小等情况,也可详尽观察疝内容物情况、邻近实质性脏器损伤情况、心肺结构受累情况等,为进一步手术治疗提供更加全面可靠的影像学依据。对于迟发型外伤性膈疝也需要提高警惕,在日常工作中予以足够重视。

(李智勇 伍建林)

第八节 治疗后影像表现

对多数纵隔和横膈肿瘤而言,最主要治疗手段依旧是外科手术。手术切除的完整性直接影响预后。但对于肿瘤分期较差、未能完全切除或无法切除的患者以及转移瘤、淋巴瘤患者,均需视具体情况来选择放疗和(或)化疗。因此,各种治疗后的随访观察、相应并发症的监测与管控、肿瘤治疗后的疗效评估等多方面的影像学研究与解析也是非常重要的内容。

一、外科手术后的影像学表现

1. 手术所致的常见改变 纵隔和横膈肿瘤外科手术后邻近结构常会出现一些伴发或继发性改变,根据手术方式以及肿瘤位置的不同,其手术后改变均有所不同。常见的手术引发的改变有:胸腔积气、胸腔积液、皮下积气、肋骨及胸骨骨质不连续,以及胸腔引流管、纵隔引流管置入等。若肿瘤累及部分肺叶而需要肺叶切除时,可出现肺容积缩小、肺部渗出、水肿、肺不张等术后改变。后纵隔神经源性肿瘤手术后,还可出现肋骨或脊柱骨质不连续、脊柱金属固定器置入,以及引流管置入等表现。

X 线胸片是最常用的检查方法之一,尤其在术后短期随访中,对于早期发现某些异常并发症具有重要价值。当 X 线胸片显示异常而诊断存在疑问时,往往需要进一步行 CT 扫描来明确诊断。对于椎管内结构,尤其是脊髓的移位、损伤、椎管内出血等的观察,MRI 检查是理想而重要的方法。

2. 手术所致的常见并发症 纵隔和横膈肿瘤外科手术后可出现一些术后并发症,有时可出现相应的致残、致死风险,因此,对其术后常见并发症的影像学表现的认识与掌握,有助于做出早期诊断和及时医疗干预。

(1)肺部感染:是纵隔病变术后较为常见的并发症,其发生常常由于肺水肿、肺泡萎缩、痰液排除不良、通气不良等原因所致。其中,主要发病机制是纵隔肿物切除术中对肺组织的物理性损伤;其次,长时间气管插管对支气管的刺激大,术中产生较多的痰液,尽管术后可行吸痰,但对于术后的影响远大于术中。X 线胸片及胸部 CT 是明确诊断与监测肺部感染的主要手段,多表现为肺内片状模糊阴影(图 5-8-1)。

(2)肺不张:其发生原因可能为术后疼痛、全麻、膈肌功能不良、胸腔积液、慢性阻塞性肺疾病等。影像上可表现为节段性或局部肺不张,呈条片状密度增高影,边界清晰,CT 增强扫描时显著强化。

(3)肺水肿:多由于纵隔巨大肿瘤造成患侧肺萎陷,肿瘤切除术后解除了对肺的压迫,使萎陷肺

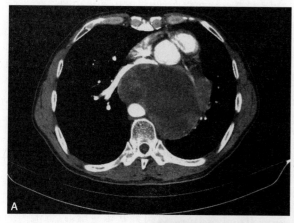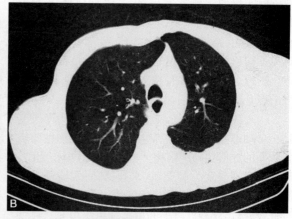

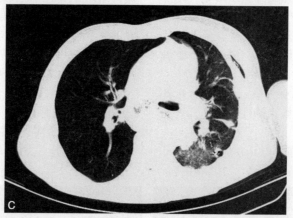

图 5-8-1　后纵隔脂肪肉瘤手术前后的 CT 表现

A. 术前 CT 增强动脉期,可见后纵隔巨大软组织肿块影,其内密度不均匀,左心房及右下肺静脉明显受压;
B、C. 术后 5 天 CT 复查,肺窗显示左侧少量气胸、左侧胸壁少量气体影,左肺下叶磨玻璃密度影为术后并发感染

得以复张,并在短时间内继发患侧肺或双肺的急性肺水肿。由于病死率较高,临床上需给予足够重视。其病理基础是急性间质性肺水肿,类似成人呼吸窘迫综合征改变。临床表现与心源性肺水肿十分相似,一般诊断并不困难。影像学检查可见患肺内散在的实变影及磨玻璃样阴影。

（4）纵隔血肿:肿瘤血运丰富,或纵隔大血管与肿瘤粘连浸润,使其解剖关系不清,都易引发出血,如术中止血不彻底,可导致术后继续出血。术后复查 CT 时,可见胸腔积血或纵隔内高密度渗血,甚至呈较大范围的血肿影,严重者可见纵隔移位。

（5）神经损伤:纵隔手术常见的神经损伤为喉返神经损伤和膈神经损伤。膈神经损伤后可表现为患侧横膈麻痹,该侧膈肌明显升高。

（6）切口感染:常见的感染原因为手术切口闭合不良、存在血肿等。胸部 CT 可见局部软组织肿胀、增厚、结构模糊等;增强扫描可见低密度的脓液及明显强化的炎症反应。

（7）乳糜胸:术中胸导管损伤可导致乳糜胸,乳糜液的大量丢失常导致患者术后营养障碍、低蛋白血症、免疫功能低下等,严重影响其术后恢复。影像学上表现为胸腔积液征象,CT 有助于少量积液的观察。

（8）肺动脉栓塞:是一种少见而致命的并发症。胸外科手术均为大手术,创伤通常较大,肿瘤患者所占比例较高,这些均为肺动脉栓塞发病的危险因素。如临床上突发呼吸困难,排除相关的心源性因素(如心功能衰竭或心肌梗死等),结合生化指标(D-二聚体明显升高),则应高度考虑该并发症的诊断,应尽早行肺动脉 CT 血管造影检查以明确诊断,典型者表现为肺动脉内的充盈缺损影。

二、放疗后并发症的影像学表现

放疗已经成为恶性肿瘤较为重要的治疗手段之一。如果放射剂量超过肿瘤周围正常组织和器官所能承受的临界剂量,就会使其受到伤害,严重者可导致器官丧失功能。纵隔肿瘤放疗的并发症主要包括:放射性食管损伤、放射性肺损伤、放射性心脏损伤等。

1. 放射性食管损伤　　放射性食管炎是纵隔肿

瘤放射治疗的主要并发症之一,放疗剂量达 20 ~ 40Gy 时,照射野内正常的食管黏膜即可发生充血、水肿或糜烂,继而出现上皮坏死、脱落。临床上表现为不同程度的吞咽困难、胸骨后烧灼、吞咽疼痛等。影像上表现为食管壁毛糙、增厚水肿,严重者可出现食管狭窄。

2. 放射性肺损伤 放射性肺损伤的病理改变是一个动态发展过程,包括早期的急性放射性肺炎和后期的放射性肺纤维化。早期以肺泡损伤为主,其基本病理改变为肺充血、水肿、肺间质增厚及肺泡腔萎陷变小;后期以肺泡间隔的进行性纤维化为特征,逐渐出现肺泡萎缩并由结缔组织填充。典型的放射性肺炎多发生于放疗开始后 1 ~ 3 个月,急性放射性肺炎的症状和体征与一般肺炎者无特殊区别。急性期过后临床症状减轻,但组织学改变仍继续发展,逐渐进入纤维化期。纤维化改变需 6 ~ 24 个月形成,通常在 2 年后保持稳定。少部分患者可无急性放射性肺病的症状,由隐性肺损伤直接发展为放射性肺纤维化。

胸部 CT 检查较 X 线胸片更具有优势,不仅可以早期筛查肺部病变,发现平片上难以显示的与胸骨及胸椎重叠的放射性肺炎,而且,HRCT 还可观察到肺组织的细微变化,较准确鉴别可逆变化(轻微渗出)与不可逆变化(条索状高密度影等)。MRI 检查应用不多,但增强动态 MRI 可有助于观察放射性肺炎不同病理时间灌注特点,以及急性放射性肺炎与放射性纤维化的不同组织病理变化,但有赖于更多临床经验的积累与验证。

(1)放射性肺炎的 CT 表现:①磨玻璃密度影:主要为急性期渗出性病变和肺水肿改变,表现为放射野内片状、云絮状磨玻璃密度影,与周围正常肺组织界限不清。②斑片状实变影:以肺泡内纤维素渗出、透明膜形成为主,表现为放射野内的斑片状密度增高影,分布与照射野相关,可呈跨肺叶、肺段分布(图 5-8-2)。普通的肺部感染则通常按肺叶、肺段分布,其内常可见"空气支气管征"。

(2)放射性肺纤维化的 CT 表现:①肺膨胀不全:呈照射野内跨肺叶、肺段分布的条形或类三角形致密影,边缘整齐,其内有时可见"支气管充气征"(图 5-8-2)。②致密纤维化:在照射野内位于正

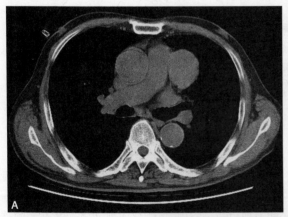
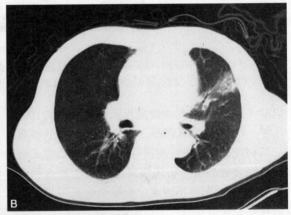
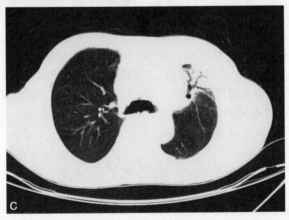

图 5-8-2 胸腺癌术前及手术放疗后的 CT 表现

A. 术前 CT 平扫示左前纵隔软组织密度肿块影;B. 术后并放射治疗后 1 个月 CT 复查,可见左肺上叶斑片状稍高密度阴影,边界模糊;C. 放射治疗后 1 年 CT 随访,可见左肺上叶体积缩小、实变,内见支气管扩张与充气征

常肺野和照射野之间的边缘锐利阴影,可呈刀切样改变。③伴随征象:同侧胸膜增厚、支气管、肺门或纵隔牵拉移位、对侧肺野的代偿性肺气肿等。

3. 放射性心脏损害 随着纵隔及横膈肿瘤放疗应用的增多和临床综合治疗疗效的不断提高,肿瘤患者寿命进一步延长,而放疗所致的放射性心脏损害(radiation-induced heart disease,RIHD)也逐步成为临床关注的热点问题。RIHD 也成为恶性淋巴瘤、乳腺癌及胸部恶性肿瘤患者放疗后重要的非癌性死亡原因之一。心脏各部分均有可能因放射治疗而引起放射性损伤,其中包括:心肌、心包、冠状动脉、瓣膜等,而以心包最为多见。RIHD 的发病机制至今尚不完全明确,可能与炎症迁延所导致心肌及血管壁纤维化、内皮损伤所导致微循环障碍、动脉粥样硬化及血栓形成等多种因素的综合作用有关。其损伤出现的时间、严重程度、受累范围与射线种类、照射野、剂量等有关。

(1)放射性心包损害:影像学征象多为迟发性,且随着随访时间的延长,其发生率也会增高。主要表现为渗出性心包炎或缩窄心包炎改变。心包积液典型的 X 线表现为心影显著增大但肺部无明显充血,大量心包积液使心影向两侧增大,呈“烧瓶状”,并随体位改变而变化。胸部 CT 或 MRI 是观察心包腔渗出积液和增厚的最佳手段。典型者表现为环绕心脏周围非对称性分布的水样密度/信号影,并可明确显示心包积液部位、积液量、心包纤维化或钙化等。

(2)放射性心肌损害:病理改变主要为弥漫性心肌纤维化形成,广泛的心肌纤维化导致心肌顺应性下降,从而导致心肌功能、电生理的改变,左心室的前壁最常受累及。心脏 MRI 及超声是目前评价心肌病变的主要手段,能谱 CT 及心肌 CT 灌注也已被初步尝试应用于心肌病变的评估中。

三、肿瘤治疗后随访与监测的影像学表现

纵隔和横膈肿瘤治疗后的影像学随访是一项非常重要和实用的临床工作,主要任务是通过比较治疗前、后病变的大小、数目、密度或信号变化、累及范围来客观、准确的评价治疗效果及其预后,对指导治疗方案的选择与调整具有重要意义。

胸部 CT 与 MRI 是目前最重要的评价手段,通过对比治疗前、后病灶及其周围组织结构的变化,在评估随访肿瘤手术后、放化疗后病灶残余、复发、转移等方面均具有重要价值。当在原肿瘤发生部位或手术切缘出现了渐进性增大的软组织结节或肿块时,多提示肿瘤复发可能,CT 与 MRI 增强扫描很有帮助,常表现为均匀或不均匀强化。但由于 CT 增强扫描时肉芽组织、瘢痕组织也会呈现一定的强化,有时较难将肿瘤残留或复发进行准确鉴别,也较难区分残余病灶是纤维化成分或是存活的肿瘤组织,故需通过多次追踪复查,对比肿块大小及密度/信号的改变。如多次复查显示肿块无变化,排除治疗方案以及耐药等因素,提示肿块为纤维化而不是残留有活性的肿瘤组织;反之,当结节或肿块逐渐增大并出现周围组织侵犯时多提示肿瘤复发可能(图 5-8-3)。当然,也可酌情采取一些更加积极的方法,如 PET-CT、穿刺活体组织检查等。

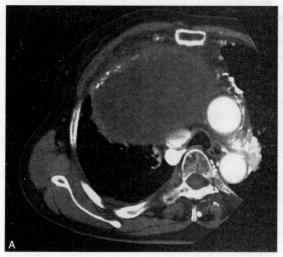
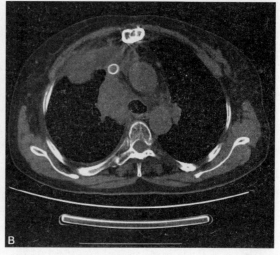

图 5-8-3 前纵隔恶性畸胎瘤手术前后的 CT 表现

A. 术前 CT 增强动脉期可见右前上纵隔巨大软组织密度肿块影,中央坏死无强化,周边强化,与周围界限不清;
B. 术后 6 个月 CT 复查,可见双侧纵隔旁、右侧胸膜及左侧前上胸壁多发软组织结节或肿块影,为术后复发改变。

肿瘤治疗后的 MRI 检查,对鉴别残余病灶是肿瘤还是纤维化有较大意义。有活性的肿瘤组织多表现为 T_1WI 低信号、T_2WI 高信号影,而治疗后纤维化则在 T_1WI 及 T_2WI 中均多表现为低信号。值得注意的是,不成熟的纤维组织、放射性炎症及肉芽组织在 SE 序列 T_2WI 图像上也可表现为不均匀的高信号,这在接受治疗中或治疗后 6 个月以内的患者中经常见到。在治疗结束 6 个月以后,T_2WI 图像上除脂肪组织外任何高信号改变均高度提示肿瘤复发。MRI 增强扫描无明显强化也是肿瘤无活性的征象之一。近期研究显示,某些功能性成像技术如 DWI 检查也有助于肿瘤复发的判断,如病变区域呈高信号影、ADC 值降低,多提示有肿瘤复发可能。

【思考题】

1. 纵隔肿瘤外科手术后的影像学检查应注意观察哪些内容?各种影像学检查方法应如何选择?各有何优缺点?

2. 纵隔肿瘤术后复发在不同的影像学检查方法上各有何相应的表现?如何与术后改变(如瘢痕或纤维化)进行鉴别?

(李智勇　伍建林)

第九节　影像学技术诊疗价值

一、技术应用综合评价

随着影像学设备、检查技术的不断发展与进步,其功能和作用日益强大,不仅可以从大体形态解剖学、也可从功能信息、分子影像等不同层次和深度对疾病进行综合剖析与理解。由于各种成像技术的原理不尽相同,各具优势与不足,因此,这些影像学技术在临床应用中的侧重方向与优选原则也各不相同。各种影像学方法不是相互替代,而是相互补充,从不同角度反映疾病的本质,以便做出更加全面、准确的诊断。目前,临床上在纵隔及横膈疾病的诊疗过程中常用的影像学技术包括 X 线胸片、CT、MRI 和 PET-CT 等,如何正确评价、合理使用这些技术以达到准确诊断目的,同时减少不必要的检查以提高诊疗效价比,具有十分重要的临床意义。

1. 发现与病变定位能力　对于大多数纵隔与横膈疾病,尤其是肿瘤性病变来说,在临床上往往缺乏特征性,许多患者常是体检或因其他疾病检查偶然发现。因此,临床上对该类疾病需提高足够的

重视,选择合适的影像学检查技术或方法。X 线胸片空间分辨率较高,但软组织分辨率差,纵隔病变往往被诸多组织结构遮盖或重叠,横膈病变如不能引起形态与位置的明显改变也难以显示病变。因此,X 线胸片对纵隔与横膈病变的发现与定位均存在较大的限度,尤其是较小的病变或居于纵隔中线区域的病变更是难以发现。CT 是无重叠、数字化的断面图像,且软组织分辨率较高,可十分清晰地显示纵隔内部的解剖层次和病变,尤其对 X 线胸片上重叠的、位于心影后、脊柱旁、近膈面等区域的病变。同时,纵隔肿瘤往往具有一定的好发部位特点,因此,CT 准确的定位也将提供更多有价值的诊疗信息。薄层 CT 的多平面重组图像还可从不同角度与方位对纵隔与横膈病变的定位、整体形态、毗邻关系提供重要的信息。MRI 具有无辐射、多断面成像、血管流空效应及软组织分辨率高等特点,其在病变定位、显示后纵隔神经源性肿瘤、血管相关性病变等方面具有一定优势,故在纵隔与横膈疾病的诊疗中具有较好的补充价值。

2. 病变定性能力　在对纵隔与横膈病变形态解剖信息的显示方面,CT 检查是最佳技术之一;同时,CT 还可通过病变细节显示、组织密度特点以及增强后血供变化等信息对疾病做出最终的定性诊断。MRI 具有重要补充价值,尤其对不同组织的特征提取和分辨能力很强,如可反映组织内部坏死、囊变、纤维化、出血、脂肪等;同时,对肿块与毗邻大血管关系、后纵隔肿瘤与椎管、神经孔等关系的显示方面亦优于 CT。应用 PET-CT 可以通过一次检查观察到全身代谢状况,不易漏诊,同时具有较高的敏感度和特异度。

3. 病变血流动力学及功能信息的显示　在纵隔及横膈病变的诊断和治疗中,CT 增强、CT 灌注成像(CTP)、MR 动态增强(DCE-MRI)等均可提供肿瘤内部的血流动力学信息;体素内不相干运动成像(IVIM)、MR 灌注成像(MR-PWI)等技术无须使用对比剂即可反映病变与肿瘤的血液微循环状态信息,弥散加权成像(DWI)则从肿瘤内部水分子的微观运动状态来评价肿瘤内部微结构改变,间接反映肿瘤组织细胞密度、间隙大小以及细胞膜完整性等信息,对于鉴别病灶的良恶性、肿瘤疗效评价等均具有重要的价值;PET-CT 可从肿瘤内部的葡萄糖功能代谢情况提供定性与定量诊断的功能学信息,有助于肿瘤的分期诊断或疗效评价。

4. 恶性肿瘤的随访及疗效评价　纵隔与横膈恶性肿瘤经手术、放疗或化疗等治疗后,准确评估

是否有肿瘤残留、复发、局部淋巴结和远处转移，对于患者的预后判断、随访及疗效评价十分重要。

依据肿瘤治疗指南，纵隔与横膈的恶性肿瘤术后或放化疗后一般均需规律性随访观察。影像学检查发现形态学异常时，需要除外复发可能。但肿瘤经过手术、放化疗后，可能在局部出现纤维化、坏死及瘢痕组织等改变，单纯依靠 CT 很难从形态学上与肿瘤的残留、复发鉴别。MRI 具有软组织分辨率高等优势，可以较好地区分纤维疤痕组织和复发的肿瘤组织，不仅可从 T_2WI 信号变化规律，而且可从 DWI、DCE-MRI 等功能影像信息进行综合评估，其评估或鉴别诊断价值均优于 CT。PET-CT 利用肿瘤组织葡萄糖代谢旺盛，而坏死、纤维化组织代谢极低甚至无代谢的特点，可较好地早期发现肿瘤的复发及转移。

影像学方法对肿瘤的疗效评价包括形态学和功能学两方面。形态学评估主要遵循实体瘤疗效评价标准（response evaluation criteria in solid tumors, RECIST），即在影像图像上观察肿瘤体积变化及是否有新发病灶。但是，肿瘤治疗后的变化不仅局限在形态学方面，肿瘤内部的微结构、微环境也在不断变化，如何更好、更早的揭示这些变化非常重要。功能学信息的评价可通过 CTP、DCE-MRI、DWI 等技术而实现。前两者通过比较治疗前后肿瘤内部血流灌注参数变化，后者则是比较治疗前后肿瘤组织内部水分子的微观运动信息变化来进行疗效评价，从不同角度揭示和反映肿瘤治疗后的微结构、微环境变化。

综上所述，应用于纵隔与横膈疾病诊疗评估的多种影像学方法各有其优势与缺陷，临床工作中应依据具体情况、合理选用、灵活搭配，使诊断效能做到最大化和最优化。同时，既可以从形态解剖学的静态角度，也可以从微循环灌注状态、水分子微观运动、葡萄糖代谢等多种功能信息角度，对纵隔与横膈疾病进行综合性与个体化诊断及疗效评价。

二、热点及展望

1. CT 功能成像

（1）CT 灌注成像：CTP 是功能成像方法之一，属于一种定量研究技术，是通过研究肿瘤组织的血流灌注状态以及组织血管化程度来反映肿瘤的病理解剖和病理生理改变。CTP 的灌注参数包括：血流量（blood flow, BF）、血容量（blood volume, BV）、平均通过时间（mean transit time, MTT）和表面通透性（permeability surface, PS）等，以此来评价组织器官或病灶的灌注状态。CTP 可用于肿瘤的良恶性诊断及鉴别诊断，也有助于肿瘤治疗后的疗效评价。近年来，已有研究应用该技术进行前纵隔实性肿瘤的鉴别诊断，并取得初步研究成果，但尚需更多中心和大样本的深入研究。

（2）能量 CT：能量 CT 的问世引发了 CT 领域的新革命，已成为"后多排 CT"时代最重要的 CT 成像技术之一。该类技术包括：①以图像空间处理为核心的双能减影技术；②以原始数据空间处理为核心的能谱成像技术。与常规 CT 比较，能量 CT 成像提供了更多的分析工具和定量指标，如：单能量 CT 值、有效原子序数、配对基物质浓度和能谱曲线等；这些多参数分析工具改变了常规 CT 依靠单一的 CT 值来对疾病进行表述的方法，以更广阔的视角对 CT 图像进行解析。已有研究将能谱 CT 技术应用于纵隔肿瘤的鉴别诊断中，如侵袭性胸腺瘤较淋巴瘤具有更加丰富的血供及碘基物质浓度，胸腺瘤与胸腺癌之间的碘基物质也存在一定程度的差异。这些研究均是利用能谱的基物质定量分析技术进行肿瘤的鉴别诊断，该技术在肿瘤的疗效评价、复发判定等方面也具有良好的应用前景。

目前，CT 综合实力大为发展，扫描速度与覆盖宽度均近乎于达极限，甚至可对不断跳动的心脏进行"冻结"成像。无论是大范围血管成像，还是容积 CT 灌注的功能成像，以及最新的能谱分析等技术均各具特色，甚至还能与最先进的 3D 打印技术结合。同时，由于 CT 技术时间分辨率不断进展，使得单次少量注射对比剂，即可完成多种不同技术的联合扫描成为可能，例如 CTA 联合 CT 灌注成像等，可大大减少对比剂使用剂量和降低对比剂的肾毒性。

2. MRI 功能成像

（1）IVIM 技术：20 世纪 80 年代 Le Bihan 等学者在假设毛细血管网内的组织分子运动是一种非一致、不同向、完全随机的运动前提下，提出体素内组织运动不相干理论，将组织内的分子运动分为毛细血管网内血液的微循环灌注运动及水分子的扩散运动两部分，通过数学模型可精确定量获取组织水扩散和微循环灌注参数，其中 f（perfusion fraction）为灌注分数，代表体素内毛细血管容积比，反映血容量容积比；D（diffusion coefficient）为扩散系数，代表水分子扩散运动；$D*$（pseudo-diffusion coefficient）为伪扩散系数，代表毛细血管网的微循环灌注情况，反映血流速度，单位为 mm^2/s。目前，IVIM 技术已经较广泛应用于全身多个器官病变的诊断与定量评价,如肝、肾、乳腺,涎腺以及软组织肿瘤等,能够反映其组织血流灌注状态,有助于鉴别肿瘤良恶性以及恶性肿瘤的病理分级。可以预测,将来有望应用于纵隔与横膈肿瘤诊断,尤其是淋巴瘤的诊疗评估。

(2)定量 DCE-MRI 技术:系通过计算组织 T_1 弛豫时间在增强前后的变换得到对比剂浓度的时间-信号曲线,然后根据药代动力学来定量分析对比剂在肿瘤血管内和血管外细胞外间隙(EES)的扩散过程和分布,对该曲线综合分析后可得出反映组织微循环的相关血流动力学参数,包括 Ktrans(对比剂从血管内渗漏到 EES 的转运系数)、Kep(对比剂从 EES 返回血管内的速率常数)、Ve(对比剂在 EES 占有的百分比,即容积分数)等。对于新生肿瘤而言,其微血管多不成熟,基底膜不完整,内皮细胞间隙增宽,微血管通透性增加,因此,肿瘤区域内 Ktrans、Kep 值较正常组织高。目前,定量 DCE-MRI 技术已经用于全身包括纵隔与横膈在内的多个器官和组织的肿瘤评价。

(3)MRI 快速与功能成像:MRI 电影序列可用于观察纵隔与膈肌运动的偏移、同步性以及运动速度的量化评估等,对于膈肌运动障碍、麻痹等功能性疾病均可进行研究与分析。DWI 等功能成像技术有助于纵隔与横膈肿瘤良恶性鉴别及治疗疗效预测等。

3. 放射组学 放射组学(radiomics)或影像组学是借助计算机科学将常规影像图像转换为可供挖掘的高通量数据,进行更为深入的图像信息挖掘,提取并筛选有价值的特征信息,从而建立疾病早期诊断预测模型、生存分析模型、疗效评价模型等一系列临床应用模型。目前,虽然提取的特征信息受到机器型号及重建方法的影响,但是,放射组学作为一种崭新的无创而廉价的定量影像方法,将在纵隔与横膈疾病的诊断与鉴别、预后预测、疗效评价等诸多方面具有较为广阔的应用潜力。

【思考题】

1. 有助于评价纵隔内病变血液供应等功能性影像学的检查方法有哪些?其基本原理与科研应用前景如何?

2. 放射组学的概念是什么?在纵隔病变尤其是肿瘤性病变的精准诊疗中可能有哪些应用?

(李智勇 伍建林)

第六章　胸廓、胸壁及胸膜疾病

第一节　概　述

呼吸是机体维持正常代谢和生命活动所必需的基本功能之一。呼吸全过程包括外呼吸和内呼吸，外呼吸即肺毛细血管血液与外界环境之间的气体交换过程，包括肺通气和肺换气；内呼吸即在组织中毛细血管内的血液通过组织液与细胞交换气体的过程。实现肺通气的组织器官包括呼吸道、肺泡、胸膜腔、横膈和胸廓等，胸廓中的胸壁肌和横膈是产生呼吸运动的动力器官。胸膜腔是连接肺和胸廓的重要结构，使肺在呼吸过程中能随胸廓而张缩。因此，正确认识胸廓、胸壁及胸膜正常解剖、生理及影像表现对诊断疾病相当重要。

（郭顺林　辛文龙　高剑波）

第二节　解剖、生理

一、胸廓的组成及功能

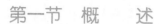

胸廓（thoracic cage）是胸壁的骨性基础和支架，由 12 个胸椎、12 对肋骨和 1 个胸骨借关节、软骨连结而组成。12 对肋骨左右对称，后端与胸椎相关节，前端仅第 1～7 肋与胸骨借肋软骨相关节，称为真肋；第 8～12 肋称为假肋，其中第 8～10 肋借肋软骨与上一肋的软骨相连，形成肋弓，第 11、12 肋前端游离，又称浮肋。胸骨是位于胸前壁正中的扁骨，形似短剑，分柄、体、剑突三部分，胸骨角两侧平对第二肋间隙，是计数肋骨的骨性标志。胸廓内包含心、肺、气管、支气管、纵隔等重要内脏器官，胸廓的后方为脊柱，肋骨、肋间隙位于两侧，胸骨和肋软骨位于前方。

胸廓的形态随着年龄生长不断发生变化，婴儿胸廓前后径略等于横径，生后 2 年内逐渐变为椭圆形。胸廓在成人发育为前后较扁、前壁短后壁长的圆锥形的骨性框架，后方 12 个胸椎位于后壁中线，椎体向腔内突出，肋骨先向外，至肋角处转向前行，

再弯向内侧经肋软骨抵达胸骨。胸廓上口呈肾形，为后高前低的斜面，由第 1 胸椎、第 1 肋骨和胸骨柄上缘围成，胸骨柄上缘约与第 2～3 胸椎间线平齐。胸廓上口有气管、食管及头颈上肢的大血管等通过，胸廓下口宽大，前高后低，由第 12 胸椎，第 11、12 肋及肋弓、剑突组成。两侧肋弓的夹角叫肋下角，角度大小因体形而异。胸廓下口有膈封闭，食管和大血管等穿经膈的裂孔走行。膈肌上有三个孔①主动脉裂孔：在第 12 胸椎前方，由左、右两个膈脚与脊柱共同围成，有降主动脉和胸导管通过；②食管裂孔：在主动脉裂孔的左前上方，为肌性裂孔，约在第 10 胸椎水平，有食管和迷走神经的前、后干通过；③腔静脉裂孔：在食管裂孔右前方，位于中心腱上，约在第 8 胸椎水平，有下腔静脉通过。

胸廓的弹性成分参与呼吸运动，胸廓处于自然位置时，肺容量约为肺总量的 67%（相当于平静吸气末的肺容量），此时胸廓无变形，不表现出弹性阻力的特征。当肺容量小于肺总量的 67%（如平静呼气或深呼气时），胸廓被牵拉向内而缩小，其弹性阻力向外，相当于吸气的动力、呼气的阻力；当肺容量大于肺总量的 67%（如深吸气时），胸廓被牵拉向外而扩大，其弹性阻力向内，成为吸气的阻力、呼气的动力。因此，胸廓的弹性阻力既可能是吸气或呼气的动力，也可能是吸气或呼气的阻力。平静呼气时，吸气肌舒张，由于此时肺的内向回缩力大于胸廓的外向弹性回位力，所以胸廓被牵拉而缩小，产生被动呼气。在呼气过程中，随着胸廓容积的缩小，胸廓的外向弹性回位力逐渐增大，当等于肺的内向回缩力时便终止，此时的肺容量即为功能余气量，约为肺总量的 40%。因此，肺和胸廓在平静呼气末的位置和肺容量的大小取决于肺内向回缩力和胸廓外向弹性回位力之间的平衡状态。当肺回缩力下降（如肺气肿）时，平衡位置向外移位，胸廓外扩呈桶状，胸膜腔内负压减小，功能余气量增大；当肺回缩力增高（如肺纤维化）时，平衡位置向内移位，胸廓容积减小，胸膜腔内负压增高，功能余气量

减低。而平静吸气时,在吸气肌收缩(为主)和胸廓外向弹性回位力的作用下,克服逐渐增大的肺内向回缩力,引起胸廓扩大,产生主动吸气,直到吸气终止。吸气末,胸廓回到其自然位置,此时肺容量约为肺总量的67%。

二、胸廓组成的骨性结构

1. 肋骨　肋骨(costal bone)是构成胸廓骨性结构的重要成分之一。初生时,肋骨主要为软骨,随年龄增长逐渐钙化。典型的肋骨可分为前端、后端和体部三部分,肋骨的后端稍膨大,由肋头和肋颈构成,肋头是末端的膨大,有关节面与相应胸椎的上、下肋凹相关节,肋头向肋头前端延续较细的部分称为肋颈,肋体位于肋颈与肋骨前端之间,扁而长,分内、外两面和上、下两缘,内面的下缘处有肋沟,其内有肋间神经和肋间后血管经过。肋体与肋颈交界处,突向后方的结节状凸起称为肋结节,其上面的关节面与胸椎的横突肋凹相关节。肋体向后最急转角处称为肋角,肋骨前端接肋软骨。第1肋近水平位,扁宽而短,无肋角和肋沟,分为上、下面和内、外缘,上面内缘处有一前斜角肌结节,为前斜角肌的终止处,其前、后方均有一横行浅沟,分别为锁骨下静脉沟和锁骨下动脉沟,第11、12肋骨无肋颈、肋结节及肋角。肋骨参与呼吸运动,吸气时肋颈沿自身长轴向后旋转肋体上提,并将其前端的胸骨推向前上,肋骨两侧外翻,所以胸廓的前后径、左右径均加大,呼气时做相反方向的运动,使胸腔容积减少。

2. 胸骨　胸骨(sternum)位于胸廓的前正中方,长而扁,自上而下由胸骨柄、胸骨体和剑突三部分组成,胸骨前面微凸,上宽下窄,两侧以肋切迹与7对真肋肋软骨相关节,胸骨柄呈菱形,其上缘的中份为颈静脉切迹,两侧为锁切迹,与锁骨相关节,柄外缘上份接第1肋。柄和体交界处呈微向前凸的角,称为胸骨角,与其侧方连结的是第2肋间隙,所以胸骨可作为肋骨计数的标志。胸骨体是位于胸骨柄和剑突之间的长方体骨块,其侧方有第2~7肋切迹。剑突扁而薄,接于胸骨体下端,其末端游离,于体表可触及。

3. 锁骨　锁骨(clavicle)略呈"S"形位于胸廓前上方,全长可于体表摸及。内侧2/3呈菱形,凸向前,外侧1/3上下扁,凸向后。锁骨内侧端胸骨端与胸骨柄的锁切迹相关节,外侧端扁平,呈为肩峰端,与肩胛骨的肩峰相关节。锁骨上面光滑,下面粗糙,作为肩胛骨与胸骨之间的支撑,使得肩胛

骨向外,胸廓与肩关节有一定的距离,从而保证上肢灵活运动。因此,锁骨骨折可影响上肢的运动。

4. 肩胛骨　肩胛骨(scapula)位于胸廓后外侧的上份,为形似三角形的扁骨,是胸廓后份的主要骨性成分,介于第2~7肋骨之间,可分为3个缘、3个角和前、后两个面。上缘短而薄,靠外侧有一切迹,称肩胛切迹,切迹外侧有一弯曲的指状突起,称为喙突。内侧缘薄而长,对向脊柱,又称为脊柱缘。外侧缘肥厚,邻近腋窝,又称腋缘,外侧缘有朝向外侧的梨形关节面,称为关节盂,与肱骨头相关节。肱骨头的关节面较大,关节盂的面积仅为关节头的1/3或1/4,因此,肱骨头的运动幅度较大,关节盂周缘有纤维软骨环构成的盂缘附着,加深了关节窝。盂的上下方各有一小的粗糙隆起,分别称为盂上结节和盂下结节。关节囊薄而松弛,附着于关节盂的周缘,上方将盂上结节包于囊内,下方附着于肱骨的解剖颈。在肩关节的上方,有喙肱韧带连结于喙突与肱骨头大结节之间,在肩关节的下方,盂肱韧带自关节盂周缘连结于肱骨小结节及解剖颈的下分。肩胛骨的下角平对第7肋或第7肋间隙,可作为计数肋骨的标志。上角为内侧缘与上缘的交汇处,与第2肋在同一水平。肩胛骨的前面为一浅窝,朝向肋骨,称为肩胛下窝。后面有一横行的骨嵴,称为肩胛冈,将肩胛骨后面分为冈上窝和冈下窝。肩胛冈的外侧端向前外伸展,形成肩峰,位于肩关节的上方,为肩部最高点。肩峰末端有朝向内侧、小而平坦的关节面,与锁骨相关节,称为肩锁关节,外伤会发生肩锁关节脱位。

三、胸廓各组成成分之间的连接装置(关节)

关节(joint)指的是两块或两块以上的骨之间能活动的连接,组成胸廓的关节包括:肋椎关节(肋横突关节和肋头关节)以及胸肋关节。

1. 肋椎关节　肋骨后端与胸椎之间有两处关节,一个叫肋头关节,由肋头与椎体肋凹组成,多数肋头关节内有韧带将关节分成上下两部分,除了第1、11和12肋头关节。另一个是肋横突关节,由肋骨结节关节面与横突肋凹组成。肋头关节与肋横突关节都是平面关节,两关节同时运动(联合关节),运动轴是通过肋颈的斜轴,运动时肋颈沿此运动轴旋转,肋骨前部则上提下降、两侧缘做内、外翻活动,从而使胸廓矢状径和横径发生变化,进行周而复始的呼吸运动。

2. 肋软骨与胸骨的连接(胸肋关节)　在第1

肋软骨和胸骨柄之间为直接连结，第 2~7 肋软骨与胸骨之间则形成微动的胸肋关节，第 8~10 肋软骨不与胸骨相连，而分别与其上方肋软骨形成软骨关节，在胸廓前下缘组成左、右肋弓，常作为腹部触诊确定肝、脾位置的标志，个体异质性造成了肋弓角不同。

四、组成胸廓的软组织

胸廓具有一定的弹性和活动性，起着支持和保护胸腹腔脏器避免外力损伤的作用。但其主要作用，还在于它的参与呼吸运动，吸气时胸廓各径均增大，其前后径和横径增大是肋骨和胸骨运动的结果，垂直径的增大是膈肌收缩、膈穹下降的结果。

1. 呼吸肌　呼吸肌是呼吸的动力，类似心脏对循环的泵作用。呼吸肌包括膈肌和肋间肌，膈肌为向上膨隆呈穹隆状的扁薄阔肌，位于胸、腹腔之间，称为胸腔的底和腹腔的顶。吸气时，膈肌收缩，膈顶下降，胸腔增大；呼气时，膈肌舒张，膈顶上升，胸腔缩小。肋间肌又称为胸固有肌，包括肋间外肌和肋间内肌，肋间外肌位于各肋间隙内，居浅层，肋间外肌起自于上位肋骨的下缘，肌束斜向下前，止于下位肋骨的上缘。吸气时，肋间外肌收缩，肋骨向上向外运动，体积增大；呼气时，肋间外肌舒张，肋骨向下向内运动，体积减小。深吸气时，除了膈肌和肋间外肌加强收缩外，控制第一肋骨和胸骨运动的胸锁乳突肌和斜方肌也参加收缩，可使胸骨柄及第一肋骨向上向外提起，扩展胸廓上部，胸廓和肺的容积进一步扩大，使更多气体进入肺内。用力呼气时，除呼吸肌舒张外，还有呼气肌参与收缩，其收缩使肋骨向下向内运动，胸廓体积减小，此时呼气过程也是一个主动过程。腹肌是主要的呼气肌，收缩时增加腹内压，膈肌被向上推挤，使胸廓的上下径减小。另外肋间内肌也是呼气肌，肋间内肌居肋间外肌深面，肌束方向与肋间外肌相反，收缩时使肋骨和胸骨下移，肋骨还向内侧旋转，使胸腔的前后径和左右径进一步缩小。

婴儿肋骨与脊柱几乎成直角，吸气时，不能通过抬高肋骨而增加潮气量。另外，婴儿胸部呼吸肌不发达，主要靠膈肌呼吸，因此主要以腹式呼吸为主。膈肌收缩和舒张易引起腹腔内器官的移位，造成腹部的起伏，但易受腹胀等因素影响，而且婴儿的膈呈横位，倾斜度小，收缩时易将下部肋骨拉向内，胸廓内陷，使呼吸效率减低。婴儿胸壁柔软，用力吸气产生较大负压时，在肋间、胸骨上下和肋下缘均可引起内陷，限制了肺的扩张，且吸气时胸廓

活动范围小，尤以肺的后下部扩张受限制。随着年龄增长，胸部呼吸肌不断发育成熟，由于肋间外肌收缩和舒张可引起胸廓起伏，因此以肋间外肌舒缩活动为主的胸式呼吸不断建立。一般情况下，成年人的呼吸运动都呈腹式和胸式混合式呼吸，只有在胸部或腹部活动受限时才出现单一形式的呼吸运动。如在妊娠后期，膈肌运动受限，则主要依靠肋间外肌舒缩呈胸式呼吸。

2. 胸肌　胸肌包括胸大肌、胸小肌和前锯肌。胸大肌是位于胸前外侧壁上部浅层内呈扇形的肌肉，起自锁骨内侧半、胸骨和上位 6 个肋软骨以及腹直肌鞘浅层，各部肌束向外汇聚合，以扁腱终止于肱骨大结节嵴。胸大肌的主要功能是帮助肩关节内收、旋内和屈，上肢固定则可上提躯干，也可上提肋骨帮助呼吸。胸小肌位于胸大肌的深面，呈三角形，起自于第 3~5 肋骨的外面，终止于肩胛骨的喙突，其主要作用是牵拉肩胛骨向前下方，当肩胛骨固定时，可上提肋骨以助于吸气。前锯肌为贴附于胸廓侧壁的宽大扁肌，以 8~9 个肌齿起自上位 8~9 个肋骨的外面，肌束斜向后上内方，绕胸廓侧壁和后壁，终止于肩胛骨内侧缘和下角的前面，其主要功能是牵拉肩胛骨向前并使其紧贴胸廓，下部肌束使肩胛骨下角旋外，助臂上举，当肩胛骨固定时，可以上提肋骨以助于深吸气。

3. 背肌　位于胸廓的背面，包括浅、深两组肌群，浅肌群包括斜方肌、背阔肌，深肌群主要有长的竖脊肌。

斜方肌位于颈部和背上部，为呈三角形的扁肌，起自于上项线、枕外隆凸、项韧带、第 7 颈椎和全部胸椎的棘突，上部肌束行向外下方，中部肌束水平向外，下部肌束斜向外上方，全肌止于锁骨外 1/3 部分、肩峰及肩胛冈。斜方肌的主要功能是帮助肩胛骨向脊柱靠拢，上部肌束可上提肩胛骨，下部肌束可使得肩胛骨下降。如果肩胛骨固定，两侧同时收缩可使头向后仰。

背阔肌位于背下部，是全身最大的扁肌，也呈三角形，以腱膜起自于下部胸椎的棘突、胸腰筋膜、骶正中嵴和髂嵴后份等处，肌束走向外上方，以扁腱止于肱骨的小结节嵴。主要作用是使得肩关节内收、旋内和伸，当上肢上举被固定时，可上提躯干。

竖脊肌位于背肌浅层的深面，整个脊柱棘突两侧的深沟内，对呼吸及胸廓功能意义不大，主要可使得脊柱后伸和仰头，一侧收缩则可以使脊柱侧弯。

4. 乳腺及皮下脂肪组织　成年妇女的乳腺是

两个半球形的性腺器官,位于胸大肌浅面,约在第2至第6肋骨水平的浅筋膜浅、深层之间。外上方形成乳腺腋尾部伸向腋窝,乳头位于乳房的中心,周围的色素沉着称为乳晕。乳腺由15~20个腺叶组成,每一腺叶分成很多腺小叶,腺小叶由乳管和腺泡组成,是乳腺的基本组成单位。每一腺叶有其单独的导管(即乳管),腺叶和导管均以乳头为中心呈放射状排列,小乳管汇至于乳管,乳管再汇合开口于乳头,乳管靠近开口1/3段略为膨大,是乳头状瘤好发的部位。腺叶、小叶和腺泡间有结缔组织间隔,腺叶间还有与皮肤垂直的纤维束,外连浅筋膜浅层,内连浅筋膜深层,称为Cooper韧带,若乳腺癌细胞浸润Cooper韧带可使其缩短而出现肿瘤表面皮肤凹陷,即"酒窝征"。

乳腺是许多内分泌器官的靶器官,其生理活动受垂体前叶、卵巢及肾上腺皮质等激素影响。育龄妇女在月经周期调节下,乳腺的生理状态在各种激素影响下呈周期性变化。妊娠及哺乳期时乳腺明显增生,腺管延长,腺泡分泌乳汁。绝经后乳腺腺体萎缩,被脂肪组织所代替。

五、胸膜

胸膜腔是连接肺与胸廓的重要结构,是一个不含气体的密闭的潜在性腔隙,使肺在呼吸过程中随胸廓而张缩,膈和胸廓中的胸壁肌则是产生呼吸运动的动力器官。胸膜腔内压比大气压低,为负压,负压不但作用于肺,牵引其扩张,也作用于胸腔内其他器官,特别是壁薄而扩张性大的腔静脉和胸导管等,影响静脉血和淋巴液的回流,当负压增大时,回心血量增多,反之则减少。正常胸膜腔内仅有少量浆液,没有气体,这一薄层浆液有两方面的作用:一是在两层胸膜之间起润滑作用,减小摩擦;二是浆液分子的内聚力使两层胸膜贴附在一起,不易分开,所以肺就可以随胸廓的运动而运动。因此,胸膜腔的密闭性和两层胸膜间浆液分子的内聚力有重要的生理意义。自从20世纪80年代以后,由于发现脏层胸膜厚的动物(包括人类),其壁层胸膜间皮细胞存在淋巴管微孔,脏层胸膜由体循环的支气管动脉和肺循环供血,对胸水的产生和吸收的机制达成共识,即胸水由于压力梯度从脏层胸膜的体循环血管内通过有渗漏性的胸膜进入胸膜腔,然后通过壁层胸膜的淋巴管微孔经淋巴管吸收,这一过程也见于机体的任何间质腔。正常情况下脏层胸膜对胸水循环的作用较小。

(郭顺林 辛文龙 高剑波)

第三节 正常影像学表现

一、正常X线表现

正常胸廓两侧对称,胸片标准体位为后前位,在X线上骨骼呈与解剖结构相似的致密影,软组织显示为高密度影,而软骨因钙化不足通常不全显影。

(一) 骨骼

1. 肋骨 通常第1~7肋骨前端以肋软骨与胸骨肋切迹相关节,第8~10肋软骨不与胸骨相连,而分别与其上方肋软骨形成软骨关节。在肋软骨未钙化之前不显影,因此胸片上肋骨前端呈游离状态。一般肋软骨钙化开始于25~30岁,多半第1肋骨首先出现钙化,接着由下向上其他肋软骨依次钙化。肋软骨钙化在胸片上表现为沿着肋软骨边缘的条片状致密影,很容易与肺野内病变相混淆。由于肋骨由后上向前下方走行,因此肋骨前后端并非在同一水平面,比如第6肋骨的前端相当于第10肋骨后端的水平。常可见先天性肋骨变异,包括①颈肋:较第1对肋骨短而小,位于第7颈椎旁,单侧或双侧;②叉状肋:肋骨前端增宽呈叉状,或有小的突起;③肋骨联合:最常发生于第5~6肋骨间,以肋骨后端脊柱旁处多见。

2. 锁骨 在胸部正位片,两侧胸锁关节距胸部中线的距离大致相等。胸部正位片正常锁骨骨皮质表现为连续、规整的高密度影,髓质密度较低。若发生锁骨骨折,则骨皮质连续性中断或毛糙,断端对位良好或不良。锁骨内端下缘处有半圆形凹陷,称为菱形窝,为菱形韧带附着处。

3. 肩胛骨 肩胛骨位于后位肋骨的背面,标准胸片肩胛骨应位于两侧肺野之外,以避免对肺野内病灶诊断的影响。投照过程中若肩胛骨内旋不足,则肩胛骨的内缘可与肺野的上外侧重叠,从而难以区别肩胛骨与肺野内病变。

4. 胸骨 在正位胸片上,胸骨大部分与纵隔影重叠,只有最宽处胸骨柄两侧缘可突出于纵隔影之外。

(二) 软组织

标准后前位胸片上下述胸廓软组织结构可见。

1. 胸锁乳突肌 正常后前位胸片上,胸锁乳突肌在两肺尖内侧形成外缘锐利的均匀致密影,若颈部不位于正中线,则两侧胸锁乳突肌致密影可不对称。

2. 胸大肌和胸小肌　胸小肌位于胸大肌内面,且体积较小,一般由胸大肌遮挡。胸大肌不发达者显示欠佳。在胸肌发达的男性,正常胸大肌位于两肺中部的外侧形成扇形密度增高影,右侧较左侧明显。

3. 女性乳腺及乳头　后前位正常胸部正位片上,女性乳腺可在两肺下野形成对称半圆形密度增高影,边界较清晰。一般在年龄较大的女性,可于第 5 前肋间附近见到表现为小类圆形致密影的乳头,通常左右对称,也可见于男性。

乳腺疾病常用到的 X 线摄影检查是钼靶 X 线,又称钼靶检查,是目前诊断乳腺疾病首选和最简便、最可靠的无创性检测手段,痛苦相对较小,简便易行,且分辨率高,重复性好,可通过图像前后对照来评估病情变化,不受年龄、体形的限制,目前已作为常规的检查。钼靶检查的优点是可以检测出医生触摸不到的乳腺肿块,特别对于乳房较大和脂肪型乳房者,其诊断性可高达 95%,对于以少许微小钙化为唯一表现的 T0 期乳腺癌(临床触诊阴性),也只有凭借软 X 线检查才能被早期发现和诊断,对乳腺癌的诊断敏感性为 82% ~ 89%,特异性为 87% ~ 94%。

(1) 乳头和乳晕:基于解剖结构,乳头位于锥形乳腺的顶端和乳晕的中央,密度较高,一般两侧大小一致,但也有大小不一者。乳晕位于乳头周围,乳晕区皮肤较乳腺其他部位皮肤厚,一般为 1 ~ 5mm。

(2) 皮肤、皮下脂肪和悬吊韧带

1) 皮肤:呈线形,除了乳房后下方胸壁反折处胸壁较厚之外,其余厚度均匀一致。正常皮肤厚度具有异质性,通常为 0.5 ~ 3mm。

2) 皮下脂肪与乳腺后脂肪:皮下脂肪位于皮肤与浅筋膜浅层之间,X 线表现为脂肪密度的透亮影,其内可见交错、线样而密度较高的纤维间隔、血管以及悬吊韧带。皮下脂肪层厚度随个体年龄及体型差异较大,在 5 ~ 25mm 之间。年轻致密型乳腺该层较薄,肥胖者该层较厚,脂肪型乳腺该层与腺体内脂肪界线不清。

乳腺后脂肪位于浅筋膜深层与胸大肌之间,表现为平行于胸壁的线样影,有个体差异性,与年龄及体重有关,厚度为 0.5 ~ 2mm,向上可达腋窝。在 X 线上,显示率较皮下脂肪层差。

3) 悬吊韧带:悬吊韧带对乳房起支持、固定作用,是包绕乳腺的浅筋膜在乳腺组织内形成的小叶间隔。悬吊韧带在 X 线上表现主要取决于乳腺发育情况,发育差者可不显示或表现为皮下脂肪层内的线状影,两端分别连接于乳头和浅筋膜;发育良好者则表现为狭长的三角形影,其基底部位于浅筋膜浅层。

(3) 浅筋膜浅层和深层:浅筋膜浅层在 X 线上表现为皮下脂肪层与腺体组织之间的线状影,连续而纤细,有时呈波浪状,悬吊韧带常附着于此处。

(4) 腺体组织:腺体组织在 X 线上的表现个体差异很大,常表现为团片状致密影,边缘较模糊,由许多腺体小叶和周围纤维组织间质融合而成。根据影像表现不同,将其分为①致密型乳腺:表现为整个乳腺为致密影,常见于腺体及结缔组织较丰富、脂肪组织较少的年轻女性或未育者;②脂肪型乳腺:X 线表现较为透亮,主要因整个乳腺或大部分乳腺由脂肪组织、残余纤维结缔组织、血管及乳导管组成,而腺体组织较少,多见于老年女性;③中间混合型乳腺:X 线表现为散在片状致密影,其间可见脂肪组织散在透亮区,多见于中年女性,其腺体组织逐渐减少,而脂肪组织增加。

(5) 乳导管:正常乳腺由 15 ~ 20 个腺叶构成,每一个腺叶对应一个乳导管,开口于乳头,呈放射状向乳腺深面走行,依次分支为小乳管,最后终止于腺泡。X 线平片上有时可显示大导管,呈放射状走行乳腺深部,表现为与纤维组织近似的线样影,很难区分开,因此将其与纤维组织统称为乳腺小梁,有时表现为均匀密度的扇形影,各支分支导管难以分清。

(6) 血管及淋巴结等组织:乳腺血管包括乳腺内动脉和乳腺内静脉,前者多见于脂肪型乳腺,可表现为走行迂曲的动脉影,动脉壁钙化时,呈双轨或柱状表现;后者在未婚女性中多较细小,在生育及哺乳期妇女则表现为静脉增粗。

乳腺内淋巴结通常不显示;偶尔显示为圆形结节影,直径多在 1cm 之下。X 线上常显示的淋巴结位于腋前或腋窝软组织内,可表现为圆形、椭圆形或蚕豆状环形或半环形影。

(三) 伴随阴影

肺尖部沿着第 2 后肋骨的下缘,可见由肺尖部反折胸膜及胸膜外肋骨下软组织组成的线条状密度增高影,宽一般为 1.5 ~ 2mm,称为伴随阴影。当胸膜增厚时,于胸片上可见伴随阴影增宽。

二、正常 CT 表现

胸廓软组织病变可在纵隔窗上显示,骨骼病变则需在骨窗上观察。

1. **软组织** 乳腺在胸壁最前方,位于胸大肌之外浅筋膜浅、深层之内,常于纵隔窗上显示较清晰。

(1) 脂肪组织:乳腺脂肪组织与身体其他部位的脂肪密度相似,常表现为低密度,CT值在-110 ~ -80HU之间,CT图像较X线平片有更好的空间分辨率,可以鉴别X线上易混淆的纤维结缔组织,显示X线上显示欠佳的乳房后脂肪组织。

(2) 乳腺腺体和乳导管:腺体组织表现为团片状致密影,其间隙内可见透亮的脂肪组织影。腺体CT值随着年龄及生理期可发生较大变化,一般在10 ~ 30HU之间。另外,根据乳腺实质类型,其CT表现亦不同:致密型乳腺表现为一致性致密影,腺体与脂肪组织对比度差;脂肪型乳腺总体密度较低,腺体与脂肪组织层次及对比较清晰;中间混合型则介于两者之间。增强CT检查,乳腺腺体呈轻度强化,增强后CT值增加10 ~ 20HU。大导管在CT上表现为自乳头向乳腺深面的放射状线状致密影,各级分支导管一般难以辨别。

(3) 胸壁肌:包括胸大肌、胸小肌、斜方肌、前锯肌及背阔肌等,可显示肌肉间隙内脂肪透亮影,CT图像上各组肌肉按肌束走行规整排列,呈等密度。

2. **骨骼** 通常骨骼在CT图像上是以骨算法重建并用骨窗显示,可以很清晰地显示骨皮质和骨小梁,皮质表现为线状或弧形致密影,而小梁表现为细密的网状影,骨干的骨髓内因含有脂肪组织而表现为低密度影,比如肋骨、锁骨等,由于胸骨骨髓内含脂肪成分少,因此局部可见网格样小梁结构。通常一个断面上同时可显示多根肋骨的部分断面,基于肋骨的生理解剖,同一层面位于胸壁腹侧的肋骨往往较背侧位置高,第1肋软骨钙化往往突向肺实质内,需注意勿误认为病变。肩胛骨位于胸廓背侧、肋骨之外,常表现为长条形不规则致密影。

三、正常MRI表现

MRI图像因胸壁各成分所含水分不同而表现差异较大,因此对软组织结构显示较敏感,对骨骼微细结构显示欠佳。

1. **骨骼** 由于骨皮质质子成分很低,产生的MRI信号很弱,因此MRI T_1WI 及 T_2WI 图像上均表现为低信号。若有骨折或骨挫伤,则可表现为 T_2WI 低信号内出现高信号或低信号区被破坏。中心部骨髓质内含有脂肪成分,在MRI上表现为较高信号。组成胸廓各骨骼在MRI图像上与CT相似,但是显示骨骼细微结构较CT差。

2. **软组织**

(1) 胸壁肌肉:胸壁肌肉在 T_1WI 和 T_2WI 上均表现为较低信号,肌肉间隙内可见线状的脂肪影及血管的流空影。脂肪组织在 T_1WI 上表现为高信号,T_2WI 上表现为较高信号,另外脂肪抑制序列可用来区别脂肪成分。

(2) 乳腺:乳腺MRI表现因序列不同表现差异很大,矢状位层面是乳腺成像最自然的位置,也是与外科手术最直观类似的层面,矢状位成像的技术优势在于用相对小的扫描野就可以包括整个乳腺,在一定的采集矩阵里可以提高空间分辨率。

1) 脂肪组织:脂肪组织通常在 T_1WI 及 T_2WI 上均表现为较高信号,在脂肪抑制序列上表现为低信号,可用以与其他组织鉴别。

2) 腺体组织和乳导管:在 T_1WI 上,纤维结缔组织和腺体不能区别开,纤维腺体组织表现为较低和中等信号,与肌肉组织大致呈等信号。在 T_2WI 上,腺体组织表现为中等信号(高于肌肉、低于液体和脂肪)。在 T_2WI 脂肪抑制序列上腺体组织表现为中等或较高信号。根据乳腺类型,其MRI表现不同:致密型乳腺的腺体组织占乳腺的大部分或全部,在 T_1WI 表现为低或中等信号,在 T_2WI 上表现为中等或较高信号,周围的高信号是脂肪组织;脂肪型乳腺主要由高信号的脂肪组织成分,残余的部分索条状乳腺小梁在 T_1WI 或 T_2WI 上均表现为低或中等信号;中间混合型乳腺的表现介于致密型和脂肪型之间,在高信号的脂肪组织之间夹杂斑片状中等信号腺体组织。动态增强 T_1WI 扫描时,正常乳腺实质呈轻度、渐进性强化且增加程度不超过增强前信号的1/3,若在经期或经前期可呈中度甚至重度强化表现。乳导管最终汇集于乳头,以矢状位观察最清晰。

随着磁共振功能成像的不断发展,也逐渐成为乳腺疾病诊断的常规序列,包括弥散加权成像(DWI)、灌注加权成像(PWI)、磁共振波谱成像(MRS)等。

弥散加权成像是目前唯一能观察活体水分子微观运动的成像方法,平面回波成像技术(EPI)是弥散加权成像的首选技术,它从分子水平反映人体组织的空间组成信息和病理生理状态下各组织成分水分子的功能变化,能够检测出与组织的含水量改变有关的形态学及生理学的早期改变,也是对动态增强扫描的一种补充。乳腺癌患者可出现在病变处弥散受限而表现为DWI局部高信号,ADC图显示为低信号。

灌注加权成像(PWI)基于团注对比剂追踪技术,当团注顺磁性对比剂进入毛细血管床时,组织血管腔内的磁敏感性增加,引起局部磁场的变化,进而引起邻近氢质子共振频率的改变,后者引起质子自旋失相,导致 T_1 和 T_2 或 T_2^* 的值缩短,反映在磁共振图像上则是 T_1WI 图像信号明显增加,而在 T_2 或 T_2^*WI 上则是信号明显降低。对比剂首过期间,血管内外浓度梯度最大,信号变化受弥散因素影响很小,所以能反映组织血液灌注情况,间接反映组织微血管分布情况。快速 T_2^* 首过灌注成像更特异地依赖于微血管灌注的变化,顺磁性对比剂通过毛细血管网时,充满顺磁性对比剂的毛细血管与周围组织之间的磁场磁化系数差异导致局部的磁场不均匀,在对磁场不均匀性敏感的序列上产生信号强度的丢失。可以通过增加对比剂的剂量来增加 T_2^* 效应,进而提高 T_2^* 首过灌注成像的敏感度。

波谱成像(MRS)是检测活体内代谢和生化信息的一种无创伤性技术,能够提供先于形态学改变的代谢改变信息,显示良、恶性肿瘤之间代谢的不同。由于乳腺内脂肪和腺体组织各向异性,H质子波谱上常在 3.2ppm 附近出现一个较大的脂质峰,形成所谓的波谱伪影。TE 时间缩短有助于增加信号强度,而 TE 时间延长则信号对比度(即分辨胆碱峰与脂质峰的能力)增加。采用回波时间平均技术可有效抑制这种伪影的产生。

3)皮肤及乳头:增强后乳腺皮肤可呈程度不一渐进性强化,皮肤厚度大致均匀。乳头双侧对称,增强呈轻至中度渐进性强化。

(郭顺林 辛文龙 高剑波)

第四节 胸壁疾病

一、先天畸形

先天性胸廓畸形(congenital wall deformities)主要发生于儿童,表现为部分胸壁外形及解剖结构异常,肋骨及肋软骨生长失衡为最主要的致病因素。病变也可能累及胸壁其他结构,如胸骨、肌肉、乳房等,并可伴随其他部位的畸形。

(一)漏斗胸

漏斗胸是最常见的儿童前胸壁发育畸形,特征是胸骨下部及相邻肋软骨向内凹陷形成漏斗状,为胸廓下部肋骨、肋软骨过度生长,胸骨代偿性后移

所致。

【病理与临床】

漏斗胸是以剑突为中心的胸骨及相应肋软骨向脊柱方向凹陷,下陷部分多为第 3 至 7 对肋软骨。幼儿漏斗胸常表现为局限性、对称性。年长儿胸壁凹陷范围可能增宽,部分可出现对称性凹陷。年幼患儿部分合并扁平胸,也可出现胸骨旋转、扭曲,或合并脊柱侧弯。

中、轻度漏斗胸除前胸壁不同程度凹陷外,一般无临床症状。多数患儿与同龄患儿相比,不太喜欢运动,有的易患上呼吸道感染。个别严重者运动后常感疲惫,甚至口唇发绀。年长儿常出现典型的漏斗胸体型,即两肩前倾、后背弓起、前胸壁凹陷以及腹部膨隆。青少年常伴有扁平胸。

【影像学表现】

1. X线表现 胸片表现为下段胸骨向后凹陷,与脊柱之间的距离缩短(图 6-4-1),心影移向一侧。

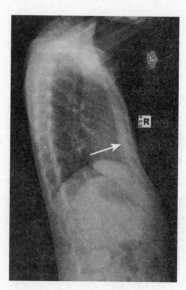

图 6-4-1 漏斗胸的 X 线表现

侧位胸片示下段胸骨向后凹陷,与脊柱距离缩短(箭)

2. CT 表现 表现为胸骨下段不同程度内陷,骨性胸廓前后径明显缩短,胸骨常部分向右旋转,心脏向左侧移位旋转,心脏旋转角越大,说明心脏受压旋转程度越重。CT 可同时评价肺内情况、气管支气管受压程度及合并畸形。VR 及 SSD 图像可立体显示胸廓形态,并有助于观察术后缓解程度(图 6-4-2,见文末彩插)。胸廓 Haller 指数可帮助评价漏斗胸的严重程度。选择轴位图像上胸骨凹陷最严重的层面,所测胸廓内缘横径与前后径的比

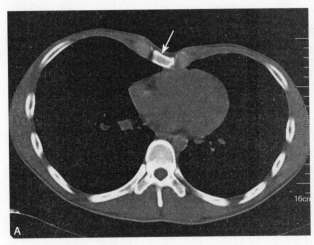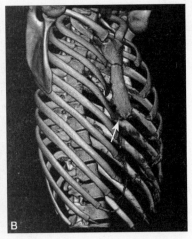

图 6-4-2 漏斗胸的 CT 表现

A. CT 轴位显示胸骨下段内陷,骨性胸廓前后径明显缩短,胸骨部分向右旋转(箭);B. VR 重建
直观显示胸骨下段及邻近肋骨凹陷(箭)

值,即为 Haller 指数。Haller 指数<3.2 为轻度,3.5
>Haller 指数≥3.2 为中度,Haller 指数数≥3.5 为
重度。Haller 指数>2.56(±6.35)即可确诊,>3.2
为手术指征。

(二) 鸡胸

鸡胸较漏斗胸少见,特征为胸骨上段及邻近肋
软骨向前突出。

【病理与临床】

鸡胸患者的胸骨上段及邻近肋软骨向前突出,
通常因胸骨及肋软骨生长失衡并伴随发育不成熟
的胸骨异常融合所致。分三型①对称性鸡胸:胸骨
弓形向前凸起;②非对称性鸡胸:以胸壁一侧突出
为特点,常伴有胸骨旋转;③球形鸽胸:少见,胸骨
柄、胸骨角连接处与相邻的肋软骨隆起,胸骨体下
2/3 凹陷。

临床可有气短、运动后喘息、运动中易受伤、平
躺时胸壁不适感、心悸等症状。鸡胸一般对心肺功
能影响较小,仅极重度鸡胸患儿才有肺功能受损
表现。

【影像学表现】

1. X 线表现　胸片表现为胸骨前凸,可伴
有胸骨倾斜或形态异常(图 6-4-3)。多数是胸
骨体和与之相连的下位肋软骨呈对称性向前突
出,少数呈不对称状。个别呈混合畸形,如一侧
凸起而另一侧凹陷,胸骨常较明显地旋转向凹
陷一边,或上段呈鸡胸而下段呈漏斗胸改变。
鸽胸为极少见的类型,表现为胸骨柄和高位肋
软骨的突起,同时胸骨体相对下陷,胸骨可呈
"Z"型或"逗号"状。

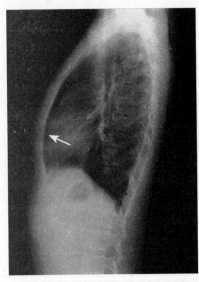

图 6-4-3 鸡胸的 X 线表现

右侧位胸片示胸骨前凸,与脊柱之间的
距离增加(箭)

2. CT 表现　轴位图像上表现为胸骨段及邻
近肋软骨向前突出,胸廓两侧扁平,胸骨后间隙增
宽,可伴有肺部及心脏改变等(图 6-4-4)。VR 及
SSD 像可直观显示胸廓整体形态。

在 CT 横断面图像上,选择胸骨最突出层面,测
量胸廓最大内横径与同层面胸骨最凸点后缘至椎
体前缘距离的比值 HI,可评价鸡胸的严重程度。
胸骨旋转角可评价胸骨旋转的情况,指胸骨倾斜最
明显层面胸骨倾斜线与水平线间夹角。

(三) Poland 综合征

Poland 综合征是一种单侧胸壁发育不良合并
同侧手指畸形的先天性畸形。

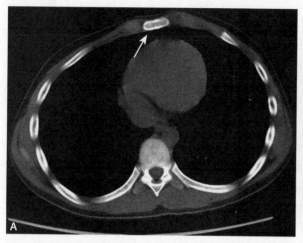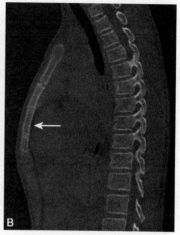

图 6-4-4　鸡胸的 CT 表现

A. CT 轴位示胸骨及邻近肋软骨向前突出，胸骨后间隙增宽（箭）；B. CT 矢状位重组图像显示胸骨向前凸出（箭）

【病理与临床】

患儿病情严重程度不一，可有胸肌、前锯肌、背阔肌、乳房、肋骨、皮下脂肪的发育不良。手部畸形可有短指、少指、并指、小指等。乳房可缺如或发育不良，并伴发肋骨发育不良及脊柱侧弯。其他可能并发的内脏畸形包括肾、心脏、肝、胆管的发育不良。中枢神经系统发育异常包括脑膜膨出、巨脑回和其他神经管缺陷等。还可伴发血小板异常、白血病、淋巴瘤等。

【影像学表现】

1. X 线表现　患侧胸廓透亮度增高，为胸壁软组织发育不良所致。肋骨畸形表现为肋骨前端短而细，可单根或多根受累。

2. CT 表现　患侧胸壁塌陷，胸壁肌肉变薄或缺如，皮下脂肪变薄，通常单侧胸大肌胸肋部缺如，常伴胸小肌缺如。CT 轴位软组织窗结合 VR 重建能清晰显示并区分胸部各组肌群及其异常。SSD、VR 重建可清晰显示肋骨及肋软骨缺如、发育畸形及细小等异常表现。

（四）胸骨裂

胸骨裂是罕见的胸壁发育畸形。

【病理与临床】

胸骨裂可从胸骨柄开始向下延伸，形成胸骨上端裂、下端裂或全裂等。严重者合并许多严重畸形，如 Cantrell 五联征，包括胸骨缺损、膈肌缺损、腹壁中线缺损或脐膨出、心包缺损及心脏畸形、异位等。

患儿临床表现常有反常呼吸、发绀、呼吸困难和反复的呼吸道感染。体格检查可见胸骨区的上、下部或全部有软组织裂隙，并可触及血管搏动。

【影像学表现】

1. X 线表现　最常见的表现为自胸骨柄至第 3、4 肋间的胸骨呈"U"形缺损，胸锁关节外移，但锁骨的长度正常，肋骨及脊柱无畸形。

2. CT 表现　CT 可直观显示胸骨裂的缺损位置及形态，同时可观察胸锁关节、锁骨、肋骨、脊柱等骨关节情况。

【诊断要点】

1. 胸廓畸形为先天性，多见于儿童。

2. 临床症状可有可无，可重可轻，查体对疾病诊断价值大。

3. 各种畸形均具有较典型的影像学表现。

【影像报告书写的注意事项】

1. 详细描述 X 线、CT 征象，必要时分型，注意观察其他部位伴发畸形。

2. 要结合临床症状、体征等重要的参考信息。

【鉴别诊断】

胸壁畸形依靠影像学检查结合临床病史及体征能作出准确的诊断，一般情况下无须与其他疾病进行鉴别诊断。

【诊断价值】

胸部 X 线片快速简便、经济且辐射量小，但病变细节显示不及 CT。CT 是诊断此类畸形的最佳方法，可对畸形进行分型并评估严重程度，对手术方案制定及术后评价有重要价值。

【注意事项】

1. 流行病学：主要发生在儿童。

2. 注意结合患者的临床和体征。

【诊断思维与点评】

胸壁畸形可以是独立存在的畸形或仅仅是遗传综合征的一种表现,应仔细观察每例胸壁畸形是否还有其他器官系统的症状或体征。胸壁畸形的临床及影像学表现多典型,诊断容易。

二、胸壁肿瘤

胸壁肿瘤是指不包括皮肤、皮下组织及乳腺来源的胸廓深部软组织、肌肉及骨骼的肿瘤,前胸壁及侧胸壁较后胸壁多见,可分为原发性和继发性。原发性胸壁肿瘤又分为良性及恶性。原发骨肿瘤多见于肋骨;转移性肿瘤系从他处恶性肿瘤转移而来,以转移至肋骨常见。

【病理与临床】

胸壁原发肿瘤可来源于肋骨、软骨、神经、肌肉、血管、脂肪和淋巴结等,病理类型繁杂。转移瘤最常见的原发肿瘤包括肺癌、乳腺癌及肾癌等。

胸壁肿瘤早期可无明显症状,后期多伴有局部肿块或肿胀及不同程度的疼痛及压痛。胸痛多提示骨骼受到了侵犯,多见于恶性肿瘤。

【影像学表现】

（一）骨肿瘤

胸壁最常见的良性骨肿瘤是骨软骨瘤及骨纤维结构不良。成人胸壁最常见的原发性恶性骨肿瘤是骨肉瘤,儿童最常见的是尤文肉瘤。成人胸壁最常见的继发性恶性骨肿瘤是转移瘤。

1. 骨软骨瘤 典型表现为与受累骨的骨髓相延续的一个带蒂或不带蒂的向外生长的骨性新生物（图6-4-5）。出现软组织肿块及骨质破坏时,考虑恶变。

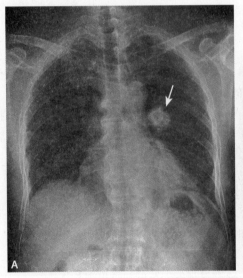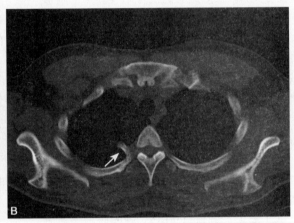

图6-4-5 肋骨骨软骨瘤的影像学表现

A. X线平片示左侧第3前肋一不规则形骨性肿块（箭）;B. CT示右侧肋骨一条状骨性新生物,向肺内生长,骨皮质与邻近肋骨延续,见窄蒂影（箭）

2. 骨纤维结构不良 多表现为发生于后肋的磨玻璃样病变,呈膨胀性生长,可发生病理性骨折（图6-4-6）。MRI上无软组织肿块及液-液平面,借此可与骨巨细胞瘤及动脉瘤样骨囊肿鉴别。

3. 软骨肉瘤 常发生在前胸壁靠近胸骨的肋软骨弓。常表现为含有软骨样基质的溶骨性病变,周围有硬化边缘,常有呈环状或者弧形的蛋壳样钙化,多位于病灶边缘（图6-4-7）。

4. 骨肉瘤及尤文氏肉瘤 为年轻人最常见的原发性恶性胸壁骨肿瘤。骨肉瘤多表现为快速生长的肿块,伴有类骨样的肿瘤基质、星芒状骨膜反应及周围软组织肿块。尤文氏肉瘤更常见于骨盆,胸壁约占15%。X线平片多表现为骨质破坏及葱皮样骨膜反应。CT及MRI上密度/信号多不均匀,增强后有明显强化。

5. 浆细胞瘤 浆细胞骨髓瘤多表现为孤立的骨质破坏,可伴有周围软组织肿块（图6-4-8）。多发性骨髓瘤则表现为多根肋骨溶骨改变,可伴软组织肿块,全身其他骨骼亦有溶骨性破坏。

（二）神经源性肿瘤

1. 神经鞘瘤 起源于神经鞘施万细胞。X线片常不能发现较小的神经鞘瘤,当肿瘤较大致肋骨受侵时,可显示胸壁高密度影,病灶处肋间隙增宽,肋骨受压呈弧形变薄。CT病灶呈圆形、椭圆形或

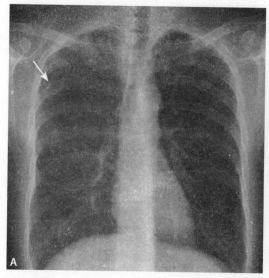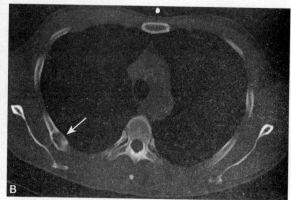

图 6-4-6　肋骨骨纤维结构不良的影像学表现

A. X 线平片示右侧第 5 后肋膨胀性病变,骨皮质变薄(箭);B. CT 示肋骨呈膨胀性病变,骨皮质变薄,病灶内部密度不均匀(箭)

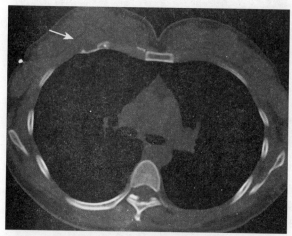

图 6-4-7　肋骨软骨肉瘤的 CT 表现

CT 示右侧前胸壁肋软骨弓处溶骨性骨质破坏,见软组织肿块影,其边缘见少许高密度钙化影(箭)

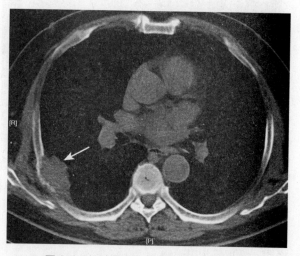

图 6-4-8　肋骨浆细胞骨髓瘤的 CT 表现

CT 示肋骨骨质破坏,骨皮质不连续,局部见软组织肿块,密度较均匀(箭)

不规则形,边界清楚,边缘多光滑,密度多均匀,伴有坏死囊变时,密度不均匀。增强扫描肿块呈中度至显著强化,囊性和坏死区域无强化。肿块较大时可推挤周围结构,甚至突入胸腔。肋骨可受压变薄形成切迹伴骨质增生硬化(图6-4-9)。MRI T_1WI 上表现为等于或稍高于肌肉的信号,T_2WI 上可表现为低信号周围环绕高信号,称"靶征",为神经源性肿瘤的特征性表现。组织学上神经源性肿瘤存在细胞为主的 Antoni A 区和以含水分较多的 Antoni B 区,前者在 T_2WI 上呈低信号,后者呈高信号。当 Antoni B 区位于瘤体周边部时即在 T_2WI 上形成"靶征"。增强

扫描时,外周高信号的部分呈中至显著强化,区别于囊变坏死。较小的肿瘤,增强扫描明显均匀强化。

2. 神经纤维瘤　来自于神经纤维的缓慢生长的肿瘤。CT 平扫绝大多数为低密度,并呈不均匀强化。MRI T2WI 表现为特征性的中心信号,低于周围的"靶征"。增强扫描明显强化。

3. 神经节细胞瘤　起自胸壁交感神经节。常表现为椎旁边界清楚的肿块,可伴钙化。CT 表现为均匀或不均匀密度影。MRI T1WI 及 T2WI 常为均匀等信号,周围可见线状低信号。

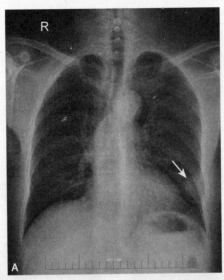

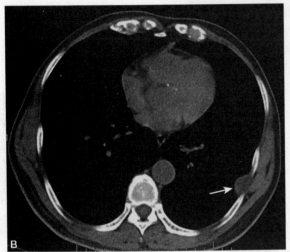
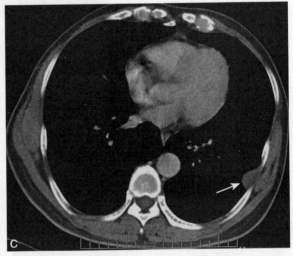

图 6-4-9 胸壁神经鞘瘤的 X 线及 CT 表现

A. X 线平片示左侧第 7~8 肋间隙水平椭圆形软组织密度肿块影,凸向肺野(箭);B. CT 平扫示左侧胸壁椭圆形软组织密度肿块影,边界清晰,密度均匀(箭);C. CT 增强后肿块轻度均匀强化(箭)

(三) 软组织肿瘤

胸壁软组织肿瘤起源于骨骼肌、结缔组织及脂肪组织。最常见的良性胸壁软组织肿瘤是脂肪瘤。最常见的恶性胸壁软组织肿瘤是恶性纤维组织细胞瘤,又称梭形细胞肉瘤。

1. 脂肪瘤及脂肪肉瘤 X 线片上密度较淡,形状不规则。CT 上脂肪瘤表现为胸壁局限性脂肪密度影,形状规则或不规则,可有菲薄的包膜。增强后无强化,分隔轻度强化。CT 可作出定性诊断(图 6-4-10)。MRI T_1WI 及 T_2WI 序列上均表现为均匀高信号,脂肪抑制序列上呈现低信号。脂肪肉瘤与脂肪瘤的区别在于病灶内除见脂肪成分外,尚可见软组织密度成分,密度或信号不均匀(图 6-4-11)。

2. 纤维瘤 起源于胸壁深部肌腱或骨膜。X

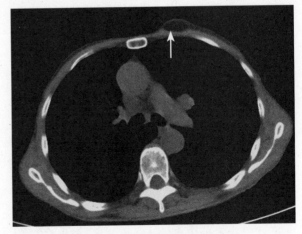

图 6-4-10 胸壁脂肪瘤的 CT 表现

CT 平扫示左侧前胸壁一椭圆形脂肪密度肿块,边界清晰,密度均匀(箭)

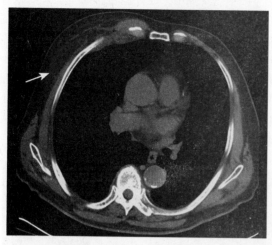

图 6-4-11 胸壁脂肪肉瘤的 CT 表现

CT 平扫示右前胸壁椭圆形混杂密度肿块,以脂肪密度为主,内见条状软组织密度影(箭)

线片上表现为胸壁深部圆形或椭圆形软组织阴影,肋骨可受压。CT 上多表现为低或等密度软组织肿块,增强扫描呈明显强化,病灶内偶可见钙化,与邻近组织分界欠清。MRI T_1WI 表现为低信号,T_2WI 常为稍高信号,可明显强化。

3. **胸壁间叶性错构瘤** 为婴幼儿较罕见的良性肿瘤。X 线表现为病变累及肋骨引起肋骨破坏、膨胀及畸形,有时可见钙化灶,边界清楚,呈分叶状。CT 表现为体积较大的不均匀膨胀性肋骨病变,伴胸膜外软组织肿块时可见钙化、囊变区。MRI T_1WI 常为不均匀信号,部分可见出血,T_2WI 为不均匀信号,增强后可中度或轻度强化(图 6-4-12)。部分继发动脉瘤样骨囊肿时病灶内可见液平。

4. **恶性纤维组织细胞瘤** CT 表现为密度不均匀的肿块影,增强扫描呈不均匀强化。MRI T_1WI

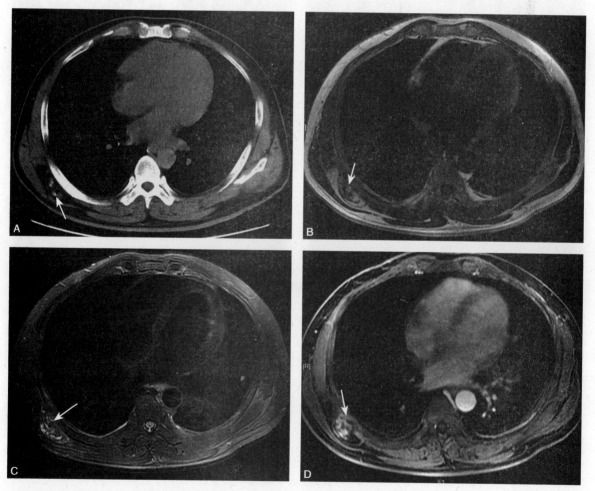

图 6-4-12 右侧胸壁错构瘤的 CT 及 MRI 表现

A. CT 平扫示右侧后胸壁椭圆形混杂密度影,内见脂肪密度影及结节样高密度钙化影,边界清晰(箭);B ~ D. MRI T_1WI 呈高低混杂信号(箭),压脂 T_2WI 原 T_1WI 高信号区呈低信号改变,另见条片状高信号区(箭),增强后呈不均匀明显强化(箭)

及 T_2WI 表现为混杂信号,可显示肋间肌肉受侵情况。

(四)胸壁转移瘤

1. X线表现 大多数转移病变为溶骨性,骨破坏与正常骨的移行带模糊不清,伴或不伴有软组织肿块。成骨型转移瘤表现为骨正常结构消失,呈边界不清的密度增高区,通常不伴有软组织肿块。

2. CT表现 CT显示骨质病变及肿瘤钙化优于X线平片及MRI。成骨型转移瘤呈大片状或棉团状高密度影,边界不清,大小不一;溶骨型转移瘤表现为骨内大小不一的溶骨性骨质破坏,骨小梁破坏消失,骨皮质呈不规则筛孔样破坏,周围伴或不伴软组织肿块;混合型转移瘤兼有两种表现。胸壁软组织转移瘤少见,表现为不规则形肿块,密度不均匀,增强后轻中度强化(图6-4-13)。CT表现无特征性,恶性肿瘤病史对诊断有帮助。

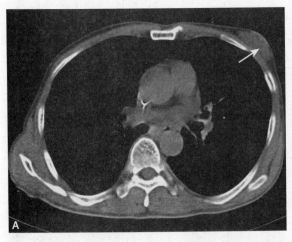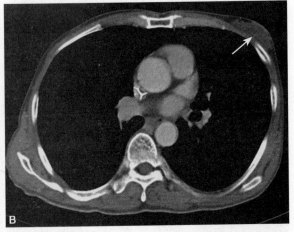

图 6-4-13 肺癌胸壁转移瘤的 CT 表现
A. CT平扫示左侧前胸壁一不规则形软组织密度肿块影,边界尚清晰,密度均匀(箭);B. 增强后呈轻度强化(箭)。穿刺病理示转移性腺癌

3. MRI表现 大多数转移瘤在T1WI表现为局灶性或弥漫性低信号,T2WI溶骨性病灶呈高信号,而成骨性病灶仍呈低信号,混合型转移瘤呈高低混杂信号。增强扫描肿瘤大多数有强化,少数不强化或轻度强化。MRI在显示骨髓、软组织受侵犯范围方面优于CT。

【诊断要点】

1. 患者年龄大,病程短,发展快,疼痛严重,肿瘤直径>5cm,软组织肿瘤侵犯骨组织和骨肿瘤累及软组织应考虑为恶性。

2. 患者年龄小,病程长,发展慢,无明显疼痛,肿瘤直径<5cm,肿瘤边界清晰应考虑为良性。

【影像报告书写的注意事项】

1. 注意对肿瘤的大小、形状、密度(信号)、边界、周围结构、强化方式及程度进行多方面的描述。

2. 注意患者有无其他部位恶性肿瘤病史。

3. 对X线、CT及MRI资料进行综合分析。如有前片,需进行比较。

【鉴别诊断】

1. 以肋骨、胸骨骨质破坏为主要表现的病变种类繁多,需重点鉴别的是:①骨髓瘤与转移瘤均好发于老年人,均可表现为多发性溶骨性骨质破坏并周围软组织肿块。但多发性骨髓瘤患者具有尿本-周蛋白增高、全身性骨质疏松、病变区呈穿凿样骨质破坏等特点。②肋骨骨纤维结构不良和嗜酸性肉芽肿。肋骨骨纤维结构不良好发于肋骨体部,病变范围较广泛,常累及多根肋骨且单侧发病,呈磨玻璃样改变或见较明显增生硬化,不形成软组织肿块,病灶内部密度不均匀,可见囊变、钙化。肋骨嗜酸性肉芽肿好发于青少年,前肋多见,呈溶骨性或膨胀性骨质破坏,无明显骨膜反应,邻近可形成较大的软组织肿块,增强扫描肿块中度均匀强化。

2. 发生于肋间隙的软组织肿块 肿块中心位于胸壁中层结构肋间隙内,最常见的病变是肋间神经鞘瘤、脂肪瘤。两者常呈哑铃形,可同时向胸内、胸外生长,CT上胸膜外脂肪层内移提示肿块来源于胸膜外。两者CT表现均具有特征性,鉴别不难。

3. 发生于肋骨、胸骨外侧胸壁的软组织肿块 此型病变种类繁多,在本组病变中包括腋窝淋巴结病变、乳腺癌、纤维类肿瘤等。腋窝淋巴结病变多为转移瘤及淋巴瘤,诊断较容易。纤维类肿瘤表现无特征性,诊断较困难。

【诊断价值】

X线能确定肿瘤是否发生于胸壁及其部位与范围,还可用以发现无症状和体征的胸壁肿瘤。X线能区别胸壁肿瘤来自骨骼还是软组织,并可辅助诊断肿瘤的性质。

CT有助于判断瘤体的部位、大小、范围及有无转移,了解软组织、胸膜、纵隔和肺的受累情况,明确肿瘤是在胸壁还是在肺内、对胸内器官侵犯的情况及有无纵隔转移等。

MRI拥有良好的软组织分辨率及多平面成像能力,对胸壁肿瘤的诊断能够提供很大的帮助。

【注意事项】

仅少数胸壁肿瘤根据其影像特点能够作出正确诊断,大多数胸壁肿瘤影像学表现缺乏特征性,诊断较为困难。即便如此,应尽可能推断胸壁肿瘤的良恶性质,并明确肿瘤的范围和毗邻关系,以指导临床制定相应的诊疗方案。

【诊断思维与点评】

胸壁肿瘤的影像诊断思路如下:①肿块起源,是源自胸壁骨骼还是软组织;②区分是肿瘤性还是非肿瘤疾病;③是良性还是恶性,如考虑恶性则要区分是原发性还是转移性;④结合临床及实验室检查,尽可能做出具体的疾病诊断。

总体而言,胸壁骨源性肿瘤的诊断较胸壁软组织来源的肿瘤容易些。诊断时要注意观察全面细致,尤其是对某些特征性组织成分加以重视,如脂肪、钙化、软骨基质、血管等。如含脂肪组织的肿瘤需考虑脂肪瘤、脂肪肉瘤及错构瘤等;软骨样或者骨样基质中伴有脂肪和软组织成分时要考虑软骨肉瘤、骨肉瘤;弥漫性溶骨改变伴软组织肿块形成时要考虑多发性骨髓瘤。尽管如此,大多数胸壁肿瘤影像表现缺乏特异性,需综合临床及影像表现做出初步诊断,最终依靠手术或穿刺活检得出病理诊断。

三、胸壁结核

胸壁结核是指壁层胸膜外的软组织或肋骨、胸骨(不包括胸椎及乳腺)因结核分枝杆菌感染致组织受到破坏,胸壁形成结核性脓肿或包块。

【临床及病理】

胸壁结核好发于青壮年,其基本病理变化为结核性肉芽肿和干酪样坏死。绝大多数继发于肺结核、胸膜结核和纵隔淋巴结结核。

胸壁结核患者全身症状多不明显或轻微,可有疲倦、潮热、盗汗、虚弱等症状。多数患者表现为胸壁无痛性软组织肿块,按之可有波动感。脓肿穿破皮肤,形成溃疡或窦道且经久不愈。

【影像学表现】

1. X线表现　胸片可初步确定病灶的位置、大小、形态、密度以及与胸膜的关系等,以切线位最佳。胸片可显示肋骨破坏,也可帮助查找肺部有无结核病灶。

2. CT表现　CT平扫表现为胸壁肋骨附近的软组织肿物,中央区坏死液化,增强扫描肿块呈薄壁环形线样明显强化,为冷脓肿形成的特征性表现。可伴有继发性骨质破坏或骨膜增生以及少许钙化。少部分胸壁结核表现以肋骨溶骨性破坏为主、周边仅见少许死骨及软组织轻微肿胀。多数患者可同时伴有肺内、胸膜及纵隔淋巴结结核(图6-4-14)。

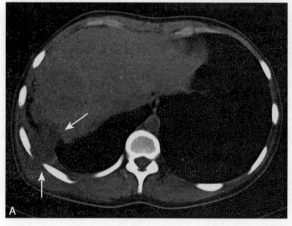
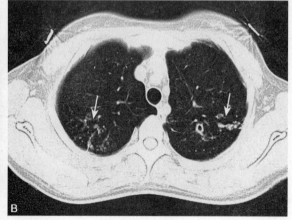

图6-4-14　胸壁结核的CT表现

A. CT平扫示右侧后胸壁肋骨附近的软组织肿物,密度较低,密度欠均匀,见少许小点状高密度钙化影,形态不规则,病变穿过肋间肌呈"哑铃样"改变(箭);B. 双肺上叶见结核病灶(箭)

3. MRI 表现　胸壁结核与其他部位的结核病灶相似,成分较复杂,T₁WI 可呈低信号、等信号,T₂WI可呈低、等、高信号,且信号不均匀。坏死区

DWI 信号与其成分相关,以凝固性坏死为主时 DWI 呈低信号,以液化坏死为主时,DWI 呈高信号。增强后呈环形强化,坏死区不强化(图 6-4-15)。

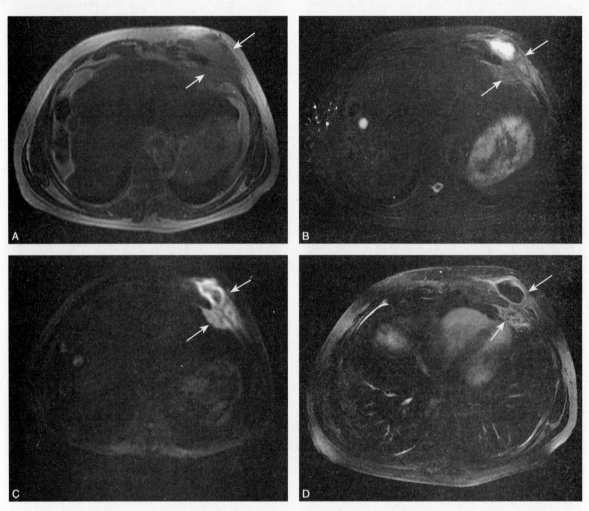

图 6-4-15　胸壁结核的 MRI 表现

A. MRI 示左侧前胸壁一不规则形软组织肿块影,T₁WI 呈等信号(箭);B. T₂WI 呈混杂高信号,其内见囊变坏死区,呈高信号影,周围见低信号分隔(箭);C. DWI 上囊壁呈高信号(箭),囊内呈稍低信号;D. 增强扫描病灶壁明显环状强化,内部液化坏死区未见强化,周围软组织亦可见强化(箭)

【诊断要点】

1. 胸壁结核好发于青壮年,肺或其他部位可存在结核病灶。

2. 胸壁结核以前胸壁发病率高。

3. 临床症状及实验室检查提示结核感染。

【影像报告书写的注意事项】

1. 应对病变的大小、形状、密度(信号)、边界、周围结构改变等全面描述,注意有无肋骨破坏。

2. 注意患者有无肺或其他部位结核病灶。

【鉴别诊断】

本病需与胸壁化脓性感染及胸壁肿瘤等鉴别。胸壁化脓性感染多由金黄色葡萄球菌或绿脓

杆菌所致,有红、肿、热、痛等化脓性炎症的临床表现,有别于结核冷脓肿。胸腹部手术或胸壁穿刺后出现的胸壁炎性肿块,首先应考虑为化脓菌感染,脓液培养及相关实验室检查等有助于鉴别。

胸壁肿瘤内伴有坏死液化时需要与结核鉴别。一般而言,胸壁肿瘤范围较局限,境界较清晰;胸壁结核范围较广,病灶周围组织水肿。胸壁肿瘤坏死壁不光整,可见壁结节,有不均匀强化;胸壁结核坏死壁光整,无突起,呈线状显著均匀强化。

【诊断价值】

胸壁软组织间缺乏良好的天然对比,解剖结构前后影像重叠,因此 X 线平片对胸壁结核的诊断价

值不高。MRI 因胸部易出现多种伪影,空间分辨率欠佳,对死骨、钙化及肺内病变检出率差,检查时间长,亦不适于胸壁结核的检查。CT 因密度分辨率高,图像无重叠,结合增强检查能清楚显示胸壁病变的位置、形态、大小、范围、内部特点、有无钙化及骨质改变等,对手术方案制定及术后疗效评价具有较大的价值。

【注意事项】

胸壁结核可累及胸壁全层,形成以肋间肌为中心的肿块,内为寒性脓肿,脓液常沿肌间蔓延,也可沿壁层胸膜下蔓延形成多发病灶,此时需与胸膜肿瘤鉴别。

【诊断思维与点评】

胸壁结核有胸壁脓肿、钙化、骨破坏、软组织肿块等特征性表现,这些征象可同时或单独存在,CT 对病灶的显示明显优于 X 线。当表现不典型时,须结合临床、病史及影像特征综合分析。

【思考题】

1. 试述漏斗胸的 X 线及 CT 表现。
2. 简述胸壁神经鞘瘤的影像学特点。
3. 试述胸壁结核的影像学诊断与鉴别。

(胡春洪 黄周 高剑波)

第五节 胸膜疾病

胸膜病变是指起源于胸膜或累及胸膜的病变,分为原发性与继发性。在胸膜疾病中以外伤、炎症、结核和肿瘤常见,肿瘤以间皮瘤和转移瘤常见。常见临床表现有发热、咳嗽、胸部不适、胸闷及胸痛等。

一、胸腔积液

【病理与临床】

1. 病理改变 胸膜腔是位于肺和胸壁之间的一个潜在的腔隙,由脏层胸膜及壁层胸膜包裹而成。在正常情况下脏层胸膜与壁层胸膜表面上有一层很薄的液体,在呼吸运动时起润滑作用。胸腔积液并不是一个独立的疾病,是外伤、感染及肿瘤等多种疾病的并发症。如有任何因素使胸膜腔内液体形成过快或吸收过缓,就会产生胸腔积液。

2. 临床表现 最常见的症状是呼吸困难,多伴胸痛和咳嗽,病因不同其症状有所差别。结核性胸膜炎多见于青年人,常有发热、干咳、胸痛,随着胸腔积液量的增加胸痛可缓解,但可出现胸闷气促。恶性胸腔积液多见于中年以上患者,多有其他

部位恶性肿瘤的病史,可伴有胸部隐痛,一般无发热。炎性积液多为渗出性,常伴有咳嗽、咳痰、胸痛及发热。心衰所致胸腔积液为漏出液,有心功能不全的临床表现。肝脓肿所伴右侧胸腔积液可为反应性胸膜炎,亦可为脓胸,多有发热和肝区疼痛。

胸腔积液的症状也和积液量有关,当积液量较少时症状多不明显,大量积液时呼吸困难更加明显。

根据胸腔积液的部位和移动性可分为:①游离胸腔积液;②包裹性胸腔积液;③叶间积液;④肺底积液。

【影像学表现】

1. 胸部 X 线片 胸腔积液的表现与积液的量以及是否有包裹或粘连有关。

(1) 游离胸腔积液:少量的游离胸腔积液仅表现患侧的肋膈角变钝;积液量增多时显示有向外侧、向上的弧形上缘的高密度影(图 6-5-1)。平卧时积液散开,整个肺野的透亮度减低。液体上缘超过第 2 前肋下缘时称大量胸腔积液。大量积液时患侧胸部呈致密影,气管和纵隔可被推向健侧。

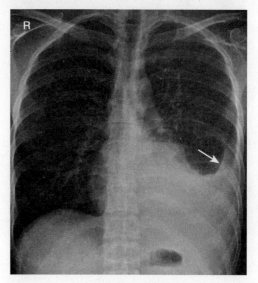

图 6-5-1 左侧少量胸腔积液的 X 线表现
X 线胸片示左侧肋膈角变钝,见向外侧、向上的弧形上缘的积液影(箭)

(2) 包裹性胸腔积液:呈扁丘状高密度影,宽基底位于胸膜面上,突向肺野内(图 6-5-2)。

(3) 叶间积液:在胸片上表现为位于叶间裂部位的梭形阴影,边界清晰(图 6-5-3)。

(4) 肺底积液:与横膈升高表现类似,但外侧较内侧位置高,与横膈升高不同(图 6-5-4)。卧位胸片因胸腔积液散开呈胸部一侧阴影。

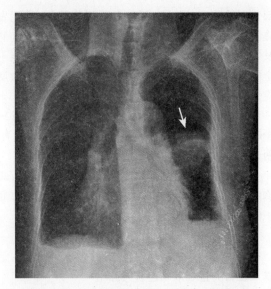

图 6-5-2 左侧包裹性胸腔积液的 X 线表现

X 线胸片示左中下肺野团片状密度增高影（箭），边界清晰，左侧肋膈角变钝。同时可见右侧少量胸腔积液

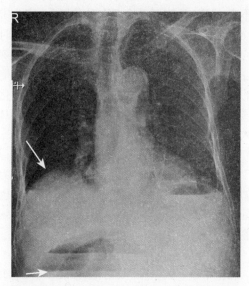

图 6-5-4 右侧肺底积液的 X 线表现

X 线胸片示右侧膈面处密度增高影（长箭），类似横膈升高，但外侧较内侧位置高。腹部可见多个宽大气液平（短箭）

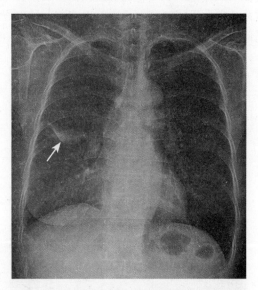

图 6-5-3 右侧水平裂叶间积液的 X 线表现

X 线胸片示右侧水平裂部位的梭形阴影，边界清晰（箭）

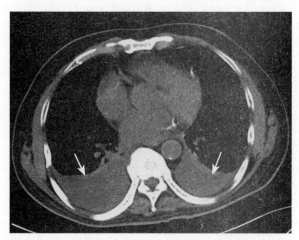

图 6-5-5 双侧胸腔游离性胸腔积液的 CT 表现

CT 示双侧胸腔内弧形液性低密度影，邻近见被压缩的肺组织影（箭）

2. CT 游离胸腔积液在仰卧位的 CT 上表现为沿后胸壁的半月形均匀液性密度影（图 6-5-5）。当积液量增加时，压迫邻近肺组织形成不同程度的肺不张。当积液进入斜裂时，呈尖端指向肺门的三角形致密影。包裹性胸腔积液 CT 表现呈靠近胸壁的圆形或凸透镜形状影，密度较均匀（图 6-5-6）。包裹性脓胸胸膜内表面光滑，壁层胸膜较薄且均匀，称此为边缘征。肺底积液其 CT 值为液性，多平面重组有助于明确诊断。当叶间积液存在时，提示叶间裂间有粘连，诊断时勿误认为肺内肿块，仔细

观察连续层面薄层图像及多平面重组像可明确该阴影位于叶间裂的位置，测 CT 值增强后不强化有助于明确诊断。

3. MRI 胸腔积液在 MRI 上多表现为 T_1WI 低信号、T_2WI 高信号。当积液内成分较复杂时，如含有血液或蛋白成分时，信号较为复杂，T_1WI 可表现为中等或高信号。亚急性和（或）慢性出血在 T_1WI 和 T_2WI 上均为高信号，在 T_2WI 上并可见薄的分层，下方低信号为含铁血黄素成分。

【诊断要点】

1. 多有胸闷、胸痛的症状，部分患者还可有肺部感染或恶性肿瘤病史。

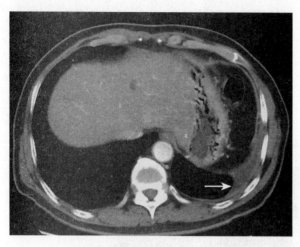

图6-5-6　左侧包裹性胸腔积液的CT表现
CT示左侧胸腔内凸透镜形低密度影,密度较均匀,边界清晰,壁较厚(箭)

2. 当积液量较多时,胸部叩诊能发现许多重要的体征。

3. 大多数积液并不是单独发病的,诊断时需要找出其病因。

【影像报告书写的注意事项】

1. 如有前片,要对比观察治疗前后积液量的变化,以评估疗效。

2. 在观察积液的同时,要注意有无肺部、胸膜以及周围结构的病变。

3. 诊断时要紧密结合临床症状、体征以及实验室检查。

【鉴别诊断】

依靠影像学检查对胸腔积液多能做出准确诊断,包裹性胸腔积液需要与肺内肿瘤、胸膜间皮瘤等鉴别,临床表现可提供帮助。

恶性肿瘤转移性胸腔积液中,男性以肺癌多见,女性以乳腺癌多见,二者占恶性胸腔积液的50%~65%,另有7%~15%原因不明。肺癌多为肿瘤同侧积液,双侧者少见,乳腺癌也有相同的特点,而胃癌和卵巢癌无此表现。90%以上为大量胸腔积液。超声可见片状胸膜增厚和>1cm的胸膜肿块。CT对伴随的胸膜结节及胸膜增厚均具有较高的特异性(97%~100%),但与胸膜间皮瘤之间鉴别困难,主要依靠寻找原发病变。

位于横膈附近的胸腔积液需要与腹腔积液进行鉴别,主要从以下几个方面入手①观察积液和膈肌脚的关系:位于膈肌脚外侧的是胸腔积液,位于膈肌脚内侧的是腹腔积液。胸腔积液量多时可压迫膈脚致其向前移位。②观察积液和肝、脾的关系:腹腔积液直接贴着肝脾,肝脾外形清楚锐利;而

胸腔积液与肝脾之间隔着横膈,肝脾外形模糊不清。③"裸区征":肝的后部直接附着在后腹壁,这部分肝没有腹膜覆盖,故称为裸区。腹腔被裸区所阻断,致使腹腔积液不能达到脊柱侧。当积液不能贴近脊柱时是腹腔积液而不是胸腔积液。

【诊断价值】

X线胸片是最常用的检查方法,直立位胸片可以对200~400ml以上积液做出诊断,侧卧位水平投照胸片敏感性最高,可以发现50ml以上的积液,而仰卧位胸片最容易漏诊。CT能发现常规胸片不能发现的积液,对积液量的评估较准确,还可在一定程度上推测胸腔积液的性质(比如血性胸腔积液等),有助于确定胸腔积液的病因。MRI因扫描时间长,价格较贵,常规情况下不作为首选方法。但是有文献报道,MRI可以对渗出液和漏出液作出鉴别,并能很好的显示在CT图像上被积液掩盖的胸膜结节或分隔,有利于定性诊断。

【注意事项】

1. 胸腔积液并不是一种独立的疾病,而是多种疾病的一种表现,在诊断过程中,对病因的寻找应当放在首位。

2. 单纯依靠影像学检查对良恶性积液的鉴别是比较困难的,应当结合临床病史及实验室检查。

【诊断思维与点评】

胸腔积液的影像表现具有一定特征性,诊断往往不难。重要的是对其病因进行诊断,便于临床医师进行有针对性的治疗。

二、气胸

胸膜腔是不含气体的密闭的潜在性腔隙。当气体进入胸膜腔造成积气状态时,称为气胸(pneumothorax)。

【病理与临床】

1. 病理改变　气胸的形成多由于肺组织、气管、支气管、食管破裂,空气进入胸膜腔;或因胸壁伤口穿破胸膜,胸膜腔与外界沟通,外界空气进入所致。气胸可以分为闭合性气胸、开放性气胸和张力性气胸三类。游离胸腔内积气都位于不同体位时的胸腔上部。当胸膜腔因炎症、手术等原因发生粘连时,胸膜腔积气则会局限于某些区域,形成局限性气胸。胸膜腔内气体与液体并存则称为液气胸。液气胸多由外伤引起,也可在原有胸腔积液的基础上并发自发性气胸,还可以由于胸腔穿刺时漏入气体引起。支气管胸膜瘘和食管胸膜瘘也可引起气胸或液气胸。

2. 临床表现 患者症状与胸膜腔内积气的量与速度有关,轻者患者可无症状表现,重者可有明显呼吸困难。

【影像学表现】

1. 胸部X线片 气胸会随体位的改变及投照位置的不同而出现相应的X线征象。游离性气胸表现为胸膜腔内较高的部位处均匀一致的低密度无肺纹理区,同时可见受压的肺组织,其密度高于正常肺组织,并向肺门方向收缩(图6-5-7)。大量气胸时可见纵隔、心脏向健侧移位。包裹性气胸则表现为局限于胸腔内某一处的透亮无肺纹理区,在后前位X线检查时易漏诊,侧位胸片可协助诊断,X线透视下转动体位也可发现。液气胸则在气胸的表现基础上出现液平面(图6-5-8)。

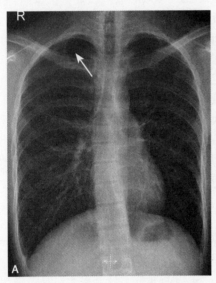
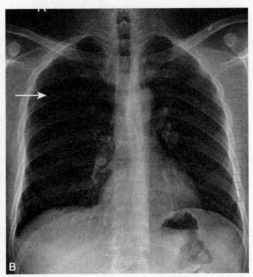

图6-5-7 右侧气胸的X线表现

A. 胸部X线示右上胸腔内见弧形均匀一致的低密度无肺纹理区(箭),肺组织压缩约20%;
B. 胸部X线示右侧中等量气胸,肺组织压缩约40%(箭)

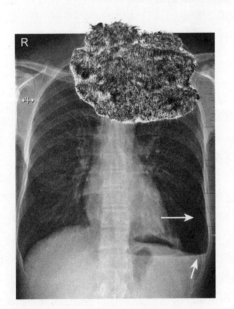

图6-5-8 左侧液气胸的X线表现

胸部X线示左侧胸腔内见弧形均匀一致的低密度无肺纹理区(长箭),同时可见受压的肺组织(压缩约40%)。左侧肋膈角变钝,见气液平面影(短箭)

2. CT CT表现与X线胸片类似而敏感性更高,因而可作为X线胸片的补充,特别是对微量气胸敏感性最高。气胸的基本CT表现为胸膜腔内出现极低密度的气体影,伴有肺组织不同程度的压缩萎陷改变(图6-5-9)。

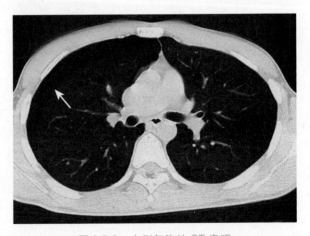

图6-5-9 右侧气胸的CT表现

CT肺窗示右侧胸腔内见弧形极低密度的气体影,伴肺组织部分压缩萎陷改变(箭)

3. MRI MRI 很少用于气胸的诊断。当液气胸存在时，MRI 对于鉴别液体的成分有一定的作用，如液体成分 T_1WI、T_2WI 呈高信号，提示有亚急性出血。

【诊断要点】

1. 起病急，多有胸痛、呼吸困难等症状。部分患者有胸部外伤史。

2. 典型的影像表现。

【影像报告书写的注意事项】

1. 注意前后对比，观察疾病的进展状态，对疗效进行评估。

2. 要重视临床，结合病史、症状、体征以及实验室检查。

【鉴别诊断】

气胸及液气胸具有典型的影像表现，诊断容易。有时候需要与肺表面较大肺大疱鉴别。肺大疱表现为较规则清楚的圆形气腔，大小从数毫米至25 毫米不等，位于肺表面可类似气胸，体积可逐渐增大，但增大的速度很慢，位置固定，一般不随体位变化而变化。

【诊断价值】

X 线除可以诊断气胸外，还可判断肺压缩的程度，即气胸容量的多少。在肺门水平，侧胸壁至肺边缘的距离为 1cm 时，气胸容量约占单侧胸腔容量的 25%，即肺压缩约 25%；2cm 时肺压缩约 50%；肺压缩 50% 及以上为大量气胸。如从肺尖气胸线至胸腔顶部估计气胸大小，距离 ≥3cm 为大量气胸，<3cm 为少量气胸。还有一种更简便的方法，气胸线位于外 1/4 时，肺压缩约 35%；气胸线位于外 1/3 时，肺压缩约 50%；气胸线位于外 1/2 时，肺压缩约 75%。

CT 对于少量气胸、局限性气胸以及肺大疱与气胸的鉴别诊断等方面较 X 线敏感和准确，能发现 X 线平片所不能发现的气胸。对气胸的病因的诊断也有一定的提示作用。

【注意事项】

1. CT 检查能发现隐匿型气胸。当临床高度怀疑气胸，而常规胸片并没有发现气胸征象时，可进行胸部 CT 扫描。

2. X 线胸片阅片时，须仔细观察肺野，尤其是双上肺野外带。当肩胛骨没有拉开与肺野重叠时，易漏诊少量气胸。

3. 直立位气体向上聚集于肺尖，仰卧位时气体在前部。摄片体位不当可能致少量气体被掩盖而不易发现。

【诊断思维与点评】

慢性阻塞性肺气肿、哮喘等肺部疾病患者，出现无其他原因可解释的突发呼吸困难、气喘或呼吸困难进行性加重时，应考虑肺大疱破裂导致自发性气胸可能，应及时行胸部 X 线或胸部 CT 检查，以明确诊断。

三、胸膜增厚及钙化

【病理与临床】

胸膜增厚是由于纤维素的沉积及肉芽组织增生所引起。脏层胸膜增厚主要限制肺的活动，而壁层胸膜受累者则主要引起胸壁塌陷。胸膜粘连主要是纤维蛋白沉积引起。胸膜钙化是上述改变或其他病变后钙盐沉积所致。

【影像学表现】

1. X 线 主要表现为肋膈角变钝、变浅。胸膜增厚明显者可见线状或带状高密度影，当伴有钙化时，呈明显高密度影（图 6-5-10、图 6-5-11）。当有广泛的胸膜粘连、增厚及钙化时，会引起患侧的胸廓塌陷，纵隔或对侧肺野向患侧移位。

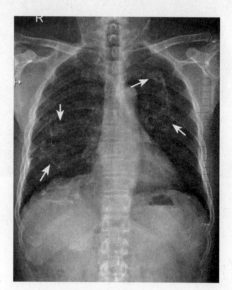

图 6-5-10 双侧胸膜多发钙化的 X 线表现
胸部 X 线示双侧胸膜见多发大小不等不规则形高密度钙化影（箭）

2. CT CT 能发现胸片上发现不了的细微的胸膜粘连、增厚及钙化。主要表现为肺周围的线状或带状软组织密度影。当伴有钙化时，CT 值较高，可大于 100HU 以上（图 6-5-12）。胸膜增厚可达 1cm 以上，超过 2cm 时多为恶性。石棉肺所致胸膜病变较有特点，表现为：①壁层胸膜增厚为主；②扁平状胸膜增厚及钙化，胸膜增厚呈非连续性；③胸

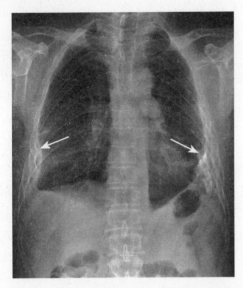

图 6-5-11　双侧胸膜增厚伴钙化的 X 线表现
胸部 X 线示双侧肋膈角变钝,双侧胸膜见多发带状及条状高密度钙化影(箭)

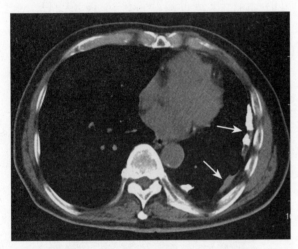

图 6-5-12　左侧胸膜增厚伴钙化的 CT 表现
CT 纵隔窗示左侧胸膜多发局限性不规则增厚,见多发结节样高密度钙化影(箭)

膜病变多见于背侧胸膜、椎旁胸膜及横膈面胸膜,纵隔胸膜少见。

【诊断要点】

1. 患者年龄相对较大,以往多有感染病史。

2. 影像学典型表现。

【影像报告书写的注意事项】

1. 有条件或有疑问时需将正、侧位片结合观察。

2. CT 表现较典型,注意观察是否有胸廓塌陷、纵隔移位等表现。

【鉴别诊断】

胸膜增厚及钙化的影像学表现具有一定的特

征性,诊断一般不难。CT 更能发现较小的病变。明显或不规则的胸膜增厚应与弥漫性胸膜间皮瘤或胸膜转移瘤进行鉴别。

1. 弥漫性胸膜间皮瘤　多表现为较为广泛的不规则结节,伴胸腔积液,临床症状较重,进展快。

2. 胸膜转移瘤　多有肺部或其他部位恶性肿瘤的病史,症状较重,伴胸腔积液,多呈结节状,有融合倾向。

【诊断价值】

胸部 X 线片是最常用的影像检查方法,经济便捷,但对病变细节辨别较为困难。CT 作为胸部 X 线的补充,对病变范围及密度可以全方位高精度显示,也可以发现较小的病变。

【注意事项】

X 线胸片对于较小的病灶及重叠的病灶均容易漏诊,要注意与侧位片进行比较,必要时在透视下转动体位进行检查。CT 优于 X 线胸片,能更全面的观察病变,可避免漏诊、误诊。

【诊断思维与点评】

胸膜增厚及钙化的影像学表现具有一定的特征性,诊断不难。病史的提供对于诊断及鉴别诊断十分重要。对于影像上鉴别困难、合并有胸腔积液的病例,还可进行胸腔积液细胞学及生化检查。对于合并有胸膜肿块的患者可进行超声或 CT 引导下经皮胸膜病变穿刺活检术。

四、胸膜肿瘤

胸膜肿瘤分为原发性及继发性两大类。约95%以上的胸膜肿瘤继发于肺癌、乳腺癌、胃癌和卵巢癌等恶性肿瘤。原发性胸膜肿瘤少见,单纯依据其临床表现难以鉴别胸膜病变的良恶性,即使是胸腔穿刺术、经皮胸膜穿刺活检术甚至剖胸探查术的结果都可能是模棱两可的。影像学在胸膜疾病的诊断与治疗中起着重要作用。

(一)胸膜间皮瘤

胸膜间皮瘤是一种起源于胸膜间皮细胞的少见原发性肿瘤,近些年随着石棉相关产业的发展和空气污染的加重,其发病率呈现出上升趋势。

【病理与临床】

1. 病理改变　胸膜间皮瘤分为局限型和弥漫型,前者发病率低于后者。局限型来源于胸膜下间皮组织,常起自于脏层胸膜或叶间胸膜,多为良性,呈圆形或椭圆形的坚实灰黄色结节。弥漫型则均为高度恶性,病变广泛,进展迅速。恶性间皮瘤在组织病理学上分为上皮样、肉瘤样(纤维性)、混合性(双相型)三大类,预后极差。

2. 临床表现 持续性胸痛、咳嗽、消瘦和乏力是胸膜间皮瘤常见临床表现,但缺乏特征性,诊断较为困难,文献报道误诊率可达 30% ~ 70%,多误诊为肺癌、胸膜转移瘤和结核性胸膜炎。

【影像学表现】

1. 胸部 X 线片 弥漫型恶性间皮瘤常表现为肺周围不规则形实性结节影,常伴随同侧胸腔积液(30% ~95%)(图 6-5-13),胸腔积液可掩盖膈面胸膜增厚或肿块。由于胸膜肿瘤的限制性作用,通常不会导致纵隔向对侧移位。相反,可能会发生患侧胸腔体积减小,肋间隙变窄,膈肌抬高,纵隔向同侧移位。部分肿块可见钙化,钙化可能为胸膜钙化灶被间皮瘤包裹所致。肿块可引起邻近肋骨破坏。

2. CT 良性胸膜间皮瘤表现为轮廓清楚的软组织块,边缘光整,可有分叶,与胸膜呈宽基底相连、夹角为钝角。增强扫描可见肿块轻至中度强化。恶性的胸膜间皮瘤多呈弥漫性、浸润生长趋势,恶性程度高。根据其生长方式分为三种类型①弥漫增厚型:主要表现为胸膜弥漫性增厚,可将肺组织包裹其中,使其失去正常功能,形成"装甲肺",CT 增强可见增厚的胸膜明显强化(图 6-5-14);②结节型:主要表现为胸膜不规则弥漫性增厚,沿增厚的胸膜表面有多个大小不等的结节,结节境界清楚,增强扫描时结节及增厚的胸膜均明显强化,可伴有大量胸腔积液(图 6-5-15);③肿块型:除结节外,增厚的胸膜上还可见肿块,病变侵入肺组织时表现为大片状或大块状病灶,可伴有胸腔积液及纵隔淋巴结肿大。

3. MRI MRI 上胸膜间皮瘤的表现与 CT 相似,T_1WI 呈中等信号,与肌肉相似,T_2WI 信号高于

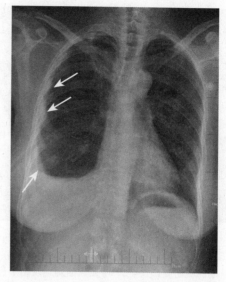

图 6-5-13 弥漫型恶性胸膜间皮瘤的 X 线表现
胸部 X 线示右肺周围见多发不规则结节影,伴同侧胸腔积液(箭)

邻近胸壁肌肉组织。胸腔积液呈 T_1WI 低信号、T_2WI 显著高信号表现。当有血性胸腔积液时,可表现为 T_1WI 高信号。

【诊断要点】

1. 胸膜间皮瘤的发生与石棉接触有很大的关系,需注意询问病史。

2. 84% 的恶性间皮瘤患者血清间皮素相关蛋白水平升高,而其他肺或胸膜疾病只有不到 2% 者升高。

3. 弥漫性单侧胸膜广泛甚至环绕全胸腔不规则增厚、多发结节及肿块。

4. 纵隔胸膜、心包、叶间胸膜的脏壁层受侵,较具特征性。

5. 胸壁受侵(尤其是多处胸壁受侵)常见,全

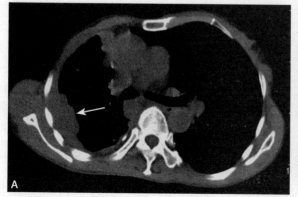
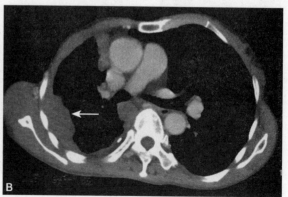

图 6-5-14 弥漫增厚型恶性胸膜间皮瘤的 CT 表现
A. CT 平时示右侧胸膜弥漫性增厚,将肺组织呈包裹在其中,形成"装甲肺"(箭);B. CT 增强扫描病灶均匀轻度强化(箭)

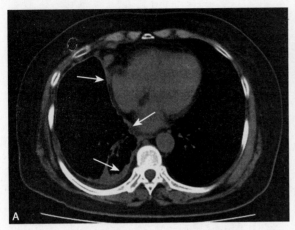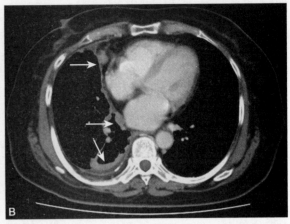

图6-5-15 结节型恶性胸膜间皮瘤的CT表现

A. CT平扫示右侧胸膜不规则弥漫性增厚,沿增厚的胸膜表面有多个小结节影,结节境界清楚(箭),右侧胸腔内见少量液性低密度影;B. CT增强扫描胸膜及结节影强化较明显(箭)

身多部位转移少见。

【影像报告书写的注意事项】

1. 注意检查的前后对比,病变有无进展或有无复发。

2. 诊断时要结合临床及实验室检查信息。

【鉴别诊断】

恶性胸膜间皮瘤具有弥漫性胸膜增厚、胸膜结节及胸腔积液等表现,需与结核性胸膜炎、胸膜转移瘤鉴别。结核性胸膜炎、胸膜转移瘤都可引起一侧胸腔积液,但结核性胸膜炎多合并肺内结核灶,胸膜转移瘤常出现胸部内、外多发肿瘤。局部肿块型胸膜间皮瘤需与包裹性积液、胸膜转移瘤及周围型肺癌鉴别。有时CT诊断缺乏特征性表现,但CT在确定病变范围、形态、胸壁和纵隔结构是否受侵犯以及胸膜间皮瘤的定性上有较大的价值。

【诊断价值】

X线胸片仍然为基本的检查手段,CT在评价肿瘤侵犯范围方面优于X线,对肿瘤内钙化和肋骨破坏的显示优于MRI。MRI在显示水平叶间胸膜、膈胸膜和膈下腹膜的受累等方面优于CT。

【注意事项】

1. 持续性胸痛、咳嗽、消瘦和乏力是胸膜间皮瘤患者常见的临床表现,但缺乏特异性,临床误诊率较高。

2. 诊断时应结合临床症状体征、CT表现、实验室检查等综合分析判断。

【诊断思维与点评】

胸膜间皮瘤的诊断思路分三步:①确定肿块来源于胸膜,即定位诊断;②根据影像表现,结合临床资料,判断肿块的良恶性;③初步推测肿瘤组织学

类型。

(二) 胸膜孤立性纤维瘤

孤立性纤维瘤(solitary fibrous tumor,SFT)一种起源于间皮下纤维结缔组织的梭形细胞软组织肿瘤,好发于胸膜及腹膜,临床少见。起源于胸膜的孤立性纤维瘤又称胸膜孤立性纤维瘤(solitary fibrous tumor of the pleura,SFTP),大部分发生于脏层胸膜,病因目前尚不明确,大多数患者没有明显症状,术前诊断有一定困难。

【病理与临床】

1. 病理改变 SFTP在大体上为边界清楚或具有(假)包膜的分叶状肿块,切面可呈灰红色、灰白色或灰黄色,质中或质硬,部分可见出血及囊变,部分肿瘤有蒂与胸膜相连,少数与周围组织粘连较为紧密。镜下瘤细胞呈梭形,排列成编织状,细胞核呈长梭形,局灶细胞可见核仁,间质大量胶原纤维沉积,个别病例见黏液变、小囊性变、脂肪细胞化,核分裂象少见或未见。恶性SFTP除具有上述特点外,还包括细胞核的异型性、显著增加的细胞密度、肿瘤性坏死及核分裂等4个特征。而肿瘤大小与良恶性关系不大。

2. 临床表现 患者常无临床症状,偶尔有咳嗽、胸痛和呼吸困难。肿瘤多为胸部X线检查时偶然发现。文献报道此类患者具有肥大性骨关节病的高发率,低血糖发生率为4%~5%。

【影像学表现】

1. 胸部X线片 表现为一侧胸腔内软组织密度肿块影,边界清楚,周边组织受压移位,与病灶相邻的肋骨一般无骨质破坏征象(图6-5-16)。

2. CT 表现为单发肿块,边界清晰,边缘光

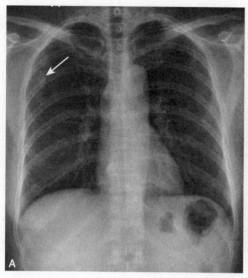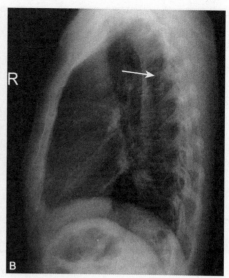

图 6-5-16 右侧胸膜 SFTP 的 X 线表现

A ~ B. 胸部 X 线正位及侧位示右上胸膜一椭圆形软组织密度肿块影(箭),肿块边界清楚

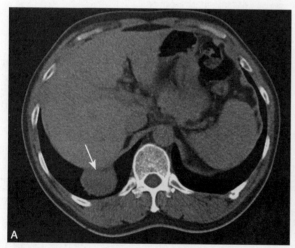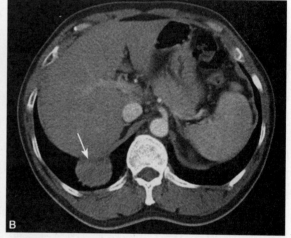

图 6-5-17 右侧胸膜 SFTP 的 CT 表现

A. CT 平扫示右侧胸膜一类圆形单发肿块影,边界清晰,边缘光滑(箭);B. CT 增强示肿块轻度强化(箭)

滑,较小的肿瘤多呈均匀软组织密度(图 6-5-17、图 6-5-18)。随着肿瘤体积增大,瘤内黏液变性、囊变、坏死的概率增加,并可发生斑点状或斑片状钙化。体积较小时肿块与胸壁相连并可形成钝角或直角,有利于判断肿块来源于胸膜。当肿块较大时,表现为一侧胸腔或大半胸腔肿块,邻近肺组织受压,可伴肺不张。肿瘤的强化方式与肿瘤内的组织成分有关,体积小的肿瘤多表现为轻至中度或明显均匀强化。当肿瘤巨大时,可出现特征性的"地图样"强化,主要是强化的肿瘤实质与无强化的坏死、囊变区所致,部分肿瘤内见增粗杂乱血管影。

3. MRI　SFTP 有完整的包膜,瘤体内常包含有丰富的纤维组织、透明样变性、黏液样变性、囊性变等退行性改变及出血等,信号较为复杂,T_1WI 以稍低信号为主,丰富的纤维组织 T_1WI 呈低信号和延迟强化,而黏液样变和囊样变性区则呈 T_1WI 低信号、T_2WI 高信号,增强后不强化。

【诊断要点】

1. 多见于成人,好发年龄 40 ~ 70 岁。

2. 临床症状缺乏特异性,少数患者可以出现低血糖症状。

3. 增强 CT 上出现"地图样"强化对 SFTP 诊断有帮助。

【影像报告书写的注意事项】

1. SFTP 属于交界性肿瘤,要注意前后影像资料对比。

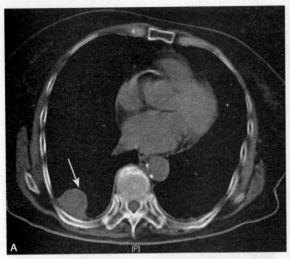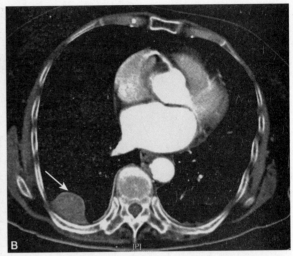

图 6-5-18　右侧胸膜 SFTP 的 CT 表现

A. CT 平扫示右侧胸膜一类圆形单发肿块影,与胸膜呈宽基底相连,边界清晰,边缘光滑(箭);B. CT 增强示肿块轻度强化(箭)

2. 细致阅片,可发现部分 SFTP 与胸膜相连的窄蒂。

【鉴别诊断】

1. 胸膜转移瘤　常有原发肿瘤病史,常为胸壁多发结节影,可伴胸腔积液形成,结节密度常较高,且病灶常侵及周边的肌肉及骨骼形成骨质破坏等。

2. 肋间神经纤维瘤或神经鞘瘤　患者常有肋间神经分布区麻木不适,病灶一般较小,呈圆形,与胸膜呈锐角。神经纤维瘤常呈肌肉样密度,增强后较均匀强化;神经鞘可有囊变。

3. 胸膜间皮瘤　良性胸膜间皮瘤与 SFTP 难以鉴别,只有通过病理才可识别,但前者病灶通常较小,常有石棉接触史。恶性胸膜间皮瘤常见胸膜多发软组织肿块,边界不清,常伴较多胸腔积液,同时病变常可累及心包、纵隔、肺组织等。

4. 周围型肺癌　病灶常为圆形或类圆形,可有分叶及毛刺征象,与胸膜夹角常呈锐角,可伴有肺门及纵隔淋巴结常肿大。部分与胸膜连接紧密者可伴邻近肌肉及骨骼的侵犯。

【诊断价值】

CT 能显示胸膜孤立性纤维瘤的内部特征以及病变与周围组织之间的关系,对定位及定性诊断提供有价值的信息。

【注意事项】

1. 胸膜孤立性纤维瘤临床表现无特异性,术前诊断主要依靠影像检查。

2. 胸膜孤立性纤维瘤临床上少见,影像表现典型者可以做出倾向性诊断。表现不典型者,不可勉强,最终诊断依赖病理。

【诊断思维与点评】

与其他胸膜肿瘤类似,胸膜孤立性纤维瘤的诊断思路亦分三步:①确定肿块来源于胸膜;②根据影像表现,结合临床资料,判断肿块的良恶性;③在排除其他病变的基础上,结合特征性 CT 表现,做出 SFTP 初步诊断。

（三）胸膜转移瘤

胸膜转移瘤是最常见的胸膜肿瘤,由其他部位肿瘤沿血行或淋巴途径达胸膜所致。几乎所有恶性肿瘤(除原发性脑肿瘤外)晚期都可以发生胸膜转移,尤其以肺癌、纵隔恶性肿瘤及乳腺癌最为常见,发现胸膜转移意味着肿瘤已进入Ⅳ期,对指导临床治疗、估计患者预后有重要意义。

【病理与临床】

1. 病理改变　主要表现为胸膜散在多发的转移性结节。胸膜转移瘤患者常有其他部位恶性肿瘤的病史。其最常见的症状是胸腔积液,造成积液的主要原因被认为是在胸壁胸膜和纵隔淋巴结之间的任何地方的淋巴排泄系统损伤;此外,由于炎症或明显的内皮破坏,肿瘤的存在导致毛细血管通透性增加。

2. 临床表现　包括胸痛、心慌、胸闷、呼吸困难、咳嗽、背痛等。

【影像学表现】

1. 胸部 X 线片　价值不大,由于胸腔积液的存在,容易掩盖胸膜病变。当肿块较大时,胸片上可以看见突入肺野内的病变;对于较小的病变,则难以发现(图 6-5-19)。

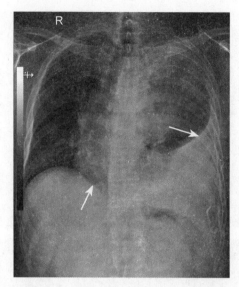

图 6-5-19 肺癌胸膜转移的 X 线表现

胸部 X 线示左侧胸腔积液(箭),左肺体积减小、密度增高,纵隔向右侧移位(箭)

2. CT 常见的 CT 表现为胸膜软组织肿块、胸膜结节、结节状胸膜增厚、不均匀状胸膜增厚、包裹性胸腔积液等。大部分病例合并两种或两种以上的 CT 征象。增强扫描胸膜软组织灶呈中等度以上强化(图 6-5-20)。多发性胸膜结节及结节状胸膜增厚为较具特征的 CT 表现,包裹性胸腔积液是最常见的 CT 表现。

3. MRI MRI 表现与 CT 相类似,可见胸膜结节及软组织肿块、胸膜不规则增厚、包裹性或非包裹性胸腔积液等,增强扫描多呈轻中度强化(图 6-5-21)。此外,MRI 具有良好的软组织分辨率,冠状位和矢状位成像比轴位成像能更好地显示胸膜外脂肪组织,从而协助判断结节与胸膜的关系。MRI 多序列、多参数成像,对液性成分显示极好,很容易

显示胸腔积液中的结节或肿块,也易于根据结节与胸膜脏层、壁层是否呈广基相连,来区分结节或肿块是位于壁层。

【诊断要点】

1. 患者多有原发肿瘤的存在。

2. 如 X 线及 CT 图像上有胸膜结节及胸腔积液的存在,结合病史一般能做出准确的诊断。

3. 如果患者没有原发的肿瘤病史,必要时可依据胸腔积液细胞学检查或胸膜活检而确定诊断。

【影像报告书写的注意事项】

1. 注意检查的前后对比,判断肿瘤有无变化。

2. 胸膜转移瘤最常见的原发肿瘤是肺癌、乳腺癌、胃肠道肿瘤及卵巢肿瘤,所以在诊断时,要注意这些组织有无原发肿瘤。

【鉴别诊断】

胸膜转移瘤患者就诊时,多有原发病变的病史,诊断相对容易。但病史不明时,或以胸膜病变为首发病症时,需与恶性胸膜间皮瘤、胸膜结核球等鉴别。恶性胸膜间皮瘤的肿块有单发和多发,胸膜转移瘤主要与多发的恶性胸膜间皮瘤鉴别。文献报道,两侧胸膜受累及胸膜面上各自分离的多发小结节影,以转移瘤可能性大,而连续的驼峰样大结节多为弥漫型恶性胸膜间皮瘤。另外,恶性胸膜间皮瘤可有肋骨的破坏,而胸膜转移瘤者出现肋骨破坏则相对少见。胸膜结核球的患者结节多见钙化,或伴随胸膜钙化,鉴别相对容易。

【诊断价值】

对于胸膜转移瘤,CT 有明确的诊断价值。CT 在评价胸膜肿瘤范围、程度以及对少量胸腔积液的显示优于 X 线平片。MRI 在诊断胸膜转移瘤、胸部原发病灶或其他转移性肿瘤病变上具有一定优势,可作为 CT 检查的重要补充。

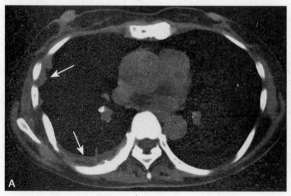
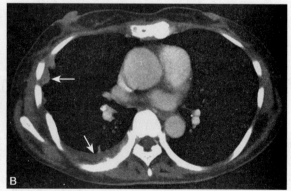

图 6-5-20 肺癌胸膜转移的 CT 表现

A. CT 平扫示右侧胸膜不规则增厚,见多个小结节影凸向肺野(箭),右侧胸腔内见少量弧线样液性低密度影;B. CT 增强示病变中度以上强化(箭)

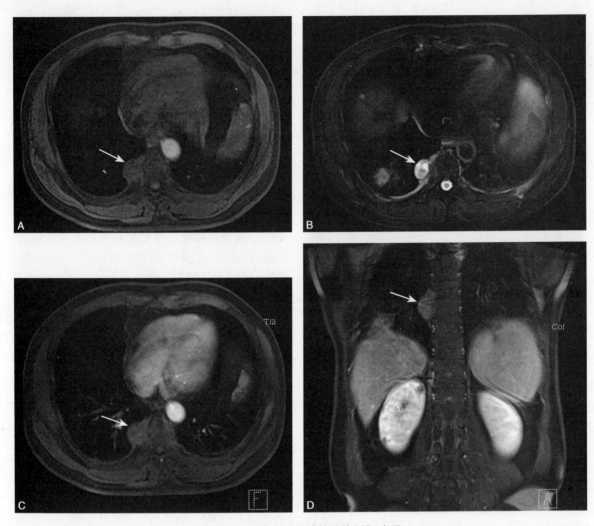

图 6-5-21 肺癌术后胸膜转移的 MRI 表现

A、B. MRI 示右侧胸膜一类圆形结节影,边界清晰(箭),T_1WI 呈等信号,T_2WI 呈等高信号;C、D. 轴位及冠状位增强示病灶中度强化(箭)

【注意事项】

1. X 线平片对胸膜转移瘤的诊断敏感性较差,需要结合 CT 及 MRI 检查。

2. 病史对于胸膜转移瘤的诊断有重要的价值,要重点结合。

3. 如果患者没有原发的肿瘤病史,但是有典型的胸膜结节及胸腔积液的存在,需进一步依据胸腔积液细胞学检查或胸膜活检而确定诊断。

【诊断思维与点评】

典型的胸膜转移瘤表现为胸膜增厚、胸膜结节及胸腔积液,结合病史,诊断并不困难。需要注意的是,对胸膜转移瘤的诊断,要明确原发肿瘤的存在,治疗也是针对原发的肿瘤。

【思考题】

1. 气胸时如何根据 X 线所见估算肺受压迫的程度?

2. 简述胸膜间皮瘤的影像学分类及 CT 表现。

3. 试述胸内巨大肿块的影像诊断思路。

(胡春洪 黄周 高剑波)

第六节 影像学技术诊疗价值

一、技术应用综合评价

胸膜及胸壁病变的影像学检查技术主要包括 X 线胸片、CT、MRI、超声和 PET-CT 等,各种影像学检查方法特点及价值有所差异,临床医生应根据疾病及诊疗需求合理选择。

1. 发现及定位病变的能力 X 线胸片是胸壁及胸膜病变的基本检查方法,可显示较大的胸壁及胸膜病灶,初步判断肿块位置及起源。肿块位于切线位或伴有明显肋骨破坏时,易于发现;当肿块向胸腔内突出且不在切线位显示时,易误认为肺内肿块;当病变较小时,胸片难以发现。

由于密度分辨率高,CT可清晰地显示胸壁或胸膜病变,且能对病变的位置和起源做出较为准确的诊断。超声检查方便价廉,对胸腔积液较敏感。MRI具有软组织分辨率较高、可多平面成像的优势,对于胸壁或胸膜病变的定位诊断价值较高。但其价格较贵,多作为CT检查的补充。PET-CT对于代谢较低的病灶显示较困难。

2. 对病变定性的能力　常规X线平片对胸膜及胸壁肿块的定性诊断价值有限,多作为初步检查方法。超声对胸壁囊性或囊实性病变的诊断较可靠,亦可引导肿块的穿刺活检。

多层螺旋CT具有良好的空间分辨率和密度分辨率,通过薄层及三维重组图像可直观反映胸壁各类肿块的部位、起源、范围及内部成分等,对显示脂肪、钙化、骨质破坏等有很高的敏感性和准确性,增强扫描还可以揭示肿块的血供及强化特征,对肿块的良恶性、原发或继发以及组织学定性均有重要价值,为胸壁肿块最主要的检查手段。

MRI具有软组织分辨率高、多参数及多平面成像等优势,已越来越多地应用于胸膜及胸壁良恶性病变的鉴别。放射性核素显像多集中在对骨骼病变的显示,其敏感性高,但特异性低,多用于骨转移的诊断。

3. 对恶性肿瘤TNM分期的价值　以恶性胸膜间皮瘤为例,CT是目前最常用的检查方法,可评估肿瘤侵犯的范围,判断纵隔及横膈有无侵犯、淋巴结或远处有无转移。CT对于肿瘤T分期的评估具有很高价值。MRI对于判断胸壁、膈肌及心包有无浸润的价值较高。PET成像上,原发恶性肿瘤的FDG摄取旺盛,但Flores等人发现单独使用PET成像评估恶性胸膜间皮瘤的敏感性仅19%。有研究报道,PET-CT融合成像对T4分期的敏感性、特异性、阳性预测值、阴性预测值及准确性分别达67%、93%、86%、82%和83%。

CT对淋巴结分期的评估主要依据淋巴结的大小,但淋巴结的大小与有无转移之间的一致性较差,所以CT对N分期的准确性较差。PET-CT能检出CT上未发现或难以判断的淋巴结转移,对N3及M1分期亦有很大的价值,并可帮助确定穿刺活检的靶点。但PET-CT有时难以区分纵隔淋巴结转移与纵隔胸膜结节样转移。

4. 预测肿瘤的可切除性　原发性恶性胸膜肿瘤仅局限于同侧半胸时能够进行手术切除,当胸膜有转移时,手术切除的价值不高。在胸壁、隔膜、胸腔内筋膜、纵隔脂肪和血管浸润等多方面评价方面,MRI优于CT,因此评估肿瘤可切除性的价值较大。

联合自动校准部分平行采集、稳态自由进动真实快速成像和FLASH平行MR成像技术能很好地显示纵隔(例如心肌和胸壁)的微小转移灶,有助于外科手术计划的制定。

5. 恶性胸膜间皮瘤预后、疗效评价　影像学方法对间皮瘤放疗、化疗疗效的早期评价仍然遵循实体瘤疗效评价标准(response evaluation criteria in solid tumors,RECIST)。由于间皮瘤的形态大多很不规则,并非实性均匀的球形肿块,所以RECIST标准进行评估时尽可能采用肿瘤的体积变化,而不是最大径,否则误差会比较大。

CT可在任意时间点上获得肿瘤形态学信息,通过比较多个时间节点之间肿瘤体积的变化评估放疗或化疗的疗效。由于CT测量肿瘤的体积不太方便,常采用肿瘤最大径作为替代。

FDG-PET正越来越多地用于监测胸膜间皮瘤放化疗的疗效。研究表明,放化疗所导致的肿瘤FDG摄取值的变化可以早期预测疗效和进行预后评估。肿瘤FDG摄取值减少25%以上即可认为治疗有效果。

MRI可预测肿瘤对化疗的反应,并可进行纵向评估。有研究已证明DCE-MRI监测间皮瘤化疗反应的可行性。较低渗透系数(kep<2.6min)的肿瘤比高渗透系数(kep>3.6min)者对化疗的敏感性差,患者生存天数比为460:780。

总之,在胸膜间皮瘤的诊断、分期及疗效评估等方面,影像学仍面临挑战。需要多种成像技术互相补充。CT虽然作为最主要的手段,但PET-CT可提高间皮瘤分期的准确性,且更能有效地检测胸外转移。

二、热点及展望

1. MRI　心脏搏动及呼吸运动伪影限制了MRI在肺及胸壁的应用,近来随着MRI软硬件性能的突破及新脉冲序列的研发,MRI可用于胸膜及胸壁病变的评估逐渐增多。

DWI能够鉴别渗出性及漏出性胸腔积液,渗出性胸腔积液的平均ADC值低于漏出性胸腔积液。文献报道,以$3.6×10^{-3}mm^2/s$作为阈值,ADC值鉴别胸腔积液性质的敏感性及特异性分别为71%和63%。将胸膜病灶、淋巴结的ADC值与原发恶性肿瘤的 ADC 值进行比较,如果非常接近,则有助于判断胸膜及淋巴结转移(同源)。文献报道,上皮细胞样亚型具有比肉瘤样亚型更高的 ADC 值,以 $1.31×10^{-3}mm^2/s$ 作阈值,可区分两者。

DCE-MRI 根据对比剂通过肿瘤的药代动力学变化来评估肿瘤的灌注和血管分布情况,可帮助鉴别胸膜肿瘤和近胸膜的球形肺不张,球形肺不张的动态增强曲线与肺动脉血流的曲线形状相似,对比剂的流入及流出期间拥有更陡的斜率,其信号明显高于肿瘤。

新开发的 RESOLVE(readout segmented spin echo diffusion)序列可克服呼吸及心跳伪影,获得高质量、高分辨率的 DWI 图像,测得的 ADC 值更加准确,可用于胸膜及胸壁的成像。

2. 分子影像 根据 CT 和 MRI 所示形态及结构上的变化来诊断肿瘤经过手术或放化疗后是否残留或肿瘤是否具有活性有时是非常困难的。分子成像技术基于与肿瘤相关的生化及生理变化,而不是结构变化来评估,因此分子影像在肿瘤术后及放化疗后的疗效评价和随访具有非常值得期待的前景。

研究证明大多数上皮间皮瘤细胞表面都过度表达间皮素,正常细胞不表达或表达量极少,同时恶性间皮瘤患者血清中间皮素水平亦很低,因此间皮素被用作间皮瘤免疫治疗及分子成像研究的靶点。

有作者用放射性核素标记间皮素单克隆抗体 K1(monoclonal mesothelin antibody K1,mAb K1)制成胸膜间皮瘤的靶向分子成像探针,开展间皮瘤显像的实验研究。Hassan 等对同一裸鼠皮下分别注射 2 种间皮瘤细胞株制成荷瘤模型,一个细胞株表达间皮素,而另一个不表达间皮素。静脉注射[111]In 标记的 mAb K1 抗体后,表达间皮素的移植瘤对 mAb K1 摄取显著高于不表达间皮素的移植瘤,持续时间长达 7 天。目前,[99m]Tc 标记且靶向结合间皮素抗原的 mAb K1 分子探针已完成开发和测试,有望用于诊断间皮瘤的 SPECT 或 SPECT/CT 的特异性显像剂。

【思考题】

1. 试比较 X 线、CT、MRI 在胸壁病变定位诊断中的价值。

2. 试述影像新技术在胸壁恶性肿瘤疗效评估中的应用。

3. 试述基于 MRI 探针的分子影像学在胸壁肿瘤诊断中的前景。

(胡春洪 黄周 高剑波)

第七章 胸部创伤

第一节 概 述

胸部创伤是临床常见的急症。车祸、挤压伤、挫伤、刀伤、火器伤及爆炸伤等均可以引起胸壁软组织、肋骨、胸骨、胸膜、肺、气管、支气管、纵隔及横膈的损伤。胸部创伤合并腹部脏器损伤者,称胸腹联合伤。合并四肢、头部创伤者,称复合创伤。在临床上,胸部外伤的主要表现为肺挫伤、肺血肿、肋骨骨折、心包积血及胸腔积液等。主要症状为胸闷、胸痛、呼吸困难、气促、发绀等,同时可伴有呼吸、心率、血压等异常。患者在受到创伤后,容易产生呼吸衰竭或者循环功能障碍,给患者的生命带来严重威胁。根据其伤情可分为闭合性损伤与开放性损伤两类。开放性损伤多由利器、火器造成,如进入胸腔,伤情多较严重,但临床多能及时作出诊断。闭合性损伤多由暴力挤压、冲撞、钝器打击所致,伤情比较隐匿,临床上不易诊断,必须依靠影像学检查。对胸部外伤,影像学检查不但对于患者的诊断、治疗及预后判断十分有效,而且准确结果的反映能为患者处理纠纷提供重要证据。

（成官迅　陆普选）

第二节 急诊检查方法、程序与原则

一、急诊检查方法

在对胸部外伤进行诊断时,采用 X 线胸片具有检查简便、价位便宜等优点,患者都比较容易接受。且对危重患者来说床旁摄片可以减少移动次数,避免伤情加重。但 X 线检查同时也存在着缺点,例如影像重叠不清晰、分辨率比较低以及病变定位不精确等。CT 检查则不存在影像重叠的情况,分辨率也比较高,病灶定位也比较精确。其可明确病变部位、性质和程度,尤其对于伤势严重的多发伤患者能快速明确诊断。最近几年,在对胸部外伤检查中,多层螺旋 CT 更受欢迎,患者只要一次屏气就可以对全胸进行扫描,扫描完毕后数据可以传输到图像后处理工作站上采用各种图像分析软件进行多平面重组（MPR）、曲面重组（CPR）、最大密度投影（MIP）、表面遮蔽成像（SSD）、容积重建（VR）及气道仿真内窥镜（CTVE）等后处理。

二、急诊检查程序

胸部创伤患者入院后的 30 分钟内是对其进行治疗的黄金时间。对于以胸部外伤入院的患者,临床医生首先应该判断患者伤情,如果患者伤情不稳定,存在呼吸循环障碍,需要进行呼吸循环支持,应待生命体征稳定后再进一步行相关的影像学检查。对于开放性损伤的患者,需进行外伤包扎止血后,再根据情况选择影像学检查。对于病情较重、移动困难的患者,可先行床旁摄片初步评估患者病情,给予相应处理后,待患者病情平稳后再进一步行 CT 检查评估患者情况。对于患者病情较轻的闭合性损伤的患者,应给予 X 线片筛查评估病情。对于怀疑轻度肺部挫伤、膈肌损伤的患者,应使用 CT 进行筛查。如果临床上怀疑合并胸部大血管损伤,有可能形成假性动脉瘤、动脉夹层者,应做 CTA 检查明确病变。对怀疑胸椎、脊髓损伤的可行 MRI 检查评估病情。

三、急诊检查原则

选择何种检查方式对胸部外伤的影像学进行诊断,要根据患者的具体病情来决定。一般可采用 X 线胸片进行检查,根据具体情况采用 CT 检查,避免出现漏诊。X 线检查胸部平片可以看到整个胸部的轮廓,也比较方便、经济,且可以同时检查正位和斜位,但在检查肺损伤时,准确性不高,也不够清晰,容易出现漏诊,一旦有可疑的异常表现,要从多个角度进行检查。而 CT 检查显示清晰,而且无须移动患者的身体就可以对全身进行检查,特别是对于伤情比较严重且有复合伤的患者可以明确诊断,既为抢救患者的生命赢得了时间,也提高了诊断

率,可以为临床诊断提供更加准确的影像资料,也可以为胸部创伤机制研究提供依据。

(成官迅 陆普选)

第三节 胸部急症特点

胸部创伤存在以下特点:

1. 胸部创伤可导致机体多方面的病理生理改变,包括疼痛和胸壁稳定性破坏、失血、肺与纵隔受压、胸腔负压受损、肺损伤、气道阻塞、膈肌功能损伤与膈肌破裂、心脏压塞等,因此严重的胸部创伤往往合并循环、呼吸功能紊乱,可危及生命。

2. 胸部外伤多为急诊复合伤,绝大多数胸部创伤为多部位多病变同时存在。

3. 外伤性肋骨骨折的定量判断是重要的司法鉴定依据,准确的影像诊断可以为事后处理纠纷提供可靠的依据。

4. 胸部外伤病情变化较快,影像检查不仅能做出诊断,更能观察病情变化,为临床调整治疗方案提供及时可靠的依据,从而提高治愈率、降低伤残和死亡率。

(成官迅 陆普选)

第四节 胸壁、胸膜及横膈外伤

胸部外伤(thoracic trauma)是由车祸、挤压伤、摔伤和锐器伤等所致的损伤。根据损伤暴力性质不同可分为钝性伤和穿透伤;根据损伤是否造成胸膜腔与外界沟通,可分为开放伤和闭合伤。胸部外伤的影像诊断中,常规 X 线胸片因价格低廉、检查方便,成为首选检查项目。但胸片有其不足之处,其密度分辨率低,影像重叠,病变定位不够精确。而 CT 克服了常规 X 线胸片检查不足之处,无影像重叠,且密度分辨率高,有利于细微病变的观察,而且能够显示脊柱及肺门前后、心影后缘及肺底、膈面等隐匿部位的病变。因此,CT 在胸部外伤影像诊断中有常规 X 线不能代替的作用。目前,胸部外伤时 MRI 应用不多,但在部分领域也可以起到对 CT 的补充作用。

一、肋骨骨折

【病理与临床】

1. 病理改变

①多根多处肋骨骨折—胸壁软化—连枷胸—反常呼吸运动—伤侧肺受压塌陷胸壁压迫、呼吸时两侧胸腔压力不均—纵隔扑动—肺通气障碍—缺氧—CO_2 潴留—呼吸循环衰竭;②广泛肺挫伤—肺间质或肺泡水肿—氧弥散障碍。

2. 临床表现

①断端刺激肋间神经导致局部疼痛;②断端刺破胸膜、肋间血管和肺组织导致气胸、血胸、皮下气肿或咯血;③多根多处肋骨骨折导致局部胸壁失去完整肋骨支撑,继而胸壁软化,出现反常呼吸运动(吸气时软化区胸壁内陷,呼气时外凸),即连枷胸。

【影像学表现】

1. X 线表现 直接征象为骨折线,即肋骨皮质连续性中断,部分断端可错位。X 线可观察骨折线的存在、形态及对合情况。完全性骨折线贯穿肋骨皮质,断端有(无)错位、成角及嵌插;不完全性骨折线指肋骨单侧皮质凹陷、隆起或断裂,有(无)局限性胸膜反应及邻近软组织水肿。间接征象包括气胸、液气胸、皮下气肿及纵隔气肿等。

肋骨骨折可为单发、多发、单一肋骨双骨折或单一肋骨多处骨折,以第 3 ~ 10 肋多见,尤其是第 3 ~ 10 肋的腋部及背部。第 1、2 肋由于锁骨保护而较少骨折,浮肋骨折率也较低。

2. CT 表现 CT 骨折线表现与 X 线类似,表现为骨皮质断裂,骨折线显示更为清晰,并可同时显示并发的其他损伤情况(图 7-4-1,见文末彩插)。

【诊断要点】

在 X 线上注意判断肋骨有无骨皮质不连续、骨折的部位及是否错位,着重观察肋骨上缘骨皮质的走行。在 CT 尤其是 CT 三维重建图像上仔细观察有无肋骨骨折,尤其是细微的线性肋骨骨折、侧肋骨折、肋软骨骨折及隐匿性骨折等。

二、胸骨骨折

【分类】

胸骨位于胸廓前壁正中,前凸后凹,自上而下由胸骨柄、胸骨体和剑突部分组成,胸骨骨折包括横行骨折、斜行骨折及粉碎性骨折。

【影像学表现】

1. X 线表现 正位胸片骨折线常显示不清,侧位片或斜位胸片可比较清楚显示胸骨骨皮质连续性中断,可观察骨折是否存在、数目及移位情况。

2. CT 表现 若普通 X 线检查难以显示骨折线,可行胸部 CT 检查,发现骨皮质不连续,并可通过多平面重建显示骨折部位及是否移位情况(图 7-4-2)。

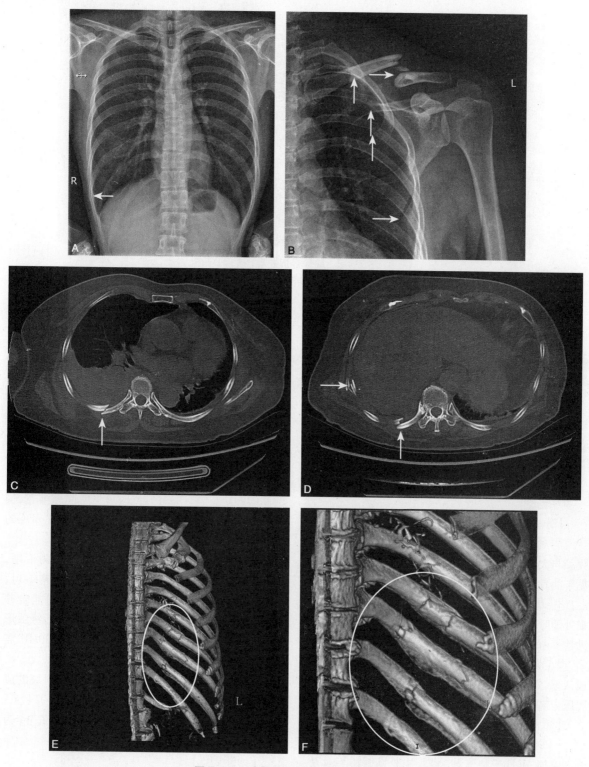

图 7-4-1　肋骨骨折的 X 线及 CT 表现

A. X 线正位片示右侧第 9 肋骨折（箭）；B. X 线正位片示左侧第 2 ～ 5 肋骨折（箭）；左侧锁骨骨折（箭）；C. CT 骨窗示右侧单根肋骨骨折（箭）；D. CT 骨窗示右侧多根肋骨骨折（箭）；E、F. CT 三维重建示左侧第 8 ～ 11 肋骨折（圆圈）

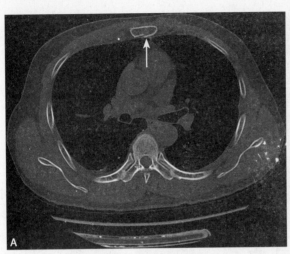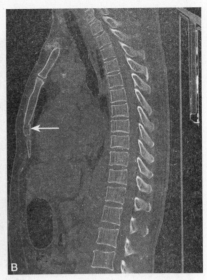

图 7-4-2 胸骨骨折的 CT 表现

A、B. CT 骨窗轴位及矢状位显示胸骨骨皮质不连续,骨折线清晰可见(箭)

【诊断要点】

1. 胸骨骨折诊断以侧位片或斜位片为主,应重点观察骨皮质的走行,显示不清者,应行 CT 检查。

2. CT 横断面薄层能显示大部分胸骨骨折。胸骨分为前后两部分,可见前后分离,部分层面呈"双边"样改变。部分患者可见骨折两端左右分离,周围可见碎骨片及软组织肿胀、血肿等。

三、外伤性气胸

【分类】

1. 闭合性气胸 气胸形成后,漏气道封闭,胸膜腔与大气不通,胸腔内压力仍低于大气压。主要见于肋骨骨折端刺破肺表面或自发性肺大泡破裂。

2. 开放性气胸 空气经胸壁伤口或软组织缺损处随呼吸进出胸膜腔。主要见于刀、锐器或弹片火器等所致,胸膜腔与外界相通。

3. 张力性气胸 气管、支气管或肺损伤处形成活瓣,气体随吸气进入胸膜腔并积累增多,胸膜腔压力高于大气压,又称高压性气胸。

【病理与临床】

1. 病理改变 气胸产生机制为两方面:①肺表面破损,可见于肺气肿,尤其是胸膜下肺大泡发生破裂。某些患者无明显肺或支气管病史,在突然用力(咳嗽、排便等)时使胸膜腔压力突然增高,致肺泡及脏层胸膜破裂形成气胸,称为原发性气胸。②胸壁外伤所致壁层胸膜破裂,气体从外伤通道进入胸膜腔而形成气胸,称为外伤性气胸。如果胸膜腔内气体与液体并存,称为液气胸。

2. 临床表现 主要表现为突发呼吸困难及胸痛。

【影像学表现】

1. X 线表现

①少量气胸表现为肺尖部和(或)胸壁下方带状无肺纹理区,肺受压向肺门处移位,脏层胸膜显示为与胸壁平行的弧形细线状影。②大量气胸表现为无肺纹理的透亮区,压缩的肺组织呈密度均匀增高的团块影,移向肺门,同时可见肋间隙增宽,横膈低平,纵隔向健侧移位。液气胸是在上述表现的基础上出现液气平面。

2. CT 表现 CT 脏层胸膜线显示更为清晰,更易区分气体、液体及受压缩的肺组织(图 7-4-3),能清楚显示肺组织压缩程度及易于检出可能合并的皮下气肿和纵隔气肿(图 7-4-4)。胸腔后缘弧形影通过 CT 值可测定是血性或液性,大于 30HU 需考虑为血性。

3. MRI 表现 MRI 在了解合并胸腔积液的成分上稍有优势,胸腔积血亚急性期(出血 3 ~ 14 天)在 T_1WI 及 T_2WI 上均为高信号,胸腔积液 T_1WI 为低信号,T_2WI 为高信号。

【诊断要点】

X 线初步判断气胸的范围、肺萎缩和纵隔移位的程度。CT 仔细观察是否存在少量气胸,还可以通过三维重建、多角度一站式全面观察合并存在的其他胸部损伤(ER-7-4-1)。注意 CT 及 MRI 可鉴别合并胸腔积液的成分。

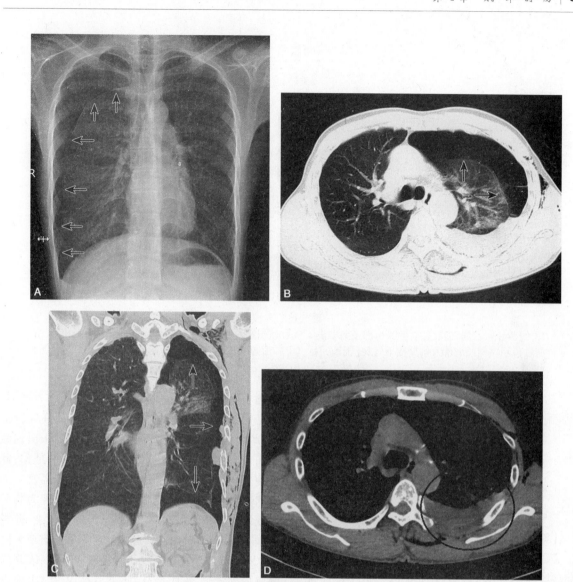

图7-4-3 气胸的 X 线及 CT 表现

A. X 线胸片示右侧气胸,右侧胸腔见无肺纹理透亮带及肺压缩边缘(箭);B、C. CT 肺窗轴位及冠状位示左侧气胸,可见左侧胸腔内气体影及压缩的肺组织边缘(箭),同时伴左侧颈肩部及胸壁皮下气肿;D. CT 纵隔窗示合并的左侧胸腔积液(圆圈)

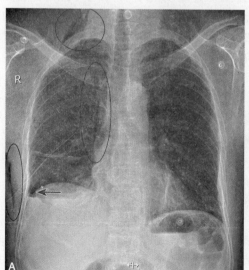

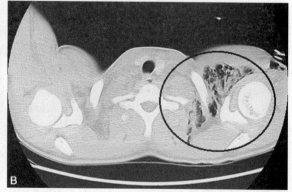

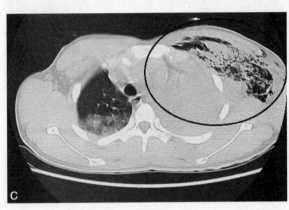
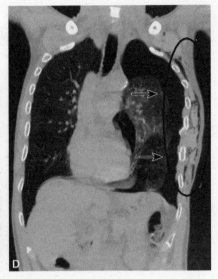

图 7-4-4　胸壁气肿的 X 线及 CT 表现

A. X 线胸片示右侧气胸,伴右侧颈肩部及胸壁皮下气肿(圆圈),另可见右侧胸腔少量积液(箭);B、C. CT 肺窗轴位示左侧颈肩部及胸壁皮下气肿(圆圈);D. CT 肺窗冠状位示左侧气胸(箭),伴左侧胸壁皮下气肿(圆圈)

ER-7-4-1　胸壁外伤病例

【鉴别诊断】

肺大泡:气胸需与较大的肺大泡进行鉴别,肺大泡增大速度较慢,位置较为固定,一般不随体位变化而变化。

四、外伤性膈疝

【病理与临床】

1. 病理改变　横膈因锐器伤或钝器伤发生破裂,导致腹腔脏器疝入胸腔,可分为闭合性及开放性两种。

闭合性横膈外伤多见于车祸等,腹腔内压骤然增大,内脏冲击膈肌致膈肌破裂,常发生于左膈。开放性横膈外伤疝入胸腔的脏器可以是除直肠及泌尿生殖器外的所有脏器,如疝环较小则易阻断疝入脏器的血供,发生嵌顿或绞窄。

2. 临床表现　可有呼吸困难、发绀及休克等症状。

【影像学表现】

1. X 线表现

①典型征象:左膈面消失并胃肠道疝入胸腔,纵隔右移,此类型疝入物多为空腔脏器,内有气体,可见胃肠轮廓,结合病史较易诊断。②液气胸征象:此类型疝入物多为管状器官,器官扩张出现液平面,常并发液气胸。③肺部感染性病变征象:此类型多合并有肋骨骨折及肺部创伤,疝入器官多为管状器官,易发生嵌顿。④肿瘤征象:表现为胸腔内或纵隔旁肿块影,边界清,可呈分叶状改变,此类型须与肿瘤鉴别,疝入器官主要为实质器官或大网膜,CT 检查有重要鉴别意义。⑤横膈征象:表现为横膈局部隆起、膈肌抬高,此类型易误诊,CT 检查有鉴别诊断作用。

2. CT 表现　CT 尤其是可疑区域薄层扫描可见横膈不连续,以后方、外方显示较好。膈疝形成后,胸腔部位扫描可见胃、肠曲和网膜等结构。如扫描前服用增强对比剂,可明确疝入胸腔的胃肠结构特征(图 7-4-5)。CT 多平面重建可进一步显示膈肌损伤的区域。

3. MRI 表现　可直接显示矢状面、冠状面成像,便于观察膈的形态及疝入物与腹腔的连续性。

【影像报告书写的注意事项】

1. 全面观察,分清主次,按顺序描述异常影像所见。

2. 详细描述骨折有无、骨折的部位及是否错位,仔细观察,避免漏诊,注意同时出现的间接征象,气胸、液气胸、皮下气肿及纵隔气肿等的描述。

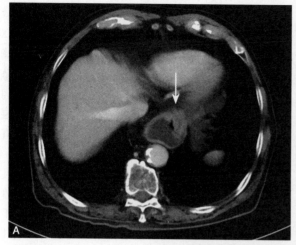
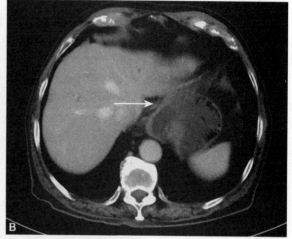
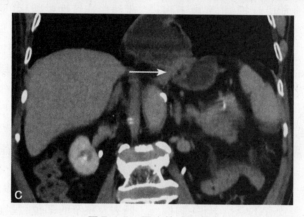

图 7-4-5 膈疝的 CT 表现

A ~ C. CT 纵隔窗轴位及冠状位示胃通过破裂的左侧横膈疝入胸腔内（箭）

3. 意外或偶然发现的临床所疑疾病以外的胸部外伤征象，应在诊断报告中体现。

4. 成像伪影、体外物影应在描述中加以说明。

【诊断价值】

1. 胸部 X 线　快速简便，经济实惠，辐射小，但影像有重叠、可导致隐匿性骨折、少量气胸等病变漏诊。

2. CT 检查　影像无重叠且密度分辨率很高，对病变及周围结构的变化可以全方位高精度显示，但常规 CT 扫描辐射剂量较胸部 X 线片大。

3. MRI 检查　组织分辨率高，可辨别胸腔积液的成分，无 X 线辐射，但对胸部外伤的临床应用尚少，检查时间较长，相对昂贵。仅作为对 X 线、CT 检查的补充。

【诊断思维与点评】

X 线、CT 检查是胸部外伤患者入院后最常用的检查方式。X 线检查具有经济、方便等优势，能清楚地显示出胸廓全貌。由于 X 线空间分辨率高，能较为准确判断出肋骨骨折的部位及是否错位，但有时一些隐匿性骨折、胸骨骨折等不易显示。X 线检查对于少量气胸及胸腔积液、积血等容易造成漏诊，对合并的其他胸部外伤也不能全面显示。影像科漏诊最多的即为外伤性肋骨骨折，部分肋骨骨折在第一次检查时可能不被发现。

CT 检查可以有效克服常规 X 线检查的缺点，无重叠影像，覆盖面广，密度分辨率高，能清楚显示胸廓的全貌，能发现少量气胸、少量血胸及胸骨、胸椎等隐匿部位的骨折，同时能发现更深层的病变，如大量胸腔积液掩盖的肺部病变等，且患者可一次进行多部位检查。合理采用 X 线和 CT 可为临床提供更为可靠的诊断。

【思考题】

1. 如何提高肋骨骨折的诊断准确率？常见漏诊的原因是什么？

2. 外伤性膈疝所致的胸部肿块与胸部肿瘤的鉴别诊断要点是什么？

（鲁植艳　吴经纬　陆普选）

第五节 气道与肺创伤

一、气管、支气管裂伤

气管、支气管裂伤（injury of trachea and bronchus）是少见的胸部急症。临床主要症状为胸闷气喘、胸痛等，部分可有痰中带血丝或咯血。严重闭合性胸部损伤时常合并有心脏、大血管损伤或张力性气胸，可危及生命。早期诊断和适当的支气管修复可以保护肺实质，改善预后，显著降低病死率。

气管裂伤常发生在近隆突处，而支气管裂伤大多在主支气管离隆突 1~2cm 处，左侧多于右侧。成年人常并发第 1~3 肋骨前段骨折，儿童由于胸廓弹性较好，可无骨折现象。

【病理与临床】

1. 病理改变　气管、支气管裂伤根据依致伤原因主要分为外伤性、自发性、医源性等，其中以外伤性最为常见。支气管裂伤根据损伤程度可分为部分断裂和完全断裂两类，断裂近端可与胸膜腔相通，临床常出现气胸或纵隔气肿，也可不与胸膜腔相通。

胸部钝性创伤所引起的气管和支气管裂伤的发病机制尚不十分清楚，大致有①牵拉学说：胸廓受到强大的外部压力后，胸廓横径明显增加，两肺分别向两侧移动，形成气管隆突部位向外的牵拉力，牵拉力超过一定限度导致气管隆突附近支气管断裂或破裂；②剪力学说：人体和肺的突然减速，在气管的固定点气管隆突处出现较大的剪切力，将内压很高的支气管折断；③压力学说：受伤瞬间声门关闭，支气管压力骤增，压力传向远侧小气道时，在气管分叉处产生反向力使支气管断裂。

2. 临床表现　支气管部分断裂时气道仍有通气，但排痰受阻，容易发生感染，如果处理不及时，将发生肺脓肿或脓气胸。主支气管完全断裂时，两残端分离相距数厘米，因断裂远端收缩后与外界隔绝或很快就被分泌物封闭，可不发生感染。患者早期表现为完全性一侧肺不张，后期并发气管狭窄，很少有残肺感染的报道，可以保持数年、十数年，当晚期手术时，吸除滞留的分泌物后，肺脏仍能复张。

【影像学表现】

气管、支气管裂伤分为 2 型。Ⅰ型：断裂的气管、支气管与胸膜腔相通，伤后即出现张力性气胸及严重的颈、胸部皮下气肿，胸膜腔闭式引流管不断有大量气体逸出，有极度呼吸困难，且不见改善。

Ⅱ型：断裂的气管、支气管与胸膜腔不相通，裂口位于纵隔，症状以纵隔气肿为主。

1. X 线表现　气管、支气管裂伤早期主要 X 线改变是大量气胸、皮下及纵隔、颈深部气肿、上胸部肋骨骨折、气管支气管截断或不连续、萎陷肺坠落征象与肺浮动征（即不张的肺脏上缘下降至肺门水平之下）。晚期，诊断主要依靠支气管分叉体层成像及支气管碘油造影，可以清楚显示盲袋状支气管近端或狭窄的支气管段。

2. CT 表现　直接征象是气管断裂。完全性主支气管断裂表现为支气管壁连续性中断，气管远端呈盲端，受损侧肺萎陷下垂。气管支气管不完全断裂则表现为气管支气管壁的环状线影或柱状线影连续性中断，可见宽窄不一的裂隙，可单发或多发，管壁断端错位塌陷，局部管壁水肿增厚，管腔狭窄，裂口周围可见不规则气体影弥散（图 7-5-1，见文末彩插）。段及段以下的支气管断裂时，低密度气体影沿支气管鞘扩散，在远端可形成单个或多个圆形、类圆形或杵指状低密度影；由于断裂处支气管壁充血水肿，其壁增厚，边界模糊，可见"轨道征"，对判断段及以下支气管的断裂有重要意义。

3. 纤维支气管镜表现　可以明确气管支气管断裂及狭窄的部位、程度等，对于早期或晚期病例都有肯定的诊断价值，阴性的检查结果则可以排除支气管断裂。胸部损伤后严重咯血症状不可忽视，即使无气管和支气管断裂的其他指征，也应立刻考虑做支气管镜检查。

【诊断要点】

X 线发现气管、支气管形态变化、成角及少量纵隔积气等均强烈提示气管、支气管损伤可能。胸部 CT 及气管、支气管三维成像检查可明确诊断，了解气管、支气管断裂的长度、部位及远端支气管损伤情况（ER-7-5-1）。

ER-7-5-1　气管、支气管断裂病例

对于严重胸部钝性创伤的患者，急诊就诊时即有严重呼吸困难和发绀，查体发现张力性/非张力性气胸、纵隔气肿和下颈部气肿有重要意义，即使 X 线胸片上未显示气胸也要考虑到气管、支气管断

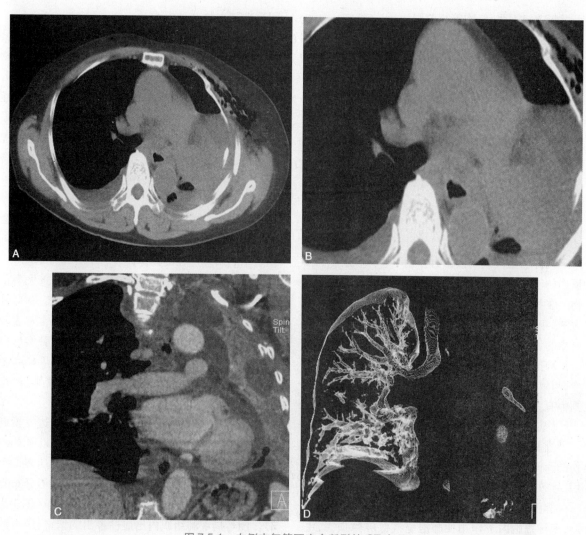

图 7-5-1　左侧支气管不完全断裂的 CT 表现

A. 胸部 CT 平扫显示左侧液气胸,左肺膨胀不全,左侧胸壁皮下气肿;B、C. CT 轴位局部放大图及冠状位示左主支气管管壁皱褶形成,形态改变,经支气管镜证实局部支气管损伤;D. VR 重建左主支气管及左肺未显影

裂的可能性。诊断气管、支气管断裂最可靠的方法是纤维支气管镜检查。所有临床上怀疑气管支气管损伤的患者,如情况允许,均应立即行纤维支气管镜检查来明确诊断,以防延误诊断造成死亡或并发其他问题。张力性/非张力性气胸安置胸腔闭式引流后,如发现大量气体持续外漏,且随吸气动作而加重,根据上述体征也可确诊。病情平稳后,应立即行检查证实诊断。

【治疗转归】

一般裂口 1cm 以下的气管裂伤,可经气管插管用低压气囊堵塞裂口,或将气管插管放至裂口远端旷置裂口,7～10 天后拔管观察,多自行愈合且无狭窄并发症。所有大的、边缘不整的气管、支气管撕裂和支气管完全离断的病例,都应行手术修补。气管、支气管创伤因时间稍长合并感染者,一般不主张即刻行外科修补手术。如时间已久,伴严重肺部感染,有肺脓肿形成者,则应行肺切除术。如远端无感染,则不论创伤后多久,应尽可能做支气管重建术。

【影像报告书写的注意事项】

1. 胸部创伤病例,注意 X 线检查出现肺叶萎缩下垂于膈角处,即"垂柳征"。

2. 胸部 CT 检查注意患侧可见气胸表现,常并发纵隔气肿,气管向健侧移位,也并发纵隔气肿。直接征象为气管、支气管局部连续性中断。

【鉴别诊断】

气管、支气管裂伤一般有明确的外伤史,仔细观察分析胸部 X 线征象,如发现一侧肺不张、张力型气胸等间接征象,通过 CT 检查,并进行多平面及 VR 重建,诊断并不困难。但尚需与肺挫伤、其他原因引起的肺不张、气胸等相鉴别。

【诊断思维与点评】

胸部 X 线片如出现以下表现要考虑气管、支气管裂伤:支气管离断征、支气管气柱截断征、左右主支气管夹角变小、肺不张、肺垂柳征。侧位 X 线片脊椎前缘呈现透光带是纵隔气肿的表现,是支气管损伤最早、最可靠的 X 线征象。

胸部 CT 及三维支气管重建可发现支气管连续性中断、狭窄,可提供有益的诊断线索,同时可发现合并的其他损伤。

二、肺挫伤、肺撕裂伤

胸部在直接或间接暴力作用下,可造成急性肺损伤(acute lung injury,ALI),包括肺挫伤及肺撕裂伤。在我国,交通事故伤已成为对生命安全危害最大的"第一公害",胸部撞击伤是交通事故伤中引起死亡的仅次于颅脑损伤的第 2 位原因。

肺损伤在 X 线平片、CT 上可有多种形式的改变,与致伤种类、强度、时间长短以及致伤部位与范围都有一定的关系。

【病理与临床】

当胸部突然受到暴力冲击或撞击等闭合性损伤的瞬间,由外力直接撞击压迫或对冲力的应激作用,导致肺实质与间质组织发生急性损伤。

肺泡上皮细胞和毛细血管内皮细胞受到损伤后,多种细胞因子作用使肺泡壁气血屏障损害,毛细血管通透性增高,血管内皮细胞肿胀、变形、与基膜分离,致使肺泡壁毛细血管破裂出血,肺泡腔内或肺间质内的弥漫性渗出或血液外渗,渗出液积聚在终末气腔和肺间质内,发生弥漫性急性肺泡性和间质性肺水肿。

外伤后肺损伤的表现是多种因素参与的结果,如感染、药物反应、接触粉尘和有毒吸入等。动物实验发现,肺损伤后光镜下可见肺组织结构破坏,肺内广泛出血及水肿,肺泡内大量淋巴细胞、中性粒细胞浸润,细支气管内部分纤维蛋白渗出。肺损伤发生后,开始启动修复模式。然而肺修复是一把双刃剑,肺组织可能修复到正常结构,也可能进展为不可逆纤维化与肺泡结构完全丧失。

【影像学表现】

由于肋骨对肺的保护,只有较严重的创伤才会出现肺部损伤。肺挫裂伤的影像学表现是胸部创伤后不同病理过程的具体体现。

1. **肺挫伤**　肺挫伤指肺泡和间质无重大裂伤的肺损伤。动物模型表明,CT 可以在受伤 30 分钟内观察到肺的异常,而此时 X 线胸片检查常常表现正常。肺挫伤的主要 CT 表现为肺间质和肺实质内的液体渗出,表现为局限性或弥漫性磨玻璃样高密度影,部分表现为大片血性渗出的肺实变影,严重者可能出现间质性或肺泡性肺水肿。

早期 CT 表现为局部肺内或胸膜下区边界模糊的半透明磨玻璃样密度影。病变范围可以是单侧或双侧受累,常呈非节段性、叶性分布,病灶多位于胸膜下、心脏旁、横膈附近,以沿胸膜下弧形分布为其特征,严重损伤时表现为两肺弥漫分布(图 7-5-2)。随着局部肺组织内出血性渗出的增多,则可演变为有实性成分的磨玻璃密度影,表现为磨玻璃影内有斑片状实变影,或表现为大片密度增高实变影,内可见"空气支气管征",或形成局部实变的肺血肿(图 7-5-3)。

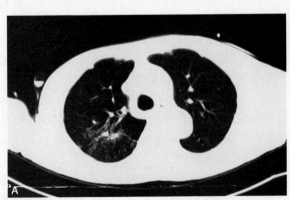
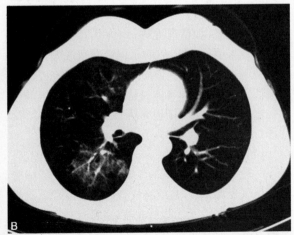

图 7-5-2　早期肺挫伤的 CT 表现

A、B. CT 肺窗示右肺数个局限性渗出病变,呈磨玻璃样密度影

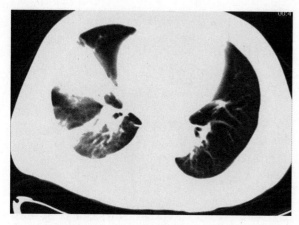

图 7-5-3 进展期肺挫伤的 CT 表现
CT 肺窗示右肺片状实变影及渗出性磨玻璃样密度影

肺挫伤分三型①边缘型：肺内病灶多局限于肺叶边缘，呈斑片状或云絮状；②节段实变型：肺叶/肺段内实变影，其内可见支气管空气征，病灶多见于双肺下叶；③弥漫型：呈双肺弥漫分布的模糊影。

2. 肺撕裂伤 肺撕裂伤指肺实质有不同程度的破裂。肺撕裂可发生于深部肺实质或胸膜边缘区。由于小气管破裂，导致漏出的气体积聚在破裂腔隙内形成肺内多个含气囊腔。基本影像表现分四种不同类型：①肺气囊腔；②肺液气囊腔；③肺血肿；④病灶周围磨玻璃样密度影。CT 表现主要为肺实质内、胸膜下区或脊柱旁大小不一的类圆形或类椭圆形透亮的含气肺囊腔，囊壁多光整（图 7-5-4）。急性期肺气囊腔的周围常伴有大片肺挫伤的磨玻璃密度影，即"磨玻璃气囊征"（图 7-5-5）。

3. 肺复合性挫裂伤 肺复合性挫裂伤是肺创伤中最严重的类型，其病情复杂，死亡率亦高，常合并有轻重不一的胸腔积液、气胸、血气胸、纵隔气肿或皮下气肿，及相邻肋骨、胸骨或其他胸背部骨折

等表现。

【鉴别诊断】

肺挫伤的表现有时与炎症类似；肺撕裂伤的肺气囊腔、液气囊腔需与肺大泡、肺囊肿相鉴别；大片实变伴液气囊腔者需与肺脓肿相鉴别；肿块型肺血肿需与球形肺炎相鉴别。外伤史及胸壁等受伤表现是重要的鉴别诊断依据。临床有明确的严重胸部创伤病史及呼吸道症状。肺挫伤及肺撕裂伤的肺气囊腔、液气囊腔及肺血肿周围常有特征性的磨玻璃影，且多伴有肋骨骨折，短期内复查病变可发生明显改变，经过治疗可吸收缩小甚至消失，而其他病变短期内复查常无改变。

【诊断要点】

1. 肺挫伤的影像学表现与其损伤的部位、程度及范围有关。主要表现为肺内斑片状、条絮状、云絮状磨玻璃样密度影，边界模糊。若伴有小血管破裂引起出血，则可在磨玻璃样密度影内见到实变影。少数可合并不张，为支气管内血块或分泌物阻塞所致。单纯性肺挫伤在 24 小时内即开始吸收，多在 1～2 周内完全吸收，不遗留瘢痕。

2. 肺撕裂伤表现为肺内含气或含液气的肺囊腔，周围常伴肺挫伤，多伴有肋骨骨折。短期内复查病变可发生明显改变。

【影像报告书写的注意事项】

1. 注意肺内圆形、梭形、条状及不规则形的含气囊腔，囊壁通常较薄，可与感染性必病变进行鉴别，同时可有支气管血管束改变、磨玻璃密度影等。外伤病史极为重要，X 线检查表现为不典型时，应尽量进行 CT 检查。

2. 注意前后对比，对于判断病情发展、心衰及肺水肿等情况等非常重要。急性肺挫伤吸收较快，

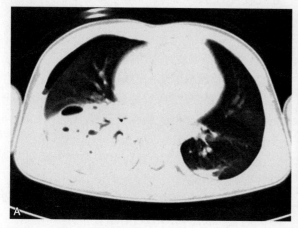
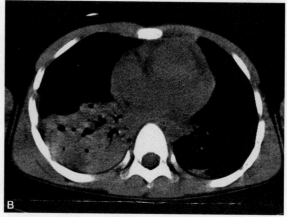

图 7-5-4 肺撕裂伤的 CT 表现
A、B. CT 肺窗及纵隔窗示右侧气胸，右肺实变影中可见含气囊腔影，囊壁光整

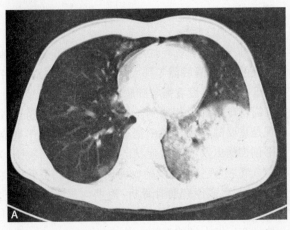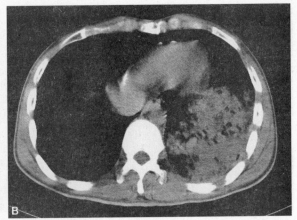

图 7-5-5　肺撕裂伤的"磨玻璃气囊征"表现

A. CT 肺窗示左肺下叶大片实变影伴磨玻璃密度影；B. CT 纵隔窗示其内见多发低密度含气囊腔影

一般于 1～2 天病灶开始逐渐吸收，3～10 天内可完全吸收，可不留任何痕迹。

【诊断价值】

1. 胸部 X 线片　由于重叠特性和密度分辨率不足等原因，早期病例可能表现为正常。对于严重患者床边胸片是首选检查方法。

2. CT 检查　可显示肺间质改变及磨玻璃样密度影改变，对肺内出血及血肿显示也较好。急诊一般不必行增强 CT 扫描检查。

3. MRI 检查　仅作为临床补充检查手段。动物实验证实超极化^{129}Xe 可以直接检测肺部气血交换动力学变化。

【诊断思维与点评】

肺挫裂伤的影像学表现缺乏特异性，注意外伤病史，结合骨折等外伤性表现，诊断不难。影像科医生应全面观察，注意支气管血管束改变及肺水肿等，并密切结合临床检查及高分辨率 CT 扫描综合分析进行诊断与鉴别。

三、肺冲击伤

炸药、炸弹（含核弹、燃料空气炸弹）、锅炉等爆炸时可产生不同强度的冲击波，冲击波超压直接作用于机体所造成的损伤称为原发冲击伤或爆震伤，其中以原发肺冲击伤最具代表性，指单纯超压和负压造成的肺损伤（ER-7-5-2）。

【病理与临床】

1. 病理表现

（1）肺出血：因伤情不同从斑片状浅表出血至全叶出血，气管内常有泡沫样血液和血凝块，并成为致死的主要原因。特征性表现为相互平行的血性肋间压痕。肺出血以两肺下叶更明显。

（2）肺水肿：水肿常与出血同时存在，轻者常为间质性，重者为肺泡性。出血区周围水肿液与血液相混，气管和支气管腔可见红色泡沫样血性液体。肺泡腔内积有较多的浆液及红细胞，部分肺泡腔内衬有透明膜。

（3）肺破裂和肺大疱：多见于肺的内侧面，裂口表面附有血凝块，胸膜腔内多有积血。镜检见肺裂口处大量红细胞和纤维组织断离。肺大疱实际是浅层肺组织撕裂而肺膜完整。

（4）其他：脏层胸膜撕裂可引起血胸或气胸；肺组织撕裂后，肺泡内的气体经破裂的小血管而进入肺静脉可导致气栓。

2. 临床表现　肺冲击伤的临床表现可因伤情不同而表现各异。患者常有胸痛、胸闷或憋气感，以及咳嗽、咯血或血丝痰、呼吸困难等，听诊可闻湿啰音。重者可呼出泡沫样液体，甚至有患者可发展致急性呼吸衰竭。其中呼吸暂停、心动过缓、低血压比较常见，被称为肺冲击伤三联征。

【影像学表现】

1. X 线表现

（1）典型表现：两肺蝴蝶样浸润影。早期可见斑点状、点片状模糊影，进展期可融合为大片肺叶性实变影。通常在伤后 24～48 小时阴影开始逐渐消散，如果合并 ARDS 或者肺部感染等并发症，48 小时后胸部阴影仍会扩大。

（2）局灶性肺气肿及肺大疱：表现为两肺内局灶性透亮影。

（3）其他：纵隔增宽，心影增大，肋膈角变钝或者见明显积液征象，少数可有肋骨骨折。

2. CT 表现

（1）磨玻璃样密度影：稍增高的云雾状影，病

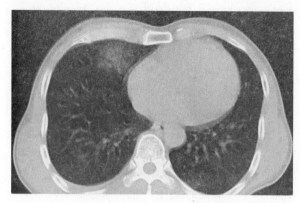

图7-5-6 肺冲击伤的 CT 表现
胸部 CT 肺窗示右肺中叶磨玻璃样密度增高影

变中可见重叠的血管影,密度淡而均匀(图7-5-6)。

（2）片状实变影:表现大片状呈叶、段分布的片状影,边界模糊且密度欠均匀(图7-5-7)。

（3）弥漫性实变影:表现为一侧或两侧肺实质内弥漫性大小不等的斑片状模糊影,可见融合,密度不均。此型较重,常合并肋骨骨折、血胸、气胸甚

至纵隔损伤。

（4）肺大疱及肺气肿:两肺内可见局限型肺气肿或胸膜下肺大疱。

（5）其他:严重者可损伤脏层胸膜,致纵隔气肿、胸腔积液和心包积液等。少数合并骨折患者可出现气胸及严重的纵隔、肺开放性损伤。演变过程中可合并肺内感染。

【诊断要点】

1. 患者有明确的受伤史,如炸弹、锅炉爆炸等。

2. 临床表现为胸痛、胸闷或憋气感,以及咳嗽、咯血或血丝痰、呼吸困难甚至呼吸骤停。

3. X 线胸片及胸部 CT 可见斑点状、点片状模糊影或大片状、两肺弥漫性实变影,常合并有肺气肿及肺大疱。

4. 患者往往合并胸膜、纵隔及心包损伤,少数严重者可合并肋骨骨折等开放性损伤。

【影像报告书写的注意事项】

1. 要紧密结合患者的受伤史、临床症状和体征。

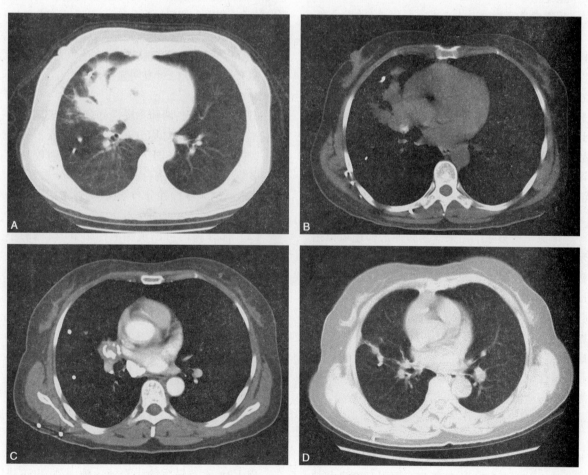

图7-5-7 肺冲击伤的 CT 表现

右肺枪击伤一年后患者。A、B. CT 肺窗及纵隔窗示右肺中叶支气管受压狭窄,右肺中叶片状实变影,可见金属异物残留;C. CT 增强示右肺中叶仅肺门处团块状影并金属异物影;D. 术后复查,右肺可见纤维索条影

2. 应仔细阅片,注意观察 X 线胸片有无心包积血征象,难以明确时应早期行 CT 检查。

3. 注意动态观察。轻度损伤时,肺部斑片影可短期消散,若两肺斑片影增多应考虑是否合并感染。

【诊断价值】

1. 胸部 X 线片

(1) 优势:快速、简便、价格便宜,可满足肺冲击伤急诊检查的需求,适合用于贫困及自然灾害地区等。

(2) 局限性:X 线影像有重叠,可导致隐匿部位病变漏诊,对纵隔、心脏病变的诊断能力有限。

2. CT 检查

(1) 优势:影像无重叠且密度分辨率很高,显示病灶更全面,能够更清晰地显示两肺病灶的程度及范围,对纵隔血肿和心包积液检出率高。

(2) 局限性:常规 CT 扫描速度较慢,辐射剂量较胸部 X 线片大,有时在急诊及动态观察中有一定局限性。

【注意事项】

仔细询问患者的受伤史,一般不会误诊。X 线检查容易漏诊纵隔、心包的病变,有条件者应行 CT 检查。胸部 CT 对肺大疱、局灶性肺气肿、胸腔积液、纵隔气肿等的检出率显著高于 X 线平片,尤其是少量心包积液,在胸部 X 线平片上不能发现。因此,强调早期行 CT 检查。肺冲击伤(爆震伤)常为战争或意外爆炸事故所致,影像检查的关键是快速评估伤情,提示有无致命性损伤,辅助临床快速救治患者。

【诊断思维与点评】

影像学检查除了用来诊断肺冲击伤还可以用来评估其严重程度及发现气胸、血胸、异物、心包积液、肋骨骨折、皮下气肿等并发症。X 线检查易漏诊,强调早期行胸部 CT 检查,且胸部 CT 表现常与肺部情况预后相关。轻症患者胸部 CT 上的云絮状影均为散在分布,提示肺泡及肺间质水肿或微出血;重症患者两肺均可见广泛分布的云絮状影且伴有多发性肺大疱、局限性肺气肿及胸腔积液,其肺泡及肺间质出血较多,肺损伤较重,预后亦较差。

四、溺水

溺水是一种意外伤害,是指呼吸道被水或污物堵塞或反射性引起喉头、气管痉挛而引起窒息和缺氧状态,引起血液生化及血流动力学改变而导致相关临床表现的一种疾病。溺水肺是指溺水情况下,大量水进入呼吸道和肺泡所引起的肺部疾病,其主要病理改变主要包括肺出血、肺水肿以及吸入物所引起的一系列继发性改变。

【病理与临床】

1. 病理改变 不同程度的血气屏障破坏,包括肺泡上皮细胞肿胀、坏死、脱落,基底膜肿胀、断裂,毛细血管内皮细胞损伤。血气屏障明显破坏、断裂是淹溺后喷射性肺水肿的病理学基础。

2. 临床表现 患者常有昏迷、意识模糊、呼吸困难,口中可有粉红色泡沫液。听诊患者呼吸音粗,两肺闻及湿啰音。

【影像学表现】

(一) 肺部影像表现

1. X 线表现

(1) 肺纹理增粗增多、模糊,以两肺内带为著,心影无增大表现。

(2) 肺内局限或广泛分布的结节状、絮状及斑片融合状阴影,病灶大小不等,呈多形性混合存在,病灶区肺纹理被掩盖。病变可呈"蝶翼状"两侧对称,亦可一侧重一侧轻。

(3) 常有肺气肿,合并感染时也可出现肺脓肿表现,也可伴随气胸及胸腔积液。

(4) 病灶短期内可有明显变化。

2. CT 表现

(1) 典型表现:两肺弥漫性分布的磨玻璃密度影或实变影,可两肺对称分布呈蝶翼状,或不对称分布,常以右肺为重(图 7-5-8)。溺水时间较短时病变多集中于肺门周围,而肺的外围部分较轻,溺水时间较长时则弥漫性分布于全肺,通常中下叶较上叶重。

(2) 部分肺内可出现腺泡样结节(模糊的小叶中心结节),常伴随片状磨玻璃密度影同时出现,为其早期表现。也可出现肺间质性水肿表现。

(3) 部分肺段性肺不张或伴有异物沉积现象,以右肺多见。也可伴有吸入性肺炎或继发性肺脓肿等相应影像表现,常发生于淹溺污水中的患者。

(4) 常有局限性肺气肿,也可出现少量胸腔积液。

(5) 病灶于 1~3 天即大部分吸收或完全吸收,弥漫性病灶以向心性吸收为主(图 7-5-9)。部分病灶吸收后留有肺支气管血管束增粗。

(二) 肺外影像表现

溺水时,水及异物除大量涌入肺内外,也可进入人体其他解剖管道或脏器内。行 CT 检查可发现鼻窦腔、乳突气房、声门以下气道内积液或沉积泥

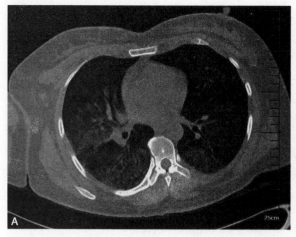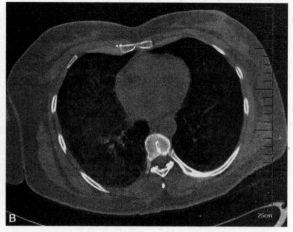

图 7-5-8 溺水的 CT 表现

A. CT 示双侧支气管管壁增厚,管周见条片影;B. CT 示两肺弥漫性絮状影,右肺为著

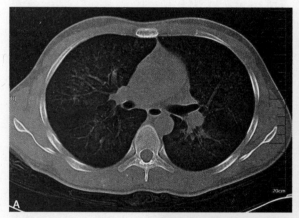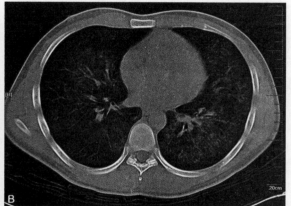

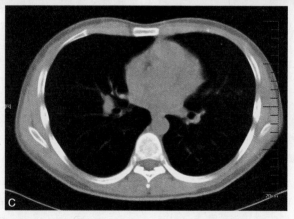

图 7-5-9 溺水治疗后的 CT 表现

A、B. CT 示两肺弥漫性斑片状模糊影,中内带为主,呈"蝶翼状"两侧对称分布;C. 治疗一周后,CT 示两肺病灶基本吸收,左肺内见少许斑片影

沙等异物。另外,大量呛水时胃腔可扩张、积水。

【诊断要点】

1. 明确的溺水病史。

2. 患者有呛咳、口中粉红色泡沫痰、呼吸困难,听诊肺内弥漫湿啰音。

3. 影像检查出现肺纹理增粗、增多等肺水肿表现,可见肺内弥漫性絮状影、斑片影、肺段不张、支气管腔内异物等。

4. 肺外鼻窦、乳突等积液或异物沉积也可帮助诊断。

【影像报告书写的注意事项】

1. 注意结合病史,对比前片,分析病灶的动态变化,观察水肿液吸收情况,评判病灶有无进展,是否合并感染,进一步指导临床治疗。

2. 注意支气管内是否有阳性异物,判断是否有阻塞性肺炎。

【鉴别诊断】

依据明确的落水病史与影像学表现,多可明确诊断。溺水的肺水肿是非特异性的,常伴有肺气肿,其心影往往是正常的,结合临床资料,可鉴别于肾源性及心源性肺水肿。溺水的肺水肿吸收较快,往往在3天内基本吸收,也是其重要鉴别点。

【诊断价值】

1. 胸部 X 线片

(1) 优势:快速简便,可做床旁检查,辐射剂量小。适合溺水者急诊检查的需求,尤其是小儿或病情严重者。

(2) 局限性:影像有重叠可导致隐匿部位病变漏诊。

2. CT 检查

(1) 优势:影像无重叠且密度分辨率很高,对病变范围、密度及支气管有无异物沉积等可以全面准确显示。

(2) 局限性:常规 CT 扫描辐射剂量较胸部 X 线片大。

【注意事项】

溺水患者首次行影像检查时,大部分均可有阳性发现,对于少数阴性患者应短期复查。溺水患者继发感染时,CT征象与临床表现可以不同步,此时需继续抗感染治疗后复查。另外,溺水患者常有肺外鼻窦、乳突积液,甚至继发感染等,当影像上肺内病变不严重或已好转时患者临床症状仍较重或发热持续时,应行相关检查排除肺外感染。

【诊断思维与点评】

溺水患者多病史清楚,诊断明确,影像检查的价值在于明确肺部情况,指导临床治疗,重点在于追踪对比,协助临床评估病情、判断预后。溺水肺影像表现多样、多变,主要为肺水肿相关病变,包括肺间质及肺泡水肿,以两肺弥漫性分布的磨玻璃密度影或实变影最为多见,常可伴有腺泡结节。支气管痉挛可致肺过度通气出现局限性肺气肿。另外,也可因气道内异物阻塞出现肺不张等表现。除了肺内病变外,影像及临床医生也应考虑到鼻窦、乳突及颈部气道内有无积液或异物沉积等。

五、烟雾、化学物质吸入

在过去的战争期间使用过的芥子气,人体暴露后除了引起皮肤红肿、水疱、溃烂外,还会导致呼吸道黏膜发炎坏死,出现剧烈咳嗽和浓痰,其幸存受害者将会出现多种并发症,包括喉炎、支气管炎、毛细支气管炎、支气管肺炎、慢性阻塞性肺疾病(COPD)、支气管扩张、哮喘、急性呼吸窘迫综合征(ARDS)等。近年来,有毒有害气体泄漏事故呈上升趋势,呼吸道吸入烟雾等化学物质后,在有毒气体、颗粒物等共同作用下,使肺部发生急剧的病理生理反应,造成急性肺损伤。

烟雾化学物质种类很多,按发生率高低,主要有以下几种①火灾烟雾:发生火灾时的烟雾,成分复杂;②含苯的有机溶剂:胶水、黏合剂、油漆、萃取剂等工业材料含甲苯、二甲苯、苯乙烯、二氯乙烷、三氯乙烯、三氯乙烷等;③硫化氢气体,杀虫剂百草枯等;④爆炸物质:包括煤矿瓦斯爆炸、人为爆炸等;⑤其他化学物质:液氨、有机氟、特氟隆、火箭推进剂如偏二甲肼(UDMH)和四氧化二氮(N_2O_4)、部分金属物质等。

【病理与临床】

烟雾吸入造成急性肺损伤的实质是炎症反应过度,这个过程有很多炎症介质参与。动物实验表明,烟雾等化学物质吸入后的支气管血流量比吸入前增加了8倍。炎性介质作用于中性粒细胞使其大量积聚,并使其释放炎性介质,导致全身炎症反应和组织损伤。吸入性损伤致肺水肿引发的进行性呼吸功能衰竭,是导致目前火灾烧伤患者死亡最常见的原因。致死亡的决定性因素有过高的温度、有毒气体、低氧颗粒物及缺氧环境共同作用,往往使肺部损伤急剧恶化,给救治带来极大的困难。

【影像学表现】

不同种类的化学物质,经呼吸道进入肺后,其影像表现略有不同,主要是间质性病变(小叶间隔增厚、肺间质水肿)和肺泡内渗出性病变(肺泡性水肿、肺部炎性渗出)。临床上将其分为四个时期:

(1) 急性期(伤后6小时内):除瓦斯爆炸可能引起双侧支气管血管束纹增粗外,多数患者可能无明显异常改变。

(2) 肺水肿期(6~48小时):轻度损伤CT扫描主要表现支气管血管束增粗或伴边缘模糊,短期治疗吸收恢复至肺部表现正常;中度损伤可表现为支气管血管束增粗,边缘模糊或呈网状高密度影,肺野透亮度降低或不均匀,或有边缘模糊散在的斑片状阴影,经有效治疗后可吸收完全,不留明显痕迹;重度损伤主要表现为两肺多发的密度较淡边缘模糊的斑片状、云絮状阴影,广泛分布的"树芽征"样改变,广泛的磨玻璃样密度影及"马赛克征"改变,可出现肺泡性肺水肿,或较重的气胸或纵隔气肿、皮下气肿等。

(3)肺部感染期(伤后 2~14 天):合并感染者表现为肺实变,呈片状高密度影,部分可见支气管充气征,可有空洞或空腔形成(图 7-5-10、图 7-5-11、ER-7-5-2)。

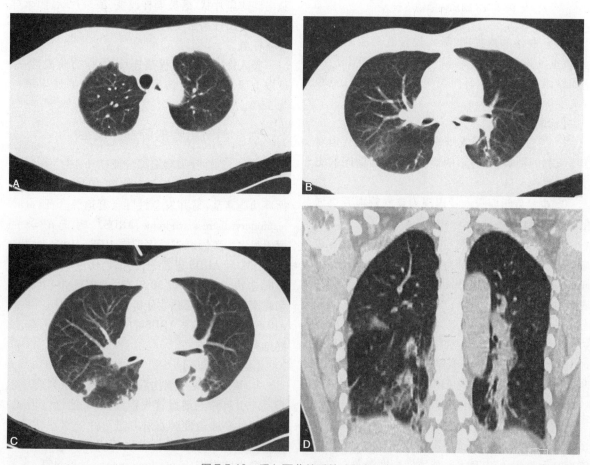

图 7-5-10 吸入百草枯后的 CT 表现

A. CT 示两肺上叶支管血管束增粗;B. CT 示两肺磨玻璃样密度影;C、D. 一周后复查,CT 轴位及 MPR 冠状位示左肺下叶实变,右肺病变稍好转

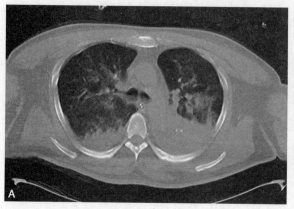
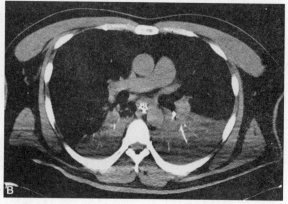

图 7-5-11 急性大量吸入苯中毒的 CT 表现

A. CT 肺窗示两肺实变及肺不张;B. CT 纵隔窗示支气管内见吸入不规则高密度物质

ER-7-5-2　肺部化学物质吸入

（4）脱落和修复期：吸入较轻者可能不留痕迹，较重者约3个月后多有不可恢复的病变如广泛间质纤维化、肺气肿、纤维斑块、支气管扩张、空腔样病变等。

【诊断要点】

1. 一般有明确吸入烟雾化学物质病史，但对于吸入物的种类，有时不明确，需要仔细询问病史及相关工作人员。

2. 少量或短期吸入者表现为支气管血管束增粗或伴边缘模糊。

3. 中度损伤可表现为支气管血管束增粗，边缘模糊或呈网状阴影；肺野透亮度降低或不均匀；或有边缘模糊散在的斑片状阴影；其表现类似肺炎或间质性肺炎。

4. 重度损伤主要表现为两肺多发的密度较淡边缘模糊的斑片状、云絮状阴影；广泛分布的"树芽征"样改变，广泛的磨玻璃样密度影及"马赛克征"改变，少数病例可能出现ARDS表现。

【影像报告书写的注意事项】

注意轻度吸入烟雾化学物质者X线表现不典型，可能表现为正常，应行CT检查。注意支气管血管束有无改变，肺内有无磨玻璃样密度影等。注意前后对比，特别对于重度损伤患者应判断病情发展情况、合并心功能衰竭及肺水肿情况。

【诊断价值】

1. 胸部X线片　由于重叠特性和密度分辨率不足等原因，轻度吸入烟雾化学物质者及早期病例可能表现为正常，对重度损伤病例行床旁摄片检查可能是首选方法。

2. CT检查　为重要检查方法。可显示肺间质改变及磨玻璃样密度影等。一般不必行增强CT扫描检查。

3. MRI检查　仅作为临床补充检查手段，动物实验证实超极化^{129}Xe可以直接检测肺部气血交换动力学变化。

【诊断思维与点评】

烟雾等化学物质吸入其影像学表现与吸入时间、浓度等因素有关，依临床表现分轻度、中度、重

度。吸入程度越重，影像表现出现越早、越明显。总体而言，其影像学表现缺乏特异性，早期轻度吸入性损伤患者，表现为两肺纹理增粗，呈肺间质性改变；重度患者表现为肺水肿或吸入性肺炎征象。肺水肿和吸入性肺炎影像形态难于区分，均表现为肺内淡薄斑片状、磨玻璃样改变，或斑片状、团絮样模糊的渗出性高密度病灶，亦可表现出肺实变或肺不张征象。

吸入性损伤后病程是连续的，但有阶段性，中度以上吸入性肺损伤患者肺部感染的发生率约为53%。

六、创伤患者的肺部并发症

（一）急性呼吸窘迫综合征

重症胸部创伤后低氧血症重，较早即出现呼吸循环功能紊乱，易并发急性呼吸窘迫综合征（acute respiratory distress syndrome，ARDS）。引起ARDS的原因很多。美国麻省总医院在1978~1988年间收治的533例ARDS患者中，胸部创伤占27%。Kraff等同对1967~1994近30年有关ARDS的101篇大宗临床报道进行回顾性分析，其中包括创伤所致的ARDS，发现30年来ARDS的死亡率无明显下降，始终维持在50%左右。

【病理与临床】

1. 病理改变　创伤后ARDS是一系列病理生理反应引起肺毛细血管炎症性损伤，通透性增加，继发急性高通透性肺水肿和进行性缺氧性呼吸衰竭，是危及生命的严重并发症，病死率高。

急性肺损伤（acute lung injury，ALI）早期，水肿液漏入肺组织，炎性细胞浸润导致弥散功能失常，通气-血流比例失衡，临床上形成低氧血症；细胞浸润、弥散功能障碍以及水肿液增加导致气道顺应性下降；局部肺泡过度膨胀及小静脉栓塞增加无效腔通气，低氧性血管痉挛及毛细血管阻塞导致肺动脉压力增高。这些变化一起导致呼吸困难，最终通气能力不能满足机体氧需求，机体即表现为低氧、高碳酸性呼吸衰竭。

ALI早期的组织病理学特征表现为肺泡中性粒细胞的浸润、富含蛋白成分的肺水肿液积聚。在渗出期，多种细胞因子引起并导致炎症持续。炎性因子活性增强，导致肺泡表面活性物质生成减少及活力下降，引起广泛的肺不张。活性酶使肺的框架结构遭到破坏，肺泡毛细血管及肺泡上皮细胞受损伤。上皮细胞屏障被破坏，延误了液体清除障碍的功能恢复。抗凝蛋白浓度下降、前凝固蛋白表达增

加以及抗纤溶蛋白增加,肺内出现凝固栓塞趋势。这些改变最终可能导致肺毛细血管血栓形成。

2. 临床表现　主要表现为突发性进行性呼吸窘迫、气促、发绀,常伴有烦躁、焦虑、出汗等。其呼吸窘迫的特点是呼吸深快,伴明显的发绀,且不能用通常的吸氧疗法改善其窘迫症状。早期体征可无异常,或仅闻及少量细湿啰音,后期可闻水泡音或管状呼吸音等。

自 1967 年 Ashbaugh 等首次提出 ARDS 的概念以来,1988 年的 Murray 肺损伤评分、1994 年欧美联席会议(AECC)对诊断标准进行完善和补充。2011年在德国柏林由欧洲危重症协会成立了一个全球性专家小组,主持修订了 ARDS 诊断标准(称 ARDS 柏林定义),正式发表在 2012 年的《美国医学会杂志》(JAMA)上。

【影像学表现】

1. X 线表现　柏林定义中 ARDS 的影像表现为:两肺浸润影,不能用积液、大叶/肺不张或结节来完全解释。

(1) 早期(12~24 小时):为间质性肺水肿期,大多数病例可无异常发现,也可见肺纹理增多、增粗甚至模糊,尤其以肺门部明显,可见小片状阴影。有些病例可见细网状阴影。1~2 天后,两肺可见广泛分布的网状片状阴影,肺纹理模糊不清,两肺门阴影增大模糊。亦可出现"面纱征",即在肺野内可见密度低而均匀的云雾状阴影,状如薄纱。若在早期采用呼吸末通气(PEEP)治疗,可以阻止异常 X 线表现出现;胸片可始终保持正常。

(2) 中期(2~4 天):为肺泡性肺水肿期,表现为两肺广泛的斑片状模糊阴影,有时有肺气肿现象。病变发展快时,常迅速融合成结节影,有时扩展到两肺的大部,病变中可见支气管充气征。

(3) 后期(5~7 天):严重者片状影逐步融合扩大,两肺大部分呈现均匀的高密度影,形成"白肺"征象,甚至出现肺不张,其中有支气管充气征。心影模糊,但心脏及大血管一般无扩大。若并发感染,肺部病变扩大、不均匀、不对称,或出现空洞。胸膜的改变主要表现为肋膈角变钝,长期存在时可见胸膜纤维素沉着及网状胸膜增厚。使用 PEEP 治疗后几分钟即可见肺野透亮度明显改善,浸润阴影明显减少,但中断治疗后又迅速恢复原状。

(4) 消散期(7 天以后):病灶一般消失比较快,2~3 天内可大部分吸收,如超过一周,即有合并感染的可能。

2. CT 表现　CT 表现与胸片相似,但较胸片更敏感,12 小时后见肺透亮度降低,肺支气管血管束模糊,随着病情的发展,可见肺野内广泛的网状、点状及磨玻璃样密度影,两肺门影增大(图 7-5-12)。纵隔窗可见胸膜水肿、增厚,但无淋巴结肿大。不同性质的病变在呼吸窘迫综合征的 CT 图像上可以同时出现,而且不同部位差别很大。

3. MRI 表现　MRI 也可以显示上述病变,但患者病情较重,一般不适宜做或不需作 MRI 检查。

【鉴别诊断】

1. 心源性肺水肿　该病常有心脏病史,且呼吸困难与体位有关,咳粉红泡沫样痰;心影明显增大;常伴有胸膜积液及间隔线。CT 上 ARDS 患者磨玻璃样密度影多以均匀分布为主,而急性心源性肺水肿患者多以中心分布为主;急性心源性肺水肿患者比 ARDS 患者更多出现支气管血管束增厚、肺内血管影增粗和胸腔积液,且心影增大、心包积液的发生率明显高于 ARDS 患者。ARDS 患者比急性心源性肺水肿患者更多出现小的边界不清的透亮度减低影。强心利尿治疗效果较好。

2. 左心功能衰竭　该病患者有心脏病史,起病急,不能平卧,端坐呼吸,有心脏病体征及心电图异常改变。而 ARDS 患者可以平卧,胸片和 CT 可资鉴别。

3. 大片肺不张　该病初期即可见到大片致密阴影,肺纹理不清,伴有纵隔向同侧移位。临床呼吸音消失,不难诊断。

【影像报告书写的注意事项】

1. 当两肺出现支气管血管束增粗伴磨玻璃样密度影等改变时,要注意提示 ARDS 可能。

2. 注意前后对比,对于伤情较严重者要注意动态观察。

3. ARDS 要与心源性肺水肿、急性心衰等鉴别。

【诊断价值】

1. 胸部 X 线片　X 线平片对 ARDS 病变程度、分期的判断具有重要价值,胸片的表现还可反映治疗效果。ARDS 诊断标准是近期才确定的,一些诊断方法如肺水肿液蛋白浓度、肺毛细血管楔压等操作均有一定难度,X 线检查是简便快速的诊断方法,具有重要价值。对重度不能移动的患者床旁胸片是首选检查方法。

2. CT　CT 表现与胸片相似,但较胸片更敏感,还可观察有无淋巴结肿大. 不同性质的病变在呼吸窘迫综合征的 CT 图像上可以同时出现,而且不同部位差别很大。但急性期患者病情较重,多以

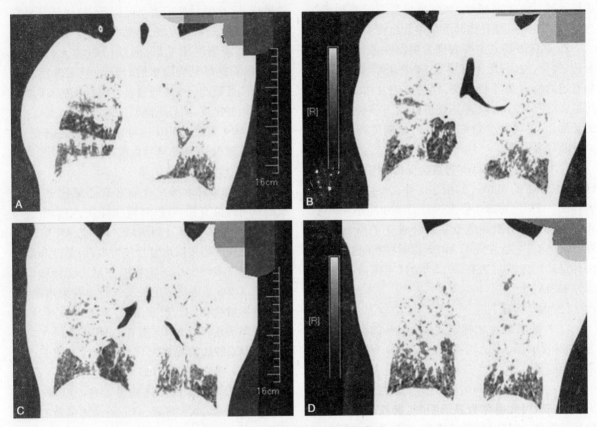

图 7-5-12　两肺 ARDS 的 CT 表现

A~D.　CT MPR 冠状位示两肺大部分呈现均匀的高密度影,形成"白肺"征象

床旁胸片为主,仅少部分较轻患者可接受 CT 检查。一般不必行增强 CT 检查。

3. MRI　MRI 也可以显示上述病变,但由于患者呼吸急促,一般不适宜做或不需作 MRI 检查。

(二)外伤性肺不张

胸部创伤后,由于挫裂伤、气液压迫等导致肺泡萎陷,或肺部感染后分泌物增加、阻塞支气管后可以出现肺不张。肺不张好发于肺下叶,尤其是下叶的后基底段。创伤性肺不张是胸部创伤后较常见的并发症,尽早发现、及时处理对预后影响较大。

【病理与临床】

肺挫裂伤等钝性胸部外伤导致急性弥漫性肺泡-毛细血管膜损伤,血管通透性增高,造成肺间质和肺泡水肿,纤维素渗出,肺泡表面活性物质减少或活性降低,肺泡表面张力增高,肺顺应性显著降低,形成肺不张。胸壁外伤(肋骨骨折,液气胸等)使胸腔缩小,增高的胸内压力压迫肺脏,导致肺不张发生。在合并肋骨骨折尤其连枷胸时,胸壁的完整性和顺应性遭到破坏,患者由于胸部疼痛,呼吸变浅,肺泡膨胀不全,肺、支气管分泌物聚集,不易咳出,导致潮气量减小,气体交换面积减少,肺活量

减小,加重肺不张。

【影像学表现】

根据外伤后出现肺不张的时间早晚,可将其分为急发型与迟发型。急发型是指伤后即出现的肺不张;迟发型是指伤后无肺不张,2 天以后出现的肺不张。X 线及 CT 表现为一侧或两侧肺挫裂伤改变,或出现气胸、胸腔积液征象伴肺不张,其内常可见空气支气管征。多表现节段性肺不张。发生在段以下较小范围的肺不张形态多样,可呈条带状、线形、楔形等。一叶或一侧肺不张表现为楔形或三角形,多为阻塞性因素或支气管断裂引起。

【影像报告书写的注意事项】

发生肺挫裂伤或支气管损伤,多表现为条带状、线形、楔形影,如出现大片实变,按节段分布,要考虑并发肺不张可能。

【诊断价值】

1. 胸部 X 线片　对于重症患者,床旁胸片是首选检查方法,X 线胸片是及时观察病情、了解病情的发展的重要手段。

2. CT　是重要检查方法,可清楚显示外伤并发的肺不张及其他合并损伤。急诊一般不必行增

强 CT 检查。

【诊断思维与点评】

磨玻璃样密度影与两肺对称性实变影是 ARDS 的典型影像表现，结合胸部创伤的病史，诊断不难，主要与急性心源性肺水肿相鉴别。

外伤性肺不张诊断不难，但要与合并肺部感染鉴别。

【思考题】

1. 气管支气管裂伤的典型与不典型影像学表现是什么？

2. 胸部外伤后的影像学表现特征是什么？与肺炎的主要鉴别诊断要点是什么？

3. 烟雾等化学物质吸入后的影像学表现特征是什么？

（鲁植艳　屈艳娟　李航　陆普选）

第六节　纵隔损伤

一、纵隔气肿

纵隔气肿，也称为纵隔积气，指各种原因导致的纵隔内气体积聚，以致心脏、胸部血管、气管及食管被气体所包绕。

【病理与临床】

1. 病理改变　导致纵隔气肿的病理改变有①外伤性纵隔气肿：胸部外伤直接损伤气管和支气管、食管破裂以及肺泡破裂引起纵隔气肿；②自发性纵隔气肿：多继发于间质性肺气肿，肺间质内的气体经肺门进入纵隔，产生纵隔气肿；③医源性损伤：如气管切开术等胸腔内手术，气体沿颈部间隙进入纵隔。

2. 临床表现　临床症状与纵隔积气量、发生速度等因素有关。少量纵隔积气患者可无明显症状，积气较多、压力较高时可表现为胸骨后疼痛（并可向肩部和上肢放射）、呼吸困难、咳嗽等。随着纵隔积气的增多，气体蔓延至颈部肌间隙、血管气管间隙及皮下，此类患者在颈部及胸部皮下有握雪感、捻发音，是较具特征的临床体征。纵隔大量积气时甚至可压迫静脉导致循环衰竭，严重者血压下降、脉搏加快、颈静脉怒张、心浊音界缩小或消失。

【影像学表现】

1. X 线表现　X 线主要表现为纵隔增宽，纵隔胸膜向两侧移位，形成平行于纵隔轮廓的线状高密度影，其内侧为透亮线影，典型透亮影可以勾勒出纵隔及纵隔内血管、气管、食管的形态（图 7-6-1）。

通常正位胸片上纵隔左缘和上纵隔显示较清楚，侧位胸片显示比正位胸片更清楚，表现为胸骨后方增宽的透亮度增高区域，心脏与胸骨间距增大。纵隔气肿向下扩散至心脏与膈肌之间，使两侧横膈与纵隔呈连续充气状，呈"膈连续征"。

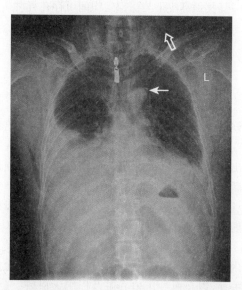

图 7-6-1　纵隔气肿的 X 线表现
X 线胸片示纵隔胸膜，其内侧可见空气密度透亮影（细箭）。可见颈部皮下气肿（空心箭）

2. CT 表现　CT 表现为纵隔内血管、食管、气管周围气体密度影，纵隔胸膜被气体向肺方向推移，形成线状高密度影。CT 还可显示引起纵隔气肿的原因以及并发症如气胸、心包血肿、椎体骨折等（图 7-6-2）。

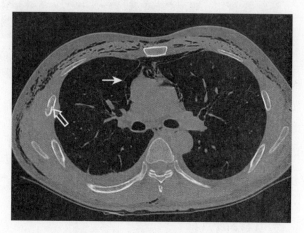

图 7-6-2　纵隔气肿的 CT 表现
胸部 CT 示纵隔胸膜（细箭），纵隔内见空气密度影。同时可见皮下积气、肋骨骨折（空心箭）及胸腔积液

【诊断要点】

1. 既往患有肺部基础疾病，如肺间质性疾病、

哮喘等,或新近有严重呕吐、剧烈咳嗽史,或存在外伤史、手术史。

2. 患者出现胸痛、胸闷等症状,可触及皮下气肿,严重者出现循环障碍。

3. 影像学表现为纵隔内出现气体密度影,同时胸壁及颈部皮下与深部组织间可存在气肿。

二、纵隔血肿

纵隔血肿指血液在纵隔内积存。

【病理与临床】

1. 病理改变 引起纵隔血肿的原因有:①胸部创伤:如车祸伤、高空坠落伤等;②纵隔内结构因病变而出血:如主动脉瘤、主动脉夹层、纵隔肿瘤破裂出血所致;③其他部位出血流入纵隔:如颈部或咽后软组织出血波及纵隔;④过于激烈的心肺复苏术、腔静脉置管等医源性损伤;⑤凝血机制障碍所致的自发性纵隔血肿。

2. 临床表现 症状与出血量及部位有关。纵隔内小血肿可无明显症状和体征。较大的血肿由于失血,以及血肿压迫心脏及周围大血管、气管从而导致循环和呼吸功能障碍,多表现为胸闷、胸痛、气急、血压下降等症状,严重时可出现休克。

【影像学表现】

1. X线表现 少量出血时X线上常无明显阳性征象。出血量较多时表现为纵隔影增宽,纵隔外缘变直。局限型血肿可表现为突入肺内的结节影,边缘锐利。若出血破入胸腔可出现胸腔积液。血肿可压迫食管或气管,食管钡剂造影可显示食管狭窄。若胸片中出现纵隔影增宽超过8cm、主动脉球消失、脊柱旁线增宽、右侧气管旁带增宽超过7mm等提示主动脉损伤,间接提示纵隔血肿存在。

2. CT表现 弥漫性纵隔血肿的CT表现为纵隔间隙分布的片状、团片状等或稍高密度影,与邻近血管分界欠清晰;局限型血肿表现为纵隔内的结节样或肿块样软组织密度影。新鲜血肿密度均匀,CT值与主动脉相近,增强无明显强化(图7-6-3)。当血肿内血红蛋白发生降解时,血肿的CT值可逐渐降低至水样密度,形成囊状影,且体积逐渐缩小,偶尔血肿可发生机化呈高密度影。

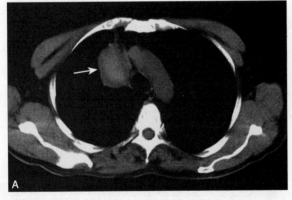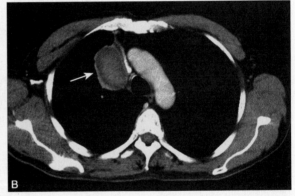

图7-6-3 纵隔血肿的CT表现

A、B. CT平扫示右上纵隔肿块样软组织密度影(细箭),CT值60~70HU,增强扫描未见明显强化

3. MRI表现 MRI上纵隔血肿的信号强度与出血时间密切相关。急性期(出血1~3天)T_1WI呈低信号,T_2WI呈稍低信号;亚急性期(出血3~14天)T_1WI及T_2WI均呈高信号;慢性期(出血14天后)血肿周边逐渐出现低信号,血肿内部逐渐演变为水样信号。

【诊断要点】

1. 患者多具有明确外伤史、手术史。

2. 典型CT表现为纵隔内片状、团片状、结节样等或稍高密度影,通常1~2周后可缩小。MRI信号强度可随时间变化而改变。

三、食管损伤

食管损伤指各种原因作用于食管管壁导致的食管穿孔与破裂。

【病理与临床】

1. 病理改变 可由以下原因所致①食管异物:多好发于异物容易停留的位置;②外伤:可发生于任何部位,最常见于颈段和损伤部位的食管;③医源性损伤:以颈、胸段多见;④原有食管疾患而破裂穿孔者:发生部位与原发疾病一致;⑤自发性破裂:多因暴饮暴食后剧烈呕吐,导致管腔内外压力失衡所致,好发于食管下段。

2. 临床表现　与病因及穿孔的位置有关。早期常表现为局限性疼痛,疼痛范围逐渐扩大。其他症状有恶心、呕吐、呕血、吞咽困难、呼吸困难等。体征有发热及皮下气肿等。

【影像学表现】

1. X线表现　X线侧位片显示咽后间隙积气,为食管穿孔的典型征象。X线正位片表现为食管缘积气、纵隔影增宽、纵隔气肿、气胸或液气胸等间接征象。食管造影可显示穿孔的位置,若食管腔外、纵隔或胸腔内见对比剂影,则证实存在食管穿孔。

2. CT表现　CT可显示食管管壁的完整性及连续性是否中断,显示破口的位置及瘘管以及周围软组织、气管、纵隔及胸腔情况(图7-6-4,ER-7-6-1)。若出现食管周围炎性渗出,或食管周围、椎前及椎旁见空气密度影等可疑征象,可口服碘水,如对比剂自食管漏出可明确诊断。

ER-7-6-1　食管穿孔病例

【诊断要点】

1. 患者多具有明确的误服异物史、剧烈呕吐史或外伤史。

2. 典型影像表现为食管管壁连续性中断,可见食管破口及瘘管,以及其他间接征象,如食管周围脓肿、椎旁及食管周围空气密度影等。

四、心脏大血管损伤

【病理与临床】

1. 病理改变　心脏大血管损伤可分为闭合性和开放性损伤。闭合性损伤如交通事故、高处坠落

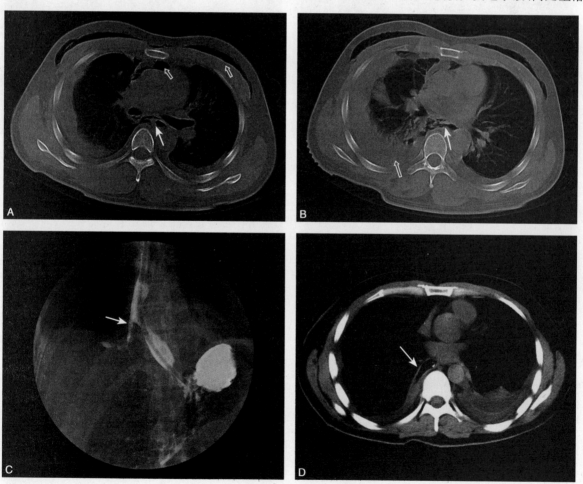

图7-6-4　食管破裂的影像学表现

A. CT肺窗示食管胸中段右侧管壁不均匀增厚(细箭),同时可见纵隔气肿及皮下气肿(空心箭);B. CT肺窗示食管右侧管壁连续中断,并形成食管-胸腔瘘,可见气体及内容物进入右侧胸腔(空心箭);C. 食管造影示对比剂漏入右侧胸腔;D. 清创术后,CT纵隔窗可清晰显示瘘管影(细箭)

伤,可致心外膜下或心内膜出血、心肌瓣膜和腱索断裂、心脏破裂、外伤性动脉瘤等。开放性损伤以锐器伤多见,可导致心包、心脏房室壁、大血管损伤等。主动脉损伤好发位置为主动脉峡部,心脏损伤最易累及右心室。最常见的瓣膜损伤为二尖瓣损伤。

2. 临床表现 急性心包压塞是心脏、大血管损伤的常见临床表现,多有休克、发绀、颈静脉怒张、心音遥远、脉搏细弱甚至难以触及等。

【影像学表现】

1. X线表现 只有心脏大血管损伤所致大量心包积液或积血时,X线上心影才会普遍增大,心缘各段正常弧度消失。纵隔增宽超过8cm、主动脉球消失、脊柱旁线增宽、右气管旁带增宽超过7mm等提示主动脉损伤。外伤性主动脉瘤时,胸片可见与主动脉相连的局限型肿块影。

2. CT、MRI表现 心包积血是判断心内结构、心包或近段主动脉损伤的重要征象。穿透伤可出现心包积气。其他非特异性征象如腔静脉、肝静脉扩张、汇管区水肿、心腔变形等提示可能存在心脏压塞。大血管损伤的直接表现有内膜移位、假性动脉瘤、管壁轮廓不规则以及对比剂外溢等(图7-6-5,ER-7-6-2)。

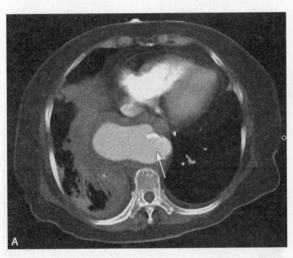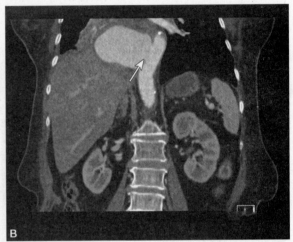

图7-6-5 降主动脉破裂的CT表现

A、B. CT轴位及冠状位胸主动脉右侧壁显示不清(细箭),并见大片对比剂外溢

ER-7-6-2 主动脉破裂病例

【诊断要点】

1. 患者多具有明确的胸部外伤史及典型的心包压塞症状及体征。

2. 注意有无心内结构改变、主动脉病变。

【影像报告书写的注意事项】

1. 要紧密结合临床病史、症状、体征。

2. 注意纵隔气肿的部位、是否合并胸部其他合并伤或肺部原有的基础疾病。注意是否合并气管损伤或食管破裂,若存在,则须注明损伤的位置。

3. 注意纵隔血肿的部位及范围,是否合并胸部其他合并伤如胸廓骨折、纵隔内大血管的损伤等。对于无外伤病史的患者,需注意观察纵隔血肿是否继发于主动脉瘤或主动脉夹层破裂。对于短期复查的纵隔血肿患者,应对比前片以及时判断出血量有无增加。注意描述破口的位置、大小,是否合并纵隔气肿、胸腔积液及气胸等。

4. 对于食管异物所致的穿孔,应描述异物所在位置、异物的大小形状、是否突出食管腔外等,若突出食管腔外应注意其与邻近大血管的关系。

5. 对于大血管损伤,应准确描述发生部位、动脉破口及主动脉瘤的大小、受累范围、受累分支及其上下段血管情况。

【鉴别诊断】

1. 纵隔气肿 应与正常存在的纵隔旁狭窄的透亮带(Mach带)相鉴别,后者外侧并无高密度的纵隔胸膜影。

2. 纵隔血肿 团片状血肿可能被误诊为纵隔肿瘤,结合临床病史容易鉴别。鉴别困难时,可行增强扫描或随诊观察,血肿通常1~2周后可缩小,而肿瘤多无改变或增大。

【诊断价值】

1. 胸部X线片 快速简便,经济实惠,辐射小,适合纵隔气肿急诊检查的需求。但只凭借胸部X线诊断纵隔气肿可造成将近30%的漏诊率,尤其在纵隔内气体较少的情况下。可通过加拍侧位片来降低漏诊率。X线对显示纵隔气肿的病因能力有限。胸部X线片中纵隔增宽可能提示纵隔血肿,但其敏感度及特异度均较低,不推荐作为诊断的首选检查。

2. X线造影检查 食管口服碘水造影快速简便,经济实惠,可显示食管破裂的位置、大小,尤其适用于较小的穿孔,可作为首选检查。

3. CT检查 相对于X线,CT对纵隔气肿的诊断更敏感,可发现X线胸片不易发现的少量气体,早期诊断率达100%,同时可发现引起纵隔气肿的病因(如自发性气胸、外伤性撕裂、异物刺破气管或食管的部位等)、气肿蔓延的范围及其他合并症等。CT确诊纵隔血肿灵敏度达100%,不仅能显示血肿的直接征象以及血肿的部位、毗邻关系,而且还能同时发现有无胸廓骨折、主动脉、心脏损伤、肺内并发症等。CT诊断食管穿孔的敏感性及特异性高,尤其适用于病情危急、无法配合的患者,可显示周围软组织、气管、纵隔、胸腔情况,以及间接征象如食管周围脓肿、食管-气管瘘等并发症,但在测量食管破口的大小时存在一定局限性。

4. MRI检查 在显示出血、判断出血时间方面具有独特的优势。但其检查时间较长,不适用于出血量大、急需影像确诊并临床干预的患者,价格相对昂贵。

【注意事项】

1. 各种病因引起的纵隔气肿影像学征象类似。少量纵隔气肿,尤其是合并胸壁广泛积气时X线胸片可漏诊,应加拍侧位胸片以提高诊断率,或进一步行CT检查。

2. 临床病史及表现对诊断很重要,如有无外伤史及手术史,体格检查有无皮下捻发感等均有助于诊断。

3. 胸部X线检查对纵隔血肿诊断价值有限,少量出血可无明显阳性征象。出血量大时才会出现纵隔影增宽,且敏感度及特异度低,不作为首选检查方案。

4. MRI在显示出血、判断出血时间方面具有独特的优势,但仅适用于病情稳定的患者。MR可清晰显示心包积血、积液、心内结构如心脏瓣膜及腱索损伤及大血管病变等,但心脏大血管损伤为急重症,MR检查耗时长,一般不作为检查的首选。

【诊断思维与点评】

1. 纵隔气肿的影像学表现具有特征性,表现为纵隔内出现气体密度影,结合临床表现及病史,诊断不难。需要注意的是,少量的积气X线胸片易漏诊,故对于怀疑纵隔气肿的患者,应尽快行CT检查。而且作为影像医师,不应仅满足于明确诊断,还应尽量判断积气量的多少以及找出造成纵隔气肿的病因,为临床提供相应的治疗依据。

2. 纵隔血肿临床及影像学表现具有一定特征性,多存在明确的外伤史,诊断并不困难。需要注意的是,该病为急症,推荐CT检查为首选检查方案。CT不仅能显示血肿的直接征象,也能显示有无合并其他胸部损伤。对于影像征象不明显或难以与纵隔肿瘤鉴别的患者,可短期复查或进一步行CT增强或MR检查。

3. 食管穿孔及破裂为严重的胸部急症,具有潜在的致命性,需快速、准确地诊断和及时有效治疗,推荐CT检查为首选检查方案。典型表现为食管连续性中断、可见瘘口等。需要注意的是对于那些临床表现不典型的食管穿孔或破裂患者,应注意观察有无间接征象,如食管出现局限性管壁增厚肿胀、食管周围脂肪间隙模糊、食管周围间隙出现游离气体影等。对于确诊的患者,还应明确是否存在瘘管或出现食管内容物的溢出并污染纵隔、胸腔等,为临床治疗方案的选择提供明确依据。

4. 心脏大血管损伤病情凶险,可引起大量失血或(和)急性心包压塞而导致迅速死亡,故需要及时发现并明确诊断,为临床治疗提供依据。同时注意可能合并的多系统、多部位病变,切勿漏诊。

【思考题】

1. 纵隔血肿影像学表现是什么?与纵隔肿瘤的鉴别要点是什么?

2. 食管破裂主要的影像检查方法与影像学表现是什么?

(鲁植艳 胡元楠 陆普选)

第七节 胸部其他急症

一、创伤性胸导管断裂

胸导管(thoracic duct)是全身最大的淋巴管,引流下肢、盆部、腹部、左上肢、左胸部和左头颈部的淋巴,直径为2~4mm。胸导管起自乳糜池,于脊柱前方上行,在主动脉后方穿经膈主动脉裂孔入胸腔,沿脊柱右前方于胸主动脉与奇静脉之间上行,至第5胸椎水平经食管与脊柱之间向左侧斜行,再沿脊柱左前方上行,在左颈总动脉和左颈内静脉的后方转向前内下方,注入左静脉角。

胸部穿透伤、钝性创伤、爆震伤、挤压伤、手术操作等均可损伤胸导管。胸导管断裂或破裂导致乳糜液外漏。如胸膜同时破裂，乳糜液可直接流入胸膜腔形成乳糜胸；如果胸膜完整，流出的乳糜液先积聚在胸膜外，逐渐增多，压力逐渐增大，可胀破胸膜，溢入胸腔再形成乳糜胸。在早期乳糜胸易被误诊为血胸，控制出血后胸腔引流液由淡红色变为乳白色，且随着进食量（尤其是高脂食物）的增多而增多。患者表现为严重脱水、消瘦等营养不良的症状。胸腔内乳糜液积聚增多对肺组织产生压迫，纵隔向对侧移位。胸导管损伤所致乳糜胸的影像表现为胸腔积液。

损伤性乳糜胸的真正发病率可能比报道的要高，许多少量乳糜液的病例在诊断成立前已被吸收。胸部穿透伤或钝性创伤引起的单纯胸导管损伤极其罕见。淋巴管造影对乳糜漏有定位诊断作用，常采用足背淋巴管注入对比剂（如碘化油），随后立即行X线或CT检查，为淋巴管相，造影后间歇随访2~6小时，以了解淋巴管病变范围和寻找乳糜瘘口。造影后24小时行X线或CT检查，为淋巴结相。［附淋巴管造影操作视频（ER-7-7-1）］。磁共振淋巴管造影（magnetic resonance lymphangiography）采用淋巴系统特异成像的含钆小/大分子造影剂，能无创地显示淋巴管/淋巴结。亦有报道采用SPECT(^{99m}Tc)定位乳糜瘘口（图7-7-1，见文末彩插）。对于持续性乳糜胸可以采用CT引导经皮胸导管硬化栓塞治疗。

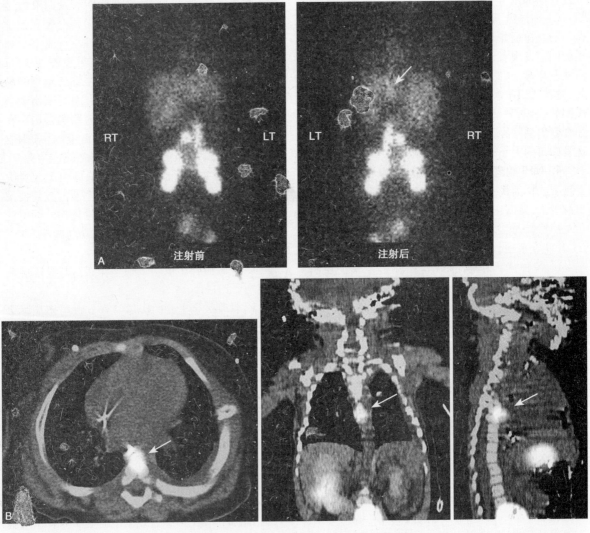

图7-7-1 SPECT(^{99m}Tc)定位乳糜瘘口

7个月大女婴，临床上有持续性左侧乳糜性胸腔积液和淋巴管漏病史，进行^{99m}Tc核素显像；A. 注射后约7.5小时获得后续延迟图像，γ照相机平面淋巴扫描显示下胸部的最小焦点活动，后视图稍突出（箭）。照相机注射后90分钟内多个投影的身体静态图像阴性；B. SPECT/CT图像（轴位，冠状位和矢状位）示异常焦点活动定位到远端食管外区域（箭）

ER-7-7-1 淋巴管造影操作

二、电击伤

电击伤(electrical injury),俗称触电,指一定量的电流或电能量(静电)通过人体导致机体损伤和器官功能障碍的一组临床综合征。一类为电流通过人体组织器官产生的热损伤;另一类为电流引起的生理性改变,如通过心脏导致心搏骤停,通过脑干使中枢神经麻痹、呼吸暂停。体表(胸壁)可见软组织烧伤、电流入口比出口严重。电击伤患者常有摔倒或高处坠落,还应注意有无胸廓骨折、(血)气胸、肺挫裂伤、心脏大血管的损伤等。亦有报道触电后胸壁未见损伤,而仅有肺损伤,临床中应当注意。虽然电击伤常见于高压电(>380V),低电压亦可以引起肺损伤。影像表现无特异性,表现为肺斑片状密度增高影,或节段肺实变、肺不张。电击伤通常有较明确的病史,影像检查主要目的为评价损伤的范围,并随访了解病情变化。

三、烧伤

由高温液体(水、汤、油等)或蒸气、高温气体、火焰、炽热金属液体或固体(热)等所引起的组织损害,主要损伤皮肤和(或)黏膜,严重时伤及皮下和(或)黏膜下组织、肌肉、骨关节甚至内脏。在关注胸壁烧伤的同时,还应注意有无呼吸道、肺和消化道烧伤。食管烧伤可以通过消化道造影了解食管轮廓及有无破裂形成纵隔漏。呼吸道损伤可分为轻中重三度,轻度指声门以上的烧伤;中度指累及气管隆嵴以上,包括喉和气管损伤;重度指累及气管以下,深达小支气管和肺泡的损伤。重度呼吸道烧伤患者,根据病理生理特点可将其分为①呼吸功能不全期:伤后0~2天,气道黏膜充血水肿、支气管痉挛,胸部X线或CT显示气管、支气管壁增厚,管腔变窄,肺部多正常;②肺水肿期:伤后1~4天,出现肺水肿(从间质到实质)和肺不张;③感染期:伤后3~11天,表现为肺不张和感染。

四、辐射损伤

辐射是由天然或人工能源产生的高能电磁波或高能粒子(如X线、中子、质子、α或β粒子、γ射线等)大剂量瞬间照射或低剂量长时间照射引起的组织和器官损伤。医源性胸部辐射损伤常为肺部肿瘤放疗错误使用大剂量所致。肺部辐射损伤时肺呈充血及渗出改变,X线、CT在相应部位出现纹理增多和小片状影,边界较模糊。射线穿过路径的胸壁软组织充血水肿,重者软组织坏死。

【诊断要点】

1. 大多数有较明确的特殊病史,如触电史、烧伤史,极少数病史亦可不明确,如辐射损伤。

2. 有特殊的症状和体征,如创伤性胸导管断裂所致乳糜胸,胸部外伤后早期胸腔引流液为血性,控制出血后引流液由淡红色变为乳白色。电击伤患者体表(胸壁)可见软组织烧伤。

3. 影像检查应对创伤程度作出判断。

【影像报告书写的注意事项】

1. 紧密结合病史、症状、体征以及实验室检查,以形成诊断思路和观察重点。

2. 重视随访检查,前后对比动态观察,判断疾病的演变和疗效。

3. 对创伤性胸导管断裂和电击伤,注意观察胸壁和大血管的损伤,以免漏诊;对烧伤应该注意观察气道形态和肺的损伤程度。

【鉴别诊断】

1. 胸腔积液(血)与乳糜胸鉴别:创伤性胸导管断裂所致乳糜胸早期多诊断胸腔积液(血),当出现持续性胸腔积液,胸腔引流液由淡红色变为乳白色,应考虑乳糜胸,并进一步定位漏口。

2. 肺电击伤与肺挫裂伤鉴别:当电击伤患者从高处坠落时可以合并肺挫裂伤。肺电击伤和肺挫裂伤影像表现相似,均为斑片状密度增高影,边界模糊,两者鉴别较困难,可从胸廓受伤情况加以鉴别诊断。

【诊断价值】

对于特殊类型的胸部创伤急症,重症患者首次可采用CT检查,以获得全面的病情评价,稳定后可采X线或CT随访。MRI能更敏感更清楚地显示胸壁纵隔软组织损伤的程度和范围。

造影检查(如淋巴管造影和磁共振淋巴管造影)和核素显像有助于对创伤性胸导管断裂所致的乳糜胸寻找乳糜瘘口。持续性乳糜胸可采用CT引导经皮胸导管硬化栓塞治疗。

【诊断思维与点评】

胸部特殊类型的创伤急症临床发病率相对较低,因而其诊断方法往往不被广大医务人员所熟悉。所以一旦出现此类患者,应紧密结合病史、症状、体征等,选用有效的检查方法,重点观察其可能产生的相应影像学表现,同时不遗漏可能合并的其他病变,如血管损伤等。

【思考题】

1. 试述创伤性胸导管断裂的影像学检查方法、诊断要点和临床诊断思路。

2. 对于特殊类型的胸部创伤,如何选择影像检查方法?

（曾洪武　陆普选）

第八节　影像学技术诊疗价值

一、技术应用综合评价

X 线检查为胸部创伤的快捷筛查方法和最简便复查方法,主要用于初步观察有无胸廓骨折、气胸、液气胸、纵隔气肿和肺部损伤等。由于 CT 检查能采集容积数据和进行多种多样的后重建,是胸部创伤进一步检查必选方法,亦是重症胸部创伤的首选检查方法。CT 增强检查是心肺大血管损伤的首选检查方法。MRI 检查对软组织和纵隔损伤有一定优势,对肺内病变因成像方法的先天缺陷,目前临床应用较少。SPECT 由于存在内辐射,且检查过程需要较长时间,不适宜于胸部创伤的急性期检查,但对胸部创伤后的持续出血或乳糜漏有定位诊断价值。PET-CT 检查费用昂贵且有内辐射,在胸部创伤中应用非常少。功能影像检查（如 CT 和 MRI 肺功能检查）可选择性地被应用于随访,评价后期/远期的肺功能。介入在胸部特殊创伤方面有一定的价值,如定位创伤性胸导管断裂时的乳糜瘘口。

初次筛查影像方法的选择应该以满足临床需求为向导,并减少搬动带来的二次创伤,并不一定非得遵循 X 线到 CT 和 MRI 的过程。对于穿透性胸部创伤,经过临床查体等评估考虑有骨折、纵隔和心肺损伤（一个或多个）时,第一站影像检查可以选择 CT 平扫或 CT 增强,以获得容积数据并进行后处理,以提供更多有用诊断信息,减少漏诊和误诊,同时还能减少多次移动患者及摆放体位带来的二次创伤。对于胸部钝挫伤患者,Paydar S 等从大样本量（5091 例）的统计得出,对于病情稳定且仔细体格检查无异常的患者,不必进行常规胸部 X 线检查,认为其没有临床意义。胸部创伤随访检查的原则为:重点突出,减少辐射。

二、热点及展望

1. 肺功能影像学检查　目前对肺功能评价包括通气功能、换气功能、呼吸调节功能及肺循环功能等,临床主要依靠呼吸机,所得结果为整体数值,不能直观显示功能受损区域和肺运动状态。CT 和 MRI 肺功能检查,包括肺通气成像和肺灌注成像,能同时提供肺功能数据和对应解剖位置,达到对肺部疾病的可视化检测。

CT 和 MRI 肺通气检查原理相似,即吸入具有增强效应的气体,获得反映肺部形态和通气状况的肺部影像,可应用于肺有害气体/液体化学性损伤所致的急性期肺组织通气异常,或远期所致的肺气肿、闭塞性细支气管炎等。CT 肺通气检查采用不透 X 线的气体对比剂,通常使用氙气。氙（Xenon）原子序数 54,与碘（Iodine）的原子序数 53 相近。30% 氙气与 70% 氧气混合吸入后,流入相约 90 秒（呼出氙气浓度达到 25%～30%）、流出相约 120 秒（呼出氙气的浓度接近 0）时,双能 CT 扫描后可以生成 80kV、140kV 图像和平均加权图像,在工作站上利用双能量氙气分析软件得到氙气图（图 7-8-1,见文末彩插）。MRI 肺通气成像通过吸入具有 MRI 增强 T_1 效果的气体进行显像,使原本在 T_1WI 无信号的肺呈高信号。附正常健康者 MRI 肺通气成像（图 7-8-2,见文末彩插）。MRI 肺通气成像采用的气体包括超极化的惰性气体（^{129}Xe、^3He）、超极化的 ^{13}C 成像、O^2 增强质子或氟化气体成像等,目前报道较多的是使用超极化惰性气体成像。研究显示 MRI 肺通气成像与肺功能检查结果有较高的一致性。

灌注是指血流从动脉流向毛细血管网,然后汇入到静脉的过程,反映组织的微血管分布和血流动力学信息。肺 CT 灌注成像指静脉团注对比剂时,对肺的感兴趣区层面进行连续动态 CT 扫描,从而获得感兴趣区（ROI）的时间—密度曲线（time-density curve,TDC）,并利用不同的数学模型,计算出各种灌注参数值,从而显示肺组织的血流灌注状态,能同时提供解剖病理学和功能信息。MRI 灌注成像则采用快速扫描序列对感兴趣组织进行扫描显示肺灌注过程,有对比剂首过技术和动脉自旋标记技术（arterial spin labeling,ASL）两种。其中对比剂首过磁共振灌注成像以动态磁敏感对比增强（dynamic susceptibility weighted contrast enhanced,DSC）最为常用,采用回波平面成像（EPI）技术配合静脉快速团注顺磁性对比剂实现（图 7-8-3,见文末

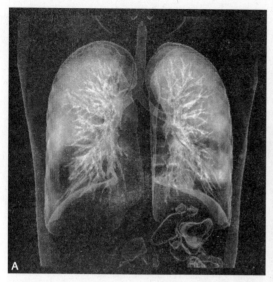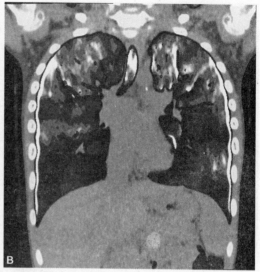

图 7-8-1 肺通气双能氙气图
A. 立体透视双能氙气图;B. 冠状位氙气伪彩图与 CT 图叠加

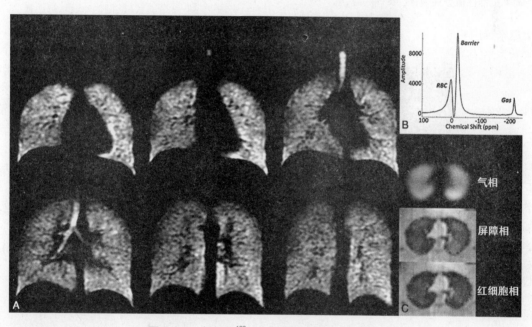

图 7-8-2 超极化¹²⁹Xe 磁共振通气图和波谱图

A. 正常健康被试者的高分辨率超极化¹²⁹Xe 磁共振通气图显示两肺正常均匀分布;B. 气相色谱显示红细胞、屏障组织和气相中气腔的氙信号;C. 从 3D 立体图像抽取代表性的横断面图显示气腔、屏障和红细胞的¹²⁹Xe 图

彩插)。ASL 法利用动脉血液中的质子作为内源性对比剂,采用反转脉冲标记动脉血中的 H 质子,将标记前后的图像进行减影,从而获得组织灌注参数图,反映组织的血流动力学信息(ER-7-8-1)。传统 ASL 采用 EPI 序列采集,磁敏感伪影较明显;2D-ASL 成像范围局限,对运动伪影敏感;3D-ASL 采用 FSE 序列有效克服磁敏感伪影,Spiral 采集高效快速,可有效克服运动伪影,3D 采集,成像范围大。

CT 和 MRI 肺灌注成像主要用于肺动脉栓塞、肺部肿瘤及慢性阻塞性肺疾病患者的诊断和疗效评价,还可预测术后肺功能,其预测准确率高于核素肺灌注显像。在胸部创伤方面的应用少有报道,急性期 CT 肺灌注成像对肺血管损伤有诊断价值,亦可应用于肺有害气体/液体化学性损伤所致或远期所致的肺功能损伤评价。随着 MRI 技术改进,比如快速成像序列的开发和应用,MRI 肺灌注在胸部创伤的

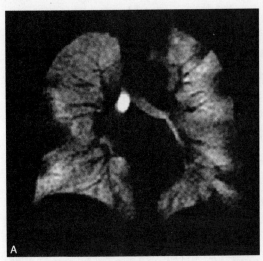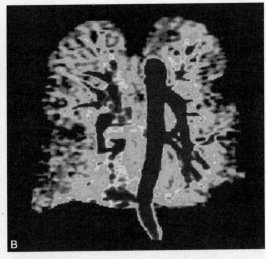

图 7-8-3　慢性血栓栓塞性肺动脉高压患者的 MR 通气成像与灌注成像

A. ³He 超极化 MRI 通气成像显示外周多发通气缺损;B. 动态钆增强 1 小时灌注成像(DSC)显示更广泛的双侧节段性灌注异常,包括 A 图通气成像显示为正常或不正常的区域。颜色编码根据灌注程度从高到低灌注值分别为:红、黄、绿、蓝、黑

应用会越来越广。

ER-7-8-1　肺正常 ASL 灌注

2. 介入技术在诊疗中的应用　介入技术在胸部创伤中主要应用于胸部钝性伤,在血管、淋巴管和气管(支气管)损伤的诊断治疗中应用越来越广。介入治疗大血管损伤具有创伤小、恢复快和并发症少的特点,越来越受到欢迎和重视。对于淋巴管断裂所致乳糜胸,介入方法可以定位乳糜瘘口,还可以采用 CT 引导经皮胸导管硬化栓塞进行治疗。创伤性所致肺动脉假性动脉瘤虽然少见,但有潜在的致死性,增强 CT 血管成像能诊断和评价假性动脉瘤,治疗多选择介入栓塞,极少数需要外科治疗。对于气管与支气管的损伤,内镜下修复是新趋势。

【思考题】

1. 试述胸部创伤初次筛查影像检查方法的选择原则。

2. 肺功能影像学的检查方法有哪些? 其基本原理各自是什么?

(曾洪武　陆普选)

参 考 文 献

1. Müller. NL, Silva CIS. 胸部影像学. 史景云, 费苛, 孙鹏飞, 译. 上海: 上海科学技术出版社, 2016.

2. 刘士远. 中华临床医学影像学胸部分册. 北京: 北京大学医学出版社, 2015.

3. 白人驹. 医学影像诊断学. 第3版. 北京: 人民卫生出版社, 2013.

4. 刘士远, 陈起航, 吴宁. 实用胸部影像诊断学. 北京: 人民军医出版社, 2012.

5. 王振常. 医学影像学. 北京: 人民卫生出版社, 2012.

6. 白人驹, 张雪林. 医学影像诊断学. 第3版. 北京: 人民卫生出版社, 2011.

7. 王振宇, 徐文坚. 人体断面与影像解剖学. 北京: 人民卫生出版社, 2010.

8. 吴恩惠, 冯敢生. 医学影像学. 第6版. 北京: 人民卫生出版社, 2008.

9. 郭佑民. 纵隔影像诊断学. 北京: 人民军医出版社, 2008.

10. 郭启勇. 实用放射学. 北京: 人民卫生出版社, 2007.

11. 田勇泉, 孙爱华. 耳鼻咽喉-头颈外科学. 北京: 人民卫生出版社, 2006.

12. 李铁一. 中华影像医学-呼吸系统卷. 北京: 人民卫生出版社, 2002.

13. Rosado-de-Christenson ML, Carter BW.. Specialty imaging: thoracic neoplasms. Canada: Elsevier, 2016.

14. Lima M. Pediatric thoracic surgery. Italy: Springer, 2013.

15. Chmura K, Hines S, Chan ED. Airway Anatomy and Physiology. In: Boiselle PM and Lynch DA. Contemporary Medical Imaging: CT of the Airways. Totowa: Humana Press, 2008.

16. Lee KS, Boiselle PM. Tracheal and Bronchial Neoplasms. In: Boiselle PM and Lynch D A. Contemporary Medical Imaging: CT of the Airways. Totowa: Humana Press, 2008.

17. Lacey GD, Morley S, Berman L. The chest X-ray: A survival guide. USA, Elsevier, 2008.

18. 刘定益, 夏维木, 唐崎, 等. 足背淋巴管造影在乳糜漏定位诊断和治疗中的应用. 中华外科杂志. 2016. 54(4): 281-285.

19. 王禹, 姚巧林, 王庆荣, 等. 纵隔气肿的影像学诊断价值. 中国血液流变学杂志, 2016, 26(1): 126-128.

20. 胡凡刚, 梁文杰, 刘德斌, 等. 急性烟雾吸入性肺损伤诊治分析. 中国辐射卫生, 2016, 25(1): 113-115.

21. 诸绍锋, 卢增新, 王亚琴, 等. CT在诊断与鉴别肺部真菌感染中的临床价值分析. 中华医院感染学杂志, 2016, 18: 4141-4143.

22. 项光涨, 丁国勇, 刘克昌, 等. 胸膜孤立性纤维瘤的影像学诊断. 中国临床医学影像杂志, 2015, 26(11): 827-830.

23. 范俊飞. 纵隔积气的病因及影像学分析. 实用放射学杂志, 2015, 31(2): 212-214.

24. 江晓勇, 杨志辉, 王德顺, 等. 成人淹溺肺损伤的CT表现(附17例分析). 医学影像学杂志, 2015(7): 1163-1165.

25. 黄丽娜, 倪衡建, 姜建威. 肺爆震伤的影像学表现. 中国医学影像学杂志, 2015(6): 458-460.

26. 田忠祥. 胸部外伤X线片和CT平扫影像对比分析实用医学影像杂志, 2015, 16(5): 448-449.

27. 陈林, 向东生. 胸部外伤的影像学检查及表现, 中华肺疾病杂志, 2015, 8(4): 525-526.

28. 张德标, 谭满源, 黄心香. 高分辨率CT对肺部弥漫性病变的诊断价值. 右江民族医学院学报, 2015, 37(3): 454-455.

29. 齐人侣. 过敏性肺炎患者的CT诊断表现. 中国继续医学教育, 2015, 7(1): 147-148.

30. 胡宗泉.小儿支气管肺炎的 X 线检查与影像分析.实用医学影像杂志,2015,16(5):435-437.

31. 冯盛春.肺部弥漫性病变影像学 HRCT 影像分析.中国医药指南,2014,2(15):137-138.

32. 韦劲松,王辑胜.多层螺旋 CT 多平面重建对对肺部弥漫性病变的诊断价值.实用心脑肺血管病杂志,2014,22(9):89-90.

33. 邱玉英,陈露露,王永生,等.24 例过敏性肺炎的临床、影像学及病理分析.中国呼吸与危重监护杂志,2014,13(1):38-43.

34. 黄依莲,李建红,岳甜甜.肺曲霉菌病的分型 CT 诊断及鉴别诊断.医学影像学杂志,2014.24(4):645-647.

35. 马英.肺部真菌感染的 CT 诊断及鉴别.中国实用医药,2014,4:108-109.

36. 魏建国,孙爱静,刘喜波,等.气管血管球瘤二例.中华结核和呼吸杂志,2013,36(9):698-699.

37. 吕怀志,张楚和,林春,等.胸部外伤 CT 检查的临床价值.现代医用影像学,2013(6):502-504.

38. 辛克武,李光宇,张钦昌.X 线与 CT 影像对肺脓肿诊断的对比.影像与介入,2012,19(16):100-101.

39. 黄费湘,杨能礼.36 例肺曲霉菌病的 CT 诊断分析.中国医学创新,2011.8(24):118-120.

40. 雷文亭,杜勇.98 例小儿支气管肺炎的胸片分析.临床研究,2011,8(4):190.

41. 陈璐,李志斌,张德明,等.放射性肺炎研究进展.中国现代医学杂志,2010,20(2):281-284.

42. 李雪,谢海涛,黎庶.肺曲霉菌病的临床分类和影像学表现.肺部感染影像学,2010.16(5):384-388.

43. 张晓霞,尚愚,蔡娜.侵袭性肺真菌感染 22 例临床分析.中国医师进修杂志,2009,32:98-99.

44. 黎庶,张立娜,王欣,等.侵袭性肺曲霉菌感染 CT 征象的早期表现及其随访观察.中国临床医学影像杂志,2009,20(8):611-614.

45. 王江涛,史河水,王振平,等.气管血管球瘤一例.中华放射学杂志,2008,42(9):983.

46. 雷志丹,葛英辉,史大鹏.肺部弥漫性磨玻璃阴影的 CT 诊断与鉴别诊断.中国医学影像技术,2007,23(8):1147-1151.

47. 荆志成.我国肺动脉高压专家共识阐释.中国实用内科杂志,2007,27(4):246-249.

48. 张启禄.螺旋 CT 对胸部外伤的 CT 诊断价值.创伤外科杂志,2006(8):358.

49. 庄玉忠,方佩君,葛箐芳,等.多层螺旋 CT 三维成像在急性肋骨骨折诊断中的应用.放射学实践,2005(20):997-998.

50. 李树平,田建明,王培军,等.多螺旋 CT 及三维成像对气管支气管疾病的诊断价值.中国医学影像技术,2004,20(7):1106-1108.

51. 倪为民.化学性肺炎.医师进修杂志(内科版),2004,27(2):5-7.

52. 梁乔生.急性肺脓肿的 X 线及 CT 诊断.实用医学影像杂志,2003,4(3):129-131.

53. 张明,牛占军,王丽娟.慢性肺脓肿的 X 线表现及鉴别诊断(附 10 例分析).黑龙江医学,2002,26(8):644.

54. 韩宝华,尚玉龙.肺爆震伤 16 例胸部 CT 表现.医学理论与实践,1999(10):604-604.

55. 夏瑞明,童荣璋,马玉富.气管在胸部疾病诊断中的价值.临床放射学杂志,1995,14(S1):34-36.

56. 段建福,林依明.外伤性纵隔血肿的 X 线诊断(附 16 例分析).中外医用放射技术,1994(11):50-51.

57. Kyoyama H,Hirata Y,Kikuchi S,et al. Evaluation of pulmonary function using single-breath-hold dual-energy computed tomography with xenon:Results of a preliminary study. Medicine (Baltimore). 2017,96(3):e5937.

58. Brenner M,Teeter W,Hadud M,et al. Long-term outcomes of thoracic endovascular aortic repair:A single institution's 11-year experience. J Trauma Acute Care Surg. 2017,82(4):687-693.

59. Chen Y,Gilman MD,Humphrey KL,et al. Pulmonary Artery Pseudoaneurysms:Clinical Features and CT Findings. AJR Am J Roentgenol. 2017,208(1):84-91.

60. Guillaume B,Vendrell A,Stefanovic X,et al. Acquired Pulmonary Artery Pseudoaneurysms:A Pictorial Review. Br J Radiol. 2017,90(1073):20160783.

61. Madden BP. Evolutional trends in the management of tracheal and bronchial injuries. J Thorac Dis. 2017,9(1):E67-E70.

62. Davidson TY,Parma Nand P. An uncommon potentially lethal injury:Traumatic pericardial rupture with herniation of the heart,Trauma 2017,19(2)

139-141.

63. Hallifax RJ, Talwar A, Wrightson JM, et al. State-of-the-art：Radiological investigation of pleural disease. Respiratory Medicine. 2017,2(13)：1-12.

64. Lee CH, Huang JK, Yang TF. Experience of endovascular repair of thoracic aortic dissection after blunt trauma injury in a district general hospital. J Thorac Dis. 2016,8(6)：1149-1154.

65. Kim EY, Hwang HS, Lee HY, et al. Anatomic and Functional Evaluation of Central Lymphatics With Noninvasive Magnetic Resonance Lymphangiography. Medicine(Baltimore). 2016,95(12)：e3109.

66. Garcia RG, Rocha RD, Franceschini J, et al. Computed Tomography-Guided Percutaneous Thoracic Duct Sclero-Embolization for Persistent Chylothorax. Innovations(Phila). 2016,11(4)：291-294.

67. Karamanli H, Akgedik R. Lung damage due to low-voltage electrical injury. Acta Clin Belg. 2016：1-3.

68. Azzena B, Tocco-Tussardi I, Pontini A, et al. Late complications of high-voltage electrical injury might involve multiple systems and be related to current path. Ann Burns Fire Disasters. 2016, 29(3)：192-194.

69. Faggian A, Berritto D, Iacobellis F, et al. Imaging Patients With Alimentary Tract Perforation：Literature Review. Semin Ultrasound CT MR, 2016, 37(1)：66-69.

70. Peteffi GV, Silva LB, Antunes MV, et al. Evaluation of genotoxicity in workers exposed to low levels of formaldehyde in a furniture manufacturing facility, Toxicology and Industrial Health 2016,32(10)：1763-1773.

71. Kiechle M. Navigating by Nose：Fresh Air, Stench Nuisance, and the Urban Environment, 1840-1880, Journal of Urban History 2016,42(4)：753-771.

72. Paolone S. Extracorporeal Membrane Oxygenation (ECMO) for Lung Injury in Severe Acute Respiratory Distress Syndrome (ARDS)：Review of the Literature, Clinical Nursing Research, 2016,10：1-17.

73. Sersar SI, Albohiri HA, Abdelmohty H. Impacted thoracic foreign bodies after penetrating chest trauma, Asian Cardiovascular & Thoracic Annals 2016,24(8)782-787.

74. McEwen BJ, Gerdin J. Veterinary Forensic Pathology：Drowning and Bodies Recovered From Water, Veterinary Pathology. 2016,53(5)：1049-1056.

75. O'Connor J V. Tracheal injury, Trauma 2016,18(2)：155-158.

76. Wu ST, Han GF, Kang JY, et al. Pulmonarymicrovascular dysfunction and pathological changes induced by blast injury in a rabbit model. Ulus Travma Acil Cerrahi Derg, 2016,22(5)：405-411.

77. Zens T, Beems MV, Agarwa S. Thoracoscopic, minimally invasive rib fixation after trauma. Trauma, 2016：1-5.

78. Zamorano JL, Lancellotti P, Rodriguez Muñoz D, et al. 2016 ESC Position Paper on cancer treatments and cardiovascular toxicity developed under the auspices of the ESC committee for practice guidelines：The task force for cancer treatments and cardiovascular toxicity of the European Society of Cardiology(ESC). Eur Heart J, 2016, 37(36)：2768-2801.

79. Priola AM, Gned D, Veltri A, et al. Chemical shift and diffusion-weighted magnetic resonance imaging of the anterior mediastinum in oncology：Current clinical applications in qualitative and quantitative assessment. Crit Rev Oncol Hematol, 2016, 98：335-357.

80. Otrakji A, Digumarthy SR, Lo Gullo R, et al. Dual-energy CT：spectrum of thoracic abnormalities. Radiographics, 2016,36：38-52.

81. Galiè N, Humbert M, Vachiery JL, et al. 2015 ESC/ERS Guidelines for the diagnosis and treatment of pulmonary hypertension：The Joint Task Force for the Diagnosis and Treatment of Pulmonary Hypertension of the European Society of Cardiology(ESC) and the European Respiratory Society (ERS)：Endorsed by：Association for European Paediatric and Congenital Cardiology(AEPC), International Society for Heart and Lung Transplantation(ISHLT). Euro Heart J, 2016,37：67-119.

82. Mahmoud S, Ghosh S, Farver C, et al. Pulmonary vasculitis spectrum of imaging appearances. Radiol Clin N Am, 2016,54：1097-1118.

83. Tang CX, Yang GF, Schoepf UJ, et al. Chronic thromboembolic pulmonary hypertension：compari-

son of dual-energy computed tomography and single photon emission computed tomography in canines. Eur J Radiol,2016,85(2):498-506.

84. Schoenfeld C,Cebotari S,Hinrichs J,et al. MR Imaging-derived regional pulmonary parenchymal perfusion and cardiac function for monitoring patients with chronic thromboembolic pulmonary hypertension before and after pulmonary endarterectomy. Radiology,2016,279(3):925-934.

85. Baez JC,Ciet P,Mulkern R,et al. Pediatric Chest MR Imaging:Lung and Airways. Magn Reson Imaging Clin N Am,2015,23:337-349.

86. Kouritas VK,Papagiannopoulos K,Lazaridis G,et al. Pneumomediastinum. J Thorac Dis, 2015, 7 (Suppl 1):44-49.

87. Ackman JB. MR Imaging of Mediastinal Masses. Magn Reson ImagingClin N Am, 2015, 23 (2): 141-164.

88. Bagheri R,Afghani R,Haghi SZ. Outcome of repair of bronchial injury in 10 patients with blunt chest trauma, Asian Cardiovascular & Thoracic Annals 2015,23(2)180-184.

89. Filograna L,Tartaglione T,Vetrugno G,et al. Freshwater drowning in a child:A case study demonstrating the role of post-mortem computed tomography,Medicine,Science and the Law,2015,55 (4):304-311.

90. Bagheri R,Afghani R,Haghi SZ,et al. Outcome of repair of bronchial injury in 10 patients with blunt chest trauma. Asian Cardiovascular & Thoracic Annals,2015,23(2):180-184.

91. Zhou R,Liu B,Lin K,et al. ECMO support for right main bronchial disruption in multiple trauma patient with brain injury—a case report and literature review. Perfusion 2015,30(5):403-406.

92. Dreizin D,Munera F. Multidetector CT for Penetrating Torso Trauma:State of the Art. Radiology, 2015,277(2):338-355.

93. Gill R,Patz S,Muradyan I,et al. Novel MR imaging applications for pleural evaluation. Magnetic resonance imaging clinics of North America,2015, 23(2):179-195.

94. Carter BW,Gladish GW. MR imaging of chest wall tumors. Magnetic resonance imaging clinics of North America,2015,23(2):197-215.

95. Reiter G,Reiter U,Kovacs G,et al. Blood flow vortices along the main pulmonary artery measured with MR imaging for diagnosis of pulmonary hypertension. Radiology,2015,275:71-79.

96. Grünig E,Peacock AJ. Imaging the heart in pulmonary hypertension:an update. Eur Respir Rev, 2015,24:653-664.

97. Kuhajda I,Zarogoulidis K,Tsirgogianni K,et al. Lung abscess-etiology, diagnostic and treatment options. Ann Transl Med. 2015,3(13):183.

98. Churylin R. Differential diagnosis of tumoroid-like abscess and lung cancer. Lik Sprava. 2015,1-2: 85-92.

99. Cantera JE,Alfaro MP,Rafart DC,et al. Inflammatory myofibroblastic tumours:a pictorial review. Insights imaging,2015,6(1):85-96.

100. Shin SY,Kim MY,Oh SY,et al. Pulmonary sclerosing pneumocytoma of the lung:CT characteristics in a large series of a tertiary referral center. Medcine,2015,94(4):e498.

101. Kim S,Park SY,Song JH,et al. Corticosteroid therapy against treatment-related pulmonary toxicities in patients with lung cancer. J Thorac Dis. 2014,6(9):1200-1217.

102. El Marjany M,Arsalane A,Sifat H,et al. Primary adenoid cystic carcinoma of the trachea:a report of two cases and literature review. Pan Afr Med J,2014,19:32.

103. Biederer J,Heussel CP,Puderbach M,et al. Functional magnetic resonance imaging of the lung. Semin Respir Crit Care Med. 2014. 35(1): 74-82.

104. Gunn ML,Clark RT,Sadro CT,et al. Current concepts in imaging evaluation of penetrating transmediastinal injury. Radiographics, 2014, 34 (7):1824-1841.

105. Holloway B,Mathias H,Riley P. Imaging of thoracic trauma. Trauma,2014,16(4):256-268.

106. Cox CW,Rose CS,Lynch DA. State of the Art: Imaging of Occupational Lung Disease. Radiology,2014,270(3):681-696.

107. Keyser BM,Andres DK,Holmes WW,et al. Mustard Gas Inhalation Injury:Therapeutic Strategy. International Journal of Toxicology 2014,33(4): 271-281.

108. Schmierer P, Schwarz A, Bass D, et al. Novel avulsion pattern of the left principal bronchus with involvement of the carina and caudal thoracic trachea in a cat. Journal of Feline Medicine and Surgery, 2014, 16(8):695-698.

109. Holloway B, Mathias H, Riley P. Imaging of thoracic trauma, Trauma 2014, 16(4)256-268.

110. Choe IS, Kim YS, Lee TH, et al. Acute mediastinitis arising from pancreatic mediastinal fistula in recurrent pancreatitis. World J Gastroenterol. 2014, 20(40):14997-15000.

111. Abdel Razek AA, Khairy M, Nada N. Diffusion-weighted MR imaging in thymic epithelial tumors: correlation with World Health Organization classification and clinical staging. Radiology. 2014, 273(1):268-275.

112. Hu YC, Wu L, Yan LF, et al. Predicting subtypes of thymic epithelial tumors using CT: new perspective based on a comprehensive analysis of 216 patients. Sci Rep. 2014, 4:6984.

113. Fujimoto K, Hara M, Tomiyama N, et al. Proposal for a new mediastinal compartment classification of transverse plane images according to the Japanese Association for Research on the Thymus (JART) General Rules for the Study of Mediastinal Tumors. Oncol Rep. 2014, 31(2):565-572.

114. Fazekas B, Frecker P, Francis L, et al. Aspiration pneumonia as a complication of a rare type of hernia. Int J Surg Case Rep. 2014, 5(12):1061-1063.

115. Cooksley N, Judge DA, Brown J. Primary pulmonary Hodgkin's lymphoma and a review of the literature since 2006. BMJ Case Rep, 2014, doi: 10.1136/bcr-2014-204020.

116. Vedovati MC, Germini F, Agnelli G, et al. Prognostic role of embolic burden assessed at computed tomography angiography in patients with acute pulmonary embolism: systematic review and meta-analysis. J Thromb Haemost, 2013, 11(12):2092-2102.

117. Khattabi W, Aichane A, Jabri H, et al. Multiple lung abscesses. Rev Mal Respir. 2013, 30(5):433-437.

118. Mosquera RA, Estrada L, Clements RM, et al. Early diagnosis and treatment of invasive pulmonary aspergillosis in apatient with cystic fibrosis. BMJ Case Rep. 2013, Published online 2013 Nov 18.

119. Mathew L, VanDyk J, Etemad-Rezai R et al. Hyperpolarized ^{3}He pulmonary functional magnetic resonance imaging prior to radiation therapy. Med Phys. 2012, 39(7Part1):4284-4290.

120. Srikantharajah D, Ghuman A, Nagendran M, et al. Is computed tomography follow-up of patients after lobectory for nin-small cell lung cancer of benefit in terms of survival? Interactive Cardiovascular and Thoracic Surgery, 2012, 15:893-898.

121. Pool KL, Munden RF, Vaporciyan A, et al. Radiographic imaging features of thoracic complications after pneumonectomy in oncologic patients. Eur J Radiol, 2012, 81(1):165-172.

122. Qin J, Fang Y, Dong Y, et al. Radiological and clinical findings of 25 patients with invasive pulmonary aspergillosis: retrospective analysis of 2150 liver transplantationcases. Br J Radiol. 2012, 85(1016):e429-e435.

123. Amy FT, Enrique DG. Lobular capillary hemangioma inthe posterior trachea: a rare cause of hemoptysis. Case Rep Pulmonol, 2012, Article ID 592524.

124. Paydar S, Johari HG, Ghaffarpasand F, et al. The role of routine chest radiography in initial evaluation of stable blunt trauma patients. Am J Emerg Med. 2012. 30(1):1-4.

125. Hachulla AL, Pontana F, Wemeau-Stervinou L, et al. Krypton ventilation imaging using dual-energy CT in chronic obstructive pulmonary disease patients: initial experience. Radiology. 2012. 263(1):253-259.

126. DiPoce J, Guelfguat M. Radiologic Findings in Cases of Attempted Suicide and Other SelfInjurious Behavior, RadioGraphics. 2012; 32: 2005-2024.

127. Forney MC, Wilkinson LM. Case 180: thoracic duct cyst. Radiology. 2012, 263(1):301-304.

128. Martinez F, Chung JH, Digumarthy SR, et al. Common and uncommon manifestations of Wegener granulomatosis at chest CT: radiologic pathologic correlation. Radiographics, 2012, 32: 51-

69.

129. Hamilos G, Samonis G, Kontoyiannis DP. "Pulmonary mucormycosis" seminars. Rrespiratory and Critical Care Medicine. 2011, 32 (6):693-702.

130. McLure LE, Brown A, Lee WN, et al. Non-invasive stroke volume measurement by cardiac magnetic resonance imaging and inert gas rebreathing in pulmonary hypertension. Clin Physiol Funct Imaging, 2011, 31 (3):221-226.

131. Hopkins SR, Prisk GK. Lung perfusion measured using magnetic resonance imaging: New tools for physiological insights into the pulmonary circulation. J Magn Reson Imaging. 2010. 32 (6):1287-1301.

132. Traibi A, Atoini F, Zidane A, et al. Mediastinal hydatid cyst. J Chin Med Assoc. 2010, 73 (1):3-7.

133. Castañer E, Alguersuari A, Gallardo X, et al. When to suspect pulmonary vasculitis: radiologic and clinical clues. Radiographics, 2010, 30:33-53.

134. Berden AE, Ferrario F, Hagen EC, et al. Histopathologic classification of ANCA-associated glomerulonephritis. J Am Soc Nephrol, 2010, 21 (10):1628-1636.

135. Guillerman RP. Imaging of Childhood Interstitial Lung Disease. Pediatr Allergy Immunol Pulmonol. 2010, 23 (1):43-68.

136. Tonelli AR, Lottenberg R, Allan RW, et al. Rituximab-induced hypersensitivity pneumonitis. Respiration. 2009, 78 (2):225-229.

137. Rojas CA, Restrepo CS. Mediastinal hematomas: aortic injury and beyond. J Comput Assist Tomogr, 2009, 33 (2):218-224.

138. Rojas CA, Restrepo CS. Mediastinal hematomas: aortic injury and beyond. Comput Assist Tomogr. 2009, 33 (2):218-224.

139. Padovani B, Ducreux D, Macario S, et al. Postoperative chest: normal imaging features. J Radiol, 2009; 90 (7-8 Pt 2):991-1000.

140. Dan H, Robin C, Neil W, et al. Ventricular mass index correlates with pulmonary artery pressure and predicts survival in suspected systemic sclerosis-associated pulmonary arterial hypertension. Rheumatology, 2009, 48 (9):1137-1142.

141. Ho ML, Bhalla S, Bierhals, et al. MDCT of partial anomalous pulmonary venous return (PAPVR) in adults. J Thorc Imaging, 2009, 24:89-95.

142. Armato SG, Entwisle J, Mylene T, et al. current state and future directions of pleural mesothelioma imaging. Lung Cancer, 2008, 59 (3):411-420.

143. Samuel G Armato, James Entwisle, Mylene T, et al. current state and future directions of pleural mesothelioma imaging. Lung Cancer, 2008, 59 (3):411-420.

144. Yamamuro M, Gerbaudo VH, Gill R, et al. Morphologic and functional imaging of malignant pleural mesothelioma. 2008, 64 (3):356-366.

145. Chin KM, Kingman M, De Lemos JA, et al. Changes in right ventricular structure and function assessed using cardiac magnetic resonance imaging in bosentan-treated patients with pulmonary arterial hypertension. Am J Cardiol, 2008, 101 (11): 1669-1672.

146. Kim YK, Kim H, Lee KS, et al. Airway leiomyoma: imaging findingsand histopathologic comparisons in 13 patients. AJR Am J Roentgenol, 2007, 189:393-399.

147. Levy A D, Harcke H T, Getz J M, et al. Virtual autopsy: two-and three-dimensional multidetector CT findings in drowning with autopsy comparison. Radiology, 2007, 243 (243):862-868.

148. Inaoka T, Takahashi K, Mineta M, et al. Thymic hyperplasia and thymus gland tumors: differentiation with chemical shift MR imaging. Radiology. 2007, 243 (3):869-876.

149. McCann G, Gan C, Beek A, et al. Extent of MRI Delayed enhancement of myocardial mass is related to right ventricular dysfunction in pulmonary artery hypertension. AJR Am J Roentgenol, 2007, 188 (2):349-354.

150. Serge A, Johannes T, Marcus A, et al. Prognostic value of right ventricular mass, volume, and function in idiopathic pulmonary arterial hypertension. European Heart Journal, 2007, 28 (10): 1250-1257.

151. Sein P. Total anomalous pulmonary venous connection. AORN J, 2007, 85 (3):509-520.

152. Ko JM, Jung JI, Park SH, et al. Benign tumors of the tracheobronchial tree: CT-pathologic correlation. AJR Am J Roentgenol, 2006, 186: 1304-1313.

153. Maehara M, Ikeda K, Ohmura N, et al. Leiomyoma of the trachea: CT and MRI findings. Radiat Med, 2006, 24: 643-645.

154. Sakao Y, Tomimitsu S, Takeda Y, et al. Malignant Fibrous Histiocytoma of the Trachea. Jpn J Thorac Cardiovasc Surg, 2005, 53: 276-279.

155. Heussel CP, Gast KK, Dahmen A, et al. Hyperpolarized(3) helium gas for functional magnetic resonance imaging of the lung. Med Klin(Munich). 2005, 100(7): 413-424.

156. Exarhos DN, Malagari K, Tsatalou EG, et al. Acute mediastinitis: spectrum of computed tomography findings. Eur Radiol. 2005, 15(8): 1569-1574.

157. Darling GE, Abdurahman A, Yi QL, et al. Risk of a right pneumonectomy: role of bronchopleural fistula. The Annals of Thoracic Surgery, 2005, 79 (2): 433-437.

158. Tanaka O, Kiryu T, Hirose Y, et al. Neurogenic tumors of the mediastinum and chest wall: MR imaging appearance. J Thorac Imaging, 2005, 20 (4): 316-320.

159. Kwak SH, Lee KS, Chung MJ, et al. Adenoid cystic carcinoma of the airways: helical CT andhistopathologic correlation. AJR Am J Roentgenol, 2004, 183: 277-281.

160. Shaham D, Skilakaki MG, Goitein O. Imaging of the mediastinum: applications for thoracic surgery. Thorac Surg Clin, 2004; 14(1): 25-42.

161. Akbayram S, Caksen H. Image and diagnosis: right diaphragm eventration and bronchopneumonia. West Indian Med J. 2004, 53(3): 195-203.

162. Litzky L. Epithelial and soft tissue tumors of the tracheobronchial tree. Chest Surg Clin N Am, 2003, 13: 1-40.

163. Parsons RB, Milestone BN, Adler LP. Radiographic assessment of airway tumors. Chest Surg Clin N Am, 2003, 13: 63-77.

164. Tateishi U, Gladish GW, Kusumoto M. Chest wall tumors: radiologic findings and pathologic correlation. Radiographics, 2003, 23(6): 1477-1490.

165. Patel S, Kazerooni EA, Cascade PN. Pulmonary embolism: optimization of small pulmonary artery, visualization at multi-detectorrow CT. Radiology, 2003, 227(2): 455-460.

166. Ten Harkel AD, Blom NA, Ottenkamp J. Isolated unilateral absense of a pulmonary artery: a case report and review of the literature. Chest, 2002, 122(4): 1471-1477.

167. Cosío BG, Villena V, Echave-Sustaeta J, et al. Endobronchial Hamartoma. Chest, 2002, 122: 202-205.

168. Jeung MY, Gasser B, Gangi A, et al. Bronchial carcinoid tumors of the thorax: spectrum of radiologic findings. Radiographics, 2002, 22(2): 351-365.

169. Akata S, Ohkubo Y, Park J, et al. Multiplanar reconstruction MR image of primary adenoid cystic carcinoma of thecentral airway: MPR of central airway adenoid cystic carcinoma. Clin Imaging, 2001, 25: 332-336.

170. Marius M, Joern T, Andreas L, et al. Evaluation of right ventricular performance with a right ventricular ejection fraction thermodilution catheter and mri in patients with pulmonary hypertension. Chest, 2001, 120(2): 502-507.

171. Nakata M, Saeki H, Takata I, et al. Focal ground-glass opacity detected by low dose helical CT. Chest, 2001, 121(5): 1464-1467.

172. Masanès MJ, Gourbière E, Prudent J, et al. A high voltage electrical burn of lung parenchyma. Burns. 2000. 26(7): 659-663.

173. Rosado-de-Christenson ML, Abbott GF, Kirejczyk WM, et al. Thoracic carcinoids: radiologicpathologic correlations. Radiographics, 1999, 19: 707-736.

174. Ng CS, WellsAU, Padley SP. A CT sign of chronic pulmonary arterial hypertension: the ratio of main pulmonary artery to aortic diameter. J Thorac Imaging, 1999, 14(4): 270-278.

175. Gossage JR, KanJ G. Pulmonary arteriovenous malformations: a state of the art review. American Journal of respiratory and critical care medicine, 1998, 58(2): 643-661.

176. McCarthy MJ, Rosado-de-Christenson ML. Tumors of the trachea. J Thorac Imaging, 1995,

10:180-198.

177. Ahn JM, Im JG, Seo JW, et al. Endobronchial hamartoma: CT findings in three patients. AJR Am J Roentgenol,1994,163:49-50.

178. Rosado-de-Christenson M, Templeton PA, Moran CA. Bronchogenic carcinoma: radiologic-pathologic correlation. Radiographics,1994,14:429-446.

179. Kwong JS, Adler BD, Padley SP, et al. Diagnosis of diseases of the trachea and main bronchi: chest radiography vs CT. AJR Am J Roentgenol,1993, 161:519-522.

180. Dennie CJ, Coblentz CL. The trachea: pathologic conditions and trauma. Can Assoc Radiol J, 1993,44:157-167.

181. Manninen MP, Paakkala TA, Pukander JS, et al. Diagnosis of tracheal carcinoma at chest radiography. Acta Radiol,1992,33:546-547.

182. Kwong JS, Müller NL, Miller RR. Diseases of the trachea and main-stem bronchi: correlation of CT with pathologic findings. Radiographics, 1992,

12:647-657.

183. Frank JL, Schwartz BR, Price LM, et al. Benign cartilaginous tumors of the upper airway. J Surg Oncol,1991,48:69-74.

184. Naidich DP. CT/MR correlation in the evaluation of tracheobronchial neoplasia. Radiol Clin North Am,1990,28:555-571.

185. Van den Bosch JM, Wagenaar SS, Corrin B, et al. Mesenchymoma of the lung (so called hamartoma): a review of 154 parenchymal and endobronchial cases. Thorax,1987,42:790-793.

186. Politis J, Funahashi A, Gehlsen JA, et al. Intrathoracic lipomas: report of three cases andreview of the literature with emphasis on endobronchial lipoma. J Thorac Cardiovasc Surg, 1979, 77:550-556.

187. Gilbert JG Jr, Mazzarella LA, Feit LJ. Primary tracheal tumors in the infant and adult. Arch Otolaryngol,1953,58:1-9.

中英文名词对照索引

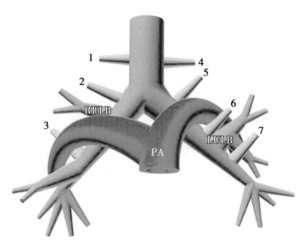

图 2-4-3　常见气管性支气管分布示意图
PA:肺动脉;LULB:左肺上叶支气管;RULB:右肺上叶
支气管;1～7:气管性支气管常见位置

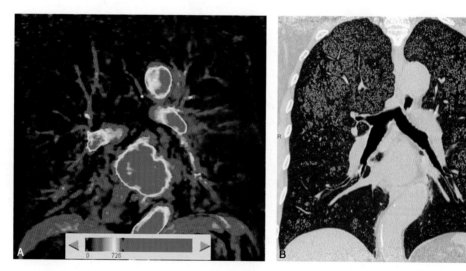

图 3-16-1　COPD 患者的肺灌注成像表现
A. 中度 COPD 患者的 MRI 首过灌注成像;B. 其对应的 CT 冠状面图像,蓝色为 CT 值低于 -950HU 的
区域

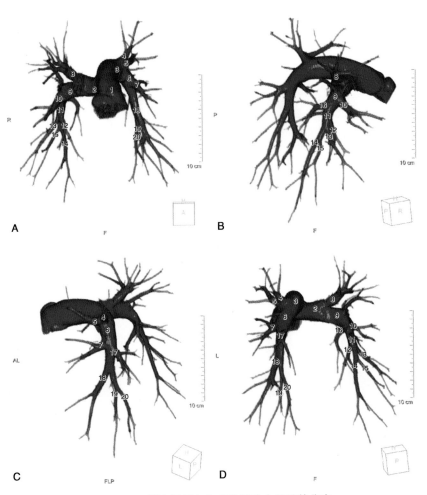

图 4-3-7　CTA 显示各角度肺动脉主干及其分支

A. 肺动脉前位；B. 右侧肺动脉位；C. 左侧肺动脉位；D. 肺动脉后位。血管分支编号代表的名称分别为：1. 肺动脉干；2. 右肺动脉；3. 左肺动脉；4. 左肺尖后段动脉；5. 左肺前段动脉；6. 左肺下叶动脉；7. 左肺舌动脉干；8. 左肺上叶动脉；9. 右肺叶间动脉；10. 右肺中叶动脉；11. 右肺下叶动脉；12. 右肺内基底段动脉；13. 右肺前基底段动脉；14. 右肺后基底段动脉；15. 右肺外基底段动脉；16. 右肺背段动脉；17. 左肺背段动脉；18. 左肺内前基底段动脉；19. 左肺外基底段动脉；20. 左肺后基底段动脉

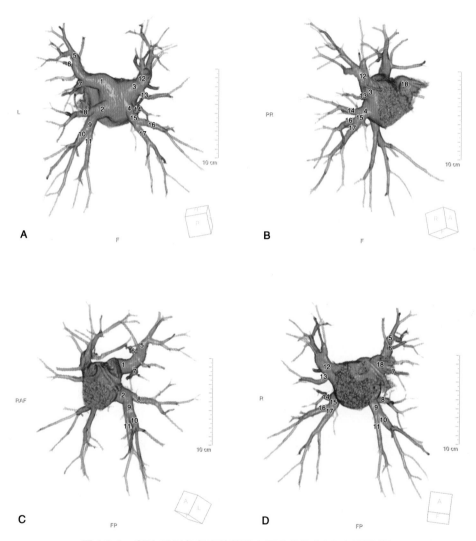

图 4-3-8　CTA 显示各角度肺静脉主干及其分支(心房后面观)

A. 肺静脉后位;B. 右肺静脉位;C. 左肺静脉位;D. 肺静脉前位。血管分支编号代表的名称分别为:1. 左上肺静脉;2. 左下肺静脉;3. 右上肺静脉;4. 右下肺静脉;5. 左肺尖后段静脉;6. 左肺前段静脉;7. 左肺舌段静脉;8. 左肺背段静脉;9. 左肺基底段总静脉;10. 左肺基底段上静脉;11. 左肺基底段下静脉;12. 右肺上叶静脉;13. 右肺中叶静脉;14. 右肺背段静脉;15. 右肺基底段总静脉;16. 右肺基底段上静脉;17. 右肺基底段下静脉;18. 左心耳

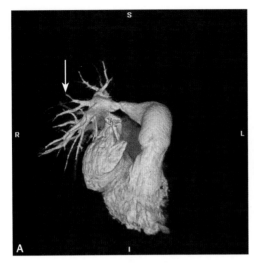
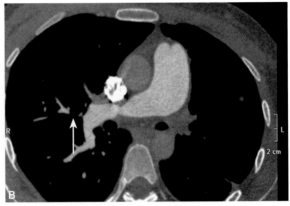

图 4-4-2　肺动脉干狭窄的 CT 表现

A. CT 三维重建显示一侧肺动脉缺如,健侧肺动脉主干扩张伴有中央型局限性狭窄(箭);B. CT 横轴位图像,显示狭窄的肺动脉未见管壁增厚,内腔光滑(箭)

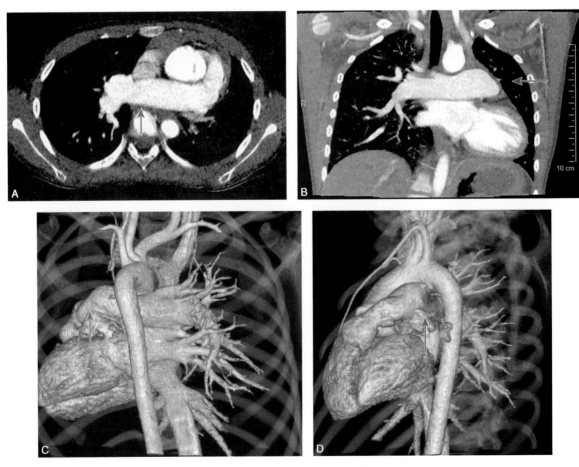

图 4-4-5　左肺动脉缺如的 CT 表现

A. CT 横轴位图像显示右肺动脉增粗(箭),左肺动脉未见显示;B. 冠状面重组图像显示左肺体积缩小,左侧胸廓塌陷,左肺动脉缺如(箭);C、D. VR 重建图像显示左肺动脉缺如,断端光整(箭)

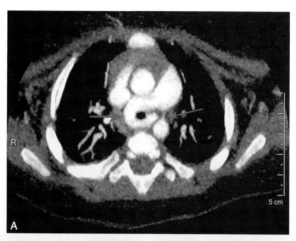

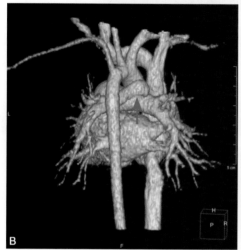

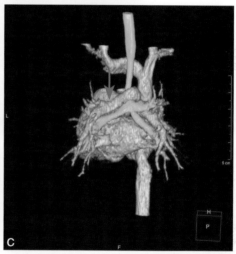

图 4-4-6　迷走的左肺动脉的 CT 表现

A ~ C.　CT 增强横轴位和 CTA 容积重建图像显示左肺动脉（粗箭）起自右肺动脉，并向后穿行于气管与食管之间，最后进入左肺门，可见残存的左侧导管韧带（细箭），形成血管环压迫气管及支气管

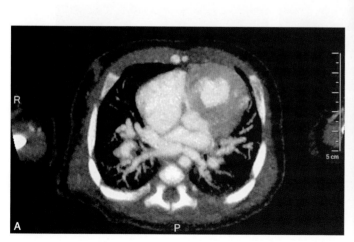

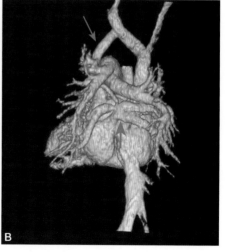

图 4-4-7　完全型肺静脉异位引流混合型的 CT 表现

A、B.　CT 增强横轴位及三维重建图像显示两侧肺静脉通过冠状静脉窦（粗箭）回流入右心房，同时可见左上肺静脉（细箭）经垂直静脉回流入上腔静脉

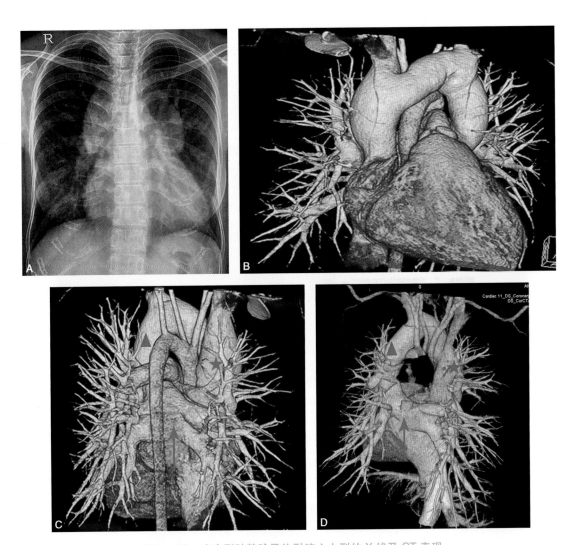

图 4-4-10　完全型肺静脉异位引流心上型的 X 线及 CT 表现

A. X 线平片显示上纵隔影向两侧增宽,整个心影呈"雪人"征;B ~ D. CTA 三维重建图像
显示 4 支肺静脉于心后汇合呈一支肺静脉干(粗箭),经垂直静脉(箭头)向上汇入左侧头
臂静脉继而进入上腔静脉(星号),头臂静脉及上腔静脉明显增粗

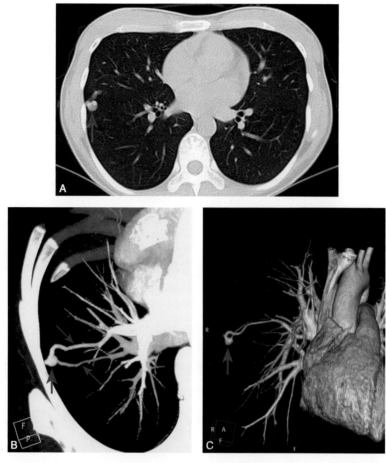

图 4-4-11　单发单纯型肺动静脉畸形的 CT 表现

A. CT 横轴位图像显示右肺胸膜下类圆形结节（粗箭），边缘光滑，边缘可见血管影相连；B、C. CT 三维重建图像显示明显强化的瘤囊（粗箭）及单支供血动脉和引流静脉（细箭）

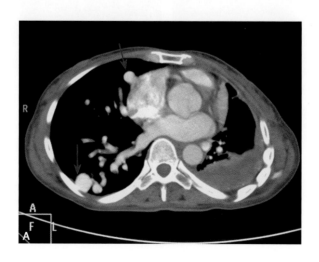

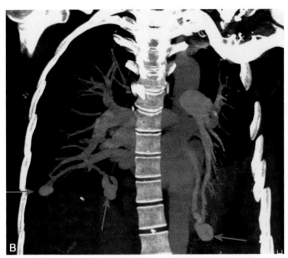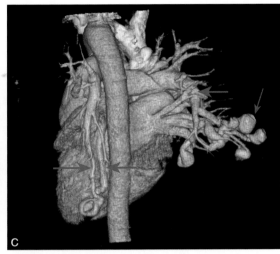

图 4-4-12　多发肺动静脉畸形的 CT 表现

A. CT 横轴位增强图像显示两肺近胸膜下多发明显强化的类圆形结节(细箭),边缘光滑;B、C. CT 三维重建图像显示多个强化的瘤囊(细箭)与肺动、静脉相连(粗箭)

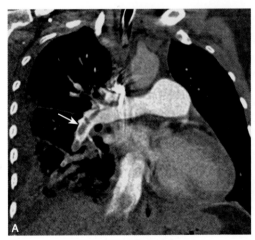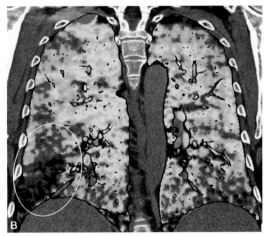

图 4-5-5　肺栓塞的 CTPA 及肺灌注表现

A. 斜冠状位 CT 图像示右下肺动脉(白箭)及分支内多发低密度血栓并致管腔狭窄;B. 肺灌注伪彩重建图像示右肺下叶灌注较其他部位明显减低(圆圈)

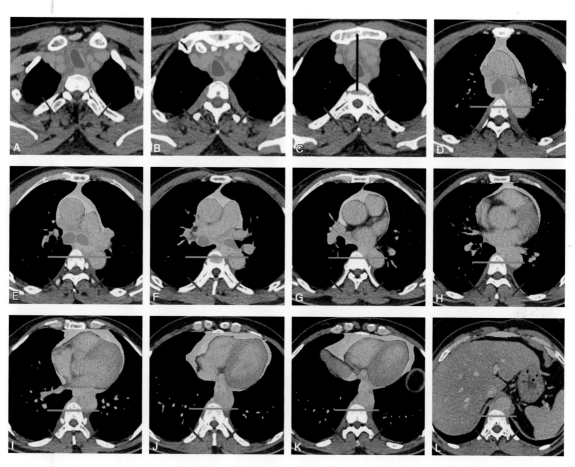

图 5-3-2　CT 横轴位上纵隔四分区法示意图

注:蓝色为上纵隔,黄色为前纵隔,粉色为中纵隔,绿色为后纵隔。CT 上各代表层面包括:A. 锁骨上缘;B. 胸锁关节;C. 左侧头臂静脉跨越气管中央线;D. 主动脉弓;E. 气管隆嵴;F. 右肺动脉主干;G. 肺动脉干;H. 左心房;I. 三尖瓣;J. 双心室;K. 肝膈顶部;L. 胸$_{12}$椎体中央线

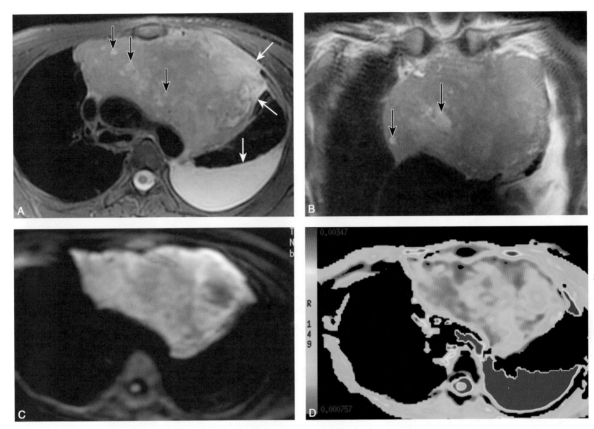

图 5-4-10 胸腺大 B 细胞淋巴瘤的 MRI 表现

A、B. 横轴位 T_2 压脂序列及冠状位 T_2WI 示前纵隔巨大软组织肿块,呈不均匀稍高信号,可见多发境界清楚小囊样改变(箭),肿块上界达胸廓入口,邻近主动脉弓及气管受压向右后方移位,左侧胸膜受侵增厚(白箭),左侧胸腔见中等量积液(白箭);C、D. DWI 示前纵隔肿块显著扩散受限,平均 ADC 值约 0.757mm²/s

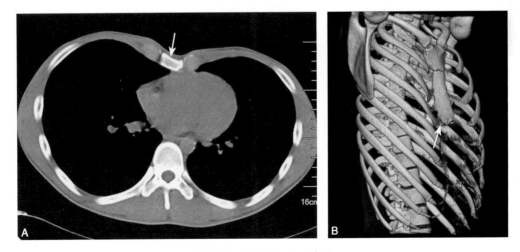

图 6-4-2 漏斗胸的 CT 表现

A. CT 轴位显示胸骨下段内陷,骨性胸廓前后径明显缩短,胸骨部分向右旋转(箭);B. VR 重建直观显示胸骨下段及邻近肋骨凹陷(箭)

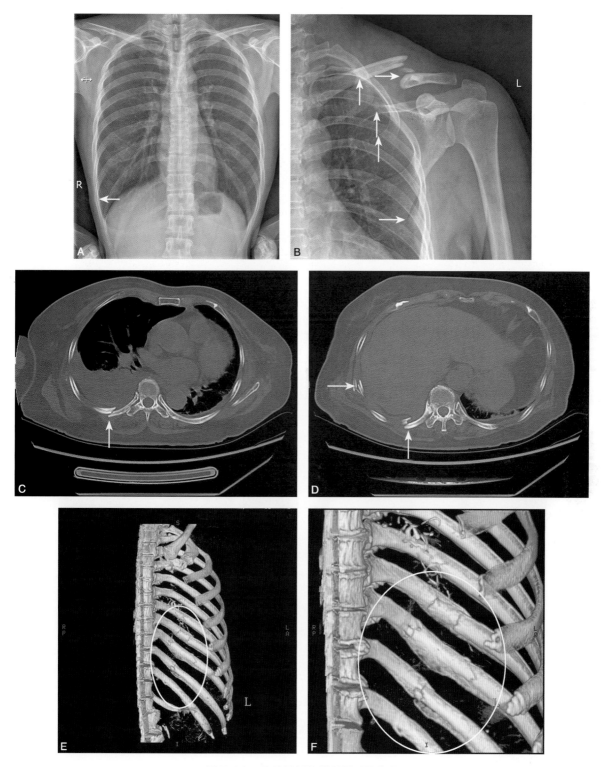

图 7-4-1　肋骨骨折的 X 线及 CT 表现

A. X 线正位片示右侧第 9 肋骨折（箭）；B. X 线正位片示左侧第 2～5 肋骨折（箭）；左侧锁骨骨折（箭）；C. CT 骨窗示右侧单根肋骨骨折（箭）；D. CT 骨窗示右侧多根肋骨骨折（箭）；E、F. CT 三维重建示左侧第 8～11 肋骨折（圆圈）

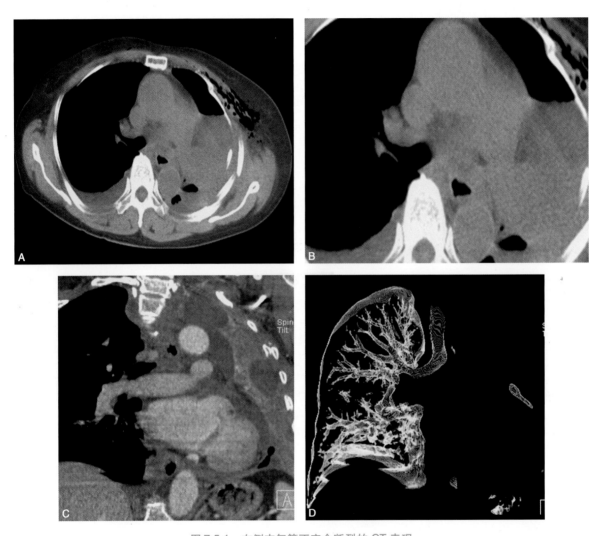

图 7-5-1　左侧支气管不完全断裂的 CT 表现

A. 胸部 CT 平扫显示左侧液气胸,左肺膨胀不全,左侧胸壁皮下气肿;B、C. CT 轴位局部放大图及冠状位示左主支气管管壁皱褶形成,形态改变,经支气管镜证实局部支气管损伤;D. VR 重建左主支气管及左肺未显影

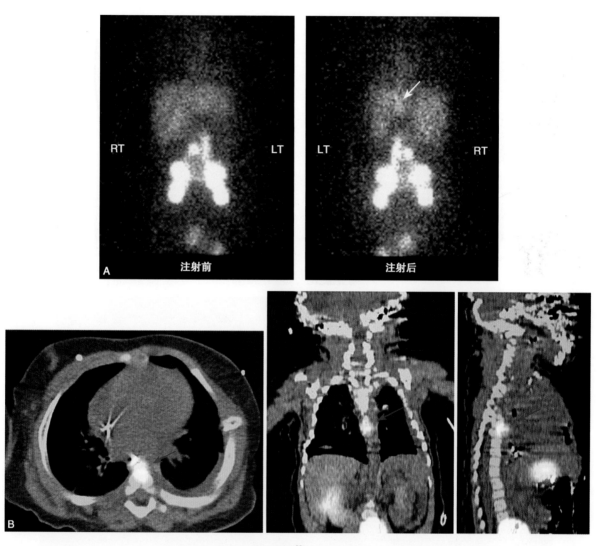

图 7-7-1　SPECT(^99mTc)定位乳糜瘘口

7 个月大女婴,临床上有持续性左侧乳糜性胸腔积液和淋巴管漏病史,进行^99mTc 核素显像;A. 注射后约 7.5 小时获得后续延迟图像,γ 照相机平面淋巴扫描显示下胸部的最小焦点活动,后视图稍突出(箭)。照相机注射后 90 分钟内多个投影的身体静态图像阴性;B. SPECT/CT 图像(轴位,冠状位和矢状位)示异常焦点活动定位到远端食管外区域(箭)

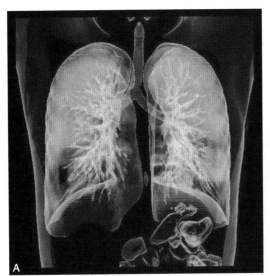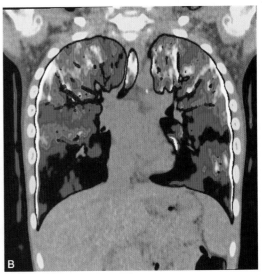

图 7-8-1　肺通气双能氙气图
A. 立体透视双能氙气图；B. 冠状位氙气伪彩图与 CT 图叠加

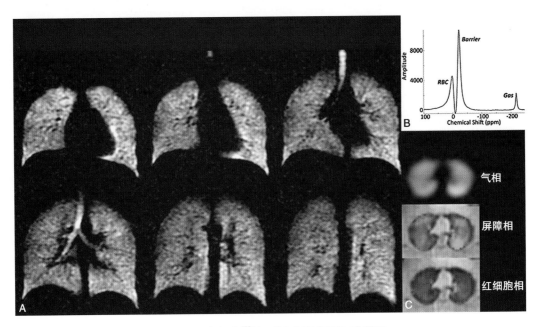

图 7-8-2　超极化^{129}Xe 磁共振通气图和波谱图
A. 正常健康被试者的高分辨率超极化^{129}Xe 磁共振通气图显示两肺正常均匀分布；B. 气相色谱显示红
细胞、屏障组织和气相中气腔的氙信号；C. 从 3D 立体图像抽取代表性的横断面图显示气腔、屏障和红
细胞的^{129}Xe 图

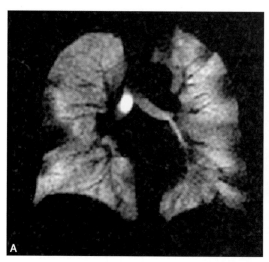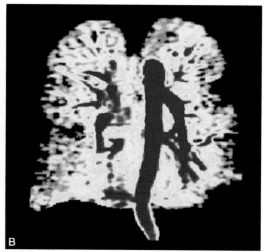

图 7-8-3 慢性血栓栓塞性肺动脉高压患者的 MR 通气成像与灌注成像

A. ³He 超极化 MRI 通气成像显示外周多发通气缺损;B. 动态钆增强 1 小时灌注成像(DSC)显示更广泛的双侧节段性灌注异常,包括 A 图通气成像显示为正常或不正常的区域。颜色编码根据灌注程度从高到低灌注值分别为:红、黄、绿、蓝、黑